Hépato-gastro-entérologie

Chirurgie digestive

Chez le même éditeur

Dans la même collection

Anatomie pathologique, par le Collège français des pathologistes (CoPath), 2013.

Cardiologie, par le Collège National des enseignants de cardiologie – Société Française de Cardiologie (CNEC-SFC), 2e édition, 2015.

Chirurgie maxillo-faciale et stomatologie, par le Collège hospitalo-universitaire français de chirurgie maxillo-faciale et stomatologie. 3e édition, 2014.

Dermatologie, par le Collège des enseignants en dermatologie de France (CEDEF). 6e édition, 2014.

Endocrinologie, diabétologie et maladies métaboliques, par le CEEDMM (Collège des enseignants d'endocrinologie, diabète et maladies métaboliques). 3e édition, à paraître.

Gériatrie, par le Collège national des enseignants de gériatrie (CNEG). 3e édition, 2014.

Gynécologie – Obstétrique, par le CNGOF (Collège national des gynécologues et obstétriciens français). 3e édition, 2015.

Médecine physique et réadaptation, par le Collège français des enseignants universitaires de médecine physique et de réadaptation. 5e édition, 2015.

Hématologie, par la Société française d'hématologie. 2e édition, 2014.

Imagerie médicale - Radiologie et médecine nucléaire, par le CERF (Collège des enseignants de radiologie de France) et le Collège National des Enseignants de Biophysique et de Médecine Nucléaire (CNEBMN). 2e édition, 2015.

Immunopathologie, par le Collège des enseignants d'immunologie, 2015.

Neurologie, par le Collège français des enseignants en neurologie (CEN). 4e édition, 2015.

Nutrition, par le Collège des enseignants de nutrition. 2e édition, 2015.

Ophtalmologie, par le Collège des ophtalmologistes universitaires de France (COUF), 2e édition, 2013.

ORL, par le Collège Français d'ORL et de chirurgie cervico-faciale. 3e édition, 2014.

Parasitoses et mycoses des régions tempérées et tropicales, par l'Association française des enseignants de parasitologie et mycologie (ANOFEL). 3e édition, 2013.

Pédiatrie, par A. Bourrillon, G. Benoist, le Collège national des professeurs de pédiatrie. 6e édition, 2014.

Réanimation et urgences, par le Collège national des enseignants de réanimation (CNER). 2015, 5e édition.

Rhumatologie, par le COFER (Collège français des enseignants en rhumatologie). 5e édition, 2015.

Santé publique, par le Collège universitaire des enseignants de santé publique (CUESP). 2e édition, 2015.

Urologie, par le Collège universitaire de France (CFU). 3e édition, 2013.

Hépato-gastro-entérologie

Chirurgie digestive

Sous l'égide de

la Collégiale des Universitaires en Hépato-gastro-entérologie

3e édition

ELSEVIER
MASSON

ISBN : 978-2-294-74227-9
e-ISBN : 978-2-294-74283-5

Elsevier Masson SAS, 62, rue Camille-Desmoulins, 92442 Issy-les-Moulineaux cedex
www.elsevier-masson.fr

Comité de rédaction de la 3e édition

Coordination

Cette 3e édition a été coordonnée par Alexandre Louvet et Philippe Marteau.

Auteurs

Tous les membres de la CDU-HGE ont eu l'occasion de travailler sur la rédaction de ce texte et ceux indiqués en gras ont été particulièrement actifs dans la mise à jour de la 3e édition.

Armand Abergel, Université d'Auvergne.
Matthieu Allez, Université Paris Diderot, Paris 7.
Aurelien Amiot, Université Paris-Est Créteil.
Thomas Aparicio, Université Sorbonne Paris Cité, Paris 13.
Tarik Asselah, Université Paris Diderot, Paris 7.
Eric Assenat, Université de Montpellier.
Jean-Baptiste Bachet, Université Pierre et Marie Curie, Paris 6.
Edouard Bardou-Jaquet, Université Rennes 1.
Marc Barthet, Faculté de Médecine, Aix Marseille Université.
Thomas Baumert, Université de Strasbourg.
Laurent Beaugerie, Université Pierre et Marie Curie, Paris 6.
Laurent Bedenne, Université de Bourgogne.
Robert Benamouzig, Université Sorbonne Paris Cité, Paris 13.
Jean-Paul Bernard, Aix-Marseille Université.
Jean-Frederic Blanc, Université de Bordeaux.
Pierre Blanc, Université de Montpellier.
Gilles Bommelaer, Université d'Auvergne.
Bruno Bonaz, Université de Grenoble.
Danielle Martine Botta, Aix-Marseille Université.
Olivier Bouché, Université Reims Champagne-Ardenne.
Yoram Bouhnik, Université Paris Diderot, Paris 7.
Jérôme Boursier, Université d'Angers.
Jean-Francois Bretagne, Université de Rennes 1.
Pierre Brissot, Université de Rennes 1.
Jean-Pierre Bronowicki, Université de Nancy I.
Stanislas Bruleydesvarannes, Université de Nantes.
Louis Buscail, Université Paul Sabatier, Toulouse III.
Guillaume Cadiot, Université Reims Champagne-Ardenne.
Paul Cales, Université d'Angers.
Yvon Calmus, Université Pierre et Marie Curie, Paris 6.
Franck Carbonnel, Université Paris Sud.
François-Xavier Caroli-Bosc, Université d'Angers.
Christophe Cellier, Université Paris Descartes, Paris 5.
Stanislas Chaussade, Université Paris Descartes, Paris 5.
Jean-Alain Chayvialle, Université Claude Bernard Lyon 1.

Olivier Chazouilleres, Université Pierre et Marie Curie, Paris 6.
Benoit Coffin, Université Paris Diderot, Paris 7.
Romain Coriat, Université Paris Descartes, Paris 5.
Emmanuel Coron, Université de Nantes.
Jacques Cosnes, Université Pierre et Marie Curie, Paris 6.
Laetitia Dahan, Aix-Marseille Université.
Thông Dao, Université de Caen.
Michel Dapoigny, Université d'Auvergne.
Jean-Charles Delchier, Université Paris-Est Créteil.
Victor de Lédinghen, Université Bordeaux.
Pierre Desreumaux, Université Lille 2 Droit et Santé.
Yves Deugnier, Université de Rennes 1.
Sebastien Dharancy, Université Lille 2 Droit et Santé.
Vincent Di Martino, Université de Franche-Comté.
Xavier Dray, Université Paris Diderot, Paris 7.
Bernard Duclos, Université de Strasbourg.
Jean-Charles Duclos-Vallee, Université Paris Sud.
Philippe Ducrotté, Université de Rouen.
Francois Durand, Université Paris Diderot, Paris 7.
Christophe Duvoux, Université Paris-Est Créteil.
Cyrille Feray, Université Paris-Est Créteil.
Christian Florent, Université Pierre et Marie Curie, Paris 6.
Bernard Flourié, Université Claude Bernard Lyon 1.
Nathalie Ganne, Université Sorbonne Paris Cité, Paris 13.
René Gerolami, Aix-Marseille Université.
Jean-Charles Grimaud, Aix-Marseille Université.
Dominique Guyader, Université de Rennes 1.
Pascal Hammel, Université Paris Diderot, Paris 7.
Christophe Hézode, Université Paris-Est Créteil.
Juergen Hochberger, Université de Strasbourg.
David Laharie, Université de Bordeaux.
Dominique Lamarque, Université de Versailles Saint Quentin en Yvelines.
Dominique Larrey, Université de Montpellier.
René Laugier, Aix-Marseille Université.
Thierry Lecomte, Université François Rabelais, Tours.
Vincent Leroy, Université de Grenoble.
Philippe Levy, Université Paris Diderot, Paris 7.
Astrid Lievre, Université de Rennes 1.
Veronique Loustaud-Ratti, Université de Limoges.
Alexandre Louvet, Université Lille 2 Droit et Santé.
Georgia Malamut, Université Paris Descartes, Paris 5.
Ariane Mallat, Université Paris-Est Créteil.
Vincent Mallet, Université Paris Descartes, Paris 5.
Patrick Marcellin, Université Paris Diderot, Paris 7.
Philippe Marteau, Université Paris Diderot, Paris 7.
Philippe Mathurin, Université Lille 2 Droit et Santé.
Tamara Matysiakbudnik, Université de Nantes.

Philippe Merle, Université Claude Bernard Lyon 1.
Pierre Michel, Université de Rouen.
Romain Moirand, Université de Rennes 1.
Michel Morichau-Beauchant, Université de Poitiers.
Pierre Nahon, Université Sorbonne Paris Cité, Paris 13.
Stephane Nancey, Université Claude Bernard Lyon 1.
Sylvie Naveau, Université Paris-Sud.
Eric Nguyen-Khac, UFR de Médecine, Université de Picardie Jules Verne Amiens.
Jean-Baptiste Nousbaum, Université de Bretagne Occidentale.
Georges-Philipp Pageaux, Université de Montpellier.
Benjamin Pariente, Université Lille 2 Droit et Santé.
Gilles Pelletier, Université Paris-Sud.
Gabriel Perlemuter, Université Paris-Sud.
Jean-Marie Peron, Université Paul Sabatier, Toulouse III.
Laurent Peyrin-Biroulet, Université de Nancy I.
Jean Marc Phelip, Université Jean Monnet, saint Etienne.
Thierry Piche, Université de Nice Sophia Antipolis.
Stanislas Pol, Université Paris Descartes, Paris 5.
Thierry Ponchon, Université Claude Bernard Lyon 1.
Philippe Pouderoux, Faculté Montpellier-Nîmes.
Thierry Poynard, Université Pierre et Marie Curie, Paris 6.
Frederic Prat, Université Paris Descartes, Paris 5.
Vlad Ratziu, Université Pierre et Marie Curie, Paris 6.
Vinciane Rebours, Université Paris Diderot, Paris 7.
Jean-Marie Reimund, Université de Strasbourg.
Michel Robaszkiewicz, Université de Bretagne Occidentale.
Olivier Rosmorduc, Université Pierre et Marie Curie, Paris 6.
Philippe Rougier, Université Paris Descartes, Paris 5.
Dominique Roulot, Université Sorbonne Paris Cité, Paris 13.
Philippe Ruszniewski, Université Paris Diderot, Paris 7.
Jean-Marc Sabate, Université Paris Diderot, Paris 7.
Didier Samuel, Université Paris Sud.
Jean-Christophe Saurin, Université Claude Bernard Lyon 1.
Denis Sautereau, Université de Limoges.
Guillaume Savoye, Université de Rouen.
Jean-Francois Seitz, Aix-Marseille Université.
Philippe Seksik, Université Pierre et Marie Curie, Paris 6.
Christine Silvain, Université de Poitiers.
Laurent Siproudhis, Université de Rennes 1.
Iradj Sobhani, Université Paris-Est Créteil.
Philippe Sogni, Université Paris Descartes.
Harry Sokol, Université Pierre et Marie Curie, Paris 6.
Jean-Christophe Souquet, Université Claude Bernard Lyon 1.
Julien Taieb, Université Paris Descartes, Paris 5.
Dominique Thabut, Université Pierre et Marie Curie, Paris 6.
Thierry Thevenot, Université de Franche-Comté.
Gérard Thiéfin, Université Champagne Ardenne.

David Tougeron, Université de Poitiers.
Albert Tran, Université de Nice Sophia Antipolis.
Xavier Treton, Université Paris Diderot, Paris 7.
Dominique Valla, Université Paris Diderot, Paris 7.
Jean-Pierre Vinel, Université Paul Sabatier, Toulouse III.
Véronique Vitton, Aix-Marseille Université.
Jean-Pierre Zarski, Université de Grenoble.
Frank Zerbib, Université de Bordeaux.
Fabien Zoulim, Université Claude Bernard Lyon 1.

Remerciements

Professeur Anne Berger, chirurgie digestive hôpital Européen Georges Pompidou et université Descartes, Paris 5
Docteur Mourad Boudiaf, radiologie viscérale hôpital Lariboisière
Professeur Stéphane Bretagne, Parasitologie et mycologie, université Denis Diderot, Paris 7
Professeur Anne Lavergne Slove, anatomie et cytologie pathologiques hôpital Lariboisière et université Denis Diderot, Paris 7
Professeur Yves Panis, chirurgie digestive hôpital Beaujon et université Denis Diderot, Paris 7
Professeur Stéphane Schneider, Nutrition université de Nice, Sophia Antipolis
Professeur Philippe Soyer, radiologie viscérale hôpital Lariboisière et université Denis Diderot, Paris 7
Professeur Patrice Valleur, chirurgie digestive hôpital Lariboisière et université Denis Diderot, Paris 7

Avant-propos

Cette nouvelle version de l'ouvrage de référence d'enseignement de l'hépato-gastroentérologie dans le cadre du 2e cycle des études médicales a été construite sur la base du travail des éditions précédentes en maintenant la même philosophie.

Les textes ont été écrits et travaillés par la quasi-totalité des enseignants professeurs et maîtres de conférences de la spécialité et quand cela était utile d'anatomopathologie, de chirurgie, de nutrition, de parasitologie et de radiologie. Nous remercions ainsi tout particulièrement pour leurs efforts et la qualité de l'iconographie qu'ils ont offert généreusement les professeurs Anne Lavergne-Slove, Stéphane Bretagne et Philippe Soyer Université Paris Diderot, Sorbonne Paris Cité et Stéphane Schneider, Université de Nice.

Vous trouverez en outre dans cette nouvelle version :

– les références et recommandations actualisées;

– des liens internet pour les consulter facilement;

– des cas cliniques et QCM avec leurs réponses pour vous tester;

– des séquences vidéos que vous pourrez consulter grâce au système des flashcodes en utilisant un smartphone. Ceci vous permettra, par exemple, de voir battre un vaisseau visible au fond d'un ulcère, la mise en place endoscopique d'une prothèse dans une sténose œsophagienne ou la réalisation d'une polypectomie.

Nous espérons que cet ouvrage collectif de référence vous permettra de bien maîtriser ce que tout médecin doit connaître des maladies de l'appareil digestif et que certains d'entre vous seront séduits par notre spécialité très ouverte.

Bon apprentissage.

Les enseignants membres de la Collégiale des Universitaires en Hépato-gastroentérologie (CDU-HGE)

Note au lecteur

Dans cet ouvrage, l'éditeur et les auteurs ont tenu compte de la réforme des études de médecine : afin que le lecteur puisse se situer dans les deux versions du programme, une table récapitulative permet d'établir, pour les items traités dans cet ouvrage, une correspondance détaillée entre les items du nouveau programme (DFASM, BO du 16 mai 2013) et ceux de l'ancien programme (DCEM2-DECEM4, BO du 7 juin 2013) avec pour chacun, son intitulé et ses objectifs.

Au sein de chaque chapitre, la numérotation des items du nouveau programme suivie de l'UE concernée a été en revanche retenue.

Compléments en ligne

Des compléments numériques sont associés à cet ouvrage. Ils sont indiqués dans la marge par des flashcodes. Ils proposent des contenus supplémentaires : photos, vidéos…

Pour accéder à ces compléments, connectez-vous sur **www.em-consulte.com/e-complement/474227** et suivez les instructions pour activer votre accès.

Par ailleurs, les flashcodes des compléments « Pour en savoir plus » renvoient vers les textes des recommandations et consensus.

Les pictogrammes de l'ouvrage

Le picto en marge d'un niveau de titre indique que les notions abordées ne sont pas requises aux ECN.

Table des matières

II Entraînement

Table des compléments en ligne

Des compléments numériques sont associés à cet ouvrage. Ils sont indiqués dans la marge par des flashcodes. Ils proposent des contenus supplémentaires : photos, vidéos.
Pour accéder à ces compléments, connectez-vous sur **www.em-consulte.com/e-complement/474227** et suivez les instructions pour activer votre accès.

Abréviations

ACE	Antigène carcinoembryonnaire
ADN	Acide désoxyribonucléique
AFP	Alphafœtoprotéine
AFSSAPS	Agence française de sécurité sanitaire des produits de santé
AINS	Anti-inflammatoire non stéroïdien
AJCC	*American Joint Committee on Cancer*
ALAT	Alanine amino transférase
ALD	Affection longue durée
ANCA	Anticytoplasme des polynucléaires neutrophiles
ANSM	Agence nationale de sécurité du médicament et des produits de santé
APSSII	Association des patients souffrant du syndrome de l'intestin irritable
ARN	Acide ribonucléique
ASAT	Aspartate amino transférase
ASCA	Anticorps anti-*Saccharomyces cerevisiae*
ASP	Abdomen sans préparation
AUDIT-C	*Alcohol Used Disorders Identification Test*
BK	Bacille de Koch
BMI	*Body mass index*
BNP	*Brain natriuretic peptide* ou peptide cérébral natriurétique
CCR	Cancer colo-rectal
CHC	Carcinome hépato-cellulaire
CHIP	Chimio-hyperthermie intrapéritonéale
CMP	Centre médico-psychologique
CMV	Cytomégalovirus
CP-IRM	Cholangio-pancréato-IRM
CPRE	Cholangio-pancréatographie rétrograde endoscopique
CPRM	Cholangio-pancréatographie par résonance magnétique
CRP	*C-reactive protein* ou protéine C-réactive
CSAPA	Centre de soins, d'accompagnement et de prévention en addictologie
CTSI	*Computed tomography severity index*
DDASS	Direction départementale des affaires sanitaires et sociales
DDSV	Direction départementale des services vétérinaires
DEB	Débit énergétique de base
DETA	Déjà, Entourage, Trop, Alcool
DT	*Delirium tremens*
EBO	Endobrachyœsophage
ECBU	Examen cytobactériologique des urines
ECG	Électrocardiogramme
EFR	Exploration fonctionnelle respiratoire
EGFR	*Epidermal growth factor recepto*
EH	Encéphalopathie hépatique
ELISA	*Enzyme-linked immunosorbent assay*
ELSA	Équipe de liaison et de soins en addictologie
EPEC	*E. coli* entéro-pathogène
ETM	Exérèse totale du méso-rectum
FAMMM	*Familial atypical multiple mole melanoma*
FAN	Facteur antinucléaire

FDG	Fluorodéoxyglucose
FID	Fosse iliaque droite
FIG	Fosse iliaque gauche
FNORS	Fédération nationale des observatoires régionaux de santé
FODMAP	Fermentable oligo-, di-, et monosaccharides et polyols
GDH	Glutamate déshydrogénase
GEU	Grossesse extra-utérine
GIST	*Gastro intestinal stromal tumor* ou tumeur stromale gastro-intestinale
γ-GT	Gammaglutamyl-transpeptidases
HAA	Hépatite alcoolique aiguë
HAS	Haute Autorité de santé
β-HCG	*Human chorionic gonadotropin*
HDL	*High density lipoprotein*
5-HIAA	Acide 5-hydroxy-indole-acétique
HNPCC	*Hereditary non-polyposis colorectal cancer*
HSH	Homme ayant des rapports sexuels avec des hommes
HTA	Hypertension artérielle
IMC	Indice de masse corporelle
INR	*International normalized ratio*
InVS	Institut de veille sanitaire
IPP	Inhibiteur de la pompe à protons
IRM	Imagerie par résonance magnétique
LPAC	*Low phospholipid associated cholelithiasis*
MALT	*Mucosa associated lymphoid tissue*
MICI	Maladie inflammatoire chronique de l'intestin
MSI	*Microsatellite instability*
NASH	*Non alcoholic steato hepatitis* ou stéato-hépatite non alcoolique
NFS	Numération-formule sanguine
NK1	Neurokinine 1
OMS	Organisation mondiale de la santé
ORL	Oto-rhino-laryngologie
PA	Pancréatite aiguë
PAF	Polypose adénomateuse familiale
PAL	Phosphatase alcaline
PAS	*Periodic acid Schiff*
PBG	Porphobilinogène
PBH	Ponction-biopsie hépatique
PC	Pancréatite chronique
PCR	*Polymerase chain reaction*
PEG	Polyéthylène glycol
PFIC	*Progressive familial intrahepatic cholestasis* ou cholestase intrahépatique familiale progressive
PNN	Polynucléaire neutrophile
PPS	Programme personnalisé de soins
RAI	Recherche d'agglutinines irrégulières
RCH	Recto-colite hémorragique
RCP	Réunion de concertation spécialisée
RGO	Reflux gastro-œsophagien
Rh	Rhésus
RSV	Réponse virologique soutenue
RT-PRC	*Reverse transcription polymerase chain reaction*
RVO	Rupture de varices œsophagiennes

Samu	Service d'aide médicale urgente
SDRA	Syndrome de détresse respiratoire aiguë de l'adulte
SII	Syndrome de l'intestin irritable
SIO	Sphincter inférieur de l'œsophage
SIRS	*Systemic inflammatory response syndrome* ou syndrome de réponse inflammatoire systémique
SSR	Service de soins de suite et de réadaptation
TAP	Thoraco-abdomino-pelvien
TCA	Temps de céphaline activée
TDM	Tomodensitométrie
TEP	Tomographie par émission de positons
TFI	Trouble fonctionnel intestinal
TIAC	Toxi-infection alimentaire collective
TIPMP	Tumeur intracanalaire papillaire mucineuse pancréatique
TIPS	*Transjugular intrahepatic portosystemic shunt*
TNF	*Tumor necrosis factor* ou facteur de nécrose tumorale
TOGD	Transit œso-gastro-duodénal
TP	Taux de prothrombine
TR	Toucher rectal
TRAPS	*TNF-receptor associated autoinflammatory syndrome*
TSH	Thyréostimuline
TSHus	Thyréostimuline ultrasensible
TV	Toucher vaginal
UD	Ulcère duodénal
UG	Ulcère gastrique
UGD	Ulcère gastro-duodénal
UICC	*Union for International Cancer Control,*
VBP	Voie biliaire principale
VEGF	*Vascular endothelial growth factor*
VEMS	Volume expiratoire maximal par seconde
VGM	Volume globulaire moyen
VHA	Virus de l'hépatite A
VHB	Virus de l'hépatite B
VHC	Virus de l'hépatite C
VHD	Virus de l'hépatite D
VHE	Virus de l'hépatite E
VIP	*Vasoactive intestinal peptide* ou peptide intestinal vasoactif
VS	Vitesse de sédimentation

I

Connaissances

CHAPITRE

1

Item 74 – UE 3 – Addiction à l'alcool

Objectifs pédagogiques

- Repérer, diagnostiquer, évaluer le retentissement d'une addiction à l'alcool.
- Expliquer les indications et principes du sevrage thérapeutique. Argumenter l'attitude thérapeutique et planifier le suivi du patient.

I. Définitions

La consommation de substances psycho-actives (d'alcool en particulier) peut être décrite selon plusieurs modalités.

Usage

L'usage correspond à l'abstinence et à l'usage simple.

L'usage simple correspond à une consommation d'alcool qui répond aux recommandations suivantes :

- pas plus de 21 verres en moyenne par semaine pour les hommes ;
- pas plus de 14 verres en moyenne par semaine pour les femmes ;
- pas plus de 4 verres par occasion de boire ;
- pas d'alcool dans certaines circonstances (femme enceinte, conduite, prise de certains médicaments, métiers ou sports dangereux, certaines affections, etc.) ;
- un jour sans alcool par semaine.

Un verre standard en France correspond aux doses bar et contient 10 grammes d'alcool pur.

Ces seuils n'assurent pas l'absence de tout risque mais sont des compromis entre, d'une part, un risque considéré comme acceptable individuellement et socialement, et d'autre part la place de l'alcool dans la société et les effets considérés comme positifs de sa consommation modérée.

Ces seuils n'ont pas de valeur absolue car chacun réagit différemment selon sa corpulence, son sexe, sa santé physique et son état psychologique, ainsi que selon le moment de la consommation. Ils constituent de simples repères et ils doivent être abaissés dans diverses situations, notamment en cas de :

- situation à risque : conduite de véhicule, travail sur machine dangereuse, poste de sécurité, situation qui requiert vigilance et attention, etc. ;

- risque individuel particulier, notamment : consommation rapide et/ou associée à d'autres produits (substances psycho-actives, médicaments), affections organiques et/ou psychiatriques associées, âge, faible poids, sexe, grossesse, états de fatigue, dette de sommeil.

Mésusage

Le mésusage correspond à l'usage à risque, l'usage nocif (utilisation nocive pour la santé) et l'usage avec dépendance (alcoolo-dépendance).

- L'*usage à risque* (consommation à risque) correspond à une consommation au-dessus des seuils précités, risquant de provoquer des dommages physiques, psychiques ou sociaux. Le risque peut être lié à une prise aiguë (violence, accident, coma éthylique…) ou à des prises chroniques répétées (cirrhoses, cancer, troubles psychiatriques…). L'usage à risque peut s'éteindre spontanément sans avoir causé aucun dommage, ou évoluer vers l'usage nocif ou la dépendance.
- L'*usage nocif* ou utilisation nocive pour la santé désigne une consommation qui entraîne des conséquences préjudiciables pour la santé, physiques ou psychiques, mais en l'absence de critères de dépendance. C'est l'exemple d'un patient chez qui est diagnostiquée une cirrhose du foie, à l'occasion d'une complication ou d'un bilan systématique, et qui ne savait pas qu'il consommait au-dessus des recommandations. Par définition, le diagnostic d'usage nocif exclut celui de dépendance.

Dépendance

La *dépendance* définit un type de relation marqué par une incapacité de réduire sa consommation et une obligation comportementale (encadré 1.1).

Les signes sont *psychologiques* :

- quantité et/ou durée de la prise de substance plus importantes que prévu ;
- incapacité de contrôler la prise de la substance ;

Encadré 1.1

Alcool – Critères CIM 10 d'utilisation nocive pour la santé et de dépendance

Utilisation nocive pour la santé

Mode de consommation d'une substance psycho-active qui est préjudiciable à la santé. Les complications peuvent être physiques (par exemple, hépatite consécutive à des injections de substances psycho-actives par le sujet lui-même) ou psychiques (par exemple, épisodes dépressifs secondaires à une forte consommation d'alcool).

Le patient ne répond pas aux critères de la dépendance.

Syndrome de dépendance

Pour un diagnostic de certitude, au moins 3 des manifestations suivantes doivent habituellement avoir été présentes en même temps au cours de la dernière année.

a) Désir puissant ou compulsif d'utiliser une substance psycho-active.

b) Difficultés à contrôler l'utilisation de la substance (début ou interruption de la consommation ou niveaux d'utilisation).

c) Syndrome de sevrage physiologique quand le sujet diminue ou arrête la consommation d'une substance psycho-active, comme en témoignent la survenue d'un syndrome de sevrage caractéristique de la substance ou l'utilisation de la même substance (ou d'une substance apparentée) pour soulager ou éviter les symptômes de sevrage.

d) Mise en évidence d'une tolérance aux effets de la substance psycho-active : le sujet a besoin d'une quantité plus importante de la substance pour obtenir l'effet désiré. (Certains sujets dépendants de l'alcool ou des opiacés peuvent consommer des doses quotidiennes qui seraient létales ou incapacitantes chez les sujets non dépendants.)

e) Abandon progressif d'autres sources de plaisir et d'intérêts au profit de l'utilisation de la substance psycho-active, et augmentation du temps passé à se procurer la substance, la consommer, ou récupérer de ses effets.

f) Poursuite de la consommation de la substance malgré la survenue de conséquences manifestement nocives (par exemple, atteinte hépatique due à des excès alcooliques, épisodes dépressifs après une période de consommation importante ou altération du fonctionnement cognitif liée à la consommation d'une substance). On doit s'efforcer de préciser que le sujet était au courant, ou qu'il aurait dû être au courant, de la nature et de la gravité des conséquences nocives.

- augmentation du temps passé à se procurer la substance, à l'utiliser ou à récupérer de ses effets;
- activités (sociales, professionnelles, de loisirs) réduites du fait de l'utilisation de la substance;
- poursuite de l'utilisation de la substance malgré un problème psychologique et/ou physique en rapport avec la substance.

Ils peuvent s'associer à :

- une *tolérance* : augmentation de la quantité de substance nécessaire pour obtenir l'effet désiré;
- des *signes de sevrage qui définissent la dépendance physique* : syndrome de sevrage (qui apparaît systématiquement lorsque le produit quitte l'organisme) ou prise d'une autre substance pour soulager ou éviter les symptômes de sevrage.

La dépendance peut entraîner des conséquences négatives (nocives), mais pas obligatoirement, surtout au début.

L'addiction correspond en fait à la dépendance.

La consommation excessive recouvre l'ensemble des mésusages.

L'alcoolisme est un terme désuet qui correspond souvent à des dépendances sévères.

II. Étiologie

L'alcoolo-dépendance est une maladie complexe dans laquelle sont intriqués des facteurs génétiques de vulnérabilité individuelle et des facteurs environnementaux :

- les facteurs génétiques de vulnérabilité individuelle semblent contribuer pour 40 à 60 % au risque de développer une dépendance à l'alcool; certains polymorphismes génétiques peuvent influencer le métabolisme de l'alcool, les effets positifs (euphorie) ou au contraire négatifs (anxiété…) induits par la prise d'alcool ou encore le risque de développer des complications somatiques telles que la cirrhose. Des facteurs génétiques communs aux différentes addictions sont probables. Des antécédents paternels ou une personnalité antisociale sont souvent trouvés;
- les facteurs socio-culturels favorisent les habitudes d'alcoolisation (profession à risque, milieu social défavorisé, immigration récente, chômage, incitations fortes comme la publicité, prix modérés, nombre élevé de débits de boissons, tolérance de l'opinion, intérêt économique, etc.);
- des facteurs de personnalité peuvent également favoriser la dépendance à l'alcool (impulsivité, recherche de sensations, immaturité, etc.).

L'alcool favorise indirectement la transmission dopaminergique au niveau des régions mésolimbiques (noyau accumbens), support anatomique du système de récompense.

III. Épidémiologie

La consommation moyenne d'alcool pur par an et par habitant en France était de 9 litres en 2003. Près de 10 millions de Français consomment de l'alcool au moins 3 fois/semaine et 6 millions tous les jours. La consommation de vin est en diminution constante au profit de boissons peu ou au contraire très alcoolisées, même si le vin demeure l'alcool le plus fréquemment consommé. La consommation d'alcool est particulièrement forte à l'Ouest, dans le Nord, et en Auvergne.

Le mésusage d'alcool est la cause directe ou indirecte de 25 % de l'ensemble des maladies, de 49 000 décès par an (estimation pour l'année 2009), en comptant les accidents, agressions ou suicides sous l'empire de l'alcool (l'alcool est au 3e rang des causes de décès). Une consultation sur 5 en médecine générale et 15 à 25 % des hospitalisations sont en rapport avec un mésusage d'alcool. On estime l'existence en France d'environ 5 millions de personnes ayant une consommation à risque, avec environ 1,5 million de personnes dépendantes.

La consommation d'alcool est responsable de nombreux problèmes familiaux, sociaux ou professionnels : l'alcool est responsable d'environ 2 700 décès par an sur la route, près de 20 % des accidents du travail ; selon les victimes de violence, environ 30 % des agresseurs avaient bu de l'alcool ; la consommation d'alcool retentit sur le statut social : qualité des études, type d'emploi, niveau du salaire.

La consommation excessive d'alcool ou la dépendance à l'alcool sont souvent associées à d'autres conduites addictives (dépendance au tabac trouvée dans 75 à 95 % des cas). La surmortalité qui en résulte est importante, en particulier au niveau hépato-gastroentérologique (pancréatite, cirrhose, etc.), cancérologique (œsophage, ORL), ou cardio-vasculaire (tableaux 1.1 et 1.2).

Le sujet alcoolo-dépendant est également à haut risque de dépendance aux benzodiazépines. L'existence de polydépendances associant alcool et drogues illicites est fréquente. Près de 40 % des personnes alcoolo-dépendantes ont un autre trouble mental.

La distinction entre le malade alcoolique et les personnes ayant une consommation à risque ou excessive avec complications somatiques sans alcoolo-dépendance est essentielle : 2 sur 3 des consommateurs ayant une consommation à risque n'ont pas de dépendance évidente à l'alcool ; la moitié des décès prématurés dus à l'alcool (tableaux 1.1 et 1.2) concerne des personnes ayant une consommation excessive d'alcool mais non dépendantes.

La prise en charge et les résultats thérapeutiques sont très différents entre un consommateur à risque ou excessif et un malade alcoolo-dépendant : pour un malade non alcoolo-dépendant, l'abstinence totale n'est pas un objectif obligatoire, une diminution sous les seuils des recommandations pouvant avoir un impact thérapeutique suffisant pour prévenir le risque de complications liées à la consommation d'alcool.

Tableau 1.1. Décès directement liés à l'imprégnation éthylique chronique en France, 2002.

	Hommes	Femmes	Ensemble
Cirrhoses	5 990	2 525	8 515
Cancers des VADS*	8 802	1 679	10 481
Psychoses alcooliques	2 557	624	3 181
TOTAL	17 349	4 828	22 177

* Voies aéro-digestives supérieures.
Source : Fédération nationale des observatoires régionaux de santé (FNORS), bases de données : Score Santé, CépiDc.

Tableau 1.2. Décès attribuables à l'alcool, par sexe, pour les principales maladies liées à l'alcool, France, 1995.

	Hommes	Femmes	Ensemble
Cancers des VADS*	14 000	2 000	16 000
Troubles mentaux	2 000	500	2 500
Cardio-vasculaires	7 000	600	7 600
Respiratoires	1 000	100	1 100
Digestifs	6 000	2 200	8 200
Accidents, empoisonnements	6 000	1 100	7 100
Mal spécifiés	2 000	500	2 500
TOTAL	38 000	7 000	45 000

* Voies aéro-digestives supérieures.
Source : Hill C. Alcool et risque de cancer. Actualité et dossier en Santé Publique 2000 ; 30 : 14–17.

Les femmes représentent 10 % des consultants pour difficultés avec l'alcool en médecine générale. Les femmes ont une consommation d'alcool plus souvent en solitaire à domicile. La prise associée de psychotropes est fréquente et une comorbidité dépressive est présente deux fois sur trois. Chez les femmes enceintes, le risque de malformation et de retard du développement du nouveau-né est établi. L'abstinence, en matière de consommation d'alcool, est préconisée chez la femme enceinte.

IV. Dépistage, repérage

En France, 20 à 30 % des adultes consultants ont un problème avec l'alcool.

Le repérage des consommateurs à risque ou excessifs et plus encore alcoolo-dépendants, pour lesquels le motif de consultation n'est pas obligatoirement une demande de soins alcoologiques, concerne l'ensemble des soignants. Il se fait essentiellement par l'*entretien clinique* ou par l'*utilisation d'un questionnaire* comme le test AUDIT-C (*Alcohol Used Disorders Identification Test* [tableau 1.3]) ou le questionnaire DETA-CAGE (tableau 1.4).

Ces tests ont leurs limites en particulier chez l'adolescent où il existe fréquemment plusieurs addictions.

Les examens biologiques sont moins performants tout particulièrement du fait que l'objectif n'est pas simplement de repérer les malades alcoolo-dépendants mais l'ensemble de la population ayant une consommation à risque. Ils ne sont pas recommandés pour le dépistage. Dans le cadre de la consommation d'alcool à risque ou excessive, il s'agit souvent de consommation inférieure à 6-8 verres/j. Chez les personnes alcoolo-dépendantes, le déni n'est pas rare et l'entretien peut ignorer le problème d'alcool ; l'attitude, le comportement et la disponibilité du soignant favorisent ou non la reconnaissance de la consommation ; les signes physiques et les examens paracliniques peuvent conduire à suspecter l'alcoolo-dépendance.

Tableau 1.3. Test AUDIT-C (*Alcohol Used Disorders Identification Test*).

Question	Cotation				
	0	1	2	3	4
1) Combien de fois vous arrive-t-il de consommer de l'alcool (par mois, par semaine) ?	Jamais	Une fois/mois	2 à 3 fois/mois	2 à 3 fois/semaine	4 fois ou +/semaine
2) Combien de verres standard buvez-vous au cours d'une journée ordinaire où vous buvez de l'alcool ?	1 ou 2	3 ou 4	5 ou 6	7 à 9	10 ou plus
3) Combien de fois vous arrive-t-il de boire 6 verres standard ou davantage au cours d'une même occasion ?	Jamais	Moins d'une fois/mois	Une fois/mois	Une fois/semaine	Chaque jour ou presque
Risque de consommation excessive d'alcool : score > 4 chez l'homme, > 3 chez la femme **Consommation excessive ou dépendance** : score > 8 chez l'homme, > 7 chez la femme					

Tableau 1.4. Questionnaire DETA (Déjà, Entourage, Trop, Alcool).

1.	Avez-vous déjà ressenti le besoin de DIMINUER votre consommation de boissons alcoolisées ?
2.	Votre ENTOURAGE vous a-t-il déjà fait des remarques au sujet de votre consommation ?
3.	Avez-vous déjà eu l'impression que vous buviez TROP ?
4.	Avez-vous déjà eu besoin d'ALCOOL dès le matin pour vous sentir en forme ?
Une alcoolisation dommageable est probable si le sujet répond affirmativement à deux questions ou plus.	

V. Examens biologiques

Le volume globulaire moyen est un marqueur tardif de consommation excessive d'alcool ; il ne se normalise qu'après plusieurs semaines d'abstinence.

L'élévation de la γ-GT est plus sensible mais a une spécificité médiocre (en France le principal diagnostic différentiel est la stéatose ou stéato-hépatite non alcoolique).

La transferrine désialylée (ou *carbohydrate deficient transferin*) est un examen très spécifique et sensible ; elle peut être élevée pour des consommations à risque sans alcoolo-dépendance ; c'est un bon marqueur de rechute ; elle se normalise en 2 à 5 semaines. Elle peut être dosée en cas de déni et dans le suivi des malades après sevrage.

Des examens biologiques strictement normaux n'éliminent absolument pas un mésusage d'alcool.

VI. Signes cliniques

A. Ivresse

L'*ivresse simple* est la manifestation comportementale de l'action de l'alcool sur le fonctionnement cérébral. Elle évolue classiquement en 3 phases : phase d'excitation psycho-motrice, phase d'incoordination, phase comateuse (pour une alcoolémie supérieure à 3 g/L).

L'*ivresse pathologique* est plus fréquente en présence de troubles de la personnalité, surtout sociopathiques ou d'un trouble cérébral organique associé. Elle réalise un tableau prolongé, volontiers récidivant, avec symptômes excito-moteurs, hallucinatoires, délirants avec dangerosité potentielle pour le patient ou son entourage.

B. Signes physiques de dépendance

Les symptômes de sevrage peuvent apparaître lors d'un sevrage total ou partiel après une consommation importante et prolongée. Ils comportent des symptômes :

- neuro-musculaires :
  - *tremblement* des mains et de la langue,
  - myalgies,
  - crampes,
  - paresthésies ;
- digestifs :
  - nausées,
  - *vomissements* ;
- neuro-végétatifs :
  - *sueurs* parfois majeures pouvant conduire à une grande déshydratation,
  - tachycardie,
  - hypotension orthostatique,
  - hypertension artérielle qui peut être à l'origine d'accidents cardio-vasculaires ;
- neurologiques : crises convulsives ;
- psychiques :
  - *anxiété*,
  - humeur dépressive,

- irritabilité,
- hyperémotivité,
- insomnies,
- cauchemars,
- hallucinations,
- confusion mentale.

Les troubles sont le plus souvent calmés par l'ingestion d'alcool mais les signes réapparaissent le matin suivant ou après une autre période de sevrage.

La survenue de symptômes de sevrage touche environ 30 % des alcoolo-dépendants. Les symptômes de sevrage apparaissent en général dans les 12 à 24 heures suivant l'arrêt ou la réduction de la consommation d'alcool. Ils peuvent survenir de façon retardée (jusqu'à un mois). Les formes sévères de sevrage (*delirium tremens*, épilepsie de sevrage) s'observent chez environ 5 % des sujets dépendants. Les sujets les plus à risque sont des malades ayant une consommation ancienne et massive, une alcoolo-dépendance sévère, des accidents de sevrages antérieurs, des antécédents de *delirium* ou de convulsions, une dépendance à d'autres substances psycho-actives. La recherche de ces facteurs de risque doit être systématique afin de prévenir l'apparition des symptômes de sevrage.

C. Signes psychiques de dépendance

La dépendance psychique se traduit dans les premiers temps par une envie irrépressible d'alcool. L'étape suivante est la perte de contrôle des quantités d'alcool consommées. Le sujet éprouve la nécessité d'augmenter les doses quotidiennes pour obtenir les mêmes effets, du fait d'une tolérance progressive. Cette « compulsion » à boire persiste en dépit des conséquences négatives de l'alcoolisation pathologique. Le malade devient progressivement de plus en plus dépendant, et parallèlement son comportement est de plus en plus centré autour de la prise d'alcool.

D. Accidents du sevrage

1. Convulsions

Les convulsions surviennent en général 1 ou 2 jours après la diminution de la consommation d'alcool, même en l'absence d'autres symptômes de sevrage. Il s'agit en général d'une convulsion généralisée de type grand mal qui peut se répéter dans les heures qui suivent mais en général sans état de mal. Les autres causes de crises convulsives doivent être systématiquement cherchées (en particulier un traumatisme crânien avec ou sans hématome sous- ou extradural) avant de conclure à une crise convulsive en rapport avec le sevrage.

2. Delirium tremens *(DT)*

Certains facteurs prédisposants ou aggravants, tels que les infections, le stress, une intervention chirurgicale, peuvent favoriser l'apparition d'un DT chez un sujet alcoolo-dépendant. Il survient brutalement ou est souvent précédé de petits signes de sevrage (cauchemars, tremblements, anxiété) ou encore d'une crise comitiale, 12 à 48 heures après le sevrage. La recherche des facteurs de risque, des facteurs prédisposants doit être systématique chez tout malade hospitalisé ou qui doit interrompre sa consommation d'alcool pour une raison ou pour une autre. En présence de ces facteurs, le malade doit être examiné pluriquotidiennement afin de chercher les premiers signes et de mettre en œuvre le traitement au plus tôt.

La survenue d'un DT à sa phase d'état en milieu hospitalier doit être considérée comme un échec thérapeutique et de la surveillance.

Le DT associe de manière diverse :

- un grand état d'agitation psycho-motrice ;
- des troubles de la conscience avec confusion mentale, désorientation temporo-spatiale ;
- des tremblements intenses généralisés prédominant aux extrémités et à la langue ;
- une hypertonie oppositionnelle ;
- un délire hallucinatoire à prédominance visuelle et parfois cénesthésique de type onirique ;
- des troubles végétatifs et signes généraux : sueurs profuses, tachycardie, hypertension artérielle, diarrhée, nausées, vomissements, hyperthermie, signes de déshydratation ; la gravité du *delirium* est en lien avec les signes généraux ;
- des signes de déshydratation intracellulaire (hypernatrémie) et extracellulaire (augmentation de l'hématocrite et de la protidémie, insuffisance rénale fonctionnelle).

L'évolution en l'absence de traitement peut être mortelle. Un transfert en unité de soins intensifs est parfois nécessaire. Le traitement repose sur les sédatifs intraveineux (benzodiazépines), toutes les heures jusqu'à l'endormissement du malade, puis toutes les quatre heures. Des perfusions hydro-électrolytiques abondantes doivent être mises en place en cas de DT déclaré avec hypersudation. Il faut aussi prévenir l'apparition d'une encéphalopathie de Gayet-Wernicke ou un syndrome de Korsakoff par l'adjonction d'une vitamino-thérapie B1 en IV dès le début des perfusions.

VII. Complications somatiques

Les complications somatiques de la consommation chronique d'alcool sont nombreuses et ne sont pas traitées explicitement dans ce chapitre, mais il est important de les rappeler très brièvement :

- hépatiques :
  - stéatose,
  - hépatite alcoolique,
  - cirrhose ;
- pancréatiques :
  - pancréatite aiguë,
  - pancréatite chronique ;
- digestives :
  - diarrhée,
  - cancer de l'œsophage ;
- cardio-vasculaires :
  - hypertension artérielle,
  - troubles du rythme,
  - cardio-myopathie,
  - hémorragie cérébrale ;
- traumatiques :
  - hématomes cérébraux,
  - hémorragie cérébro-méningée ;
- neurologiques :
  - neuropathie périphérique,
  - neuropathie optique,

  - syndrome cérébelleux,
  - encéphalopathie,
  - syndrome de Korsakoff;
- troubles cognitifs;
- métaboliques :
  - lipidiques (cholestérol, triglycérides),
  - glucidiques (hypoglycémie, diabète);
- musculaires (rhabdomyolyse);
- osseuses : nécrose de la tête fémorale, ostéomalacie par carence en vitamine D;
- cancers (voies aéro-digestives supérieures, foie, côlon, sein…);
- effets sur le fœtus;
- nutritionnelles : obésité ou dénutrition;
- hématologiques :
  - thrombopénie par effet toxique de l'alcool,
  - anémie par carence en folates;
- dermatologiques :
  - lipomatose de Launois-Bensaude, rhinophyma,
  - aggravation du psoriasis;
- néphrologiques : glomérulonéphrite à IgA;
- psychiatriques :
  - dépressions ou troubles anxieux secondaires,
  - suicide.

Ces complications sont responsables d'une morbidité et d'une mortalité importante même en l'absence d'alcoolo-dépendance avérée : la moitié des décès prématurés dus à l'alcool concerne des personnes ayant une consommation excessive d'alcool mais sans dépendance avérée.

VIII. Prise en charge

A. Principes de prise en charge

La prise en charge est différente selon que la personne présente une consommation d'alcool à risque ou un usage nocif, ou bien une alcoolo-dépendance.

- L'usage à risque ou l'usage nocif font l'objet d'une prise en charge en soins primaires ou à l'occasion des complications somatiques. L'objectif est le retour à une consommation sans risque, soit sous les seuils des recommandations, soit moindre en cas de pathologie installée (par exemple, on peut admettre un verre standard occasionnel, mais pas plus, pour un patient porteur d'une cirrhose compensée).
- La dépendance est plus difficile à prendre en charge. Le but est la disparition des complications qu'elles soient sociales, psychologiques ou somatiques, l'amélioration de la qualité de vie et du fonctionnement du patient et de son entourage. Le contrôle de la consommation n'est qu'un moyen, nécessaire mais pas toujours suffisant. Le dogme de l'abstinence est dépassé, même si c'est la modalité de contrôle de la consommation la plus stable et la plus efficace. Quelques patients ayant des critères de dépendance arrivent à une consommation maîtrisée. La réduction de la consommation, même au-dessus des recommandations, est

un résultat imparfait mais qui peut avoir un impact important de réduction des dommages (ceci a été démontré chez des patients modérément sévères sur des durées d'un an). Il est recommandé de fixer avec le patient des objectifs avec lesquels il soit d'accord, ces objectifs évoluant souvent au cours du temps.

Plusieurs propositions sont possibles :

- sevrage suivi du maintien de l'abstinence ;
- sevrage suivi du retour à une consommation maîtrisée ;
- réduction progressive des consommations jusqu'à une consommation maîtrisée.

La prise en charge de la dépendance nécessite une collaboration entre soins primaires et soins spécialisés. Elle est pluridisciplinaire, associant des soins médicaux, psychiatriques, psychologiques et sociaux.

B. Modalités de prise en charge

1. Suivi

Dans tous les cas, il faut favoriser l'alliance thérapeutique par une attitude empathique et soutenir l'entourage du patient.

a. Intervention brève

Son principe est celui d'un soin minimal dispensé individuellement, en un temps court, dans l'optique de favoriser la motivation de la personne malade. Sa durée est en général de 5 à 20 minutes en une ou plusieurs sessions. Après évaluation de la consommation d'alcool, les informations sont données au malade sur les risques encourus et les avantages de revenir à une consommation modérée, voire une abstinence si la complication somatique le nécessite (ex. : maladie hépatique au stade de cirrhose). Une bonne pratique de l'intervention brève nécessite de s'appuyer sur les principes de l'entretien motivationnel : les informations délivrées sont à adapter au stade motivationnel du malade. Elles ne sont pas identiques chez une personne déjà motivée pour changer de comportement (comment y parvenir ?) ou chez une personne n'ayant pas encore fait ce chemin (pourquoi changer ?). Il faut aider la personne à prendre conscience de l'intérêt pour elle de maîtriser son comportement. L'efficacité de l'intervention brève a été solidement étayée par de nombreuses études. Environ 30 % (10–50 %) des consommateurs à risque modifient leur consommation à son décours. Les résultats sont meilleurs dans le cas d'un usage à risque ou nocif, et en particulier d'une consommation excessive avec une atteinte somatique (ex. : consommation d'alcool associée à une hépatite chronique C). L'efficacité de cette technique est étayée non seulement dans les mois suivants l'intervention brève mais également dans les deux à quatre années suivantes.

Au sein des hôpitaux, les équipes de liaison et de soins en addictologie (ELSA) peuvent intervenir à la demande et doivent être sollicitées pour tout patient présentant un mésusage d'alcool hospitalisé.

b. Autres modalités validées

Ce sont :

- l'entretien motivationnel ;
- les thérapies cognitivo-comportementales ;
- les médicaments (toujours associés au suivi médico-social) :

- l'acamprosate, la naltrexone et (beaucoup plus rarement) le disulfiram pour l'aide au maintien de l'abstinence après un sevrage,
- le nalméfène pour la réduction des consommations,
- le baclofène fait l'objet depuis 2014 d'une recommandation temporaire d'utilisation pour l'abstinence ou la réduction de consommation après échec des thérapeutiques précitées.

Il est important de prendre en charge les addictions associées (en particulier le tabac, souvent oublié) et les comorbidités psychiatriques, en veillant à ne pas traiter à tort des symptômes dépressifs dus à la consommation d'alcool.

2. Traitement de l'alcoolisation aiguë

L'ivresse simple ne nécessite en général que le repos au calme et un apport d'eau. La prescription de médicaments psychotropes doit rester exceptionnelle. Les troubles du comportement peuvent nécessiter la prescription de sédatifs.

Les ivresses pathologiques rendent nécessaires l'hospitalisation et la surveillance en milieu psychiatrique, du fait de la dangerosité du malade. Le recours aux neuroleptiques est à envisager.

3. Sevrage

L'efficacité du sevrage est en bonne partie influencée par la qualité du temps préparatoire et la motivation de la personne malade. Le sevrage peut être réalisé en ambulatoire (ce qui nécessite une motivation suffisante, une bonne observance des soins, une absence d'antécédents de *delirium tremens* ou de convulsions) ou en milieu hospitalier. Le sevrage associe une hydratation correcte, en général possible par voie orale, la prescription de vitamine B1 et un traitement par benzodiazépines à demi-vie longue et sur un temps court, une semaine à 10 jours maximum pour prévenir le risque de convulsions. En cas de contre-indication aux benzodiazépines (insuffisance hépato-cellulaire en particulier) et de risque d'accident de sevrage, le sevrage doit se faire en hospitalisation et les benzodiazépines ne sont pas prescrites de façon systématique, mais à la demande, en cas de signes patents de sevrage, avec réévaluation après chaque prise. Les benzodiazépines à demi-vie courte type oxazépam n'ont pas fait la preuve d'une meilleure tolérance et leur accumulation en cas d'insuffisance hépato-cellulaire du fait de leur métabolisme hépatique est démontrée. Le sevrage n'est que la première partie de la prise en charge à long terme qui nécessite un accompagnement médico-psycho-social par une équipe multidisciplinaire coordonnée par un addictologue. Dans ce contexte thérapeutique, environ un tiers des malades demeure abstinent, un tiers rechute et un tiers est en rémission partielle.

C. Lieux de prise en charge

L'essentiel de la prise en charge en addictologie se fait en ambulatoire. Elle peut être assurée par des médecins généralistes, des psychiatres ou des addictologues libéraux, ou bien au sein des CSAPA (centres de soins, d'accompagnement et de prévention en addictologie) ou des CMP (centres médico-psychologiques). Les hospitalisations pour sevrage simple (une semaine à 10 jours) peuvent avoir lieu dans des centres hospitaliers généraux ou psychiatriques ou des structures privées. Les hospitalisations prolongées sont à réserver à des patients sévères, ayant des comorbidités psychiatriques ou cognitives ou des situations sociales précaires ou difficiles. Elles ont lieu dans des SSR (services de soins de suite et de réadaptation) addictologiques ou dans des établissements psychiatriques. Les adresses utiles peuvent être trouvées sur le site Drogues info service ou celui de la Société française d'alcoologie.

Points clés

- La *dépendance* définit un type de relation marqué par une incapacité de réduire sa consommation et une obligation comportementale.
- La *dépendance physique* se définit par des *signes de sevrage* : syndrome de sevrage ou prise d'une autre substance pour soulager ou éviter les symptômes de sevrage.
- En France, il y a environ 2,5 millions de consommateurs à risque non alcoolo-dépendants et 1,5 million de consommateurs alcoolo-dépendants.
- La moitié des décès prématurés dus à l'alcool concerne des personnes ayant une consommation excessive d'alcool mais non dépendantes.
- Le repérage précoce des consommateurs d'alcool à risque se fait essentiellement par l'entretien (questionnaires), et pas par les examens biologiques.
- Les principales complications du sevrage alcoolique sont le *delirium tremens* et les convulsions.
- Les infections, le stress, une intervention chirurgicale sont des facteurs prédisposants ou aggravants au *delirium tremens* chez un sujet alcoolo-dépendant.
- Le sevrage ambulatoire est possible en l'absence d'antécédents de *delirium* ou de convulsions.
- L'intervention brève s'adresse aux consommateurs à risque non alcoolo-dépendants. Son efficacité est effective dans environ 30 % des cas.
- La prise en charge à long terme nécessite au mieux un accompagnement médico-psycho-social par une équipe multidisciplinaire coordonnée par un addictologue, mais peut se faire également par un médecin généraliste ou somaticien.

Pour en savoir plus

	Prise en charge, au décours d'une intoxication éthylique aiguë - 2001 - (HAS) http://www.has-sante.fr/portail/jcms/c_272274/fr/orientations-diagnostiques-et-prise-en-charge-au-decours-dune-intoxication-ethylique-aigue-des-patients-admis-aux-urgences-des-etablissements-de-soins
	Accompagnement du sujet alcoolo-dépendant après un sevrage - Consensus 2001 - (HAS) http://www.has-sante.fr/portail/jcms/c_271905/fr/modalites-de-laccompagnement-du-sujet-alcoolodependant-apres-un-sevrage

CHAPITRE

2

Item 163 – UE 6 – Hépatites virales

Objectifs pédagogiques

- Connaître les modes de transmission des différentes hépatites virales et les modalités de leur prévention.
- Prescrire et interpréter les examens sérologiques utiles au diagnostic.
- Connaître les grands principes du traitement et de la surveillance des hépatites chroniques B et C.
- Connaître les modalités de prévention.
- Identifier les situations d'urgence et planifier leur prise en charge.

I. Généralités

Le terme hépatite désigne tout processus inflammatoire du foie. Le terme hépatite chronique désigne une inflammation évolutive du foie qui dure depuis plus de six mois. En dessous de ces six mois, on considère que le processus est aigu. Une hépatite est en règle générale décelable par une augmentation des transaminases.

A. Causes

Les causes les plus fréquentes d'hépatite aiguë sont les infections virales et les médicaments (tableau 2.1). Les causes les plus fréquentes d'hépatite chronique sont les virus des hépatites B et C, l'alcool et le syndrome métabolique (tableau 2.2).

Tableau 2.1. Causes d'hépatite aiguë (anomalie des tests hépatiques depuis moins de 6 mois).

– Migration lithiasique
– Xénobiotiques (médicaments)
– Alcoolisation aiguë
– Hépatites A, B (sans ou avec delta), C, E
– Hépatites de la famille *Herpes* (EBV, HSV, CMV, VZV)
– Autres virus (adénovirus, coxsackie, Echovirus…)
– Syphilis, tuberculose, brucellose, fièvre Q
– Maladie de Wilson
– Hépatite auto-immune
– Thrombose vasculaire (porte ou sus-hépatique)
– Insuffisance cardiaque

Tableau 2.2. Causes d'hépatite chronique (anomalie des tests hépatiques depuis plus de 6 mois).

Causes hépatiques	Causes non hépatiques d'élévation des transaminases (= diagnostic différentiel)
– Stéato-hépatite alcoolique – Stéato-hépatite non alcoolique – Médicaments – Infection chronique par les virus B (sans ou avec co-infection delta), C, ou E (chez les immuno-déprimés) – Maladie auto-immune du foie – Hémochromatose – Maladie de Wilson – Déficit en alpha-1 antitrypsine	– Maladie cœliaque – Myopathie congénitale – Myopathie acquise – Efforts violents, sportifs de haut niveau

Tableau 2.3. Examens permettant d'identifier la cause d'une hépatite aiguë.

Examen	Maladie
IgM anti-VHA	Infection aiguë par le VHA
ARN VHC	Infection aiguë par le VHC. La recherche d'anticorps n'est pas suffisante pour éliminer le diagnostic
Ag HBs, IgM anti-HBc ; ADN VHB ; IgM anti-delta, ARN delta	Infection aiguë par le VHB, réactivation virale dans un contexte d'infection chronique par le VHB ; surinfection par le virus delta
ADN CMV, EBV, HSV, VZV	Infection à *Herpesviridae* ; la recherche du génome est plus sensible et spécifique que les tests sérologiques
IgM anti-VHE ; ARN VHE (dans le sang et dans les selles)	Infection aiguë par le VHE ; les tests sérologiques sont moins sensibles que la recherche d'ARN
Anticorps antinucléaires, antimuscle lisse, anti-LKM, anti-SLA, Dosage pondéral des IgG	Hépatite auto-immune
Échographie hépatique	Migration lithiasique ; recherche de maladie chronique du foie ; recherche de thrombose des veines hépatiques ou de la veine porte
Céruloplasmine, cuprurie	Maladie de Wilson

Le diagnostic d'une hépatite virale repose sur :

- la notion de contage ;
- le dosage des transaminases (la cytolyse est fréquemment > 10 fois la normale dans la forme aiguë et très souvent < 5 fois la normale dans la forme chronique) ;
- des recherches sérologiques ou une amplification du génome viral.

B. Diagnostic et conduite à tenir en cas d'hépatite virale aiguë

Très souvent, les hépatites virales aiguës sont asymptomatiques et passent inaperçues. Le diagnostic est alors fait *a posteriori* sur un examen sérologique. Quand l'hépatite aiguë est symptomatique, elle peut se manifester par des signes aspécifiques :

- asthénie ;
- céphalées ;
- nausées ;

- douleurs abdominales;
- fièvre;
- urticaire;
- arthralgies.

Ces symptômes précèdent d'environ 7 à 10 jours l'apparition d'un ictère cutanéo-muqueux (essentiellement pour les hépatites A, B et E). Il faut signaler que seuls les signes aspécifiques peuvent être présents et que l'ictère peut manquer, ce qui rend le diagnostic difficile.

1. Mesures générales à la phase aiguë

Il n'y a pas de traitement spécifique. Il faut contre-indiquer tout facteur aggravant, notamment les médicaments hépato-toxiques (paracétamol en particulier) ou neuro-sédatifs (anti-émétiques, neuroleptiques, benzodiazépines).

Des mesures d'hygiène doivent être conseillées pour éviter la contamination de l'entourage en cas d'hépatite virale aiguë A ou E.

Une enquête doit être effectuée pour déterminer la source de contamination.

Il faut effectuer une enquête familiale; les personnes vivant sous le même toit doivent être vaccinées (VHA, VHB).

Les personnes avec une hépatite fulminante ou subfulminante doivent être évaluées dans un centre de transplantation hépatique.

Les personnes avec une hépatite B aiguë fulminante ou subfulminante peuvent recevoir un traitement antiviral (entécavir, ténofovir).

2. Recherche de signes de gravité

La mesure du taux de prothrombine doit être systématique et répétée à la phase aiguë (deux fois par semaine); s'il est inférieur à 50 %, il s'agit d'une hépatite sévère et le patient doit être adressé à un centre spécialisé.

En cas d'encéphalopathie (troubles du sommeil, somnolence, astérixis), il s'agit d'une hépatite fulminante, le patient doit être hospitalisé d'urgence dans un service spécialisé à proximité d'un centre de transplantation hépatique.

II. Virus de l'hépatite A (VHA)

A. Caractéristiques virologiques

> Le virus de l'hépatite A (VHA) est un virus à ARN de 27 nm, sans enveloppe, appartenant au genre des *Hepatovirus*. Son génome est un *ARN simple brin* de polarité positive de 7500 nucléotides, qui possède un cadre de lecture ouvert codant une protéine de 2227 acides aminés, qui est clivée en plusieurs protéines structurales (capside) et non structurales.

Le VHA n'est pas directement cytopathogène : les lésions histologiques semblent être dues à la réponse immunitaire cellulaire vis-à-vis des hépatocytes infectés. La virémie est faible et brève, des particules virales sont éliminées dans les selles pendant une dizaine de jours.

Il n'existe pas d'infection chronique par le VHA.

Les formes fulminantes sont exceptionnelles.

Un vaccin inactivé protège très efficacement contre le VHA.

B. Épidémiologie

L'infection par le VHA est une cause fréquente d'hépatite aiguë. La transmission se fait par voie *féco-orale*, habituellement par l'eau contaminée. Il existe un large réservoir dans les pays en voie de développement.

L'hépatite A survient *habituellement au cours de l'enfance* ou chez l'adulte jeune. Des épidémies surviennent parfois dans des *collectivités*. En raison de l'amélioration de l'hygiène, la population des pays développés est moins souvent en contact avec le virus ; ce qui explique les hépatites A survenant chez les sujets d'âge mûr. Les relations sexuelles entre hommes favorisent également le risque d'infection par le VHA.

C. Histoire naturelle et diagnostic

L'*incubation est courte*, de l'ordre de 2 à 4 semaines.

L'hépatite est le plus souvent *asymptomatique et bénigne*. Une hépatite aiguë symptomatique peut être observée.

Une fois le diagnostic d'hépatite fait, la responsabilité du VHA est affirmée par la présence d'*anticorps anti-VHA de type IgM* (technique ELISA).

Ceux-ci apparaissent rapidement dès les premiers symptômes et persistent quelques mois. Les *anticorps anti-VHA de type IgG* persistent de nombreuses années et sont associés à une immunité à long terme.

Le vaccin contre l'hépatite A est un vaccin inactivé ; les personnes concernées sont les voyageurs en zone d'endémie, les militaires, les personnes travaillant sur la chaîne alimentaire, en crèche, en institutions, les hommes ayant des rapports sexuels avec des hommes (HSH).

III. Virus de l'hépatite B (VHB)

A. Caractéristiques virologiques

Le virus de l'hépatite B (VHB) est un virus enveloppé de 42 nm qui appartient à la famille des *Hepadnavirus*. Son génome est un *ADN* de 3 200 nucléotides circulaire double brin comportant un brin long et un brin court. Il s'agit d'un génome de petite taille avec un cadre de lecture partiellement chevauchant. Ce génome contient quatre gènes appelés S, C, P et X.

Le gène S code la « protéine majeure » de l'enveloppe et porte l'*antigénicité HBs*. La *région P* code l'enzyme *ADN polymérase* nécessaire à la réplication de l'ADN viral. La *fonction du gène X* est mal connue. La *région C* code un polypeptide portant les déterminants antigéniques *HBc* et *HBe*.

La réplication du VHB se quantifie par la mesure de l'ADN viral (ADN VHB) dans le sérum.

B. Épidémiologie

L'hépatite B est un des *principaux problèmes de santé* dans le monde. Environ 2 milliards de personnes (un tiers de la population mondiale) ont des marqueurs sérologiques indiquant une infection résolue ou non par le virus de l'hépatite B (VHB) ; environ 350 millions de personnes ont une infection chronique par le VHB.

La morbidité et la mortalité de l'hépatite B sont liées au risque d'évolution vers une *cirrhose* (25 %) avec le risque de complications (insuffisance hépatique terminale ou *carcinome hépato-cellulaire*) responsables de plus d'un million de morts par an dans le monde. Le VHB est responsable de 75 % des carcinomes hépato-cellulaires dans le monde. Le VHB entraîne parfois des manifestations extrahépatiques comme des atteintes cutanées, une périartérite noueuse ou une glomérulonéphrite.

Il existe 4 principaux *modes de contamination* par le VHB :

- la transmission périnatale. C'est le principal mode de contamination dans les zones de haute endémie (séroprévalence supérieure à 8 % : Asie du Sud-Est, Afrique subsaharienne, Chine et Amazonie). Il s'agit soit d'une transmission verticale de la mère à l'enfant lors de l'accouchement ou transplacentaire lorsque les femmes enceintes ont un haut niveau de réplication du VHB, soit d'une transmission horizontale périnatale entre enfants lorsque ceux-ci sont élevés ensemble ;
- la transmission sexuelle ;
- les contacts avec le sang ou des dérivés du sang lors d'actes médicaux (transfusion sanguine, chirurgie, hémodialyse, actes invasifs, acupuncture, soins dentaires, utilisation de matériel recyclé dans les pays en voie de développement.) ou de toxicomanie intraveineuse (échange de seringues), ou tatouage ou piercing (défaut de stérilisation du matériel) ;
- les contacts dans la famille ou dans une collectivité. La transmission se fait le plus souvent par le partage d'objets de toilette ou par lésions cutanées.

C. Hépatite aiguë B

L'*incubation est longue*, de 6 semaines à 4 mois.

L'infection par le VHB peut entraîner une *hépatite aiguë plus ou moins sévère*, voire fulminante, une hépatite chronique qui peut être active avec un risque d'évoluer vers une cirrhose et un carcinome hépato-cellulaire (CHC).

La proportion de cas symptomatiques de l'hépatite aiguë B augmente avec l'âge alors que le risque de passage à une infection chronique diminue (fig. 2.1). En effet, lorsqu'elle a lieu à la naissance ou durant la petite enfance, l'infection par le VHB entraîne en règle générale une hépatite aiguë asymptomatique mais est associée à un risque élevé (supérieur à 90 % à la naissance et à 30 % à l'âge de 4 ans) d'évolution vers une infection chronique.

Inversement, lorsqu'elle a lieu après 5 ans, l'infection par le VHB peut entraîner une hépatite aiguë symptomatique (30 à 50 % des cas) et est associée à un risque faible d'évolution vers une infection chronique (5 à 10 %). L'hépatite fulminante est rare (entre 1 et 0,1 % des cas symptomatiques).

Une fois le diagnostic d'hépatite fait, l'infection par le VHB est évoquée sur la notion de *contage ou de groupe à risque*.

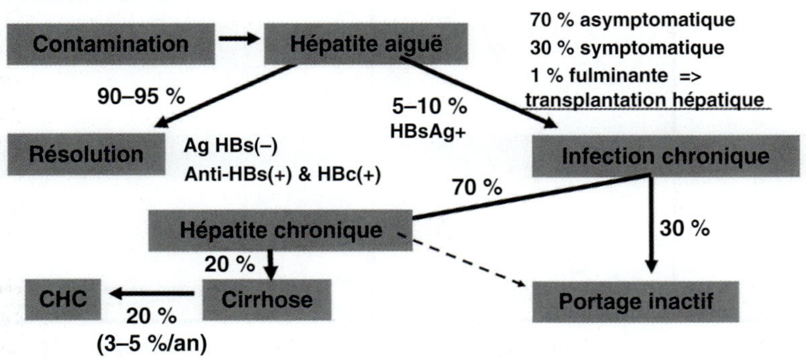

Fig. 2.1. Histoire naturelle de l'infection par le virus de l'hépatite B.

D'après : Pol S. Press Med 2006 ; 35 : 308–316.

Le diagnostic est affirmé par la présence de l'antigène HBs. Les anticorps anti-HBc de type IgM sont présents au cours de l'hépatite aiguë B mais peuvent l'être aussi au cours des réactivations des hépatites chroniques B.

L'hépatite B fait partie des infections sexuellement transmissibles et doit faire rechercher systématiquement une infection par le virus VIH et les autres infections sexuellement transmissibles (syphilis).

D. Hépatite chronique B

L'infection chronique est définie par un antigène HBs positif persistant plus de 6 mois. Elle est en règle générale asymptomatique (jusqu'au stade de complication : cirrhose décompensée, CHC) en dehors d'une asthénie chronique qui peut être présente; cela explique pourquoi la plupart des porteurs chroniques du VHB ne sont pas diagnostiqués et ne sont donc pas pris en charge ou traités. Ainsi, la maladie évolue le plus souvent silencieusement et est découverte tardivement soit de manière fortuite soit au stade de cirrhose à l'occasion d'une complication.

Schématiquement, l'hépatite chronique B est caractérisée par 3 phases (fig. 2.2) :

- une première phase dite de « tolérance immunitaire » définie par une forte réplication d'un VHB sauvage (ADN VHB supérieur à 8 log UI/mL, antigène HBe détectable, anticorps anti-HBe indétectables) et une faible activité de l'hépatite chronique (transaminases normales et lésions histologiques absentes ou minimes);
- une deuxième phase dite de « clairance immunitaire » définie par une réplication d'un VHB sauvage (ADN VHB inférieur à 8 log UI/mL, antigène HBe détectable, anticorps anti-HBe indétectables) et une forte activité de l'hépatite chronique (transaminases élevées et activité histologique prononcée, fibrose hépatique dont la sévérité dépend de la durée de cette phase). La proportion de patients passant à la phase suivante est de l'ordre de 10 % par an;
- une troisième phase dite « non réplicative » définie par une faible réplication d'un virus mutant (antigène HBe indétectable, anticorps anti-HBe détectables, ADN VHB inférieur à 2 000 UI/mL stable dans le temps) et l'absence d'activité de l'hépatite chronique (transaminases normales et absence de lésions d'activité histologique). Le degré de fibrose hépatique résiduel dépend de la durée de la deuxième phase. Les patients avec une fibrose hépatique extensive ou une cirrhose séquellaire sont à risque de développer une complication (CHC). Cette troisième phase se termine par une perte de l'Ag HBs (la fréquence est de l'ordre de 1 % par an) puis une apparition d'anticorps anti-HBs (séroconversion HBs). On parle d'hépatite B résolue.

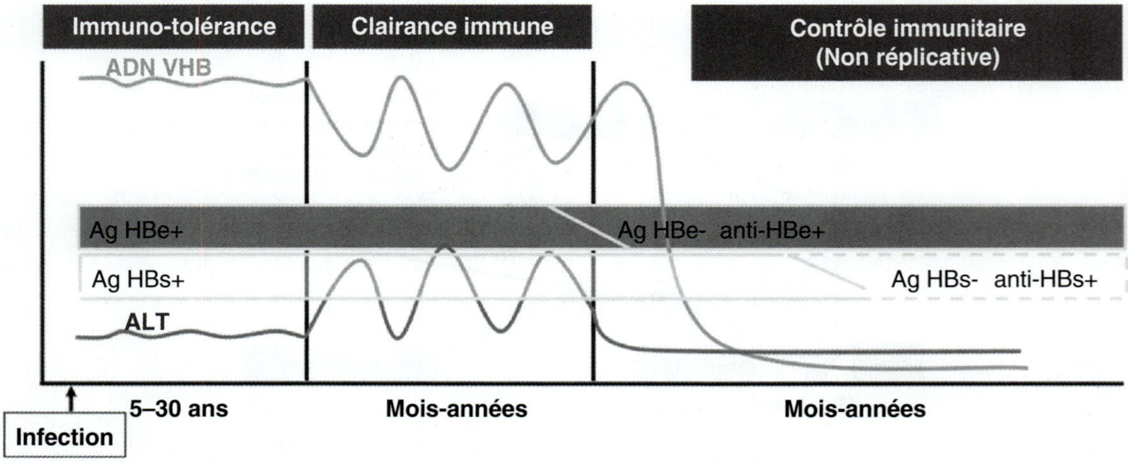

Fig. 2.2. Phases de l'infection chronique par le virus B.
D'après : Yim HJ et al. Hepatology 2006; 43 : S173–S181.

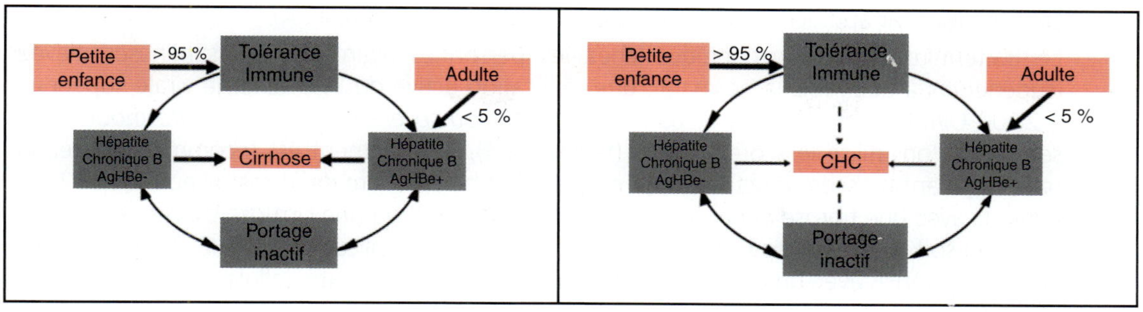

Fig. 2.3. Histoire naturelle de l'hépatite B.

Environ 40 % des patients n'arrivent pas à résoudre leur infection chronique par le VHB et développent une hépatite chronique à virus mutant (Ag HBe indétectable, anticorps anti-HBe détectables, transaminases élevées, ADN VHB supérieur à 2 000 UI/mL) (fig. 2.3).

La prescription d'immuno-suppresseurs expose les patients atteints d'hépatite B, même ceux avec une hépatite B résolue, au risque de réactivation virale, parfois mortelle.

E. Connaître les grands principes du traitement

1. Mesures générales

Il faut éviter tous les facteurs potentiellement aggravants de l'hépatopathie (consommation de médicaments non indispensables, syndrome métabolique, consommation d'alcool).

Il s'agit d'une ALD (affection longue durée) avec une prise en charge à 100 % lorsque le traitement est institué.

Comme pour toute maladie chronique du foie, il faut chercher la cirrhose afin de prévenir les complications :

- réaliser une endoscopie œso-gastro-duodénale à la recherche d'hypertension portale ;
- débuter un traitement préventif des hémorragies digestives ;
- instituer un protocole de dépistage du CHC par une échographie abdominale tous les 6 mois et un dosage de l'alphafœtoprotéine.

2. Principes du traitement de l'hépatite chronique B

L'objectif du traitement est de *diminuer la réplication du VHB* pour diminuer l'activité de la maladie et prévenir l'évolution vers la cirrhose et ses complications.

Il y a 2 stratégies thérapeutiques :

- la première est un traitement antiviral et immuno-modulateur à base d'interféron visant à obtenir une *réponse virologique prolongée* après l'arrêt du traitement ;
- la seconde est un *traitement de longue durée, en général à vie,* pour obtenir une *virosuppression stable dans le temps.* C'est la stratégie utilisée avec les *analogues* nucléosidiques ou nucléotidiques (entécavir, ténofovir) qui ont un seul mécanisme d'action : un effet antiviral direct sans effet immuno-modulateur.

3. Indications du traitement

Le principal facteur à prendre en compte dans l'indication du traitement est la *sévérité de la maladie hépatique*. Elle est évaluée par le niveau des transaminases, le niveau de réplication du VHB et par l'atteinte histologique appréciée par la *ponction-biopsie hépatique* (PBH). Il y a une mauvaise corrélation entre le taux des transaminases, le niveau d'ADN du VHB et les lésions histologiques. Les tests non invasifs de fibrose ne sont pas validés au cours de l'hépatite B.

Le score Métavir apprécie 2 éléments : l'activité et la fibrose (fig. e2.4).

Le traitement antiviral est indiqué chez les personnes ayant des transaminases élevées (supérieures à deux fois la normale), une réplication active du VHB (charge virale supérieure à 2 000 UI/mL) et une *fibrose hépatique modérée ou sévère et/ou une activité modérée ou sévère*. Si l'on utilise le score Métavir (tableau 2.4), le traitement est recommandé chez les patients ayant un score d'activité d'au moins A2 et/ou un score de fibrose d'au moins F2. Les patients avec une fibrose hépatique extensive (Métavir F3) ou une cirrhose doivent être traités quel que soit le niveau des transaminases ou le niveau de réplication du VHB. Toute personne porteuse du VHB avec un antécédent familial de carcinome hépato-cellulaire doit être traitée. Les personnes avec une atteinte extrahépatique liée au VHB (par exemple, une périartérite noueuse avec une infection chronique par le VHB) relèvent d'un traitement par analogue quel que soit le degré d'atteinte hépatique. Les personnes devant recevoir un traitement immuno-suppresseur doivent être traitées par un analogue pour prévenir une réactivation du VHB.

4. Principes de la vaccination et mesures préventives

a. Nourrissons

La Haute Autorité de santé (HAS) recommande une vaccination de tous les nourrissons, en raison du bénéfice individuel à long terme (la durée de la protection immunitaire obtenue en vaccinant à cet âge permet d'éviter ultérieurement la maladie) et du bénéfice collectif attendu avec le contrôle de l'épidémie.

Il s'agit de vaccins produits par génie génétique portant les déterminants uniquement HBs ou HBs (+) pré-S2. La vaccination consiste en deux injections à 1 mois d'intervalle puis rappel à 6 mois. Elle est efficace à plus de 95 %.

Le vaccin est disponible en association avec d'autres vaccins : vaccin diphtérique, tétanique, coquelucheux (acellulaire, multicomposé), poliomyélitique (inactivé) et de l'*Haemophilus influenzae* type b conjugué (adsorbé).

b. Enfants et préadolescents

Un programme temporaire de rattrapage de la vaccination à destination des enfants et des préadolescents n'ayant pas bénéficié de la vaccination universelle est recommandé. Il doit être poursuivi jusqu'à ce que les nourrissons ayant eu la vaccination universelle (à la condition d'un taux satisfaisant de couverture vaccinale) aient atteint la préadolescence.

c. En cas de risque élevé d'exposition au VHB

Nouveau-nés de femmes séropositives pour le VHB

Il convient de veiller au strict respect de l'obligation de dépistage de l'antigène HBs (Ag HBs) pour toute femme enceinte, compte tenu du risque très élevé de transmission verticale du VHB et du risque élevé du passage à l'hépatite chronique et ses complications en cas de contamination du nouveau-né par le VHB.

Tableau 2.4. Classification histologique Métavir.

L'activité est classée en grade	– A0 = sans activité – A1 = activité minime – A2 = activité modérée – A3 = activité sévère
La fibrose est classée en stade	– F0 = sans fibrose – F1 = fibrose portale sans septa – F2 = fibrose portale et quelques septa – F3 = fibrose septale sans cirrhose – F4 = cirrhose

En cas de séropositivité de la mère pour le VHB, il est recommandé une sérovaccination des nouveau-nés à la naissance.

Professionnels de santé

Conformément aux obligations réglementaires, les professionnels de santé médicaux et non médicaux (y compris les professionnels libéraux) doivent être immunisés contre le VHB. Il s'agit d'une mesure destinée, non seulement à les protéger, mais aussi à prévenir la transmission du VHB aux patients.

Sujets exposés en raison d'une situation ou d'un comportement à risque

Sont concernés :

- les usagers de drogue par voie parentérale (usage intraveineux ou per-nasal);
- les personnes adeptes du tatouage ou du piercing;
- les personnes en contact avec un sujet porteur de l'Ag HBs; la vaccination est recommandée au sein de la famille concernée, et de la collectivité de proximité, après vérification du statut individuel d'immunisation vis-à-vis du VHB;
- les personnes infectées par le VIH ou le VHC;
- les patients hémodialysés chroniques;
- les patients transfusés chroniques;
- les patients et personnels des structures accueillant des handicapés mentaux;
- les personnes, hétérosexuelles ou homosexuelles, ayant des partenaires sexuels multiples et/ou une maladie sexuellement transmissible récente;
- les voyageurs en pays de forte endémie;
- les détenus;
- les candidats à une greffe.

d. Immunisation passive

L'immunisation passive (IgG anti-HBs) est proposée uniquement en cas de contage accidentel chez un sujet non vacciné (entourage familial, nouveau-né d'une mère porteuse, personne victime d'une inoculation accidentelle).

e. Séroprophylaxie

Le dépistage de l'Ag HBs est obligatoire chez les femmes enceintes au 6e mois de grossesse. Si la mère est porteuse de l'Ag HBs, il faut organiser la sérovaccination du nouveau-né à la naissance (Ig anti-HBs + vaccination d'emblée à intégrer dans le calendrier vaccinal).

IV. Virus de l'hépatite C (VHC)

A. Caractéristiques virologiques

Le virus de l'hépatite C (VHC) est un virus enveloppé de 60 nm dont le génome est un *ARN simple brin* de polarité positive, d'environ 9400 nucléotides. Le VHC appartient à la famille des *Flavivirus*. Il existe 6 génotypes. En France, les plus fréquents sont les génotypes 1, 2, 3 et 4. Il n'y a pas de vaccin disponible contre le VHC.

Les *tests sérologiques* (ELISA de 3e génération) permettent de détecter les *anticorps dirigés contre le VHC*. L'*ARN du VHC* est détecté dans le sérum par PCR.

Les caractéristiques du virus (génotype et charge virale) ne sont pas associées à la sévérité de la maladie (fibrose).

B. Épidémiologie, histoire naturelle

Le virus de l'hépatite C est strictement humain. On estime que 3 % de la population mondiale a une infection chronique par le VHC. En France, 150 000–200 000 personnes vivraient avec le VHC. L'évolution silencieuse de la maladie et la fréquence élevée de passage à la chronicité expliquent l'existence d'un grand réservoir de sujets infectés.

Le mode de contamination est principalement *parentéral*. Les facteurs de risque sont les transfusions avant 1992, la consommation de drogue par voie intraveineuse ou par voie nasale, les antécédents de tatouage ou d'acupuncture, les antécédents de soins hospitaliers « lourds » (dialyse, transplantation…), les personnes exposées au sang, le fait d'avoir un proche porteur du VHC, les rapports sexuels sanglants, l'utilisation de matériel médical recyclable (principal mode de contamination dans les pays du Sud).

L'hépatite chronique C évolue vers la cirrhose dans 10–20 % des cas en 20 ans ; l'incidence du carcinome hépato-cellulaire est de l'ordre de 1–3 % tous les ans au stade de cirrhose. La probabilité de survie après une première décompensation est de l'ordre de 50 % à 5 ans. La vitesse d'évolution vers la cirrhose et les complications est d'autant plus rapide qu'il existe des comorbidités, principalement la consommation d'alcool, le syndrome métabolique et toutes les immuno-dépressions. Le vieillissement est un facteur important d'évolution vers la cirrhose.

À tout stade, l'hépatite chronique C peut se compliquer de manifestations extrahépatiques : vascularite cryoglobulinémique, maladie auto-immune, lymphome (fig. 2.5).

C. Hépatite aiguë C

L'*incubation moyenne est de 7 à 8 semaines*, mais elle peut être très variable (2 à 26 semaines). La phase prodromique est rare.

L'hépatite aiguë C n'est ictérique que dans une minorité de cas (20 %) et est *sans symptômes dans la plupart des cas* (80 %). Ainsi, le diagnostic clinique de l'hépatite aiguë C est rarement fait. Les symptômes ne sont pas spécifiques : fatigue, nausées, douleurs de l'hypochondre droit, suivies par l'apparition d'urines foncées et d'un ictère. Ils sont semblables à ceux observés au cours d'autres hépatites virales et durent généralement de 2 à 12 semaines. L'hépatite aiguë sévère est exceptionnelle.

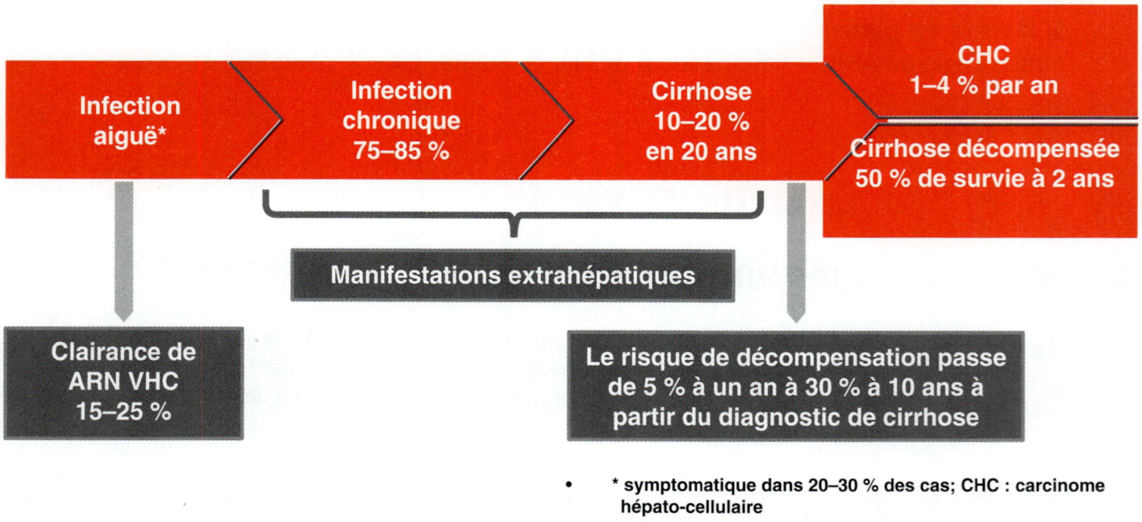

Fig. 2.5. Histoire naturelle de l'hépatite C.

D'après : Chen SL, Morgan TR. Int J Med Sci 2006 ; 3 : 47–52.

Le premier marqueur de l'infection par le VHC est l'apparition d'*ARN viral* détectable dans le sérum par PCR dès la première semaine après la contamination. Les anticorps anti-VHC sont en règle générale détectés 12 semaines après le contage. Les transaminases s'élèvent avant l'apparition des symptômes. Le pic des transaminases est le plus souvent supérieur à 10 fois la normale.

En cas de guérison, les transaminases se normalisent et l'ARN viral devient indétectable ; les anticorps anti-VHC restent détectables pendant de nombreuses années.

En cas de passage à la chronicité, les transaminases peuvent se normaliser ou rester modérément élevées. L'ARN viral reste détectable.

La *guérison spontanée* de l'hépatite aiguë C est observée dans *15–25 % des cas environ*. Chez la plupart des patients, l'infection devient chronique.

D. Hépatite chronique C

L'hépatite chronique C est asymptomatique avant la survenue d'une complication hormis la constatation d'une asthénie chronique aspécifique. Le diagnostic est établi par une sérologie virale C positive et un ARN du VHC détectable pendant plus de 6 mois. Les transaminases sont normales ou élevées et leur taux fluctue dans le temps. Les lésions histologiques hépatiques associent inflammation et fibrose ; elles peuvent être quantifiées par le score Métavir. Les biomarqueurs non invasifs de fibrose (FibroTest®, FibroMètre®) et la mesure de l'élasticité hépatique (FibroScan®) peuvent être utilisés à la place de la PBH pour le diagnostic initial de la fibrose hépatique chez des malades sans comorbidités (fig. e2.6).

Les méthodes non invasives d'évaluation de la fibrose hépatique permettent avec une bonne précision de différencier les patients ayant une fibrose minime (F0-F1) de ceux ayant une fibrose sévère (F3-F4). Dans les zones intermédiaires, ces méthodes sont moins performantes et il est souvent utile de recourir à la biopsie hépatique. La biopsie hépatique est nécessaire lorsqu'il existe une comorbidité ou une autre maladie associée. Le FibroScan® est particulièrement performant pour le diagnostic de cirrhose.

E. Connaître les grands principes du traitement

1. Mesures générales

Il faut éviter tous les facteurs potentiellement aggravants de l'hépatopathie (consommation de médicaments non indispensables, syndrome métabolique, consommation d'alcool).

Il s'agit d'une ALD (affection longue durée) avec une prise en charge à 100 % lorsque le traitement est institué.

Comme pour toute maladie chronique du foie, il faut chercher la cirrhose et prévenir les complications :

- réaliser une endoscopie œso-gastro-duodénale à la recherche d'hypertension portale ;
- débuter un traitement préventif des hémorragies digestives ;
- instituer un protocole de dépistage du CHC par une échographie abdominale tous les 6 mois et un dosage de l'alphafœtoprotéine.

La vaccination contre le VHB est recommandée. Aucun vaccin n'est disponible pour le VHC.

2. Principes du traitement de l'hépatite chronique C

Il s'agit d'un secteur thérapeutique en plein bouleversement en raison de l'arrivée de très nombreux traitements antiviraux directs (comme le siméprévir, le sofosbuvir et le daclastavir). Ces nouveaux traitements sont très efficaces et sont très bien tolérés. En 2014, le traitement de l'hépatite C est une association *d'interféron alpha pégylé, de ribavirine et d'un inhibiteur de la protéase ou de la polymérase du VHC pour tous les génotypes sauf le génotype 2 où un traitement par inhibiteur de la polymérase et ribavirine suffit*. Chez les patients avec une contre-indication à l'interféron, un traitement associant plusieurs classes d'antiviraux directs (inhibiteurs de la protéase, inhibiteur de la polymérase…) sans interféron peut être proposé.

Le *taux de réponse virologique soutenue* (éradication virale) est de l'ordre de 90 %, tous génotypes confondus. La réponse virale soutenue est associée à une amélioration des lésions histologiques et une diminution du risque de cirrhose et de complications.

3. Indications du traitement

En 2014, le traitement de l'hépatite C est indiqué pour les patients :

- avec une fibrose hépatique significative (Métavir F3–4) ;
- avec une manifestation extrahépatique du VHC ;
- avant et après une greffe de foie.

4. Effets secondaires de l'interféron

Les effets secondaires sont *fréquents*, *nombreux*, mais généralement peu graves et réversibles à l'arrêt du traitement. Le plus fréquent est le *syndrome pseudo-grippal* (fièvre, arthralgies, céphalées, frissons). Il est habituellement modéré et contrôlé par le paracétamol.

Certains effets secondaires rares peuvent être graves et doivent être anticipés comme les troubles psychiatriques. Une *dépression* peut survenir dans environ 10 % des cas. Celle-ci doit être dépistée et traitée car elle peut avoir des conséquences graves (tentative de suicide).

Une hypo- ou une hyperthyroïdie peut se déclarer. Le traitement est contre-indiqué pendant la grossesse.

5. Effets secondaires de la ribavirine

Le principal effet secondaire de la ribavirine est l'*anémie*. La *ribavirine est contre-indiquée pendant la grossesse*. Un moyen de contraception efficace est nécessaire avant la mise en route et pendant le traitement.

6. Surveillance du traitement

La surveillance repose sur l'efficacité du traitement et sa tolérance.

La réponse virologique (disparition de l'ARN viral) doit être évaluée en cours de traitement et 6 mois après son arrêt. L'absence d'ARN viral détectable 6 mois après l'arrêt du traitement définit la réponse virologique soutenue (RVS) qui est synonyme de guérison définitive (mais attention, en cas de cirrhose, il faut continuer à effectuer le dépistage du carcinome hépato-cellulaire).

Le *syndrome pseudo-grippal* peut être prévenu par une prise de paracétamol contemporaine de l'injection (sans dépasser 50 mg/kg/j).

En cas de troubles dépressifs, la poursuite du traitement associée à la prescription d'*antidépresseurs* doit être discutée au cas par cas après avis spécialisé.

Une numération-formule sanguine avec dosage des plaquettes sera réalisée une fois par mois à la recherche d'une anémie, neutropénie ou thrombopénie, auquel cas une adaptation de la posologie sera réalisée. En cas d'anémie, on peut avoir recours à une prescription d'érythropoïétine.

V. Virus de l'hépatite D (VHD)

A. Caractéristiques virologiques

Le virus D (ou virus delta) est un virus défectif qui dépend du virus B pour sa multiplication. Il n'existe donc pas d'infection par le VHD sans infection par le VHB.

Son génome est un *ARN circulaire simple brin* de 1 700 nucléotides de polarité négative.
L'antigène delta, l'ARN et la protéine delta sont contenus dans une enveloppe constituée d'antigène HBs.

La vaccination contre le VHB protège contre l'infection delta.

B. Épidémiologie

Il faut toujours rechercher l'hépatite D dans le bilan initial chez les patients porteurs du VHB. La fréquence de l'hépatite D a diminué grâce à la vaccination contre le VHB.

L'hépatite D est relativement fréquente dans le bassin méditerranéen, en Europe de l'Est, dans certains pays d'Afrique noire et d'Amérique du Sud.
En France, l'infection par le VHD atteint souvent les usagers de drogues intraveineuses.

C. Histoire naturelle et diagnostic

Le virus delta est responsable d'hépatites aiguës de *co-infection* (infection simultanée B et delta) ou de *surinfection* (infection delta chez un porteur chronique du virus B).

Le diagnostic d'hépatite delta repose sur la présence d'anticorps anti-delta dans le sérum et surtout de la présence de l'ARN delta par PCR.

Dans le cas de la surinfection, le passage à la chronicité de l'hépatite delta est habituel.

En cas de co-infection VHB et VHD, une hépatite grave peut survenir.

Le diagnostic repose sur la présence des *anticorps IgG anti-delta* et la persistance virale sera appréciée par la *détection de l'ARN*. L'hépatite chronique D peut évoluer vers la cirrhose avec le risque de carcinome hépato-cellulaire.

D. Principes du traitement de l'hépatite chronique delta

L'interféron pégylé est le seul traitement de l'infection par le VHD. Son efficacité est très faible.

VI. Virus de l'hépatite E (VHE)

A. Caractéristiques virologiques

Le virus de l'hépatite E (VHE) est un virus non enveloppé, de 33 nm.
Le génome du VHE est constitué d'une *molécule d'ARN monocaténaire* linéaire de polarité positive, mesurant environ 7,5 kb.

Le diagnostic de la maladie est habituellement fait par la détection sérologique (ELISA) des *anticorps anti-VHE*. La méthode diagnostique de référence repose sur l'amplification de l'*ARN du virus par RT-PCR* en temps réel dans des spécimens de sérum ou de selles des patients.

Un vaccin recombinant est disponible en Chine.

B. Épidémiologie

Le VHE est excrété dans les selles. Il est transmis par *voie féco-orale*, habituellement par l'eau contaminée dans les pays en voie de développement. Il est transmis principalement par ingestion de viande contaminée (zoonose) dans les pays industrialisés. Le réservoir du virus pendant les périodes non épidémiques peut résider dans l'environnement, chez les humains porteurs asymptomatiques du virus, et/ou les animaux infectés par le VHE (élevages de porcs, sangliers, cervidés…). Le virus de l'hépatite E est responsable d'hépatites aiguës épidémiques ou sporadiques.

C. Histoire naturelle

Après une incubation de 15 à 75 jours, la phase préictérique dure en moyenne 3 à 4 jours (extrêmes : 1 à 10 jours). Les symptômes digestifs à type de nausées, vomissements et douleurs abdominales y sont fréquents.

Des formes ictériques sont possibles au cours des grandes épidémies.

Les formes asymptomatiques ou pauci-symptomatiques non ictériques sont cependant fréquentes.

La guérison sans séquelles survient après un mois environ. Des formes chroniques avec virémie persistante ont été rapportées principalement chez les malades immuno-déprimés.

Le diagnostic repose sur la détection par technique ELISA des *anticorps de type IgG et IgM anti-VHE*. Les IgM sont moins sensibles (55 %), mais ils ont une spécificité très élevée (98 %). La méthode diagnostique de référence la plus utilisée actuellement repose sur l'amplification par *RT-PCR en temps réel de l'ARN viral* dans le sérum ou dans les selles.

VII. Conduite à tenir devant des anomalies isolées de la biologie hépatique[1]

Une élévation non significative (inférieure à 2 fois la normale) des tests hépatiques peut être physiologique. La norme des tests biologiques correspond à une déviation de 2 valeurs standard de la moyenne des valeurs trouvées chez des individus « sains », c'est-à-dire que les bornes supérieures et inférieures de l'intervalle de normalité comprennent 95 % de la population. En conséquence, 5 % des résultats tombent en dehors de la zone normale et les anomalies biologiques constatées sont statistiquement significatives pour une valeur supérieure à 2 fois la normale (N).

L'évaluation d'un patient avec un syndrome de cytolyse (élévation des transaminases) est différente de celle d'un patient avec un syndrome de cholestase (élévation des phosphatases alcalines et de la γ-GT). L'approche diagnostique est différente chez un patient avec une maladie aiguë ou chronique du foie, cette dernière étant définie par la persistance des anomalies depuis plus de 6 mois.

A. Évaluation d'un syndrome de cytolyse sans signe de gravité

C'est la situation la plus fréquente. Les deux premières causes en Europe de l'Ouest sont la consommation excessive d'alcool et le sydrome métabolique. Pour fixer les idées, on peut

1 Cette partie n'est pas au programme des ECN mais étant donné son importance en pratique clinique d'hépato-gastroentérologie, nous avons décidé de garder ce thème comme aide aux étudiants.

estimer que la prévalence de la cirrhose est de l'ordre de 15 % chez les personnes hospitalisées pour un problème d'alcool et qui consomment plus de 5 verres par jour. En Europe du Nord, la prévalence de la stéato-hépatite non alcoolique est estimée aux alentours de 50 % chez les personnes ayant des ALAT supérieures à la normale depuis plus de 6 mois. Ces personnes porteuses d'une stéato-hépatite non alcoolique ont un risque de décès, toutes causes confondues, supérieur à la population générale ; la première cause étant d'origine cardio-vasculaire.

Un algorithme décisionnel est présenté figure 2.7. L'approche la plus pragmatique et la plus rentable (notamment en termes de coût) devant des anomalies modérées, jusqu'à 5 N pour

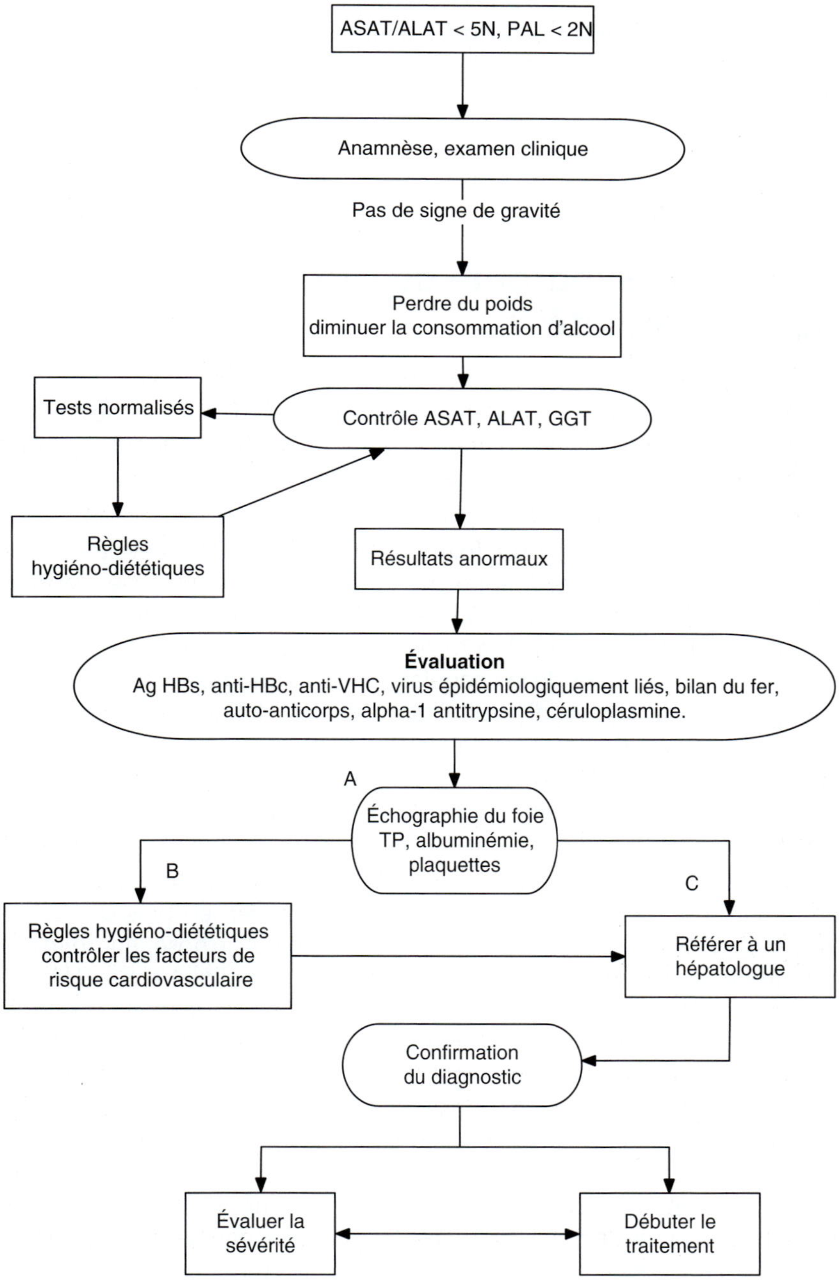

Fig. 2.7. Prise en charge, au décours d'une intoxication éthylique aiguë.

Algorithme décisionnel devant des anomalies modérées du foie. Absence de signe de gravité signifie absence de signe de maladie chronique du foie, notamment de cirrhose, de signe d'insuffisance hépato-cellulaire ou de comorbidité associée.
Source : HAS, 2001.

les ASAT et ALAT, en l'absence de signe de gravité et de comorbidité, est de revoir le patient à 3 mois avec de nouveaux tests hépatiques; ceci pour faire la différence entre maladie aiguë et maladie chronique du foie, deux entités nosologiques différentes. Si les anomalies biologiques ont disparu sur un test de contrôle, il n'y a pas d'évaluation complémentaire à faire. La présence de signe(s) de maladie grave du foie ou de comorbidité(s) doit conduire à une évaluation immédiate.

Cet algorithme propose de réaliser une échographie du foie et trois biomarqueurs sensibles, le temps de Quick, l'albuminémie, le taux de plaquettes, pour identifier les patients avec une maladie grave du foie. Ces examens complémentaires s'ajoutent à l'examen clinique.

En bas de l'algorithme (fig. 2.7), la branche B propose une conduite à tenir si les investigations suggèrent une stéato-hépatite non alcoolique non compliquée, sans comorbidité. La branche C est recommandée si les investigations trouvent une maladie du foie, si le cas est atypique, s'il existe des comorbidités, si les transaminases ne se normalisent pas après modifications comportementales.

B. Évaluation d'un syndrome de cytolyse avec signe(s) de gravité

Une élévation des transaminases supérieures à 5 N, la présence d'un ictère, d'un syndrome septique, d'une encéphalopathie hépatique, d'une ascite, d'œdèmes des membres inférieurs avec ou sans signe de maladie chronique du foie sous-jacente signent la gravité et impliquent une évaluation immédiate dans une unité spécialisée.

On peut schématiquement distinguer 2 cadres :

- soit la maladie se développe sur foie sain et les méthodes d'évaluation servent à faire rapidement le diagnostic et à apprécier la sévérité de la maladie. Le bilan étiologique présenté dans le tableau 2.1 permet de trancher dans la majorité des cas. L'absence de diagnostic conduit en général à la réalisation d'une biopsie du foie, par voie transjugulaire s'il existe des troubles de la coagulation. L'évolution péjorative d'une hépatite aiguë développée sur foie sain est dite fulminante. Elle est définie par l'installation rapide (inférieure à 2 semaines) d'une encéphalopathie hépatique et de troubles de la coagulation (TP inférieur à 50 % ou INR supérieur à 1,5) après apparition de l'ictère. Si ces symptômes surviennent dans les 2 semaines à 3 mois après le début de l'ictère, on parle d'hépatite subfulminante;
- soit la maladie aiguë se développe sur un fond d'hépatite chronique, le plus souvent au stade de cirrhose. Dans ces conditions il faut chercher, en plus des causes présentées dans le tableau 2.2, les causes de décompensation de cirrhose, en premier lieu le sepsis, la rupture de varices œsophagiennes et l'hépatite alcoolique aiguë (HAA) sévère. Il faut retenir que lorsque la cirrhose, quelle qu'en soit sa cause, passe d'un stade compensé à un stade décompensé, la probabilité de survie à deux ans est de l'ordre de 50 % ; c'est avant ce tournant qu'il faut envisager, si cela est possible, une greffe hépatique. Deux scores permettent de mieux catégoriser la gravité de la cirrhose : le score de Child-Pugh (tableau 2.5) et le Meld. Le score Meld est le score actuellement utilisé pour attribuer les greffons hépatiques en France. Il prend en compte la fonction hépatique, avec l'INR et la bilirubine, et la fonction rénale avec la créatinine. D'autres scores sont utiles pour indiquer un traitement et en évaluer l'efficacité, notamment au cours de l'hépatite alcoolique sévère. Le score de Maddrey est le score de référence pour indiquer le traitement au cours de l'HAA sévère. Ce n'est pas un score diagnostique mais un score pronostique qui prend en compte le temps de Quick (en secondes par rapport au témoin) et la bilirubine totale. Un score supérieur ou égal à 32 définit le caractère sévère d'une HAA, ce qui conditionne la réalisation d'une PBH par voie transjugulaire pour confirmer le diagnostic et valider l'introduction de la corticothérapie.

Tableau 2.5. Score de Child-Pugh.

	Calcul des points		
	1	**2**	**3**
Bilirubine (μmol/L)	< 35	35–50	> 50
Albumine (g/L)	> 35	28–35	< 28
Ascite	Absente	Contrôlable	Réfractaire
TP	> 50 %	40–50 %	< 40 %
Encéphalopathie	Absente	Minime	Non contrôlée
Points attribués et survie dans la cirrhose active, toutes causes confondues			
Points	**Classe**	**Survie à un an (%)**	**Survie à deux ans (%)**
5–6	A	95	90
7–9	B	80	70
10–15	C	45	38

C. Évaluation d'un syndrome de cholestase

Un syndrome de cholestase, ictérique ou non, peut être dû à une maladie de l'arbre biliaire ou à une infiltration du foie. Les maladies des voies biliaires comprennent les obstructions biliaires chroniques partielles, la cirrhose biliaire primitive, la cholangite sclérosante, les ductopénies, les cholestases induites par les médicaments, les protéines, ou les xénobiotiques entrant en compétition avec le transport actif de la bilirubine conjuguée au pôle canaliculaire des hépatocytes. Les maladies hépatiques infiltratives comprennent la sarcoïdose, d'autres granulomatoses et à moindre degré les métastases de cancers. L'approche diagnostique comprend une échographie hépatique et des voies biliaires, ainsi que des tests sérologiques à la recherche d'anticorps antimitochondrie. La présence d'anticorps antimitochondrie est très évocatrice d'une cirrhose biliaire primitive ; néanmoins le recours à la biopsie demeure en général nécessaire.

La présence d'une dilatation des voies biliaires est évocatrice d'une obstruction. En l'absence d'ictère, cette constatation est rare. L'étape suivante est la réalisation d'une cholangio-pancréatographie par résonance magnétique nucléaire ou d'une écho-endoscopie haute pour identifier la cause de l'obstruction, éventuellement associée à la cholangio-pancréatographie rétrograde endoscopique à visée thérapeutique.

Si l'évaluation biologique et échographique ne relève pas d'anomalie et que les phosphatases alcalines demeurent élevées, il est recommandé de faire une biopsie du foie et/ou une cholangio-pancréatographie par résonance magnétique nucléaire. La cholangio-pancréatographie rétrograde endoscopique ne doit pas être proposée en première intention à visée diagnostique.

Points clés

- Le terme hépatite désigne tout processus inflammatoire du foie. L'hépatite est en règle générale accompagnée d'une élévation des transaminases. La cause la plus fréquente d'hépatite aiguë est l'infection virale. Une hépatite chronique est définie par la persistance d'anomalies de la biologie hépatique > 6 mois.
- Devant une hépatite aiguë, la mesure du taux de prothrombine doit être systématique, s'il est inférieur à 50 %, il s'agit d'une hépatite sévère et le patient doit être surveillé. En cas de trouble de la conscience (encéphalopathie), il s'agit d'une hépatite fulminante, le patient doit être hospitalisé d'urgence dans un service spécialisé à proximité d'un centre de transplantation hépatique.
- Le diagnostic d'hépatite aiguë A repose sur la détection des anticorps (anti-VHA) de type IgM.
- Le diagnostic d'hépatite B est évoqué sur la notion de contage ou de groupe à risque. Le diagnostic est affirmé par la présence de l'antigène HBs. L'infection chronique est définie par un antigène HBs positif persistant plus de 6 mois.

- L'hépatite B fait partie des infections sexuellement transmissibles et doit faire chercher systématiquement une autre infection sexuellement transmissible, notamment le VIH ou la syphilis.
- Un dépistage de l'Ag HBs doit être effectué chez toutes les femmes enceintes. En France ce dépistage est obligatoire au cours du 6e mois de la grossesse.
- Tous les nouveau-nés dont la mère est porteuse de l'Ag HBs doivent avoir une sérovaccination contre le VHB débutée dès les premières heures de vie.
- La vaccination universelle contre le virus B a fortement diminué l'incidence de la cirrhose et du carcinome hépato-cellulaire (CHC) dans le monde.
- L'objectif du traitement du VHB est de contrôler la réplication du VHB afin de diminuer l'activité de l'hépatite chronique B, la progression de la fibrose, l'évolution vers la cirrhose et le CHC pour améliorer la survie.
- La guérison spontanée de l'hépatite aiguë C n'est observée que dans 20 % des cas. Le diagnostic d'hépatite chronique C repose sur la détection des anticorps (anti-VHC) et de l'ARN du VHC.
- L'objectif premier du traitement de l'hépatite chronique C est l'éradication du virus. La guérison de l'hépatite C ne prévient pas la survenue de complication chez les personnes avec une cirrhose préalable.

Compléments en ligne

Des compléments numériques sont associés à ce chapitre. Ils sont indiqués dans la marge par des flashcodes.

Pour accéder à ces compléments, connectez-vous sur http://www.em-consulte.com/e-complement/474227 et suivez les instructions pour activer votre accès.

Pour en savoir plus

	Prise en charge de l'hépatite chronique B (PDF 20 pages) - 2006 - (HAS) http://www.has-sante.fr/portail/jcms/c_452115/fr/ald-n6-hepatite-chronique-b ?xtmc=&xtcr=104
	Prise en charge de l'hépatite chronique C (PDF 20 pages) - 2006 - (HAS) http://www.has-sante.fr/portail/jcms/c_434397/fr/ald-n6-hepatite-chronique-c ?xtmc=&xtcr=105
	Stratégies de dépistage biologique des hépatites virales B et C : Recommandations - 2011 - (HAS) http://www.has-sante.fr/portail/jcms/c_1050355/fr/ strategies-de-depistage-biologique-des-hepatites-virales-b-et-c

CHAPITRE

3

Item 168 – UE 6 – Parasitoses digestives : giardiose, amoebose, téniasis, ascaridiose, oxyurose

Objectif pédagogique

- Diagnostiquer et connaître les principes du traitement d'un téniasis, d'une ascaridiose, d'une oxyurose, d'une giardiose, d'une amoebose intestinale aiguë et d'un abcès amibien du foie.

Avertissement : la nouvelle nomenclature des parasitoses a modifié presque tous les noms. Par exemple la giardiase est devenue la giardiose.

I. Téniasis à *Taenia saginata*

A. Épidémiologie, modes de contamination et physiopathologie

Taenia saginata est un parasite cosmopolite de l'intestin grêle humain, de très loin le plus fréquent des ténias en France. C'est un ver plat de grande taille (4 à 10 m) en général isolé (ver solitaire), segmenté en 1 000 à 2 000 anneaux. La tête du ver ou scolex adhère par des ventouses à l'intestin grêle. Les anneaux à maturité (contenant de nombreux œufs ou embryophores) se détachent du parasite, migrent dans le côlon et franchissent activement la marge anale. Très résistants et disséminés dans le milieu extérieur, les œufs sont ingérés par les bovins. Les embryons gagnent les muscles pour y devenir les larves (cysticerques). La contamination humaine s'effectue par ingestion de viande parasitée et la larve atteint le stade adulte en 3 mois dans le jéjunum. Sa durée de vie est environ de 20 à 30 mois.

La contamination de l'homme se fait par ingestion de viande crue ou insuffisamment cuite contenant des larves vivantes. Les larves infestantes sont détruites par la cuisson au-delà de 45 °C et par la congélation prolongée (au minimum plusieurs jours à – 20 °C pour une congélation complète des carcasses).

B. Clinique

Le plus souvent, le téniasis est cliniquement latent et révélé par la découverte d'anneaux dans les sous-vêtements ou la literie. Lorsque le téniasis est symptomatique, les signes digestifs sont variés :

- anorexie ou boulimie;
- nausées;
- alternance diarrhée-constipation;
- douleurs abdominales de siège varié.

Les signes extradigestifs sont polymorphes, souvent exagérés par un patient anxieux et rattachés sans preuve formelle à la présence d'un ténia.

C. Diagnostic

Le diagnostic repose sur l'examen des anneaux (vivants mobiles dans les selles ou morts desséchés dans les sous-vêtements) ou plus rarement sur la découverte d'embryophores lors d'un examen parasitologique des selles ou sur un test à la cellophane adhésive (demandé en général pour la recherche d'oxyure). La sérologie est sans intérêt.

D. Traitement et prévention

Deux molécules sont très actives : le niclosamide, selon un mode de prise particulier étalé sur une matinée, ou le praziquantel (hors AMM) en une prise unique.

Les contrôles vétérinaires n'étant pas suffisants pour éviter tout risque de contamination, la prévention individuelle repose sur la consommation de viande cuite ou ayant séjourné plusieurs semaines en congélateur domestique.

II. Autres téniasis

A. *Taenia solium*

Le téniasis à *Taenia solium* est semblable à celui de *Taenia saginata* exception faite que l'hôte contaminant pour l'homme est le porc et non le bœuf. L'homme est l'hôte du ver adulte après consommation de viande de porc mal cuite. Cette parasitose est présente dans de nombreux pays (certains pays d'Europe du Sud et de l'Est, la plupart des pays tropicaux) où les conditions d'élevage du porc ne stoppent pas la transmission entre l'homme (hygiène fécale défectueuse) et le porc (élevage domestique). La particularité clinique est que les anneaux sont émis passivement dans les selles et passent donc plus facilement inaperçus.

Le risque majeur de ce parasite est la cysticercose ou développement chez l'homme des larves cysticerques du parasite normalement présentes chez le porc. La symptomatologie clinique dépend du nombre de larves et de leur localisation. Les larves peuvent se développer dans les tissus sous-cutanés, les muscles (œdème, myopathie), l'œil (uvéite, cécité), le cerveau (comitialité, hypertension intracrânienne) et la moelle épinière (rare). C'est la première cause d'épilepsie acquise de l'adulte en Amérique latine.

Le diagnostic repose sur la sérologie, en dépit de sa sensibilité moyenne, et dans les cas difficiles sur la biopsie-exérèse de cysticerques. Un mode de révélation possible est la présence de larves calcifiées au niveau cérébral ou musculaire.

Le traitement curatif repose sur l'albendazole ou le praziquantel. Dans les cysticercoses cérébrales le traitement curatif est associé à une corticothérapie pour éviter l'exacerbation des signes cliniques lors de la lyse parasitaire. La prévention individuelle repose sur la cuisson de la viande de porc et sur l'éducation sanitaire en milieu d'élevage porcin en zone d'endémie.

B. *Hymenolepsis nana*

Ce petit taenia à l'âge adulte (3 cm) se propage d'homme à homme. Il touche surtout les enfants des régions chaudes du globe à bas niveau d'hygiène. La parasitose est le plus souvent asymptomatique ou d'expression voisine de celle de *Taenia saginata*. Le diagnostic se fait par mise en évidence d'œufs dans les selles. Le traitement curatif repose sur le niclosamide ou le praziquantel et la prévention sur l'hygiène des mains.

C. *Diphyllobothrium latum*

Ce parasite des régions lacustres de tous les climats (en Europe, surtout régions nordique et baltique, mais aussi Suisse et France) a une longévité d'une dizaine d'années dans l'intestin grêle humain et atteint une taille de 10 à 15 m. Les œufs sont directement éliminés dans les selles et contaminent divers poissons.

L'homme se contamine par ingestion de poisson cru ou peu cuit. L'expression clinique est souvent pauvre, proche de celle de *Taenia saginata*. Le diagnostic se fait par mise en évidence d'œufs dans les selles. Une anémie mégaloblastique, due à la fixation de la vitamine B12 par les tissus du parasite, est possible.

Le diagnostic repose sur la mise en évidence des œufs dans les selles. Le traitement fait appel au niclosamide ou au praziquantel. La prophylaxie consiste à manger les poissons d'eau douce cuits ou congelés 72 heures avant d'être consommés crus.

III. Ascaridiose

A. Épidémiologie, modes de contamination et physiopathologie

L'ascaridiose est une parasitose fréquente dans les pays tropicaux à hygiène insuffisante, devenue rare dans les pays tempérés. L'homme s'infecte en ingérant un ou plusieurs œufs embryonnés (crudités, fruits, eau, souillés par les selles d'un sujet infecté). Les larves sont libérées dans le tube digestif, traversent la paroi intestinale, gagnent le foie, puis le poumon par voie sanguine. Elles traversent l'alvéole puis gagnent le pharynx *via* l'arbre bronchique, sont déglutiés et gagnent le jéjunum où elles deviennent adultes. Les femelles commencent à pondre 2 mois après l'ingestion de l'œuf. Les vers adultes ronds, dont le nombre varie en fonction du nombre d'œufs ingérés (peuvent être solitaires) mesurent environ 15 cm (mâles) ou 20 cm (femelles) et vivent jusqu'à 18 mois.

B. Clinique

Les manifestations cliniques dépendent du nombre de parasites et sont habituellement absentes en cas de pauci-parasitisme.

La phase de migration larvaire peut associer des signes allergiques (urticaire, dyspnée asthmatiforme) et donner lieu au syndrome bioclinique de Löffler (fièvre, toux, dyspnée, infiltrat radiologique fugace et hyperéosinophilie).

La phase d'état peut comporter des troubles digestifs non spécifiques (nausées, ballonnement, douleurs abdominales, diarrhée).

Les complications mécaniques peuvent encore être observées dans les pays tropicaux en cas de charge parasitaire importante par accumulation de vers adultes dans l'appendice (appendicite), dans les voies biliaires (angiocholite) ou pancréatiques (pancréatite) ou dans l'intestin (occlusion).

C. Diagnostic

Une hyperéosinophilie peut apparaître quelques jours après la contamination, atteindre son maximum en 3 semaines, puis décroître. Un ou plusieurs ascaris adultes peuvent être expulsés par l'anus. Les nombreux œufs sont facilement identifiables dans les selles au bout de 2 mois après la contamination. La sérologie n'a pas d'intérêt.

D. Traitement et prévention

Les traitements médicamenteux (notamment flubendazole et albendazole) sont très efficaces. La prophylaxie repose sur l'hygiène personnelle (lavage des mains), la propreté des aliments (lavage des fruits et crudités avant consommation) et la lutte contre le péril fécal (égouts, traitement des eaux usées, interdiction des engrais d'origine humaine pour le sol des cultures maraîchères).

IV. Oxyurose

A. Épidémiologie, modes de contamination et physiopathologie

L'oxyurose est une parasitose ubiquitaire très fréquente, surtout chez les enfants d'âge scolaire, strictement humaine et familiale, causée par un petit ver rond : *Enterobius vermicularis*. La contamination se fait par ingestion d'œufs présents dans le milieu extérieur (vêtements et draps souillés, sols) en milieu familial ou collectif (collectivités d'enfants, casernes, etc.). Les œufs deviennent des larves dans l'intestin grêle, puis des adultes (vers cylindriques de 5 mm de long pour les mâles, 10 pour les femelles) dans la région cæco-appendiculaire.

Les femelles migrent vers l'anus, se nichent dans les plis radiés et pondent le soir des œufs directement infestants, en générant un prurit anal. Ceci permet l'auto-infection par les mains.

B. Clinique

Le tableau clinique est dominé par le prurit anal (parfois aussi vulvaire) au moment du coucher, pouvant donner lieu à des lésions de grattage. L'appendicite est exceptionnelle. Le portage asymptomatique est fréquent.

C. Diagnostic

Une hyperéosinophilie est possible au début. L'examen parasitologique des selles est fréquemment négatif. Le diagnostic est souvent posé par l'observation de vers femelles blancs et mobiles sur les selles. Sinon, le test de la cellophane adhésive (Scotch® test) permet l'examen microscopique des œufs.

D. Traitement et prévention

Le traitement par flubendazole, albendazole, ou pyrantel (colore les selles en rouge), répété 2 à 3 semaines après pour éviter la réinfestation, est habituellement efficace. Il est conseillé de traiter simultanément tous les membres de la famille ou de la collectivité dont un membre est atteint. En parallèle, la section courte et le brossage des ongles, le changement du linge de nuit et l'aspiration des sols limitent les risques de réinfestation.

V. Giardiose

A. Épidémiologie, modes de contamination et physiopathologie

Giardia intestinalis est un protozoaire cosmopolite fréquent, y compris dans les pays développés, particulièrement chez les enfants et dans les collectivités. Le parasite peut infecter l'homme et de nombreux mammifères domestiques ou sauvages. L'agent contaminant est le kyste, forme résistante du parasite pouvant survivre pendant des mois dans le milieu extérieur.

L'homme se contamine le plus souvent de façon indirecte en ingérant de l'eau ou des aliments contaminés ou par voie féco-orale directe (mains souillées), en particulier chez les petits enfants (crèche).

Les kystes se transforment en trophozoïtes dans le duodénum. Les trophozoïtes se fixent sur la bordure en brosse des villosités des entérocytes du duodénum et du jéjunum, induisant des lésions histologiques pouvant aller jusqu'à l'atrophie villositaire subtotale.

B. Clinique

1. Forme typique

La giardiose (anciennement lambliase) est le plus souvent asymptomatique. Quand elle est symptomatique, après une incubation de 1 à 3 semaines, un tableau de « patraquerie digestive » sans fièvre apparaît progressivement, associant plusieurs selles molles par jour, ne contenant ni glaire ni sang, des douleurs épigastriques, des nausées, une anorexie et un ballonnement post-prandial. Les symptômes s'amendent habituellement en dix à quinze jours.

2. Formes atypiques

Le début des symptômes peut être abrupt, avec des selles nombreuses et liquides, faisant discuter les autres causes de diarrhée aiguë (*cf.* chapitre 22). Les douleurs épigastriques peuvent être au premier plan, transfixiantes, faisant discuter une maladie ulcéreuse ou une pancréatite aiguë. Une fièvre modérée est possible.

La giardiose peut évoluer sur un mode subaigu, voire chronique pendant plusieurs mois ou années. Il peut s'agir de périodes d'inconfort digestif évoquant des troubles fonctionnels intestinaux.

En cas d'infestation massive et chronique, un tableau de malabsorption avec dénutrition et carences est possible, essentiellement chez les personnes ayant un déficit commun variable en immuno-globulines ou un déficit sélectif en IgA, et chez les enfants dans les pays à bas niveau d'hygiène.

C. Diagnostic

Le diagnostic est fait habituellement par la mise en évidence de trophozoïtes, et surtout de kystes, dans le cadre d'un examen parasitologique des selles standard. La sensibilité de cette recherche (de l'ordre de 60 %) s'accroît lorsqu'on répète le test (3 en tout), l'excrétion des kystes dans les selles étant intermittente. L'avenir est aux tests immunologiques rapides détectant des antigènes parasitaires dans les selles.

Dans les formes chroniques, la recherche des parasites dans les selles est souvent prise en défaut. En revanche, dans ce contexte, la recherche de parasites au contact des villosités sur des biopsies duodénales réalisées au cours d'une endoscopie digestive haute, est une technique diagnostique très sensible et spécifique (fig. e3.1).

D. Traitement et prévention

Le traitement repose sur les nitro-imidazolés, comme le métronidazole. Un contrôle de l'efficacité du traitement par examen de selles négatif un mois après la fin du traitement est recommandé. En cas d'échec documenté du traitement, il faut évoquer une source persistante de parasites dans l'entourage. L'albendazole peut être utilisé en deuxième intention.

La prévention individuelle et collective repose sur l'hygiène de l'eau de boisson et des aliments, et sur le lavage des mains. Le voyageur doit tenir compte du fait que les kystes de *Giardia* sont relativement résistants à la chloration, aux ultraviolets et à la congélation. Si l'eau de boisson du voyageur doit être traitée, il faut donc privilégier l'ébullition (très efficace) ou la filtration.

VI. Amoebose et abcès amibien du foie

A. Épidémiologie, modes de contamination et physiopathologie

L'amoebose est due à un protozoaire, *Entamoeba histolytica*, qui infecte le côlon de l'homme. La prévalence de l'infection atteint 10 % dans les régions intertropicales. Ainsi, à l'échelle mondiale, l'amoebose fait partie, avec le paludisme et la bilharziose, des parasitoses les plus fréquentes. Elle est responsable d'une mortalité significative (jusqu'à 100 000 personnes par an). Dans les pays industrialisés, l'amoebose ne concerne que les migrants, les touristes en provenance de zones d'endémie et les personnes vivant en collectivité à faible niveau d'hygiène.

Entamoeba histolytica existe sous une forme végétative mobile (trophozoïte) et sous forme kystique. L'homme se contamine par ingestion de kystes par transmission féco-orale. Ainsi, partout où l'eau et les aliments peuvent être contaminés par les déjections humaines, le risque d'amoebose est important. Les pratiques sexuelles oro-anales sont aussi un facteur de transmission.

Dans le tube digestif, les kystes peuvent se transformer en trophozoïtes. Les trophozoïtes se multiplient dans la lumière colique et phagocytent des bactéries et des particules alimentaires. Ils lèsent la muqueuse colique, peuvent l'envahir, phagocyter des hématies (fig. e3.2) et disséminer par voie sanguine. Dans ce dernier cas, des atteintes d'organes à distance de l'intestin peuvent se développer, parfois plusieurs mois ou années après la contamination. Le foie (sous forme d'abcès) est la localisation principale extra-intestinale de l'amoebose, mais le poumon et le cerveau peuvent aussi être atteints. L'amoebose intestinale est possible à tout âge, alors que l'amoebose hépatique touche surtout les hommes entre 20 et 50 ans.

Les formes kystiques d'*Entamoeba histolytica* sont éliminées dans les selles des malades et des porteurs sains. Les kystes sont très résistants dans le milieu extérieur et représentent la forme de dissémination de la maladie.

Morphologiquement, les kystes d'*Entamoeba histolytica* ne peuvent pas être distingués des kystes d'*Entamoeba dispar*, amibe non pathogène qui semble dix fois plus fréquente et rendrait compte de la majorité des examens parasitologiques des selles positifs pour les formes kystiques d'amibes chez les autochtones français.

1. Amoebose intestinale

La forme habituelle de l'amoebose intestinale est aiguë ou subaiguë. La diarrhée est faite de selles parfois glaireuses mais non hémorragiques, accompagnées de douleurs abdominales, mais sans fièvre ni altération de l'état général.

Les autres formes cliniques sont :

- la forme dysentérique aiguë surtout observée chez l'enfant en pays tropical, rarement chez les touristes. Il n'y a pas de fièvre ;
- la forme fébrile doit faire envisager l'association avec un autre agent pathogène intestinal, en particulier bactérien, ou une amoebose hépatique simultanée ;
- la colite aiguë grave amibienne est définie par la constitution rapide de lésions ulcérées sévères de l'ensemble du côlon. Elle survient surtout sur des terrains fragilisés (enfants dénutris, immuno-déprimés). C'est une urgence médico-chirurgicale dont la mortalité (par perforation intestinale, hémorragie, syndrome septique) reste élevée.

2. Amoebose hépatique

C'est une forme rare de l'amoebose. Il s'agit d'une collection purulente dont l'origine est une infection par des trophozoïtes d'origine intestinale, acheminés au foie par voie portale. Elle succède toujours à une amoebose intestinale. Les signes d'atteinte intestinale peuvent être contemporains de ceux de l'abcès amibien, ou antérieurs de plusieurs mois ou années. Dans les deux cas, les manifestations de l'atteinte intestinale sont d'intensité diverse, allant de minimes ou absentes à très marquées.

La forme aiguë, habituelle, de l'amoebose hépatique s'installe en quelques jours. Elle inclut une fièvre élevée, des frissons, des douleurs de l'hypochondre droit ou de la région scapulaire droite. Le foie est augmenté de volume et douloureux ou très douloureux à la palpation. Une hyperleucocytose à polynucléaires neutrophiles est habituelle, sans éosinophilie. Les transaminases, les phosphatases alcalines et la bilirubinémie sont discrètement ou modérément augmentées.

L'échographie met en évidence une ou plusieurs images arrondies hypoéchogènes. Ces images sont hypodenses en tomodensitométrie. Un rehaussement périphérique après injection de produit de contraste traduit l'état inflammatoire du parenchyme avoisinant.

Le diagnostic différentiel le plus important est celui d'*abcès du foie à pyogènes*. Ni les manifestations cliniques, ni les antécédents, ni l'aspect échographique ou tomodensitométrique ne permettent de les distinguer formellement. L'autre diagnostic différentiel est celui de *tumeur maligne nécrosée*.

Les complications rares mais très graves sont liées à la rupture de l'abcès intrapéritonéale ou intrapéricardique.

B. Diagnostic

1. Amoebose intestinale

À l'examen parasitologique des selles (ou quand cela est possible du produit d'écouvillonnage rectal), la mise en évidence de trophozoïtes mobiles hématophages, très fragiles dans le milieu extérieur, n'est possible que dans les minutes suivant le prélèvement, mais signe l'amoebose intestinale. Le plus souvent, seules des formes kystiques sont mises en évidence, sans pouvoir affirmer morphologiquement si elles correspondent à *Entameoba histolytica* ou *dispar*. Des techniques antigéniques (ELISA) ou génomiques (PCR), permettant cette distinction commencent à se diffuser en France (nouveau).

Lorsqu'un examen endoscopique est réalisé, les lésions (érythème, ulcérations) intéressent le plus souvent le recto-sigmoïde et le cæcum et doivent être biopsiées. En histologie, les lésions sont non spécifiques (pertes de substance, inflammation) ou plus évocatrices, à type d'abcès, volontiers sous-muqueux, dits en « boutons de chemise ». La mise en évidence d'amibes hématophages au sein des tissus lésés n'est possible qu'environ une fois sur deux. Les sérologies sont moins souvent positives qu'au cours des amoeboses hépatiques. Lorsqu'elles sont positives (hémagglutination plus que immuno-fluorescence), elles sont relativement spécifiques d'une amoebose tissulaire ancienne ou évolutive (fig. e3.3).

2. Amoebose hépatique

Les tests sérologiques mettant en évidence des anticorps dirigés contre des antigènes d'*Entamoeba histolytica* doivent être effectués dans tous les cas d'abcès du foie. Un test sérologique positif permet de faire le diagnostic avec quasi-certitude lorsque les manifestations cliniques et échographiques sont typiques. En cas de résultat négatif d'un test sérologique fait précocement, il doit être répété.

La recherche d'une atteinte intestinale clinique ou endoscopique doit être effectuée sans délai.

Dans les cas où les tests sérologiques sont négatifs, et où il n'y a pas d'arguments pour une atteinte digestive, la ponction guidée par échographie permet de confirmer la collection en ramenant du pus dont l'analyse microbiologique comprend la recherche de formes amibiennes et de bactéries. Un pus de couleur brun foncé (« chocolat ») est très évocateur d'amoebose hépatique. La recherche d'amibes dans le produit de ponction est souvent négative : elles sont habituellement trouvées dans le tissu hépatique au stade présuppuratif, c'est-à-dire en périphérie de l'abcès.

C. Traitement et prévention

1. Amoebose intestinale

Le traitement curatif de l'amoebose intestinale doit être mis en œuvre en cas d'infection avérée (rares cas où des formes végétatives mobiles sont vues dans les selles ou dans les biopsies coliques) ou plus souvent, de façon probabiliste, en cas de colite survenant pendant un voyage ou séjour en pays d'endémie, ou dans les semaines suivant le retour. Le traitement repose sur l'administration orale d'un nitro-imidazolé (exemple : métronidazole, 1,5 g/j pendant 10 jours). D'autres traitements imidazolés plus brefs par le tinidazole ou le secnidazole constituent une alternative. Trois jours après la fin du traitement, il est nécessaire de traiter les formes parasitaires résiduelles de la lumière colique par un amœbicide de contact, le tiliquinol, pendant 10 jours.

Il faut contrôler, un mois après, la disparition du parasite dans les selles, le portage chronique étant un facteur de dissémination de la maladie. En cas de persistance de formes parasitaires dans les selles, il convient de réadministrer un amœbicide de contact.

La prévention de l'amoebose repose sur la réduction du péril fécal par l'hygiène individuelle et collective, en particulier des mains et des aliments.

2. Amoebose hépatique

Le traitement repose sur l'administration d'imidazolés, selon le même protocole que pour l'amoebose intestinale. Il faut également mettre en œuvre un traitement par amœbicides de contact. Les manifestations cliniques s'amendent en quelques jours. Les images nodulaires hépatiques persistent plusieurs mois, même lorsque le traitement a été rapidement et définitivement efficace.

Les abcès superficiels menaçant de se rompre doivent être drainés par ponction percutanée. La ponction ne se justifie pas lorsque la localisation de l'abcès écarte la possibilité d'une rupture.

Points clés

- La giardiose est une infection fréquente chez le voyageur et les enfants d'âge préscolaire.
- Dans les pays développés, le diagnostic d'une forme chronique de giardiose doit faire chercher un déficit immunitaire.
- Le risque d'infection par *Taenia saginata* peut être prévenu par la cuisson de la viande de bœuf.
- L'ascaridiose peut se manifester par des signes de migration larvaire (syndrome de Löffler) ou des signes d'obstruction biliaire, pancréatique ou intestinale par les vers adultes.
- L'oxyurose est très répandue dans les familles et les collectivités. Le diagnostic est posé par l'observation de vers femelles blancs et mobiles sur les selles ou par le test à la cellophane adhésive (les œufs sont reconnus au microscope).
- Lorsqu'un cas d'oxyurose survient, il est conseillé de traiter simultanément l'entourage. Le traitement doit être répété 2 à 3 semaines plus tard.
- L'amibe non pathogène *Entamoeba dispar*, dont la forme kystique ne peut pas être distinguée morphologiquement de celle *d'Entamoeba histolytica*, est majoritaire dans le monde. C'est presque toujours elle qui est mise en évidence dans les selles des Français qui n'ont pas séjourné en zone d'endémie.
- La mise en évidence de formes végétatives mobiles *d'Entamoeba histolytica* étant rare au cours des diarrhées et colites possiblement amibiennes (migrants, voyage en zone endémique, diarrhée au retour du voyage), il est licite de proposer dans ces contextes un traitement probabiliste par nitro-imidazolés.
- L'amibiase hépatique ne s'accompagne pas d'hyperéosinophilie.
- Le diagnostic d'abcès amibien du foie repose le plus souvent sur l'association des données de l'échographie du foie, le contexte et une sérologie amibienne positive.

Compléments en ligne

Des compléments numériques sont associés à ce chapitre. Ils sont indiqués dans la marge par des flashcodes.

Pour accéder à ces compléments, connectez-vous sur **www.em-consulte.com/e-complement/474227** et suivez les instructions pour activer votre accès.

Pour en savoir plus

ANOFEL. Parasitoses et mycoses des régions tempérées et tropicales. 4e édition. Paris : Elsevier Masson ; 2014.

	Centers for Disease Control and Prevention http://www.cdc.gov/az/h.html
	Polycopié national - 2014 - (ANOFEL) http://umvf.univ-nantes.fr/parasitologie/poly-parasitologie.pdf

CHAPITRE

4

Item 175 – UE 6 – Risques sanitaires liés à l'eau et à l'alimentation. Toxi-infections alimentaires

Objectif pédagogique

- Préciser les principaux risques liés à la consommation d'eau ou d'aliments (crudités, viandes et poissons ingérés crus ou insuffisamment cuits).

I. Principaux risques liés à la consommation d'eau ou d'aliments

Les infections intestinales (bactéries, virus, parasites) se transmettent :

- par l'eau (sauf bouteilles d'eau commercialisées encapsulées), y compris parfois accidentellement par les circuits d'eau potable contrôlée ;
- par les aliments ;
- au cours des baignades (en piscine, en eau douce ou en mer) ;
- et de façon interhumaine *via* les mains souillées par les fèces. La transmission interhumaine peut être réduite par des mesures d'hygiène simples (lavage soigneux des mains avant de faire la cuisine, de passer à table et après être allé aux toilettes).

Les aliments peuvent aussi être vecteurs de toxines microbiennes (intoxications) responsables de tableaux digestifs, généralement brefs et bénins.

Les autres risques liés à la consommation d'eau ou d'aliments sont beaucoup plus rares :

- diarrhée brève de mécanisme osmotique liée à l'ingestion rapide de grandes quantités de FODMAP (petits sucres : fructo-oligosaccharides, dissacharides dont le lactose, monosaccharides, notamment le fructose, polyols), contenus dans les fruits, le miel, le lait, des confiseries et des aliments dits « sans sucre », peu digérés et peu absorbés dans l'intestin grêle ;
- allergie liée à des allergènes alimentaires : diarrhée et/ou signes extradigestifs (urticaire, voire œdème de la face, bronchospasme, collapsus) survenant rapidement après ingestion des allergènes ;
- diarrhées accompagnées de manifestations cutanées (érythème, bouffées vasomotrices) histaminiques consécutives à l'ingestion d'aliments riches en histamine ;
- tableau neurologique (notamment diplopie) et digestif (vomissements, diarrhée) après ingestion de toxine botulique (après consommation de conserves artisanales) ;

- intoxication chimique par les molécules toxiques contenues dans certains champignons, à l'origine de tableaux cliniques variés (muscarinique, phalloïdien, etc.);
- tableau digestif et neurologique (ciguatera) après ingestion de poissons tropicaux, crus ou cuits (les toxines résistent à la cuisson et la congélation), contaminés par des algues des coraux;
- intoxication aiguë par les métaux lourds après ingestion d'une boisson acide et/ou gazeuse ayant séjourné dans un récipient métallique de mauvaise qualité : vomissements et/ou diarrhée survenant en moins d'une heure, résolutifs en quelques heures.

II. Circonstances diagnostiques et principes de prévention d'une toxi-infection alimentaire

A. Intoxications

Certains aliments sont responsables d'intoxications. Il s'agit le plus souvent de tableaux digestifs de quelques heures (tableau 4.1), après incubation courte (1 à 16 heures), dus au transit intestinal de toxines produites par certaines bactéries ou du plancton.

B. Infections intestinales

Les aliments les plus à risque de transmettre une infection intestinale (tableau 4.1) sont :

- les coquillages crus (virus, vibrios, salmonelles);
- certains poissons crus (anisakiase rare en France);
- les aliments à base d'œufs crus (*Salmonella enteritidis*);
- les produits laitiers au lait cru (salmonelles);
- la viande de bœuf crue ou insuffisamment cuite (rouge ou rosée à cœur, salmonelles, *E. coli* entéro-hémorragiques et *Taenia saginata*);
- les volailles insuffisamment cuites (chair rosée à cœur, *Campylobacter*, salmonelles);
- la viande de porc insuffisamment cuite (*Yersinia*, salmonelles).

Tableau 4.1. Principaux risques d'intoxication ou d'infection intestinale en fonction des aliments récemment ingérés.

Aliments ingérés	Intoxications et infections intestinales possibles
Les dernières 24 heures : – pâtisserie et viande manipulées – riz, soja ayant séjourné en air ambiant – plats cuisinés – coquillages crus ou cuits	*Intoxication par* : – *Staphylococcus aureus* – *Bacillus cereus* – *Clostridium perfringens* – toxines produites par les dinoflagellés
Les dernières 12 à 48 heures : – coquillages crus – aliments à base d'œuf cru – poulet rosé ou acheté en rôtisserie – produits laitiers non pasteurisés	*Infection par* : – virus ronds et vibrios – *Salmonella* – *Salmonella* – *Salmonella*
Les dernières 24 à 72 heures : – poulet rosé ou acheté en rôtisserie – produits laitiers non pasteurisés – viande de bœuf crue (surtout hachée) – viande de porc (charcuterie)	*Infection par :* – *Campylobacter* sp. – *Campylobacter* sp. – *Escherichia coli* entéro-hémorragiques – *Yersinia enterocolitica*

Des aliments sains ou stérilisés par la cuisson peuvent être contaminés secondairement avant consommation au contact d'aliments crus contaminés (contamination croisée) ou des mains sales de l'homme (ceci expliquant la contamination des aliments par des pathogènes strictement humains tels que *Salmonella typhi* ou *Shigella*).

III. Toxi-infection alimentaire familiale ou collective (TIAC)

A. Définition

Les toxi-infections familiales ou collectives (restaurants, cantines, hôpitaux, maisons de retraite) se définissent par l'apparition d'au moins 2 cas groupés similaires d'épisodes digestifs dont on peut rapporter la cause à une même origine alimentaire.

B. Conduite pratique

Toute TIAC doit faire l'objet d'une déclaration à l'autorité sanitaire départementale (Direction départementale des affaires sanitaires et sociales [DDASS]) ou à la Direction départementale des services vétérinaires (DDSV). Cette déclaration est obligatoire d'une part pour tout docteur en médecine qui en a constaté l'existence, d'autre part pour le principal occupant, chef de famille ou d'établissement, des locaux où se trouvent les malades. La déclaration obligatoire permet de décider, si nécessaire, d'une enquête épidémiologique et vétérinaire destinée à identifier les aliments responsables et les facteurs favorisants afin de prendre des mesures spécifiques pour prévenir d'autres cas.

Après investigation, les déclarations et les rapports d'investigations sont transmis à la direction générale de l'alimentation pour les TIAC déclarées aux DDSV et à l'Institut de veille sanitaire (InVS) pour les TIAC déclarées aux DDASS. Une mise en commun et une synthèse de ces données sont réalisées et publiées annuellement. Cette synthèse permet de surveiller les tendances évolutives des TIAC (en termes d'incidence, d'agents et d'aliments en cause).

C. Principales causes en France

Les principales causes de TIAC déclarées en France sont les salmonelles (70 % des TIAC), *Clostridium perfringens* et *Staphylococcus aureus*. Des épidémies d'infections à *E. coli* entérohémorragiques (dont la souche O157:H7) surviennent parfois, avec alors un risque vital (notamment par syndrome hémolytique et urémique).

D. Principes de prévention

En restauration collective, les principales mesures préventives sont le respect des bonnes pratiques de transport, stockage et préparation des aliments, et le respect strict des chaînes du chaud et du froid.

En milieu familial, il est recommandé de conserver les produits sensibles (viandes, œufs, poissons, etc.) dans le réfrigérateur et de les y placer rapidement après achat, de bien cuire les œufs destinés aux personnes vulnérables (enfants, personnes âgées, femmes enceintes), de préparer les aliments à base d'œufs non cuits (mayonnaise, pâtisserie) le plus près possible de la consommation et de consommer les viandes hachées et les volailles cuites à cœur (absence de teinte rosée). Les règles d'hygiène (lavage des mains à la sortie des toilettes, avant de préparer les repas) et les bonnes pratiques permettant d'éviter les contaminations croisées au moment de la préparation des aliments (par exemple, ne pas utiliser le même couteau pour couper de la viande et les crudités, nettoyage des plans de travail) ou lors du stockage doivent être rappelées.

Points clés

- Les principaux risques sanitaires liés à l'eau et à l'alimentation sont les intoxications et les infections intestinales bactériennes, virales et parasitaires.
- Les intoxications sont dues à des toxines présentes dans les aliments, le plus souvent préalablement produites par des bactéries ou contenues dans le plancton (coquillages).
- Les principales intoxications alimentaires sont dues aux toxines de *Staphylococcus aureus*, *Bacillus cereus* et dinoflagéllés (algues microscopiques ingérées dans les coquillages).
- Les principales infections alimentaires sont dues aux salmonelles, *Campylobacter*, *Escherichia coli* entero-hémorragiques, *Yersinia*.
- Il ne faut pas ingérer d'eau dont la qualité sanitaire n'est pas contrôlée.
- L'hygiène des mains limite la transmission interhumaine secondaire des agents infectieux dans l'eau et les aliments.
- Une toxi-infection alimentaire collective (TIAC) se définit par l'apparition d'au moins 2 cas groupés similaires d'épisodes digestifs dont on peut rapporter la cause à une même origine alimentaire.
- Toute TIAC doit être déclarée aux autorités sanitaires, qui décideront ou non de déclencher une enquête sanitaire.
- Des épidémies d'infections à *E. coli* entéro-hémorragiques surviennent parfois, avec alors un risque vital (notamment par syndrome hémolytique et urémique).
- La prévention des toxi-infections alimentaires familiales et collectives repose sur le respect des règles de conservation et de préparation des aliments, en plus de l'hygiène des mains.

CHAPITRE

5

Item 215 – UE 7 – Pathologie du fer chez l'adulte et l'enfant

Objectifs pédagogiques

- Diagnostiquer une carence ou une surcharge en fer.
- Argumenter l'attitude thérapeutique et planifier le suivi du patient.

I. Bases physiologiques

La capacité d'oxydo-réduction du fer ($Fe^{2+} \leftrightarrow Fe^{3+}$) est fondamentale pour le transport de l'oxygène, et de nombreuses activités enzymatiques. Elle peut aussi entraîner la formation de dérivés réactifs de l'oxygène qui sont toxiques.

L'organisme contient 3 à 4 g de fer. Insoluble, il n'existe pas à l'état libre mais sous forme de complexe : la majorité du fer fonctionnel est sous forme héminique dans l'hémoglobine (2,5 g).

Moins de 10 % du fer alimentaire est absorbé (± 1 mg/j), ce qui compense les pertes naturelles (desquamation).

L'absorption est effectuée par les entérocytes du duodénum et la partie proximale du jéjunum (fig. 5.1).

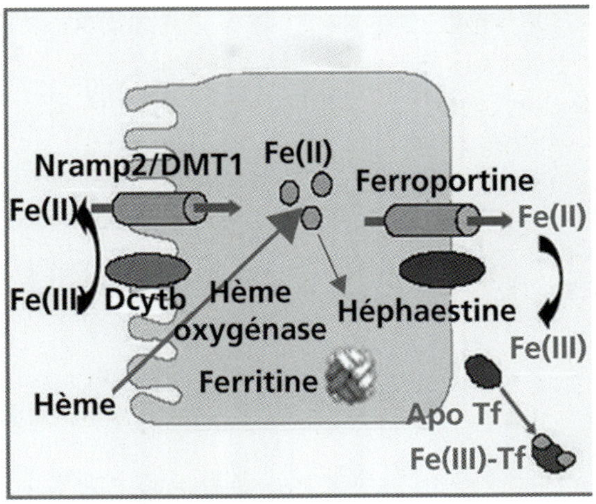

Fig. 5.1. Acquisition du fer par l'entérocyte et passage dans le sang.

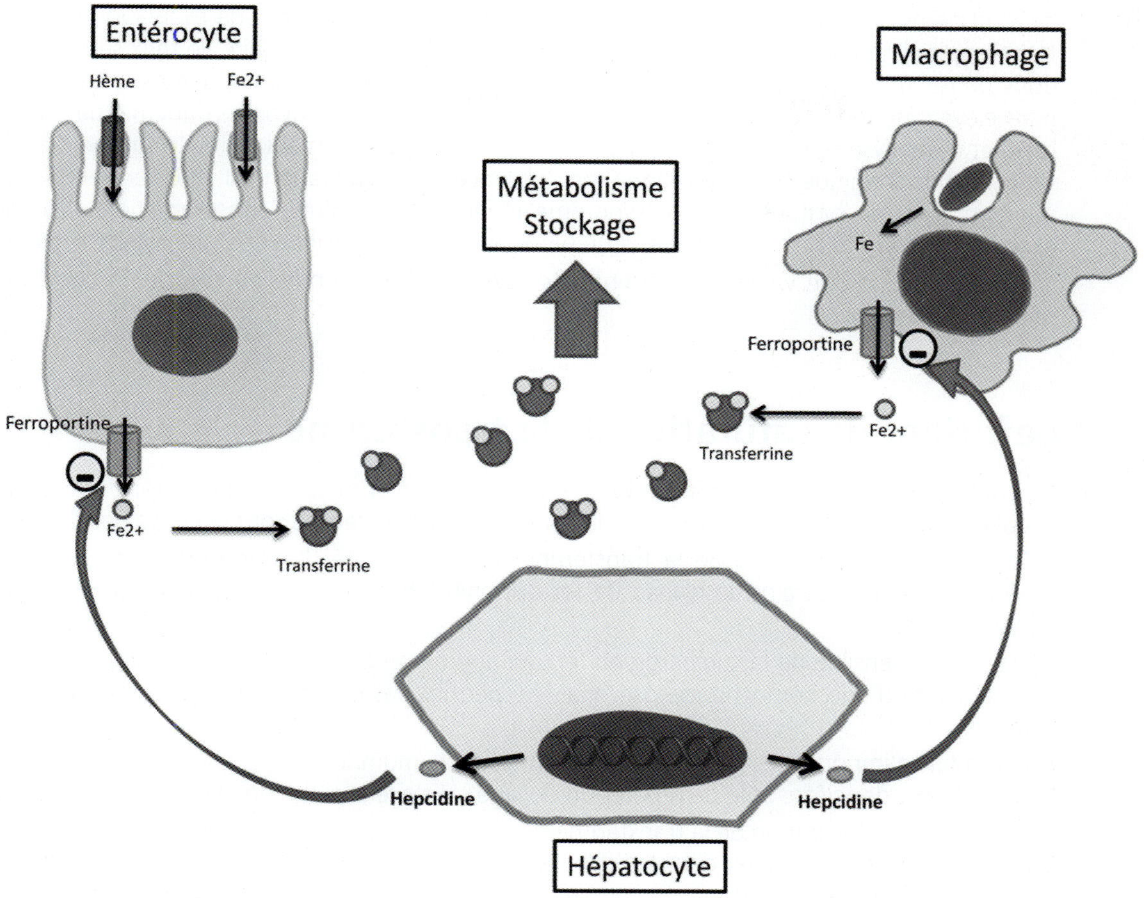

Fig. 5.2. Métabolisme du fer.

Au niveau des entérocytes, le fer peut alors être utilisé par la cellule, stocké sous forme de ferritine, ou exporté par la ferroportine vers le plasma.

Une autre voie d'entrée du fer dans le plasma est le recyclage des érythrocytes par les macrophages : après dégradation du noyau hème, le fer sera stocké sous forme de ferritine ou exporté par la ferroportine vers le plasma.

Dans le secteur plasmatique, le fer est pris en charge par la transferrine. Chaque molécule de transferrine peut transporter le fer et le distribuer à l'ensemble des cellules par le biais d'une endocytose du couple transferrine chargée en fer/récepteur de la transferrine.

En l'absence de système d'excrétion actif, la régulation du métabolisme du fer se fait au niveau de l'absorption. L'hepcidine, synthétisée par le foie, va inhiber la ferroportine inhibant l'export du fer vers le plasma par les entérocytes et les macrophages (fig. 5.2). Le fer bloqué dans les cellules sera donc éliminé par la desquamation des entérocytes.

La réserve de fer dans l'organisme est comprise entre 0 et 1 g de fer, stocké sous forme de ferritine, essentiellement dans le foie, la moelle osseuse et la rate.

II. Exploration biologique du métabolisme du fer

A. Ferritine

C'est l'examen de première intention pour évaluer le stock en fer. Les valeurs normales varient en fonction de l'âge, du sexe et entre les laboratoires.

La ferritine est la protéine de stockage du fer. La ferritinémie permet une évaluation quantitative approximative du stock en fer. Elle est principalement intracellulaire, le taux sérique est donc un reflet indirect du stock en fer de l'organisme : bas, il témoigne d'une carence en fer, mais élevé il ne rend pas toujours compte d'un excès de fer. Une hyperferritinémie peut être le reflet d'une lyse cellulaire significative (hépatique, musculaire, médullaire, syndrome d'activation macrophagique ou hémolytique) en l'absence d'augmentation du stock en fer, d'une augmentation de synthèse par un syndrome inflammatoire, d'une consommation d'alcool excessive, du syndrome métabolique, d'un syndrome paranéoplasique et d'une hyperthyroïdie.

L'interprétation d'une valeur de ferritine nécessite donc de prendre en compte le contexte général.

B. Coefficient de saturation de la transferrine

Ce coefficient est calculé à partir du dosage du fer sérique et du dosage de la transferrine. En situation normale, 20 à 45 % des sites de fixation de la transferrine sont occupés par du fer.

Le coefficient de saturation de la transferrine reflète l'activité de transport et de livraison de fer aux cellules, et ainsi le niveau de fer disponible dans l'organisme, par exemple pour l'érythropoïèse.

C'est un test sensible de la surcharge en fer, qui augmente plus précocement que la ferritine dans le cadre d'une hémochromatose, mais ne permet pas de quantifier la surcharge ou la carence.

Il se produit d'importantes variations circadiennes (maximum le matin), ainsi que d'un jour à l'autre, il peut donc être utile de répéter un dosage s'il s'avère pathologique.

Le coefficient de saturation de la transferrine peut être diminué en cas de syndrome inflammatoire par séquestration du fer dans les cellules.

Il peut inversement être augmenté en cas d'insuffisance hépato-cellulaire, de syndrome néphrotique ou de syndrome inflammatoire par diminution du taux de synthèse ou augmentation du catabolisme de la transferrine, augmentant mathématiquement le coefficient de saturation à taux de fer égal.

C. Autres paramètres biologiques

Le fer sérique seul n'a en soi aucun intérêt diagnostique. Il présente d'importantes variations intra-individuelles et augmente après les repas. Il ne permet pas de dépister une carence ou une surcharge et ne permet pas d'évaluer le stock en fer de l'organisme.

Le récepteur soluble de la transferrine est un marqueur de l'avidité des précurseurs érythrocytaires pour le fer. En situation de carence, l'expression membranaire du récepteur de la transferrine est augmentée, entraînant une augmentation proportionnelle de sa fraction soluble. C'est un examen de deuxième intention qui est indépendant du statut inflammatoire et peut apporter une aide diagnostique dans de rares situations.

Le dosage de l'hepcidine est du domaine de la recherche.

III. Anémie par carence martiale

Avertissement : dans ce chapitre, seule l'anémie par carence martiale est traitée. Pour les autres causes d'anémie, se référer à un ouvrage d'hématologie.

Le déficit en fer affecte près de 10 % des individus dans les pays industrialisés. La carence martiale est marquée par plusieurs étapes successives :

- déplétion du stock de fer ;
- altération de l'érythropoïèse se traduisant par une microcytose sans anémie ;
- anémie sidéropénique *hypochrome* et *microcytaire* (volume globulaire moyen [VGM] $< 80\ \mu^3$).

A. Mécanismes du déficit en fer

Le déficit en fer peut résulter de 3 mécanismes, qui peuvent être associés :

- saignement (digestif ou gynécologique) ;
- malabsorption ;
- carence d'apport.

1. Perte par saignement

La carence martiale par saignement occulte est la plus fréquente.

Chez l'homme et la femme ménopausée, le saignement est essentiellement digestif.

Chez la femme non ménopausée, l'origine gynécologique constitue la première cause.

Les principales causes de saignement digestif sont détaillées dans le tableau 5.1 (fig. e5.3).

Les pertes de sang provenant d'autres sources sont rarement à l'origine d'une carence martiale.

Tableau 5.1. Principales causes de saignement occulte d'origine digestive chez l'adulte.

Œsophage	– Œsophagite – Cancer de l'œsophage – Érosions intraherniaires – Ulcère de Barrett – Varices œsophagiennes
Estomac/Duodénum	– Érosions gastriques médicamenteuses – Ulcère gastrique ou duodénal – Cancer de l'estomac – Ectasies vasculaires antrales – Polype gastrique, duodénal ou ampullaire – Ulcère anastomotique après gastrectomie
Intestin grêle	– Ulcérations médicamenteuses, en particulier par les anti-inflammatoires non stéroïdiens (AINS) – Tumeurs (bénignes ou malignes) – Lymphome – Angiodysplasies – Maladie de Crohn – Grêle radique – Parasitoses (ankylostomiase) – Diverticule de Meckel
Côlon/Rectum/Anus	– Cancer colique – Angiodysplasies – Recto-colite hémorragique – Maladie de Crohn – Polype colique > 15 mm – Colite radique – Hémangiomes – Maladie hémorroïdaire

La carence résulte parfois d'une pathomimie (syndrome de Lasthénie de Ferjol) où le malade (le plus souvent une femme de profession médicale ou paramédicale) provoque en cachette le saignement.

2. Malabsorption

Pour être absorbé, le fer inorganique (Fe^{2+}, Fe^{3+}) doit être maintenu en solution par des agents chélateurs. L'acide chlorhydrique gastrique est le facteur qui permet au fer inorganique de rester sous forme soluble.

Une malabsorption peut donc s'observer :

- en cas d'achlorhydrie ou d'hypochlorhydrie franche ;
- en cas d'altération de la muqueuse intestinale duodéno-jéjunale ;
- en cas de court-circuit duodéno-jéjunal.

L'absorption du fer inorganique est également influencée par certains composés de l'alimentation : l'acide ascorbique ou le fructose l'augmentent alors que le thé, les phytates, les végétaux, les phosphates la diminuent.

Le pica est une situation extrême : les sujets consomment de grandes quantités d'argile (géophagie) ou d'amidon (amylophagie) qui se lient au fer intraluminal et limitent son absorption.

Le fer héminique est absorbé beaucoup plus facilement que le fer minéral. L'absorption de cette forme de fer n'est pas influencée par l'acide chlorhydrique.

Les principales situations conduisant à une malabsorption du fer sont détaillées dans le tableau 5.2. La cause la plus fréquente est la maladie cœliaque.

3. Carence d'apport

Les besoins quotidiens en fer de l'adulte sont d'environ 1 mg chez l'homme et de 2 mg chez la femme en période d'activité génitale. Une alimentation normale apporte environ 10 à 15 mg de fer dont seulement 5 à 10 % sont absorbés.

Une carence en fer peut apparaître soit lorsque l'alimentation est pauvre en fer, notamment héminique, ce qui est le cas lors d'un régime végétarien très strict, soit lors d'une augmentation des besoins physiologiques (grossesse, menstruations abondantes, croissance).

L'origine purement carentielle d'une anémie ferriprive demeure cependant rare et ne peut être retenue que lorsqu'un bilan a éliminé une autre cause, notamment un saignement digestif occulte.

B. Diagnostic de l'anémie ferriprive

1. Diagnostic clinique

Le diagnostic clinique est non spécifique : pâleur, asthénie, parfois dyspnée d'effort. Des signes de sévérité comme des vertiges, des palpitations ou des céphalées sont peu fréquents.

L'anémie se manifeste parfois par la majoration de symptômes en rapport avec une insuffisance artérielle : angor, artériopathie des membres inférieurs, insuffisance vasculaire cérébrale.

Tableau 5.2. Situations cliniques aboutissant à une malabsorption du fer.

Pathologies gastriques	– Gastrite atrophique achlorhydrique – Gastrectomie totale ou subtotale
Pathologies intestinales	– Maladie cœliaque (+++) – Court-circuit duodéno-jéjunal (montage par anse en Y, court-circuit gastro-jéjunal pour obésité)
Autres situations	– Géophagie ou amylophagie (Pica) – Syndrome des buveurs de thé

La symptomatologie fonctionnelle est plus liée à la vitesse d'installation de l'anémie et au terrain sur laquelle elle survient qu'à son importance.

D'autres symptômes de la carence martiale chronique peuvent inconstamment être observés : perlèche, glossite avec langue rouge et lisse par atrophie des papilles linguales, ongles mous, cassants, striés en cupules (koïlonychies), dysphagie avec anneau œsophagien (syndrome de Plummer-Vinson).

2. Diagnostic biologique

Le diagnostic est essentiellement biologique. La numération et la formule sanguine révèlent une anémie hypochrome microcytaire, souvent associée à une thrombocytose modérée alors que la lignée blanche est normale.

L'examen de première intention est la ferritine qui abaissée affirme le diagnostic de carence sans nécessiter d'autres examens. En situation d'inflammation, d'insuffisance rénale chronique ou quand le résultat de la ferritine n'est pas contributif (valeur normale ou élevée alors que la suspicion de carence en fer est forte) : le calcul du coefficient de saturation de la transferrine (transferrine et fer sérique) peut orienter le diagnostic.

Il importe de différencier cette anémie par carence avant tout d'une anémie inflammatoire et éventuellement d'une bêta-thalassémie mineure (hétérozygote) en particulier pour des malades originaires du pourtour du bassin méditerranéen (tableau 5.3).

Le diagnostic est parfois compliqué par la coexistence d'une carence et d'un syndrome inflammatoire (ex. : cancer du côlon à l'origine d'une anémie distillante) ou par la coexistence de plusieurs carences (en folates et/ou en vitamine B12 par exemple).

Les thalassémies sont caractérisées par une érythropoïèse inefficace avec anémie microcytaire et hypochrome. Le diagnostic est apporté par l'électrophorèse de l'hémoglobine (augmentation de l'hémoglobine A2).

C. Enquête étiologique

1. Étape clinique : étape importante

L'interrogatoire précise :

- les antécédents ;
- les consommations médicamenteuses susceptibles de favoriser une hémorragie digestive (antiagrégants, anticoagulants, anti-inflammatoires, etc.) ;
- les troubles gynécologiques éventuels et l'abondance et la durée des règles ;
- les troubles digestifs éventuels (douleurs, diarrhée ou constipation d'apparition récente, rectorragies, méléna, nausées et/ou vomissements).

Tableau 5.3. Éléments biologiques distinguant une anémie par carence en fer d'une anémie inflammatoire et d'une thalassémie.

	Carence en fer	Syndrome inflammatoire	Bêta-thalassémie
Ferritine	Diminuée	Normale ou augmentée	Normale
Fer sérique	Diminué	Diminué	Normal
Transferrine	Augmentée	Normale ou diminuée	Normale
Coefficient de saturation de la transferrine (%)	Diminué	Normal ou diminué	Normal

L'absence de signes digestifs n'exclut pas l'existence d'une lésion digestive responsable d'un saignement.

L'examen clinique cherche :
- une masse tumorale, notamment par le *toucher rectal* ;
- un méléna par le *toucher rectal.*

2. Examens diagnostiques de première intention

a. Examen gynécologique

La mise en évidence d'une lésion génitale est rare en l'absence de signes cliniques tels qu'une période menstruelle supérieure à 5 jours, la présence de caillots ou la nécessité de changements anormalement fréquents de protection.

Les saignements peuvent être favorisés par un dispositif intra-utérin ou un trouble de la coagulation.

b. Explorations digestives

L'exploration endoscopique digestive (endoscopie œso-gastro-duodénale et coloscopie totale) est essentielle ; la cause la plus habituelle d'une anémie par carence martiale étant une lésion digestive à l'origine d'un saignement distillant (vidéo 5.1).

L'aspect endoscopique normal est présenté figures 5.4 à 5.12 cahier quadri, planche 1.

La recherche biochimique de sang dans les selles ne doit pas être faite car elle est réservée aux malades asymptomatiques dans le cadre du dépistage de masse du cancer colo-rectal.

L'endoscopie œso-gastro-duodénale est souvent réalisée la première, l'indication de la coloscopie se faisant dans un second temps, en fonction des résultats de l'endoscopie œso-gastro-duodénale. Mais l'option de réaliser dans le même temps, sous anesthésie générale, endoscopie œso-gastro-duodénale et coloscopie totale, peut être retenue.

Compte tenu de la prévalence du cancer colique, le bilan digestif après 50 ans doit comporter une coloscopie systématique.

Si l'endoscopie œso-gastro-duodénale n'identifie pas de lésion, elle doit comporter des biopsies duodénales systématiques (à la recherche d'atrophie villositaire permettant de poser un diagnostic de maladie cœliaque). La réalisation concomitante de biopsies gastriques (antrales et fundiques) (recherche de gastrite atrophique) est recommandée (fig. e5.13A et e5.13B).

Il convient de respecter certains principes dans l'interprétation des résultats des examens endoscopiques :
- en l'absence d'érosion, une hernie hiatale, même volumineuse, ne peut être retenue comme cause d'anémie par carence martiale ;
- chez un sujet de plus de 50 ans, en cas de traitement prolongé par AINS, l'exploration ne doit pas se limiter au tube digestif haut, même si une lésion est identifiée à ce niveau par l'endoscopie œso-gastro-duodénale, car la présence concomitante d'un cancer colique n'est pas exceptionnelle (fig. 5.14 cahier quadri, planche 6) ;
- un polype colique non ulcéré de taille inférieure à 15 mm ne peut être considéré comme la cause d'une anémie ferriprive ;
- la responsabilité d'une maladie hémorroïdaire ne peut être qu'un diagnostic d'élimination, après avoir exclu formellement une autre lésion sur le tube digestif.

3. Attitude diagnostique de seconde intention

Quand les explorations haute et basse sont infructueuses, l'exploration de l'intestin grêle se discute.

a. Vidéocapsule endoscopique

Cette technologie est une avancée significative dans l'exploration de l'intestin grêle car elle est capable de visualiser la quasi-totalité de la muqueuse grêlique de façon non invasive.

Il s'agit d'un transmetteur vidéo de petite taille incorporé dans une capsule ingérable à usage unique (fig. 5.15). Les images sont transmises à un ensemble de capteurs placés sur la peau abdominale (fig. 5.15), et stockées dans un boîtier portable. En fin d'examen, les images sont transférées dans une station de travail pour analyse. L'élimination de la capsule dans les selles se fait spontanément en 48 à 72 heures.

La seule contre-indication à l'examen est l'existence d'une sténose digestive au niveau de laquelle la capsule pourrait s'enclaver. Cet examen ne doit donc pas être réalisé si l'interrogatoire découvre l'existence de symptômes obstructifs (douleurs abdominales et ballonnement post-prandiaux tardifs, nausées, vomissements).

b. Autres explorations

L'*entéroscopie* permet :

- l'exploration de l'intestin grêle de façon antérograde par voie haute et rétrograde par voie basse ;
- d'explorer en moyenne 120 à 150 cm de jéjunum et 50 cm d'iléon mais une longueur variée d'intestin grêle reste en général inaccessible ;
- les biopsies et de traiter certaines lésions hémorragiques (angiomes).

Le *scanner spiralé* (entéroscanner) et l'*entéro-IRM* ont des résultats supérieurs à ceux du transit du grêle pour l'identification des tumeurs du grêle.

Le *transit du grêle*, avec ou sans mise en place d'une sonde naso-duodénale pour injection du produit de contraste (entéroclyse) peut détecter une tumeur du grêle, un diverticule de Meckel, une maladie de Crohn, mais il est incapable de mettre en évidence les petites ulcérations du grêle (notamment médicamenteuses) ou les lésions angiomateuses. Il n'est pratiquement plus jamais fait dans cette indication.

La *scintigraphie au pertechnétate-99*^{m}, qui se fixe sur la muqueuse gastrique et ses îlots hétérotopiques, peut être indiquée lorsque se discute la recherche d'un diverticule de Meckel.

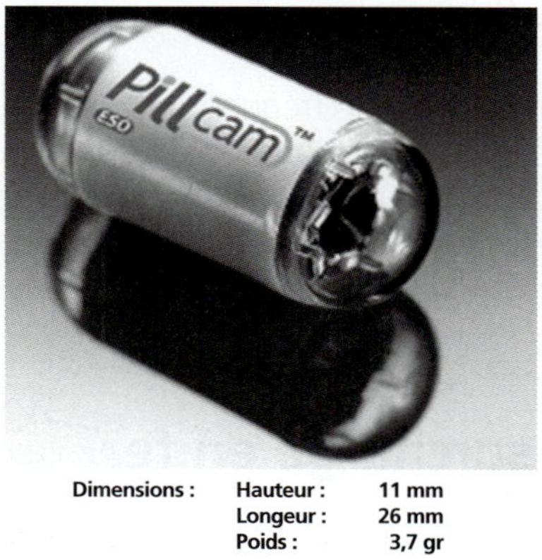
PillCam
ESO
TM
Dimensions : Hauteur : 11 mm
Longeur : 26 mm
Poids : 3,7 gr

Fig. 5.15. Vidéocapsule endoscopique.

4. Attitude diagnostique lorsque les explorations demeurent négatives

Malgré un bilan exhaustif, la cause du saignement occulte reste parfois indéterminée.

Dans ces conditions, une supplémentation martiale est proposée avec une surveillance clinique et biologique.

L'apparition de nouveaux symptômes, l'échec du traitement martial ou la récidive de l'anémie à l'arrêt de la supplémentation en fer peuvent conduire à la reprise des explorations.

D. Traitement

1. Traitement étiologique

Le traitement de la cause, quand il est possible, est bien évidemment essentiel.

2. Traitement martial

Il est possible par voie orale dans la majorité des cas. Un régime riche en fer est insuffisant.

Le traitement martial est prescrit, chez l'adulte, sous forme de sels ferreux à la dose de 150 à 300 mg/j de fer métal. Le traitement est à prendre en dehors des repas pour améliorer l'absorption mais celle-ci est médiocre. La prise d'acide ascorbique (vitamine C) qui augmente l'absorption du fer d'environ 30 % peut être proposée.

Nausées, douleurs abdominales et diarrhée sont les effets secondaires les plus fréquemment décrits. En cas de mauvaise tolérance, la dose peut être diminuée.

La coloration noire des selles, provoquée par ce traitement, doit être annoncée au patient, ainsi que la possibilité d'interactions médicamenteuses.

En cas de mauvaise tolérance du fer oral, des perfusions intraveineuses de fer peuvent être réalisées.

L'efficacité du traitement doit être contrôlée biologiquement (hémogramme, ferritine), sans multiplier les examens. Le rythme de surveillance est adapté à la gravité de l'anémie, l'âge, la pathologie associée (en particulier cardiaque) et l'observance du traitement.

La durée du traitement martial dépend du temps de reconstitution des réserves de fer, qui est de 3 mois au minimum et du traitement ou non de la cause du saignement. Le traitement doit être prolongé au moins jusqu'à normalisation de la ferritinémie.

Lorsque la cause du saignement n'a pas été déterminée ou ne peut être supprimée, un traitement martial cyclique ou au long cours est nécessaire. Dans ce cas, il peut s'avérer nécessaire de refaire des explorations digestives, en particulier si de nouveaux symptômes cliniques apparaissent.

IV. Surcharge en fer

La surcharge en fer est une pathologie fréquente. D'origine génétique ou acquise, l'excès de fer est associé à des lésions organiques potentiellement sévères. L'hémochromatose génétique liée à HFE (ou hémochromatose HFE) représente l'essentiel des surcharges d'origine génétique. Le syndrome métabolique et les hémopathies sont à l'origine de la plupart des surcharges secondaires.

A. Diagnostic d'une surcharge en fer

Une surcharge en fer peut être évoquée devant des signes cliniques évocateurs, au cours de l'exploration d'une atteinte organique évocatrice (hépatopathie, arthropathie, cardiopathie, etc.), ou dans le cadre d'une autre pathologie chronique (syndrome métabolique, hémopathie).

1. Diagnostic de la surcharge en fer

La ferritine et le coefficient de saturation de la transferrine sont les deux paramètres biologiques autour desquels s'articule le diagnostic. En théorie, la ferritine met en évidence la surcharge et dans un deuxième temps, le coefficient de saturation de la transferrine guide le diagnostic étiologique. En pratique ces deux examens sont souvent associés simultanément.

Un coefficient de saturation de la transferrine inférieur à 45 % permet d'écarter le diagnostic d'hémochromatose génétique avec une certitude proche de 100 %. S'il est supérieur à 45 %, il signe un excès de disponibilité biologique du fer dans l'organisme, il faut confirmer sur un deuxième dosage la surcharge en fer.

La ferritinémie est proportionnelle au stock martial de l'organisme, et permet donc de quantifier la surcharge.

De nombreux facteurs peuvent influencer la ferritine et le coefficient de saturation de la transferrine (*cf.* § II. Exploration biologique du métabolisme du fer), il est donc impératif d'interpréter ces valeurs dans le contexte pour rechercher les facteurs confondants (hépatites chroniques, inflammation, consommation d'alcool, etc.).

Dans les situations complexes, l'IRM hépatique permet de quantifier de manière non invasive la concentration hépatique en fer et peut étayer le diagnostic. La biopsie hépatique n'a de place que si elle est indiquée pour une maladie hépatique propre (hépatite chronique virale associée, stéato-hépatite, suspicion de cirrhose).

2. Diagnostic étiologique

Un coefficient de saturation de la transferrine élevé, contrôlé sur un second prélèvement, fait suspecter une hémochromatose HFE et indique donc la recherche de mutation C282Y du gène *HFE*.

La présence de la mutation C282Y du gène *HFE* à l'état homozygote permet de confirmer le diagnostic d'hémochromatose génétique. La prescription de cette recherche de mutation génétique doit suivre les règles de tout test génétique et notamment celle d'un conseil génétique au cours duquel sera recueilli le consentement écrit du malade.

Dans le cadre du syndrome métabolique, une authentique surcharge en fer peut être présente, il s'agit alors d'une hépato-sidérose métabolique. Elle se présente par une hyperferritinémie avec un coefficient de saturation de la transferrine normal. C'est à l'heure actuelle la cause la plus fréquente de surcharge en fer en hépatologie.

L'interrogatoire et l'examen clinique rechercheront les causes de surcharges secondaires qui sont les diagnostics différentiels :

- surcharge d'apport : transfusions massives ou itératives, hémodialyse chronique ;
- maladies chroniques du foie (une surcharge est fréquente au cours de la cirrhose quelle qu'en soit la cause, il est parfois alors difficile de différencier la cause de la conséquence) ;
- porphyrie cutanée tardive ;
- hémopathies : dysérythropoïèses, myélodysplasies, anémies hémolytiques.

B. Hémochromatose

L'hémochromatose HFE est une maladie autosomique récessive. La mutation C282Y du gène *HFE* est trouvée à l'état homozygote chez 95 % des patients. Il en résulte un défaut de régulation de l'hepcidine et donc de la régulation de l'absorption du fer qui va aboutir à une surcharge en fer (*cf.* § I. Bases physiologiques).

En France, la prévalence de l'homozygotie C282Y est de l'ordre de 1/200 à 1/1 000 (celle de l'hétérozygotie de 5 à 10 %).

Les patients hétérozygotes ne développent aucun symptôme, et seule une partie (10 à 50 %) des patients homozygotes va développer une surcharge significative : la pénétrance est incomplète. Les facteurs environnementaux jouent un rôle important dans la sévérité de la surcharge (habitudes alimentaires, consommation d'alcool, surpoids, pathologies associées).

Des formes très rares, impliquant des mutations d'autres gènes de la régulation de l'hepcidine (hémojuvéline, récepteur 2 de la transferrine), le gène de l'hepcidine ou de la ferroportine eux-mêmes, peuvent entraîner des hémochromatoses juvéniles ou de l'adulte souvent très sévères.

1. Histoire naturelle

L'hémochromatose évolue en 4 phases (fig. 5.16) :

- première phase : totalement asymptomatique (stade 0) ;
- deuxième phase : une surcharge en fer uniquement biologique apparaît. Le coefficient de saturation de la transferrine est d'abord augmenté de façon isolée (stade 1). La ferritinémie ne s'élève que dans un 2e temps (stade 2) ;
- troisième phase : apparition des symptômes cliniques (stade 3) : fatigue, arthralgies. Elle apparaît à partir de l'âge de 30 ans ;
- quatrième phase : apparition des lésions viscérales (stade 4) secondaires à une surcharge majeure. Elle ne se manifeste en général qu'à partir de l'âge de 40 à 60 ans.

À âge égal, les femmes ont une surcharge en fer moindre que les hommes, en particulier avant la ménopause. Ceci est dû au cycle menstruel réalisant une « saignée » physiologique prévenant la surcharge en fer.

2. Signes cliniques

- *Signes généraux* : l'*asthénie* est fréquente, physique, psychique et également sexuelle.
- *Signes cutanés et des phanères* : mélanodermie (en rapport avec une augmentation de la sécrétion de mélanine et non pas avec un dépôt de fer). La dépilation, les cheveux fins et cassants sont en rapport avec l'hypogonadisme.

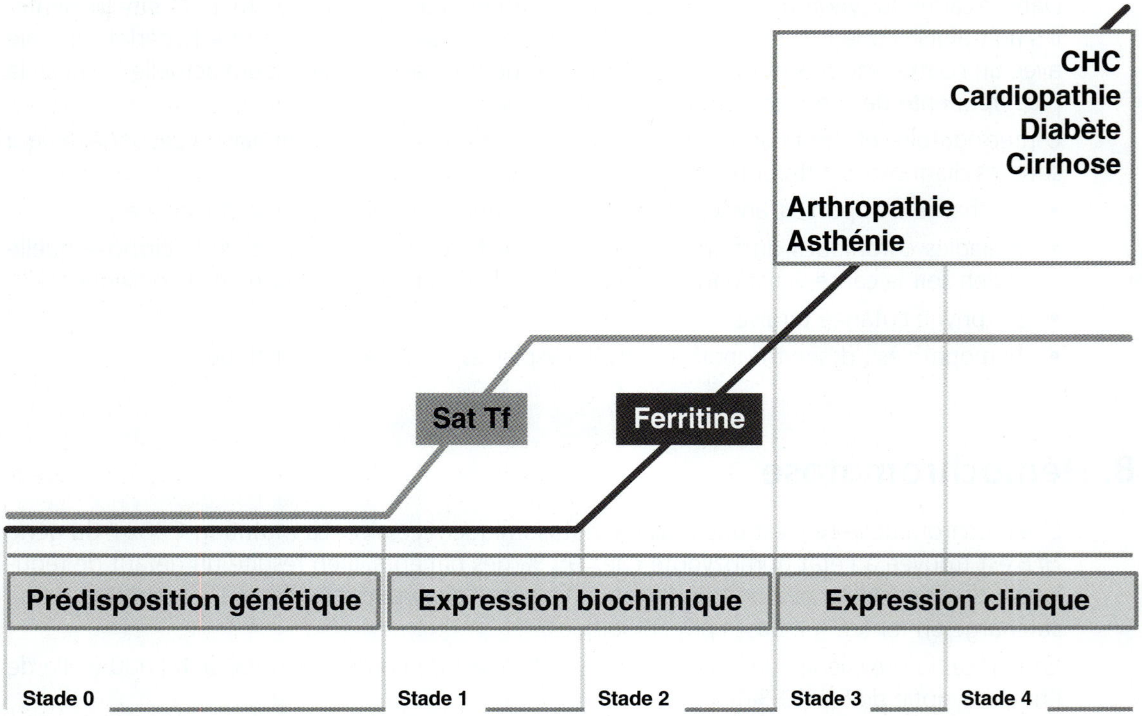

Fig. 5.16. Histoire naturelle de l'hémochromatose (homozygotie C282Y).

- *Atteinte ostéo-articulaire* (souvent révélatrice) : atteinte des petites articulations distales de la main (touchant souvent les 2e et 3e articulations métacarpo-phalangiennes : « poignée de main douloureuse »). D'autres articulations peuvent être touchées (poignet, hanche, genou, épaule). La symptomatologie est de rythme inflammatoire. Des accès pseudo-goutteux peuvent survenir. Les signes radiologiques, sont une arthropathie sous-chondrale avec pincement de l'interligne articulaire, microgéodes, condensation sous-chondrale, avec possibles lésions de chondro-calcinose. Une ostéoporose est fréquente.
- *Atteinte hépatique* : hépatomégalie qui peut être marquée. Les tests hépatiques sont peu ou pas perturbés. Augmentation modérée des transaminases prédominant sur l'ALAT, en général inférieure à 3 fois la normale. L'atteinte hépatique peut se compliquer d'une cirrhose, principalement en présence de cofacteurs (alcool, hépatite C ou syndrome métabolique…). Elle est rarement associée à une hypertension portale ou à une insuffisance hépato-cellulaire. Le risque de carcinome hépato-cellulaire est élevé.
- Le *diabète* est un signe tardif. Il est secondaire à la diminution de l'insulino-sécrétion du fait de la surcharge en fer des cellules bêta des îlots de Langerhans mais aussi à l'insulino-résistance en lien avec la maladie hépatique.
- *Atteinte endocrinologique* : hypogonadisme hypogonadotrope en rapport avec la surcharge en fer au niveau de l'hypophyse : impuissance, diminution de la libido, atrophie testiculaire. Chez la femme, il n'y a pas de ménopause précoce. Les autres atteintes endocriniennes (hypothyroïdie, insuffisance surrénalienne), le plus souvent d'origine centrale, sont exceptionnelles.
- *Atteinte cardiaque* : troubles du rythme et insuffisance cardiaque, avec cardiomégalie, et atteinte de la fonction ventriculaire en échographie. Il s'agit d'une myocardiopathie dilatée, rarement restrictive.

À l'exception de l'atteinte articulaire, les manifestations extrahépatiques augmentent en prévalence avec le niveau de surcharge en fer.

3. Bilan lésionnel

Le bilan lésionnel systématique d'une hémochromatose HFE dépend du stade de la maladie au diagnostic.

- **Au stade 0** : sans symptôme, coefficient de saturation de la transferrine < 45 %, et ferritinémie normale : aucun examen complémentaire ni de traitement n'est initialement justifié. Tous les 3 ans, interrogatoire, examen clinique, ferritinémie, coefficient de saturation de la transferrine permettent d'évaluer la progression de la surcharge en fer et de rediscuter la conduite thérapeutique.
- **Au stade 1**, sans symptôme, coefficient de saturation >45 % mais ferritinémie normale : pas d'examen complémentaire, pas de traitement, et de façon plus rapprochée, chaque année, interrogatoire, examen clinique, ferritinémie, coefficient de saturation de la transferrine.
- **Aux stades 2, 3, et 4**, il faut chercher les atteintes suivantes : pancréatique (glycémie à jeun), hépatique (transaminases, échographie, et ± biopsie hépatique [*cf. infra*]), cardiaque (échographie pour les stades 3 et 4), gonadique (dosage de testostérone s'il s'agit d'un homme), osseuse (ostéodensitométrie en présence de cofacteurs d'ostéoporose tels qu'un hypogonadisme ou une ménopause). Une orientation vers un spécialiste est à conseiller en fonction de la clinique et en cas d'anomalie du bilan, tout particulièrement si la ferritinémie est supérieure à 1 000 μg/L.

4. Diagnostic des lésions hépatiques

La biopsie hépatique, avec coloration de Perls affirme la surcharge en fer, montre sa distribution hépatocytaire et sa prédominance périportale (gradient décroissant des zones périportales jusqu'aux zones centro-lobulaires). Elle permet une évaluation semi-quantitative de l'excès en fer et apprécie le degré des lésions hépatiques, en particulier l'importance de la fibrose. Elle permet enfin de déterminer la concentration intrahépatique en fer, étroitement corrélée aux réserves en fer.

La biopsie hépatique n'est pas systématique. Lorsqu'il n'y a pas d'hépatomégalie, que la ferritinémie est inférieure à 1 000 μg/L et que l'activité de l'ASAT (non valable pour l'ALAT) est normale, le risque de cirrhose est pratiquement nul. C'est uniquement en présence de l'un de ces signes qu'une biopsie hépatique est indiquée (et impérative), pour estimer le degré de fibrose hépatique.

Les marqueurs non invasifs de la fibrose hépatique n'ont pas encore été validés dans l'hémochromatose.

L'imagerie hépatique par IRM permet une quantification précise et non invasive de la concentration hépatique en fer (l'hyposignal du parenchyme hépatique lié au fer est corrélé à la charge intrahépatique).

5. Diagnostic génétique

L'homozygotie pour la mutation C282Y fait partie de la définition de l'hémochromatose HFE. La recherche d'une pathologie génétique ainsi que l'explication du diagnostic sont associées à des obligations légales (*cf.* items 8 et 48), nécessitant une consultation spécialisée.

La recherche de la mutation C282Y est à envisager dans 2 situations.

a. À titre individuel

- Mise en évidence d'un coefficient de saturation de la transferrine > 45 %, après exclusion des autres causes.
- Devant des signes cliniques, biologiques, d'imagerie ou d'histologie suggérant une hémochromatose.

b. À titre familial

Lors du diagnostic d'homozygotie C282Y chez un patient (qui est donc un cas index, ou probant), un dépistage familial doit être proposé. La conduite sera adaptée en fonction du niveau de l'anomalie, de l'âge et du sexe du ou des parents concernés.

Il est proposé aux apparentés du premier degré la détermination du coefficient de saturation de la transferrine, de la ferritinémie ainsi que la recherche de la mutation C282Y du gène *HFE*. La recherche de la mutation n'est faite chez le père et la mère du porteur qu'après mise en évidence d'une surcharge martiale biologique.

La recherche de la mutation ne doit pas être faite chez les mineurs.

Il faut expliquer au patient l'intérêt pour ses frères et sœurs, ses parents, ses enfants majeurs, et d'autres parents naturels de ses enfants, de participer à une enquête génétique. Un dépistage précoce permet le diagnostic, et donc le traitement, avant l'apparition des complications.

Attention : l'information des apparentés sur ce sujet relève du seul patient. Il est donc impératif d'expliquer à ce dernier, lors d'une consultation spécialisée, l'intérêt pour ses apparentés de participer à l'enquête génétique. Tout test génétique est à accompagner d'un dosage du coefficient de saturation de la transferrine et d'un dosage de la ferritinémie.

La recherche de la mutation est remboursée par la Sécurité sociale pour les malades ayant une perturbation du bilan martial ou un sujet apparenté à un porteur de la mutation C282Y.

6. Traitement et suivi du patient

a. Soustractions sanguines

Le traitement de l'hémochromatose génétique repose sur les soustractions sanguines (saignées). L'érythropoïèse compensatrice va puiser dans les réserves de fer, éliminant ainsi progressivement la surcharge en fer. Le traitement se fait en 2 phases : le traitement initial cherche à évacuer la surcharge en fer, le traitement d'entretien prévient sa reconstitution.

Un régime pauvre en fer n'est pas indiqué, mais la limitation de la consommation d'alcool est à conseiller, voire une abstinence en cas de cirrhose.

Éviter les prescriptions de fer ou de vitamine C (qui favorise l'absorption du fer).

Les soustractions sanguines (saignées) :

- 7 mL/kg par semaine (maximum 550 mL, à diminuer si sujet âgé et/ou antécédents vasculaires) ;
- **phase initiale** : tous les 7 à 10 jours pour éviter que les stocks de fer ne se reconstituent entre chaque saignée. Jusqu'à obtention d'une ferritine ≤50 µg/L ;
- **phase d'entretien** : les saignées sont espacées progressivement (1 à 3 mois), leur volume et leur périodicité sont ajustés pour maintenir une ferritinémie ≤50 µg/L.

Leur tolérance est évaluée sur le plan clinique (tension artérielle, pouls) et hématologique (numération-formule sanguine mensuelle). Elles peuvent être effectuées à domicile après réalisation de 5 saignées en milieu hospitalier, à condition qu'un protocole soit écrit, que l'infirmière reste présente le temps de la saignée, que la gestion des déchets soit assurée, et qu'un médecin soit joignable si nécessaire.

La ferritinémie est à contrôler toutes les deux saignées et le taux d'hémoglobine dans les huit jours précédant la saignée. Il faut suspendre les saignées en cas d'hémoglobinémie chutant en dessous de 11 g/dL.

b. Alternatives aux soustractions sanguines

Les *chélateurs de fer* sont utilisés par voie veineuse (déféroxamine) ou voie orale (défériprone et déférasirox) pour le traitement des surcharges en fer associées à une anémie. Leur tolérance moindre et les effets secondaires, plus importants comparativement aux soustractions sanguines, font qu'ils ne sont envisageables que dans les cas exceptionnels de contre-indication ou de non-faisabilité de la soustraction sanguine. L'érythrophérèse peut aussi être, rarement, une alternative.

c. Suivi à long terme

Outre le traitement d'entretien par soustractions sanguines, il ne faut pas oublier la prise en charge spécifique des lésions organiques si elles existent : suivi cardiologique, endocrinologique, rhumatologique.

En cas de cirrhose, le suivi régulier des complications de la cirrhose est impératif (*cf.* chapitre 15) : dépistage du carcinome hépato-cellulaire par échographie et dosage de l'alphafœtoprotéine tous les 6 mois, dépistage des varices œsophagiennes par fibroscopie œso-gastro-duodénale (et traitement préventif si indiqué), surveillance de la fonction hépatique au moins annuelle (TP, albumine, bilirubine totale, transaminases, γ-GT).

7. Pronostic

La survie des malades atteints d'hémochromatose génétique rejoint celle de la population générale, lorsque la désaturation est obtenue avant l'installation d'une cirrhose. En cas de cirrhose constituée, une amélioration clinique et biologique est souvent notée mais le risque de carcinome hépato-cellulaire est présent, même après désaturation.

C. Hépato-sidérose métabolique

C'est à l'heure actuelle la cause la plus fréquente de surcharge en fer. Elle se définit par l'association d'un syndrome métabolique et d'une surcharge hépatique en fer. Elle doit être différenciée de la simple hyperferritinémie liée au syndrome métabolique.

1. Diagnostic

La définition du syndrome métabolique a longtemps été hétérogène et dépendante des sociétés savantes à l'origine de la définition.

Suite à d'importants efforts d'uniformisation les critères suivants sont maintenant les plus utilisés :

- tour de taille ≥ 94 cm chez l'homme et ≥ 80 cm chez la femme (ce qui équivaut approximativement à un indice de masse corporelle > 25 kg/m^2, ces valeurs sont à adapter en fonction de l'origine ethnique) ;
- triglycérides ≥ 1,7 mmol/L (ou présence d'un traitement spécifique) ;
- HDL cholestérol < 1 mmol/L (ou présence d'un traitement spécifique) ;
- tension artérielle systolique ≥ 130 mmHg et/ou diastolique ≥ 85 mmHg (ou présence d'un traitement spécifique) ;
- glycémie à jeun ≥ 1 g/L (5,56 mmol/L) (ou présence d'un traitement spécifique).

La présence d'au moins 3 de ces 5 critères pose le diagnostic de syndrome métabolique.

Dans ce contexte, la ferritine est élevée mais le coefficient de saturation de la transferrine est normal. Pour objectiver la surcharge en fer, il est nécessaire d'évaluer la concentration hépatique en fer, le plus souvent par une IRM hépatique, la biopsie hépatique n'étant indiquée qu'en cas de suspicion de cirrhose ou de maladie associée. La surcharge en fer est en général modérée (≈ 2 à 3 fois la limite supérieure de la normale).

Dans la moitié des cas une stéatose, voire une stéato-hépatite non alcoolique, peut être associée. Inversement un tiers des patients présentant une stéato-hépatite non alcoolique peuvent avoir une hépato-sidérose métabolique.

2. Histoire naturelle

La physiopathologie de l'hépato-sidérose métabolique reste incertaine. Il s'agit d'une surcharge en fer acquise et donc sans anomalie génétique identifiée. Il existe un lien étroit avec l'insulino-résistance, cette dernière pouvant entraîner une surcharge en fer, et inversement la surcharge en fer présente dans l'hépato-sidérose métabolique aggravant l'insulino-résistance.

La surcharge reste toujours modérée et il n'existe donc pas de retentissement organique comme cela peut être observé au cours d'une hémochromatose génétique. Cependant les atteintes associées peuvent évoluer pour leur propre compte (par exemple stéato-hépatite et cirrhose, facteur de risque cardio-vasculaire et cardiopathie).

3. Prise en charge

Le traitement vise à prendre en charge les anomalies liées au syndrome métabolique présentes au diagnostic : traitement des troubles lipidiques, de l'hypertension artérielle, du diabète.

Cependant, l'amélioration du syndrome métabolique et les mesures hygiéno-diététiques ne permettent pas la normalisation du stock en fer de l'organisme. L'intérêt de la normalisation de la charge en fer par la réalisation de soustractions sanguines reste indéterminé à ce jour et les saignées ne peuvent donc être systématiquement recommandées.

Points clés

Anémie

- La carence martiale prolongée est à l'origine d'une anémie hypochrome microcytaire arégénérative. La ferritinémie est très basse et le coefficient de saturation très diminué.
- Cette anémie doit être distinguée d'une anémie inflammatoire et d'une bêta-thalassémie.
- La cause essentielle est un saignement chronique (digestif ou gynécologique) alors que les malabsorptions et les carences d'apport sont beaucoup plus rares.
- Le saignement chronique est lié dans plus de 90 % des cas au saignement d'une lésion digestive.
- Le bilan digestif est fonction des symptômes. En l'absence de signes d'orientation, il doit comporter une endoscopie haute à tout âge qui est associée systématiquement à une coloscopie après 50 ans.
- Des biopsies duodénales (± gastriques) doivent être systématiquement réalisées lorsque l'endoscopie œso-gastro-duodénale ne révèle pas de lésion macroscopique.
- L'exploration du grêle repose en première intention sur la vidéocapsule endoscopique. Elle n'est envisagée qu'après avoir réalisé une voire deux endoscopies hautes et une coloscopie totale. L'entéroscopie est indiquée pour biopsier et/ou traiter les lésions grêliques décelées par la vidéocapsule.
- Le traitement de la cause du saignement est essentiel.
- Le traitement martial est prescrit, chez l'adulte, par voie orale sous forme de sels ferreux jusqu'à normalisation de la ferritinémie.
- Lorsque la cause du saignement n'a pas été déterminée ou ne peut être supprimée, un traitement martial cyclique ou au long cours est nécessaire.

Surcharge en fer

- L'hyperferritinémie n'est pas forcément synonyme de surcharge en fer, la recherche des facteurs confondants est impérative (lyse cellulaire, alcool, inflammation...).
- L'hémochromatose HFE est en rapport avec la mutation homozygote C282Y.
- Le conseil génétique nécessite information et consentement. Le dépistage familial concerne en particulier la fratrie.
- L'examen de dépistage est le coefficient de saturation de la transferrine qui est élevé.
- L'hémochromatose évolue en 4 phases :
  - stade 0 : asymptomatique ;
  - stade 1 : élévation isolée du coefficient de saturation de la transferrine ;
  - stade 2 : le coefficient de saturation de la transferrine et la ferritine sont élevés ;
  - stade 3 : apparition de signes cliniques : asthénie et arthralgies ;
  - stade 4 : apparition de lésions viscérales (cirrhose, diabète, cardiopathie, etc.).
- L'imagerie hépatique par IRM permet une estimation précise de la charge hépatique en fer.
- La biopsie hépatique n'a d'indication qu'en cas de suspicion de cirrhose pour en préciser la sévérité pronostique (ferritine > 1 000 µg/L, et/ou hépatomégalie, et/ou ASAT > N).
- Les principales complications de l'hémochromatose HFE sont hépatiques (cirrhose et carcinome hépatocellulaire), cardiaques, diabétiques, gonadiques et ostéo-articulaires.
- Le traitement repose sur les saignées.
- L'objectif du traitement est d'obtenir une ferritinémie de l'ordre de 50 ng/mL.
- L'hépato-sidérose métabolique est la cause la plus fréquente de surcharge en fer acquise. Le coefficient de saturation de la transferrine est normal et la ferritine élevée, la concentration hépatique en fer est modérément augmentée. La prise en charge passe par celle du syndrome métabolique. L'intérêt des saignées reste à établir.

Compléments en ligne

Des compléments numériques sont associés à ce chapitre. Ils sont indiqués dans la marge par des flashcodes.

Pour accéder à ces compléments, connectez-vous sur **http://www.em-consulte.com/e-complement/474227** et suivez les instructions pour activer votre accès.

Vidéo 5.1 Endoscopie œso-gastro-duodénale normale : on voit successivement l'œsophage, l'estomac, le duodénum puis on revient dans l'estomac où la grosse tubérosité est examinée lors d'une rétrovision.

Pour en savoir plus

	Endoscopie digestive haute - 2001 - (ANAES) http://www.has-sante.fr/portail/jcms/c_272101/en/diagnostic-indications-for-upper-gastrointestinal-endoscopy-in-oesophageal-and-gastroduodenal-disease-in-adults-excluding-endoscopic-ultrasonography-and-enteroscopy
	Endoscopie digestive basse - 2004 - (ANAES) http://www.has-sante.fr/portail/upload/docs/application/pdf/fiche_de_synthese_endoscopie_digestive_2004.pdf
	Exploration par vidéocapsule (Avis) - 2006 - (HAS) http://www.has-sante.fr/portail/jcms/r_1498700/fr/exploration-de-la-lumiere-du-tube-digestif-par-videocapsule-ingeree

CHAPITRE

6

Item 248 – UE 8 – Dénutrition chez l'adulte

Objectifs pédagogiques

- Diagnostiquer une dénutrition dans les différentes populations de patients.
- Identifier les sujets à risque de dénutrition.
- Prescrire un soutien nutritionnel de premier recours.

I. Besoins nutritionnels

Les besoins nutritionnels correspondent à « la quantité moyenne de nutriments nécessaire quotidiennement pour assurer le développement de l'organisme, le renouvellement des tissus, le maintien d'un bon état de santé physique et psychique, et l'activité physique conforme à ses conditions de vie ».

Les apports recommandés ont une base statistique. Ils correspondent aux quantités moyennes de nutriments qui doivent être fournies par personne et par jour pour satisfaire les besoins d'une population. Pour un nutriment donné, l'apport recommandé est calculé en additionnant le besoin moyen de la population considérée + 2 déviations standard, soit approximativement 130 % du besoin moyen ; un tel apport couvre les besoins de 97,5 % des sujets.

A. Besoins nutritionnels de l'adulte

Les besoins nutritionnels et apports recommandés concernent l'eau, l'énergie (besoins quantitatifs), les différents nutriments et leur répartition (besoins qualitatifs), les sels minéraux, les oligoéléments et les vitamines.

1. Besoins en eau

Chez un adulte vivant en climat tempéré et ayant une activité physique moyenne, les pertes quotidiennes sont d'environ 2 500 mL par jour (1 500 mL d'urines + 100 mL dans les selles + 900 mL de pertes insensibles : sudation, perspiration). Les apports conseillés sont de 2 300 mL (1 300 mL d'eau de boisson + 1 000 mL dans les aliments solides), car environ 300 mL d'eau sont fournis par l'oxydation des macronutriments.

L'évaluation des besoins doit tenir compte des conditions dans lesquelles vit le sujet, de son activité physique, de son âge (les besoins en eau du nourrisson sont proportionnellement 2 à 3 fois plus élevés que ceux de l'adulte).

2. Besoins énergétiques

a. Dépenses énergétiques

Elles associent les dépenses de base, nécessaires à l'entretien de la vie chez l'individu au repos, et les dépenses liées à la thermorégulation, à l'alimentation et à l'activité physique.

Dépenses de base

Pour un homme adulte de 70 kg, de morphologie normale, au repos complet, en état de veille et en équilibre thermique avec le milieu environnant, elles représentent environ 1 500 kcal. En raison de différences dans la composition corporelle (moins de masse maigre), les dépenses basales sont plus faibles chez la femme et après 40 ans. Le débit énergétique de base (DEB) est calculé selon la formule de Harris et Benedict.

Formule de Harris et Benedict

- Homme : DEB (kcal) = 66,47 + 13,75 P (kg) + 5 T (cm) – 6,77 A (années).
- Femme : DEB (kcal) = 655,1 + 9,56 P (kg) + 1,85 T (cm) – 4,67 A (années).

Pour connaître les besoins totaux, on multiplie le DEB par un facteur de correction en fonction de la situation (entre 1 et 1,5).

Dépenses liées à la thermorégulation

Elles augmentent lors de l'exposition au froid, mais ce facteur joue peu en climat tempéré et en zone citadine, où ces dépenses sont faibles, < 5 % des dépenses globales.

Dépenses liées à l'alimentation

La digestion, l'absorption et l'utilisation métabolique des aliments nécessitent de l'énergie (thermogenèse induite par les aliments), qui représente habituellement environ 10 % de la dépense des 24 heures.

Dépenses liées au travail musculaire

Quasi nulles au cours du sommeil, de l'ordre de 20 à 30 kcal/h chez un sujet éveillé assis à sa table de travail, 150 à 200 kcal/h au cours de la marche. Dans les conditions habituelles de vie, elles représentent 15 à 30 % des dépenses globales sur 24 heures.

Au total les dépenses énergétiques par jour sont de l'ordre de 2 400–2 500 kcal ou 35 kcal/kg chez un adulte vivant dans des conditions normales.

b. Besoins énergétiques

Les besoins incluent l'ensemble des dépenses et varient chez le même individu sain essentiellement en fonction de l'activité physique. On peut retenir le chiffre moyen de 35 kcal/kg/24 h pour un adulte ayant une activité physique normale, la fourchette allant de 30 kcal/kg/24 h (femme âgée) à 42 kcal/kg/24 h (homme de 18 ans). Certaines affections notamment inflammatoires et cancéreuses augmentent les dépenses énergétiques.

c. Apports énergétiques

Les apports en énergie proviennent des nutriments :

- 1 g de glucides fournit 4 kcal ;
- 1 g de protides fournit 4 kcal ;
- 1 g de lipides fournit 9 kcal ;
- 1 g d'alcool fournit 7 kcal.

3. Besoins en différents nutriments

a. Répartition protides-lipides-glucides

Un régime est dit équilibré lorsqu'il a la répartition suivante :

- protides 12 % du total calorique ;
- lipides 35 à 40 % ;
- glucides 50 à 55 %.

b. Apports protéiques

L'apport minimal de sécurité étant de 0,75 g/kg/j pour les protéines de haute valeur biologique, et plus élevé lorsque l'essentiel de l'apport protéique est d'origine végétale, les apports conseillés sont de l'ordre de 1 g/kg.

c. Acides gras essentiels

Certains acides gras polyinsaturés ne peuvent être synthétisés suffisamment par l'organisme et doivent être apportés par l'alimentation. Ces acides gras dits essentiels sont : l'acide linoléique (C18:2 n-6), et l'acide alpha-linolénique (C18:3 n-3). Leur origine est essentiellement végétale.

L'apport minimum en acide linoléique est chez l'adulte d'environ 4 % de la ration énergétique totale. L'apport recommandé en acide alpha-linolénique est de 1 % de la ration énergétique.

4. Besoins en minéraux et vitamines

Les apports recommandés pour les principaux nutriments, les minéraux et les vitamines sont indiqués dans le tableau 6.1.

Tableau 6.1. Apports recommandés moyens quotidiens chez l'homme.

	Sujet de 70 kg
Énergie (kcal)	2 400–2 500
Eau (mL, apport total – boissons)	2 300–1 300
Protéines (g)	70
Calcium (mg)	800–1 000
Fer (mg)	10
Folates (µg)	400
Vitamine B12 (µg)	3–4
Vitamine A (UI)	2 000
Vitamine E (mg)	15
Vitamine K (mg)	1
Vitamine D (UI)	400
Fluor (mg)	0,35

B. Particularités chez le sujet âgé

Les besoins nutritionnels du sujet âgé sont relativement augmentés en eau (défaut d'adaptation de la sensation de soif aux pertes), en calcium et vitamine D, en folates. Le besoin énergétique est de l'ordre de 30 kcal/kg par jour, soit inférieur à celui de l'adulte jeune en raison de la moindre activité physique et de la diminution de la masse protéique, surtout musculaire.

C. Particularités chez la femme enceinte

Cf. l'ouvrage des enseignants du collège de nutrition dans la même collection.

II. Évaluation de l'état nutritionnel chez l'adulte

A. Données cliniques

1. Interrogatoire

Il recherche :

- contexte pathologique : troubles digestifs, maladie chronique évolutive, traitements en cours;
- activité physique quotidienne : sujet confiné au lit, dans son appartement, ou au contraire maintenant une activité sportive;
- fatigabilité pour un effort modeste (le simple lever), ou plus important (marche prolongée, montée des escaliers);
- poids antérieur du sujet (à telle date).

L'interrogatoire alimentaire cherche une anorexie et/ou une modification des apports alimentaires et en précise l'importance et l'ancienneté. Il apprécie le niveau des apports énergétiques et azotés, d'après la reprise rétrospective des apports sur les jours précédents.

2. Examen clinique

a. Signes physiques

Les signes physiques à rechercher sont les suivants :

- degré d'activité physique et intellectuelle : fatigabilité lors de l'épreuve du tabouret (possibilité de se relever étant accroupi), état psychique;
- présence d'œdèmes déclives (en faveur d'une hypoalbuminémie);
- modifications de la peau (sèche, écailleuse), des ongles, des cheveux (secs, cassants), des lèvres (chéilite, perlèches), de la langue (glossite);
- aspect du faciès et palpation des masses musculaires.

b. Poids corporel et indice de masse corporelle

Le poids corporel est mesuré chez un patient déshabillé, vessie vide, à jeun, sur une balance fiable. Sa valeur est rapportée au poids antérieur habituel du sujet (il est important de connaître la vitesse de la perte de poids) et au poids idéal (il existe des tables en fonction de la taille et du sexe). L'indice de masse corporelle (IMC, ou *body mass index*, BMI) exprime le poids en fonction du carré de la taille (p/t^2 en kg/m^2). Les normes du BMI sont comprises entre 18,5 et 25 chez l'adulte de moins de 70 ans et entre 21 et 25 après 70 ans.

Une surcharge adipeuse mais avec fonte musculaire, comme au cours d'une corticothérapie prolongée, peut donner une valeur normale d'IMC (obésité sarcopénique). Il faut tenir compte de l'existence éventuelle d'œdèmes (la présence d'œdèmes signe l'existence d'une rétention d'eau déjà de 4–5 litres), d'une ascite, ou d'une inflation hydrosodée notamment chez le malade de réanimation, et connaître les difficultés de la pesée du sujet grabataire.

c. Mesures anthropométriques

Les mesures anthropométriques le plus souvent utilisées comprennent l'épaisseur cutanée tricipitale mesurée à l'aide d'un compas spécial, le périmètre du bras mesuré au milieu du bras non dominant, et la circonférence musculaire brachiale tirée des deux mesures précédentes. La circonférence musculaire brachiale est un bon reflet de la masse musculaire de l'organisme.

B. Mesures biologiques

1. Créatinine urinaire

L'élimination sur 24 heures de créatinine est le reflet de la masse musculaire de l'organisme. L'excrétion de 1 g/24 h correspond à une masse musculaire de 17 à 20 kg.

2. Albuminémie

Sa demi-vie est longue (20 jours). Sa valeur normale diminue avec l'âge. Elle est comprise entre 38 et 45 g/L. Elle baisse en cas de malnutrition sévère et ancienne, ou de fuite importante d'origine rénale ou digestive. Mais aussi, sa baisse peut être le témoin d'une hémodilution, d'une insuffisance hépato-cellulaire ou d'un syndrome infectieux ou inflammatoire.

3. Transthyrétine (préalbumine)

L'intérêt de son dosage tient à sa demi-vie brève (2 jours). Elle se modifie plus rapidement que l'abuminémie.

C. Évaluation nutritionnelle

Tous ces résultats doivent être interprétés en fonction du contexte pathologique et des autres anomalies biologiques éventuelles (par exemple : insuffisance hépatique ou anémie). Leur réunion permet :

- de classer la dénutrition en :
  - protéino-énergétique (anomalies du poids et de l'anthropométrie, quasi-normalité des protéines circulantes),
  - ou protéique (diminution du taux des protéines plasmatiques et parfois des lymphocytes, alors que le poids et l'anthropométrie sont initialement préservés);
- de distinguer dénutrition aiguë rapide et dénutrition chronique progressive en fonction des anomalies protéiques et de la vitesse d'amaigrissement;
- d'apprécier la gravité de la dénutrition, surtout grâce à l'examen clinique et aux taux sériques d'albumine et de transthyrétine (rapportés à la valeur de la CRP).

III. Dénutrition

La dénutrition peut compliquer l'évolution de nombreuses affections du sujet adulte. C'est une maladie en elle-même qui peut menacer le pronostic vital et influencer négativement le déroulement de l'affection causale ou de ses conséquences, par le biais d'un retard de cicatrisation, d'une moindre fiabilité des mécanismes de défense contre l'infection, d'une prolongation de la phase de convalescence. Un état de dénutrition augmente très sensiblement la morbi-mortalité après un geste chirurgical et la toxicité de la plupart des chimiothérapies. Elle doit être recherchée chez tout malade, notamment hospitalisé, en début d'hospitalisation mais aussi régulièrement, au minimum toutes les semaines. Le diagnostic peut être fait sur :

- un indice de masse corporel insuffisant (*cf. supra*);
- et/ou une perte de poids corporelle de 2 % en une semaine ou 5 % en un mois ou 10 % en 6 mois;
- dans ces circonstances, un dosage de l'abuminémie doit être effectué dès l'hospitalisation.

La dénutrition est le plus souvent chronique mais elle peut aussi se constituer très rapidement, en quelques jours, dans certaines situations caricaturales telles que les comas des traumatisés crâniens ou chez les grands brûlés. Il faut en tout cas toujours la traiter vite, et lorsque c'est possible, tenter de la prévenir. Son traitement repose sur les techniques d'assistance nutritionnelle, nutrition entérale et nutrition parentérale.

A. Causes

1. Mécanismes

Si les sorties (métabolisme, dépense liée à l'activité physique, fuites urinaires ou digestives, malabsorption) sont supérieures aux entrées, il y aura à plus ou moins court terme dénutrition.

La dénutrition sera de type énergétique (ex. : marasme) si la balance énergétique est négative, de type protéique (ex. : kwashiorkor) si c'est le bilan azoté, de type mixte quand les deux sont négatifs. La dénutrition énergétique met un certain temps à se constituer car l'organisme en bilan négatif puise dans ses réserves (le tissu adipeux). La dénutrition protéique est plus rapide car les réserves musculaires et viscérales sont limitées et peu mobilisables ; les synthèses protéiques sont très vite affectées.

2. Principales causes de dénutrition

a. Réduction des apports alimentaires

La dénutrition est essentiellement énergétique, réalisant l'état de marasme. Une dénutrition protéique prédominante type kwashiorkor est observée dans le cas où la réduction alimentaire touche préférentiellement les protéines, ce qui peut être la conséquence d'une alimentation à base de céréales carencée en certains acides aminés essentiels.

La diminution des apports est parfois volontaire (anorexie psychogène) ou secondaire à une baisse de l'appétit, observée dans toute maladie évolutive sévère, à une dysphagie ou des troubles de la déglutition, à des troubles digestifs post-prandiaux.

La maldigestion (par exemple d'origine pancréatique) et la malabsorption intestinale conduisent aussi à une réduction nette des entrées alimentaires. Chaque fois qu'elle est pure et ne s'accompagne pas d'un hypercatabolisme ou d'une exsudation, la malabsorption donne un tableau de dénutrition énergétique prédominante (marasme), similaire à l'anorexie. C'est donc d'abord la masse grasse et le poids qui sont diminués, puis secondairement la masse musculaire (créatininurie et périmètre musculaire), tandis que les protéines viscérales sont longtemps préservées.

b. Hypermétabolisme

Cette situation s'observe dans toutes les formes graves et/ou étendues de diverses affections septiques (septicémies, tuberculose évoluée, abcès profond…), néoplasiques (cancer du poumon, du pancréas, leucémie aiguë…), ou inflammatoires (pancréatite aiguë sévère, maladies inflammatoires systémiques). Les protéines sont rapidement touchées et ce type de dénutrition s'accompagne précocement d'une diminution des taux d'albumine et des protéines à demi-vie courte (kwashiorkor) et retentit plus tardivement sur la courbe pondérale.

c. Pertes protéiques anormales

Elles peuvent être cutanées (brûlures, dermatoses aiguës type syndrome de Lyell, escarres étendues), urinaires (syndrome néphrotique) ou digestives (entéropathie exsudative). La perte de plasma et de protéines entières telles que l'albumine a des conséquences plus graves pour l'organisme qu'une réduction équivalente des apports alimentaires en protéines car les capacités de synthèse de l'organisme sont assez rapidement dépassées. Il en résulte une hypoalbuminémie et l'apparition rapide d'œdèmes.

Ces différents mécanismes de la dénutrition peuvent s'associer de façon diverse. Par exemple, dans une entérocolite aiguë grave, l'anorexie, la malabsorption, l'hypercatabolisme et l'exsudation protéique additionnent leurs effets pour entraîner une dénutrition rapide.

B. Conséquences de la dénutrition

La dénutrition s'accompagne de complications propres. Le pronostic vital est engagé lorsqu'il existe une dénutrition sévère avec épuisement des réserves lipidiques et protéiques musculaires et viscérales.

L'ensemble des tissus à renouvellement protéique rapide se trouve affecté par l'insuffisance de matériau de synthèse, notamment le muscle (sarcopénie), la moelle osseuse (anémie, leucopénie). L'atteinte des muscles squelettiques (sarcopénie) est responsable d'une diminution de la force musculaire, d'une augmentation de la fatigabilité, expliquant l'asthénie physique puis ultérieurement l'immobilisation compliquée d'escarres. La ventilation est diminuée par la moindre performance du diaphragme et des muscles intercostaux. Les réponses aux agressions, aux thérapeutiques lourdes, sont inadaptées, ce qui explique l'augmentation de la morbidité et de la mortalité chez les malades dénutris hospitalisés.

C. Prise en charge de la dénutrition

1. Moyens thérapeutiques

a. Supplémentation alimentaire ou diététique

Les apports doivent couvrir les besoins. Ces derniers correspondent au débit énergétique basal (calculé par la formule de Harris et Benedict) multiplié par un facteur adapté à la situation de maladie et de dénutrition (souvent entre 1,2 et 1,5). Des apports insuffisants aggravent la dénutrition. Des apports excessifs exposent rapidement au risque de stéatose hépatique voire de lésions hépatiques plus sévères.

Réalisée avec l'aide d'un(e) diététicien(ne), la supplémentation vise à augmenter les apports alimentaires spontanés du patient en privilégiant les apports protéiques indispensables et les aliments ayant une forte teneur calorique : modifier la répartition des repas (plus forte ration au petit-déjeuner, qui est le repas le mieux accepté), la texture des aliments (préparations liquides, crèmes), leur nature (les laitages, les fromages, les œufs sont souvent plus facilement acceptés par des patients fatigués et anorexiques que la viande ou le poisson), leur présentation.

Il existe également des compléments nutritionnels oraux présentés sous forme de berlingots, briquettes, boîtes ou biscuits, qui apportent sous un faible volume une quantité importante de calories et de protéines. Il est indispensable de vérifier l'efficacité des mesures diététiques en comptant les apports alimentaires effectifs et en évaluant l'évolution de l'état nutritionnel. Il faut d'autre part adapter ces mesures aux conditions socio-économiques (les suppléments diététiques ne bénéficient d'un remboursement que dans certaines affections) et utiliser les aides sociales en situation de précarité.

b. Nutrition entérale

Elle consiste à instiller un liquide nutritif par l'intermédiaire d'une sonde dans la partie supérieure du tube digestif, habituellement grâce à une pompe qui assure l'instillation continue à faible débit du liquide. La sonde est placée par voie naso-gastrique ou par gastrostomie ou jéjunostomie.

Gastrostomie et jéjunostomie sont surtout utilisées en cas de nutrition entérale prolongée, au-delà d'un mois. La nutrition entérale est bien tolérée, en dehors parfois d'épisodes diarrhéiques. Sa complication la plus grave est la broncho-pneumopathie d'inhalation par reflux du liquide nutritif dans les voies respiratoires. Cette complication doit être prévenue par un faible débit d'instillation et le maintien du sujet en position demi-assise, y compris (surtout) la nuit.

Il est important d'adapter les apports calorico-azotés dans une fourchette assez étroite en fonction de la situation catabolique, soit approximativement 25 kcal et 1,5 g de protéines par kg chez le malade de réanimation et 30 kcal et 1,25 g de protéines par kg chez le dénutri chronique. Il faut aussi tenir compte éventuellement des pertes protéiques digestives ou cutanées.

c. Nutrition parentérale

Elle est réalisée par l'intermédiaire d'un cathéter veineux central mis en place dans la veine cave supérieure, à l'entrée de l'oreillette droite. Les nutriments sont perfusés sous forme de sérum glucosé concentré, solutés d'acides aminés et émulsions lipidiques. Les complications de cette méthode sont surtout infectieuses (5 à 20 % des patients), l'infection du cathéter pouvant conduire à une septicémie gravissime. Leur prévention nécessite le respect de règles strictes d'asepsie lors de la pose et des manipulations du cathéter et du système nutritif. Ce type de nutrition est beaucoup plus onéreux que la nutrition entérale et plus difficile à mettre en œuvre à domicile.

Les règles d'établissement du niveau des apports caloriques et azotés sont les mêmes que celles de la nutrition entérale, en tenant compte de la non-sollicitation du tube digestif.

Lorsque la nutrition parentérale est exclusive, il faut apporter tous les micronutriments indispensables (par exemple : acides gras essentiels, phosphore, zinc, vitamines) pour prévenir la survenue de carences susceptibles de se démasquer notamment à la phase initiale de la renutrition. Un risque majeur chez le grand dénutri est celui de la carence phosphorée responsable d'une insuffisance cardiaque aiguë pouvant être mortelle : c'est le *refeeding syndrome*.

2. Indications thérapeutiques

a. Prévention de la dénutrition

L'état nutritionnel doit constituer une préoccupation constante chez tout malade, d'autant plus qu'il est hospitalisé, et même si le processus responsable paraît initialement anodin.

Il doit être évalué au moins une fois par semaine.

Il faut assurer dès le début de la maladie le maintien d'apports protéiques et énergétiques suffisants grâce aux conseils diététiques et éventuellement aux compléments nutritionnels oraux, et vérifier que ces mesures sont suivies (compte alimentaire) et efficaces (évaluation répétée de l'état nutritionnel).

b. Indication de nutrition artificielle

On envisage le recours à une assistance nutritionnelle chaque fois qu'il existe une dénutrition ou que celle-ci est prévisible à court terme alors que les apports spontanés du patient n'atteignent pas un niveau suffisant pour couvrir les besoins (de réparation ou de maintien). Les principales indications préventives de l'assistance nutritionnelle en dehors de la pathologie digestive sont ainsi les situations où l'alimentation orale est impossible (coma, accident vasculaire cérébral, trouble de la déglutition) ou insuffisante pour couvrir des besoins énergétiques théoriques très augmentés (cancer évolué et/ou en cours de traitement radio-chimiothérapique, sepsis prolongé, escarres, etc.). La nutrition artificielle est aussi indispensable en période préopératoire pour préparer un sujet dénutri à une chirurgie majeure. La dénutrition augmente la morbidité postopératoire (sepsis, complications de décubitus). Ce risque de complications est diminué significativement par une renutrition entérale ou parentérale au cours des une à deux semaines précédant la chirurgie.

c. Alternative nutrition entérale/nutrition parentérale

Quand le tube digestif est morphologiquement indemne et fonctionnel, les arguments de tolérance, de coût et de faisabilité, conduisent dans la grande majorité des cas à préférer la nutrition entérale. Les indications de la nutrition parentérale doivent être réservées à des circonstances précises (syndrome du grêle court, fistule digestive à haut débit, occlusion, urgence digestive : hémorragie, péritonite).

Points clés

- La dénutrition augmente la morbidité et la mortalité des affections courantes et de la chirurgie lourde.
- L'examen du dénutri doit chercher des signes carentiels, évaluer la force musculaire et compter les apports alimentaires.
- Le poids habituel du sujet doit toujours être précisé afin d'évaluer l'amaigrissement en % du poids normal.
- Le BMI (ou IMC, indice de masse corporelle) est égal au poids corporel divisé par le carré de la taille (en mètre). Une valeur < 17 signe une dénutrition.
- Les protéines plasmatiques utilisées pour évaluer l'état nutritionnel sont essentiellement l'albumine, et la préalbumine. Leur demi-vie respective est de 20 et 2 jours.
- En pratique, la dénutrition énergétique est repérée par le BMI, la dénutrition protéique par la baisse des protéines plasmatiques.
- La dénutrition par carence d'apports caloriques touche d'abord la masse grasse, puis les muscles, et enfin les protéines viscérales; l'amaigrissement en est le premier signe.
- Pas de régime sans sel ni de régime hypocalorique chez la femme enceinte. Supplémenter pendant la grossesse en folates (au début), en fer et vitamine D (au 3e trimestre).
- Au moment de la renutrition d'un dénutri, se méfier du risque majeur de carence phosphorée responsable d'une insuffisance cardiaque aiguë pouvant être mortelle (*refeeding syndrome*).
- La principale complication de la nutrition entérale est la broncho-pneumopathie d'inhalation par reflux du liquide nutritif dans les voies respiratoires. Elle doit être prévenue par un faible débit et le maintien du sujet en position demi-assise, y compris la nuit. La principale complication de la nutrition parentérale est la septicémie sur cathéter. La nutrition entérale doit toujours être préférée à la nutrition parentérale du fait de sa plus faible morbidité.

Pour en savoir plus

Algorithmes de diagnostic et de prise en charge de la dénutrition chez adultes, enfants, personnes âgées, personnes en réanimation (et leurs notices d'emploi)
http://www.nutrimetre.org/telechargements/Telechargements.html

CHAPITRE 7

Item 267 – UE 8 – Douleurs abdominales et lombaires aiguës chez l'enfant et chez l'adulte

Objectifs pédagogiques

- Diagnostiquer une douleur abdominale et lombaire aiguë chez l'enfant et chez l'adulte.
- Identifier les situations d'urgence et planifier leur prise en charge.

Une douleur abdominale est dite aiguë s'il s'écoule moins d'une semaine entre le début des symptômes et la première consultation. Toute douleur abdominale aiguë peut être le symptôme d'une urgence notamment chirurgicale mettant en jeu le pronostic vital.

I. Étape clinique

A. Anamnèse

1. Analyse de la douleur

- *Siège* : attention : les affections sous-phréniques (abcès, hémopéritoine) donnent souvent une douleur projetée à la face postérieure de l'épaule homolatérale (fig. 7.1).
- *Irradiations* (bonne valeur d'orientation, fig. 7.2) :
  - pointe de l'omoplate droite → origine hépato-biliaire ;
  - épigastrique transfixiante → origine pancréatique ;
  - organes génitaux externes → affection urologique…
- *Mode d'installation* :
  - brutal → perforation, embolie ou rupture (anévrisme, grossesse extra-utérine…) ;
  - rapide (maximale en quelques heures) → obstacle, ischémie ou torsion ;
  - progressif → plutôt foyer inflammatoire ou infectieux ou obstruction.
- *Facteurs d'exacerbation* ou *de soulagement* :
  - exacerbation à la marche, à l'inspiration profonde et calmée par le décubitus → foyer inflammatoire intra-abdominal irritant le péritoine ;

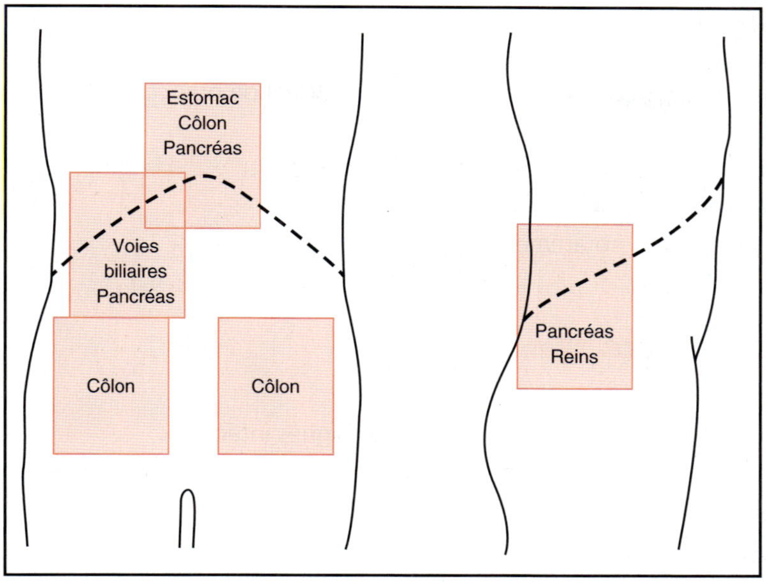

Fig. 7.1. **Valeur sémiologique d'orientation du siège de la douleur.**

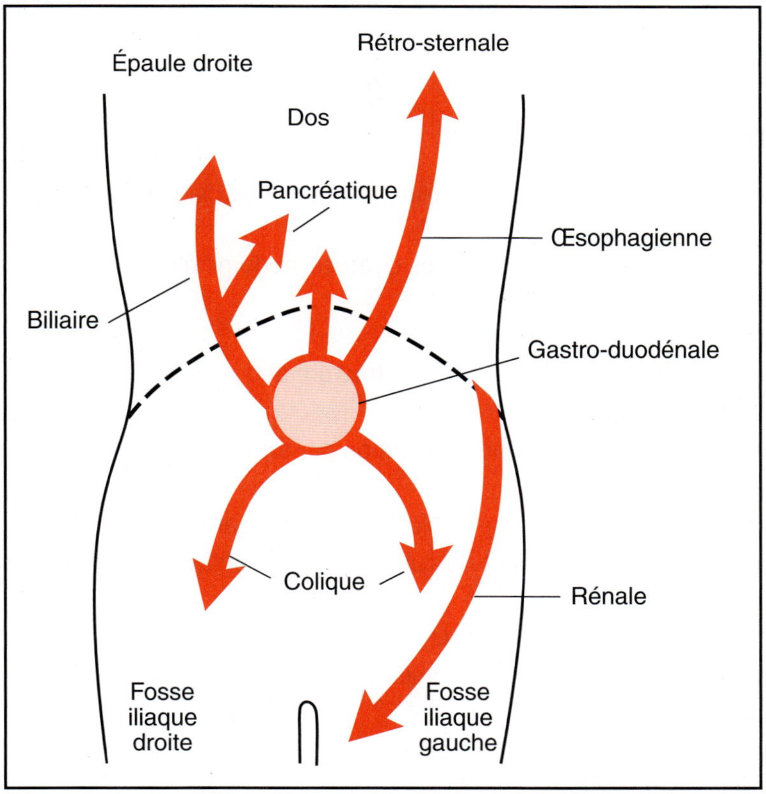

Fig. 7.2. **Valeur sémiologique d'orientation des irradiations de la douleur.**

  - soulagement par l'alimentation → ulcère ;
  - soulagement par l'antéflexion → origine pancréatique ;
  - soulagement par les vomissements → obstruction ou occlusion intestinale.
- *Facteurs déclenchants* :
  - prise d'alcool (pancréatite, hépatite alcoolique) ;
  - médicaments (AINS, aspirine…) ;
  - voyage récent notamment en pays tropical.

2. Signes associés, terrain

- Signes associés :
  - généraux : altération de l'état général, signes infectieux ;
  - ou d'organe : troubles du transit, nausées, vomissements, signes urinaires ou gynécologiques, hémorragie digestive haute ou basse.
- Femmes :
  - toujours penser à la grossesse extra-utérine et aux affections gynécologiques ;
  - affections biliaires, infection urinaire, hernie étranglée.
- Prises médicamenteuses :
  - AINS, aspirine (risque d'ulcère ou de gastrite aiguë, aggravation d'un sepsis) ;
  - anticoagulants (risque d'hématome des muscles de la paroi abdominale antérieure, du psoas ou de la paroi du tube digestif) ;
  - corticoïdes → peuvent masquer les signes locaux et généraux associés à la douleur.

B. Examen physique

- *Recherche de signes généraux* : fièvre, fréquence cardiaque, pression artérielle, signes de choc.
- *Inspection* : ictère, pâleur, cyanose, cicatrice abdominale (+++), hernie, ballonnement, absence de mouvement respiratoire.
- *Palpation* +++ :
  - douleur provoquée, défense ou contracture abdominale ;
  - orifices herniaires et éventration ;
  - douleur à la décompression → irritation péritonéale.
- Touchers pelviens +++ :
  - systématiques devant toute douleur abdominale aiguë ;
  - douleur ou un bombement du cul-de-sac de Douglas → inflammation péritonéale.
- Percussion :
  - différencie une matité déclive (ascite, hémopéritoine) d'un globe vésical ;
  - tympanisme → occlusion intestinale ou pneumopéritoine.
- Auscultation :
  - silence auscultatoire de l'abdomen → occlusion par strangulation, ischémie intestinale ou iléus paralytique ;
  - bruits hydro-aériques intenses → obstacle incomplet (syndrome de Kœnig) ;
  - souffle abdominal → anévrisme de l'aorte ou tumeur hypervascularisée.

II. Examens complémentaires

A. Biologie

La biologie oriente le diagnostic étiologique et apprécie des éléments de gravité.

- NFS (anémie, hyperleucocytose, thrombocytose, thrombopénie).
- Protéine C-réactive → syndrome inflammatoire.
- Hémocultures en cas de fièvre avec frissons ou supérieure à 39 °C.
- Ionogramme sanguin, créatinine (complications) :
  - déshydratation, insuffisance rénale ;
  - acidose métabolique en cas de choc ou d'ischémie intestinale ;
  - hypokaliémie en cas de diarrhée ou de vomissements abondants.
- Lipasémie > 3 fois la normale → pancréatite aiguë.
- Transaminases, γ-GT, phosphatases alcalines, bilirubine totale (cytolyse, cholestase) devant des signes cliniques évocateurs.
- Bandelette urinaire (± ECBU) → affection urinaire.
- β-HCG → grossesse extra-utérine.
- Causes de douleurs abdominales aiguës dues à : hypercalcémie, acido-cétose diabétique, insuffisance surrénale aiguë.
- TP-TCA, groupe-Rh-RAI en cas d'hémorragie digestive (et bilan préopératoire).
- ECG → infarctus inférieur ou péricardite.

B. Imagerie

1. Radiographies standard

- Pas systématiques.
- Radiographie pulmonaire de face utile en cas de cause pleurale ou pulmonaire.
- ASP : en cas d'indisponibilité du scanner, l'ASP (debout de face, couché de face et éventuellement centré sur les coupoles) est utile en cas de suspicion de péritonite (recherche d'un pneumopéritoine) ou d'occlusion intestinale (recherche de niveaux hydro-aériques). Il est inutile en cas de suspicion d'affection bilio-pancréatique, d'appendicite, d'hémorragie digestive, de diverticulite sigmoïdienne.

2. Échographie

Utile en cas de suspicion de cause :

- bilio-pancréatique ;
- gynécologique ou urinaire ;
- foyer infectieux intra-abdominal.

Inutile en cas de syndrome occlusif, d'hémorragie digestive, de douleur gastrique.

3. Scanner abdominal

Doit être préféré à toute autre exploration radiologique en cas de douleur abdominale aiguë inexpliquée. Sa rentabilité est inégalée en termes de diagnostic positif, différentiel et d'évaluation de la gravité.

En 1re intention en cas de suspicion de :

- diverticulite sigmoïdienne ;
- occlusion par obstruction ;
- syndrome péritonéal.

En complément (après l'échographie) en cas de :

- pathologie uro-génitale ;
- syndrome appendiculaire ;
- pancréatite aiguë ou masse abdominale.

Attention : vérifier la fonction rénale avant l'injection de produit de contraste.

III. Principaux tableaux de douleurs abdominales

A. Douleur biliaire ou colique hépatique

- Siège : épigastre ou hypochondre droit.
- Type : torsion ou crampe.
- Irradiation : épaule droite, omoplate droite, région interscapulaire.
- Intensité : +++.
- Durée : plusieurs heures.
- Facteurs aggravants : inspiration (inhibition respiratoire), toux.
- Signes associés :
  - vomissements éventuels (fin de crise) ;
  - ictère, fièvre et frissons évocateurs d'angiocholite.
- Examen physique : signe de Murphy.
- **Causes** :
  - complications de la lithiase biliaire (vésiculaires ou de la voie biliaire principale) +++ ;
  - cancers de la vésicule ou de la voie biliaire principale ;
  - parasites (douve) ;
  - hémobilie (caillots de sang dans la voie biliaire).

B. Douleur gastrique ou duodénale

- Siège : épigastre.
- Type : crampe ou torsion.
- Irradiation : absence.
- Intensité : variable, parfois très intense.
- Durée : de une demi-heure à plusieurs heures.
- Horaire : post-prandial ± tardif (possiblement nocturne).
- Facteurs calmants : aliments, antiacides ou pansements gastriques.
- Périodicité : nette dans le syndrome ulcéreux typique (devenu rare).
- Examen physique : normal ou douleur provoquée du creux épigastrique.
- **Causes principales** (syndrome ulcéreux) :
  - maladie ulcéreuse gastrique ou duodénale ;
  - cancer gastrique ;
  - dyspepsie fonctionnelle (absence de lésion gastro-duodénale).

C. Douleur colique

- Siège : épigastre ou en cadre, fosses iliaques, ou hypogastre.
- Type : colique.

- Irradiation : descend le long du cadre colique.
- Intensité : variable.
- Durée : quelques minutes à quelques heures.
- Facteurs calmants : émission de selles ou de gaz +++, antispasmodiques.
- Signes associés : borborygmes, ballonnement, troubles du transit (constipation ou diarrhée), émissions glaireuses ou sanglantes.
- Examen physique : douleur en cadre sur le trajet colique.
- **Causes principales** :
  - TFI (troubles fonctionnels intestinaux) : syndrome de l'intestin irritable ;
  - cancer du côlon ;
  - colites inflammatoires (MICI) ou infectieuses ou ischémiques.

D. Douleur pancréatique

- Siège : épigastre ou sus-ombilical, parfois hypochondre droit ou gauche.
- Type : crampe.
- Irradiation : dorsale, transfixiante.
- Intensité : +++.
- Début : brutal (coup de poignard).
- Durée : plusieurs heures, voire plusieurs jours consécutifs.
- Facteurs déclenchants : repas gras, alcool.
- Facteurs calmants : antéflexion (position penchée en avant), aspirine.
- Signes associés : malaise, sueurs, vomissements, constipation (iléus), diarrhée (stéatorrhée), amaigrissement.
- Examen physique : douleur provoquée épigastrique ou péri-ombilicale, voire des fosses lombaires.
- **Causes principales** :
  - pancréatite aiguë (alcool, lithiase biliaire, médicaments...) ;
  - pancréatite chronique (alcool, héréditaire...) ;
  - cancer du pancréas.

E. Ischémie intestinale aiguë

Urgence de diagnostic souvent difficile. Pronostic vital engagé.

Y penser +++ chez un sujet au terrain vasculaire (athérome, vascularite, pathologie emboligène).

L'ischémie mésentérique est la conséquence d'une interruption ou d'une diminution du flux sanguin splanchno-mésentérique. Elle peut être artérielle ou veineuse, aiguë ou chronique, occlusive ou non occlusive.

La douleur abdominale et le terrain à risque sont constamment présents.

- La douleur abdominale :
  - premier symptôme ;
  - peut être aiguë et inaugurale ou succéder à une période plus ou moins longue d'angor mésentérique ;
  - diffuse rapidement à l'ensemble de l'abdomen ;
  - d'intensité croissante, rapidement très intense, sans répit. À ce stade il existe une dissociation entre son intensité et la pauvreté de l'examen abdominal.

- Signes associés :
  - il peut exister une distension intestinale progressive et des vomissements ;
  - tardivement, la douleur s'associe à une fièvre, une défense, puis une contracture abdominale dans un contexte de *systemic inflammatory response syndrome* (SIRS) ou d'état de choc.
- Terrain à risque :
  - facteurs de risque de thrombose, d'athérome ou de cardiopathie :
    - cardiopathie ischémique, emboligène, arythmogène,
    - tabac, HTA, diabète, dyslipidémie, athérosclérose,
    - surpoids, antécédents thromboemboliques (fausses couches, phlébites…), contraception œstroprogestative, thrombophilie ;
  - traitement vasoconstricteur ou consommation de cocaïne.

L'angio-scanner multibarrette en urgence avec acquisitions artérielles, veineuses et portales est l'examen majeur.

F. Ischémie intestinale chronique

- Affection consécutive à une artérite oblitérante :
  - athéromateuse +++, inflammatoire ou radique ;
  - touchant au moins deux des axes vasculaires artériels digestifs sur trois dans 90 % des cas.
- Diagnostic difficile, typiquement il s'agit d'un angor mésentérique qui associe :
  - douleurs abdominales chroniques diffuses post-prandiales précoces, durant 1 à 3 heures ;
  - peur alimentaire ;
  - perte de poids voire une dénutrition.
- Terrain : patients âgés avec terrain cardio-vasculaire.
- Lorsque la douleur est permanente ou nocturne et insomniante, on parle de syndrome de menace
- Mésentérique avec haut risque d'évoluer vers l'ischémie intestinale aiguë.

IV. Grandes causes des douleurs abdominales en fonction de leur localisation

A. Douleur épigastrique

La sémiologie de la douleur et l'examen clinique orientent vers :

- une affection ulcéreuse gastro-duodénale : ulcère hyperalgique, perforation d'ulcère ;
- une pancréatite aiguë (fig. 7.3 et 7.4) ;
- une affection biliaire : colique hépatique, migration lithiasique ou cholécystite (2/3 des coliques hépatiques se traduisent par une douleur épigastrique) ;
- d'autres causes : affection aortique (dissection, anévrisme), cardiaque (péricardite, infarctus postéro-inférieur), pulmonaire (pneumopathie infectieuse, pleurésie) ou digestive (gastrite, œsophagite, appendicite aiguë dans les premières heures, syndrome de l'intestin irritable).

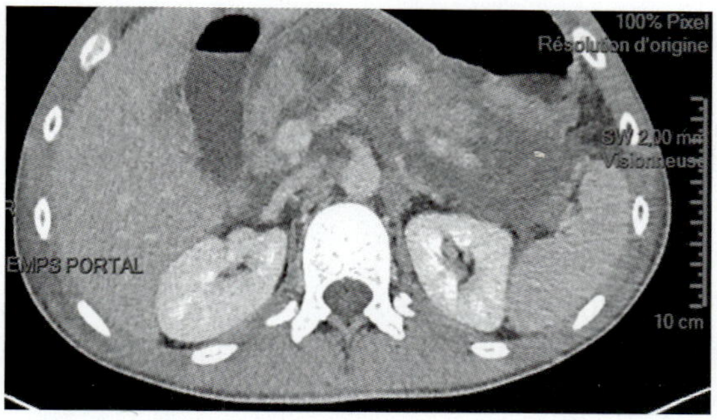

Fig. 7.3. **TDM : pancréatite aiguë sévère avec coulées de nécrose.**

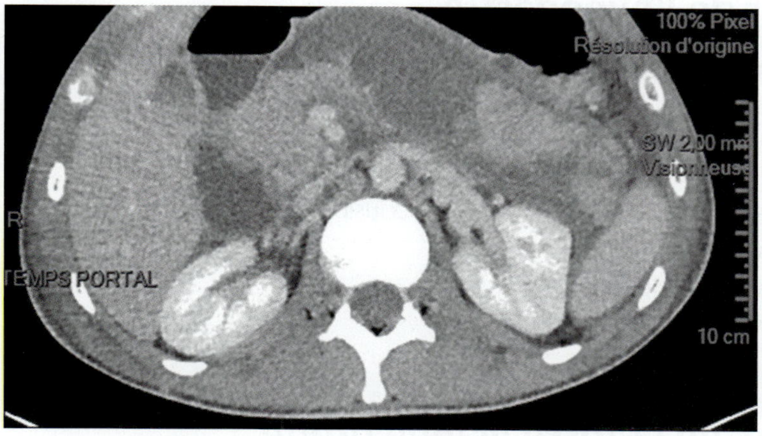

Fig. 7.4. **TDM : pancréatite aiguë sévère (seule les parties céphalique et caudale sont visibles) avec coulée de nécrose et ileus.**

B. Douleur de l'hypochondre droit

On évoque avant tout les causes hépato-biliaires :

- colique hépatique (1/3 seulement des coliques hépatiques sont localisées dans l'hypochondre droit);
- cholécystite;
- angiocholite;
- tumeur ou abcès du foie;
- affections hépatiques (foie cardiaque, syndrome de Budd-Chiari aigu, hépatite, périhépatite, thrombose porte).

Penser aussi à :

- un ulcère perforé;
- une appendicite sous-hépatique;
- un abcès sous-phrénique;
- des affections pulmonaires (embolie pulmonaire, pneumopathie de la base droite, pleurésie, pneumothorax);
- des affections urinaires (pyélonéphrite, pyonéphrose ou colique néphrétique).

C. Douleur de l'hypochondre gauche

Relativement rare :

- affection de la queue du pancréas (cancer, pseudo-kyste, pancréatite caudale);
- ulcère gastrique, gastrite aiguë;
- syndrome de l'intestin irritable;
- diverticulite de l'angle colique gauche;
- affection splénique (tumeur, infarctus, splénomégalie, abcès);
- abcès sous-phrénique;
- affection pleuro-pulmonaire dont l'embolie pulmonaire;
- affection urologique.

D. Douleur de l'hypogastre

Il faut penser aux affections :

- gynécologiques (grossesse extra-utérine, salpingite, endométrite, torsion d'annexe ou de fibrome);
- urologiques (cystite, rétention aiguë d'urines, prostatite);
- coliques (diverticulite sigmoïdienne, occlusion colique basse);
- appendicite pelvienne;
- diverticule de Meckel compliqué;
- syndrome de l'intestin irritable.

E. Douleurs de la fosse iliaque droite

- Causes chirurgicales :
  - appendicite;
  - diverticule de Meckel;
  - diverticulite du côlon droit ou du sigmoïde avec une boucle sigmoïdienne longue située en FID;
  - hernie étranglée;
  - grossesse extra-utérine;
  - torsion d'annexe ou de fibrome utérin;
  - anévrisme artériel iliaque.
- Causes médicales :
  - syndrome de l'intestin irritable;
  - adénolymphite mésentérique;
  - torsion de frange épiploïque aussi dite appendagite;
  - iléite (notamment maladie de Crohn);
  - salpingite;
  - kyste ovarien;
  - cystite;
  - colique néphrétique ou pyélonéphrite;
  - abcès ou hématome du psoas ou du grand droit.

F. Douleurs de la fosse iliaque gauche

- Syndrome de l'intestin irritable.
- Colite diverticulaire (fig. 7.5).
- Colite (inflammatoire, ischémique, infectieuse).
- Cancer du côlon gauche compliqué (abcédé, occlus, perforé-bouché).
- Fécalome.
- Grossesse extra-utérine.
- Torsion d'annexe ou de fibrome.
- Salpingite.
- Colique néphrétique, pyélonéphrite.
- Cystite.
- Anévrisme artériel iliaque.
- Abcès ou hématome du psoas ou du grand droit.

G. Douleurs lombaires

- Affections urologiques : colique néphrétique, pyélonéphrite.
- Appendicite rétrocæcale (psoïtis).
- Abcès ou hématome du psoas.
- Fissuration d'un anévrisme de l'aorte.
- Douleur rachidienne.

H. Douleurs abdominales diffuses

- Péritonite.
- Occlusion (fig. 7.6 et 7.7).
- Ischémie et infarctus mésentérique.
- Causes médicales (*cf. infra*).

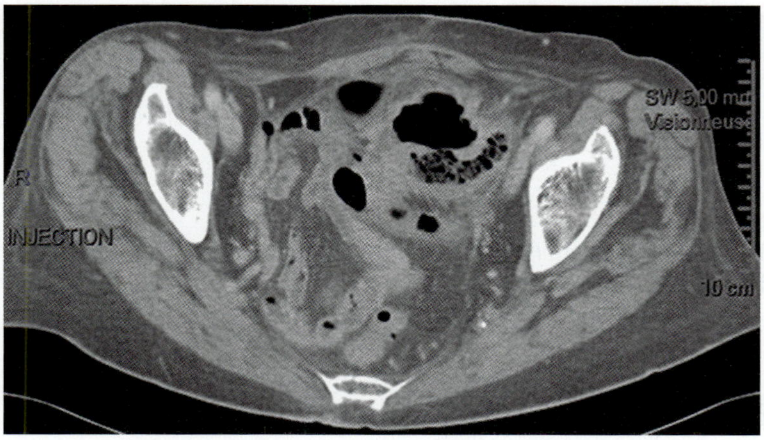

Fig. 7.5. TDM : sigmoïdite diverticulaire avec perforation.

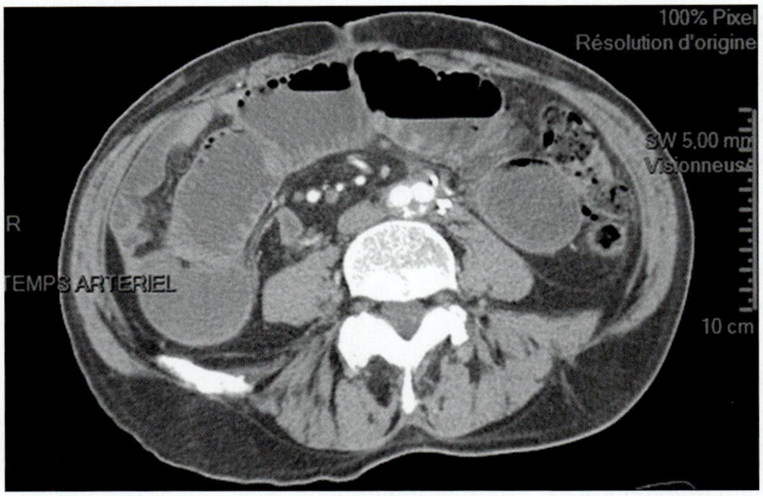

Fig. 7.6. **TDM : dilatation du grêle sur occlusion.**

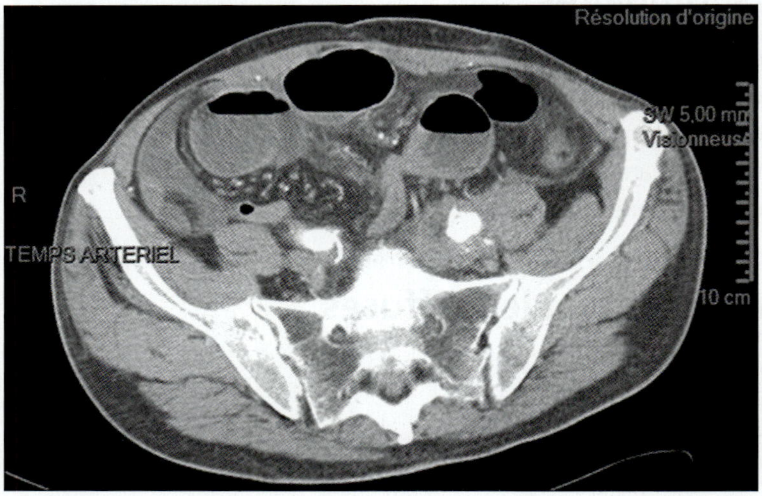

Fig. 7.7. **TDM : volvulus du grêle sur bride : niveau liquidien avec dilation grêle amont et grêle vide sous le volvulus.**

V. Douleurs abdominales aiguës médicales « pièges »

Certaines causes plus rares de douleurs abdominales doivent être connues.

L'examen clinique doit être complet et les examens doivent inclure également ionogramme, calcémie et glycémie.

Infarctus du myocarde, notamment inférieur

Survenue d'une douleur abdominale, notamment épigastrique, chez un patient présentant des facteurs de risque coronarien → ECG systématique.

Insuffisance surrénale aiguë

- Terrain +++ : insuffisance surrénale chronique connue, corticoïdes au long cours interrompus, post-partum.
- Douleurs abdominales intenses, diffuses, associées à des signes généraux (fièvre, hypotension) mais abdomen souple et TR indolore.

- Hyponatrémie, hyperkaliémie et hypoglycémie.
- Attention : urgence médicale. Cortisolémie effondrée.

Hypercalcémie

- Aiguë, elle peut être responsable d'un tableau abdominal pseudo-chirurgical.
- Causes : hyperparathyroïdie, tumeurs osseuses ou myélome.
- Attention : urgence médicale.

Acido-cétose diabétique

- Terrain de diabète connu ou situation révélatrice.
- À évoquer devant la notion de syndrome polyuro-polydyspique, ou de la présence de troubles neurologiques ou d'une dyspnée de type Kussmaul avec haleine cétosique.
- Diagnostic : hyperglycémie, cétonurie, acidose au ionogramme.

Acido-cétose alcoolique

- Alcoolique chronique, contexte de jeûne prolongé avec poursuite de la consommation alcoolique.
- Douleurs abdominales, vomissements incoercibles, hypotension, tachycardie, parfois dyspnée de Kussmaul et obnubilation.
- Acidose métabolique à trou anionique élevé, élévation des corps cétoniques avec une glycémie subnormale ou basse.

Maladie périodique (dite fièvre méditerranéenne)

- Patient souvent jeune provenant du pourtour méditerranéen.
- Maladie héréditaire autosomique récessive.
- Les douleurs abdominales intenses, diffuses s'accompagnent constamment de fièvre (en l'absence de fièvre, le diagnostic de crise de cette affection est exclu), et éventuellement de vomissements et d'iléus.
- Tableau souvent bruyant : défense voire contracture abdominale.
- Crises répétées dans les antécédents.
- Le scanner montre parfois un épanchement péritonéal.
- Syndrome inflammatoire biologique.
- Le risque principal est de réaliser une intervention inutile.
- Diagnostic = mise en évidence d'une mutation du gène de la marénostrine.

TRAPS syndrome

- Lié à une anomalie du récepteur au TNF.
- Décrit plutôt chez les patients du nord de l'Europe ; douleurs abdominales récurrentes associées :
  - à des épisodes de fièvre prolongés ;
  - et parfois à un syndrome pseudo-appendiculaire.
- Le diagnostic est fait en recherchant une mutation du gène *TNFRSF1A*.

Syndrome Hyper-IgD

- Douleurs abdominales fébriles récurrentes.
- Associées à une diarrhée et des douleurs articulaires.
- Le diagnostic est fait en dosant les IgD.

Périhépatite (syndrome de Fitz-Hugh-Curtis)

- Quasi exclusivement chez la femme.
- C'est une péritonite se localisant sur l'hypochondre droit.
- Origine vénérienne : *Chlamydiae* 80 %, gonocoque 20 % (mise en évidence de gonocoques ou de *Chlamydia* au niveau du col utérin, sérologie *Chlamydia trachomatis*).
- Douleurs de l'hypochondre droit, avec ou sans **fièvre**, et douleurs abdomino-pelviennes.
- VS accélérée, hyperleucocytose, augmentation modérée des transaminases.
- L'échographie hépato-biliaire normale permet d'éliminer une cholécystite.
- La laparoscopie (si possible, faire le diagnostic sans elle) montre un péritoine hépatique inflammatoire accompagné d'adhérences dites « en cordes de violon ».

Porphyrie hépatique aiguë intermittente

- Cause classique, mais rare, de douleurs abdominales aiguës.
- Liée à une mutation de la PBG désaminase.
- Maladie monogénique dominante.
- La crise se manifeste par des douleurs abdominales intenses associées à des manifestations neurologiques (paresthésie, faiblesse musculaire, paralysie) ou psychiatriques.
- Elle survient plus souvent chez la femme jeune en période d'activité génitale favorisée par un épisode infectieux ou une prise médicamenteuse.
- Coloration des urines rouge porto après exposition prolongée à la lumière.
- Le diagnostic est fait par le dosage dans les urines, au moment de la crise, de l'acide delta aminolévulinique et du porphobilinogène (PBG) qui sont très élevés.

Œdème angio-neurotique

- Lié à un déficit en inhibiteur de la C1 estérase, en général congénital.
- Typiquement, il se manifeste dès l'enfance par des œdèmes localisés et récidivants de la peau et des muqueuses qui persistent durant 1 à 5 jours, puis disparaissent spontanément.
- Douleurs abdominales souvent intenses, parfois associées à une ascite.
- L'association à un œdème diffus ou laryngé, et/ou l'existence de crises antérieures similaires doivent faire évoquer le diagnostic.
- Diagnostic : baisse de l'inhibiteur de la C1 estérase et du C4 avec C3 normal.

Toxiques, médicaments, sevrage

- Sevrage en opiacés ++.
- L'ingestion de toxiques ou de drogues peut être responsable de douleurs abdominales.
- Amphétamines, dérivés de l'ergot de seigle et cocaïne peuvent causer des douleurs abdominales liées à une ischémie intestinale (vasoconstriction).
- L'intoxication au plomb ou saturnisme :
  - symptômes très proches de ceux notés au cours de la crise de porphyrie aiguë ;
  - actuellement, la source de l'intoxication provient parfois de peintures contenant des sels de plomb (interdites depuis quelques années) mais surtout après absorption d'eau provenant de canalisations défectueuses ;
  - diagnostic : dosage de la plombémie et la plomburie.

Purpura rhumatoïde

- Douleurs abdominales aiguës d'évolution spontanément favorable.
- Touche essentiellement les enfants.
- Association à un purpura, à des arthralgies et une atteinte rénale.

Autres vascularites

De nombreuses vascularites peuvent se compliquer de douleurs abdominales.

Ces dernières sont parfois révélatrices (l'association à un purpura doit les faire évoquer).

L'atteinte des vaisseaux de moyen calibre peut entraîner, par occlusion et/ou thrombose, des ischémies et des infarctus intestinaux, avec un risque de perforations secondaires, redoutables. Les atteintes vasculaires plus distales peuvent entraîner des inflammations, des ulcérations et/ou des hémorragies digestives par rupture de micro-anévrismes sous-muqueux.

Les vascularites peuvent aussi se compliquer de pancréatites, cholécystites (parfois gangréneuses), infarctus splénique ou infarctus hépatiques.

Drépanocytose

- Également appelée hémoglobinose S, ou anémie à cellules falciformes.
- Maladie héréditaire fréquente.
- Contexte : déshydratation, stress, effort physique, exposition au froid.
- La symptomatologie varie en fonction des organes atteints : douleurs intenses osseuses, abdominales + fièvre fébricule 38 °C.
- Anémie (hémolyse), hyperleucocytose.
- Devant une crise de douleurs abdominales il faut penser à :
  - une crise vaso-occlusive avec risque ischémique splénique ou intestinal (fréquence des infarctus de la rate) : TDM ;
  - une lithiase biliaire compliquée (complication fréquente de l'hémolyse).

Phéochromocytome

- Amaigrissement, anxiété, tremblements, hyperthermie, tachycardie.
- Crise stéréotypée d'hypertension artérielle paroxystique majeure avec sueurs.
- Début de la crise brutal, angoissant avec douleurs qui « montent » le long du corps. Elles commencent par des crampes aux mollets avec fourmillements, des douleurs thoraciques, lombaires, des douleurs au niveau du cœur qui rappellent celles de l'angine de poitrine, puis des céphalées violentes, pulsatiles.
- La durée de la crise est variable.
- La fin de la crise se conclut par une envie impérieuse d'uriner abondamment.

Douleurs rachidiennes projetées

- Par irritation de la branche antérieure du nerf vertébral.
- Lombalgie très fréquemment associée par souffrance du rameau postérieur du nerf rachidien.
- Zona : chercher des vésicules de topographie métamérique.
- Syndrome de Cyriax ou syndrome du rebord costal douloureux :
  - dû à une subluxation de l'extrémité antérieure des côtes flottantes qui aboutit à une compression du nerf intercostal ;
  - douleur épigastrique intense ;
  - déclenchée par la palpation du rebord costal.

Points clés

- Toute douleur abdominale aiguë peut être le symptôme d'une urgence chirurgicale.
- Le diagnostic repose sur l'analyse sémiologique de la douleur, les signes associés d'organe et généraux et le terrain.
- À l'examen, toujours rechercher une cicatrice abdominale, une hernie, une défense ou contracture ; les touchers pelviens sont systématiques.
- Lipasémie > 3 fois la normale → pancréatite aiguë.
- Aux urgences, ne pas oublier : bandelette urinaire → affection urinaire, β-HCG → grossesse extra-utérine, ECG → infarctus ou péricardite.
- Le scanner abdominal doit être préféré à toute autre exploration radiologique en cas de douleur abdominale aiguë inexpliquée.
- Les causes les plus fréquentes de douleur épigastrique sont les affections ulcéreuses gastro-duodénales (ulcère hyperalgique, perforation d'ulcère), pancréatites aiguës et affections biliaires.
- Les causes les plus fréquentes de douleur de l'hypochondre droit sont hépato-biliaires (colique hépatique, cholécystite, angiocholite, tumeur ou abcès du foie).
- Devant une douleur de la fosse iliaque droite, penser aux causes chirurgicales : appendicite, diverticule de Meckel, diverticulite du côlon droit, hernie étranglée, grossesse extra-utérine, torsion d'annexe ou de fibrome utérin ; mais aussi à des causes médicales : adénolymphite mésentérique, torsion de frange épiploïque, iléite terminale, maladie de Crohn, salpingite, kyste ovarien, cystite, colique néphrétique ou pyélonéphrite, abcès ou hématome du psoas ou du grand droit.
- Les principales affections générales qui peuvent se révéler par des douleurs abdominales aiguës « pièges » sont l'insuffisance surrénale aiguë, l'hypercalcémie, l'acido-cétose diabétique, la maladie périodique, les porphyries hépatiques, l'œdème angio-neurotique, la drépanocytose, le purpura rhumatoïde.

CHAPITRE

8

Item 268 – UE 8 – Reflux gastro-œsophagien chez le nourrisson, chez l'enfant et chez l'adulte. Hernie hiatale

Objectifs pédagogiques

- Diagnostiquer un reflux gastro-œsophagien et une hernie hiatale aux différents âges.
- Argumenter l'attitude thérapeutique et planifier le suivi du patient.

I. Définition

Le reflux gastro-œsophagien (RGO) désigne le passage, à travers le cardia, d'une partie du contenu gastrique dans l'œsophage, en dehors de tout effort de vomissement.

Le RGO pathologique est caractérisé par des symptômes et/ou des lésions d'œsophagite. Le reflux du contenu gastrique est alors dans la majorité des cas anormalement fréquent et/ou prolongé et acide.

II. Épidémiologie

Vingt à 40 % des adultes souffrent d'un pyrosis, 10 % décrivent un pyrosis au moins hebdomadaire et 2 à 5 % un pyrosis quotidien.

III. Physiopathologie

La physiopathologie du RGO est multifactorielle.

Hépato-gastro-entérologie

A. Élément clé : la défaillance de la barrière antireflux œso-gastrique

La barrière antireflux est constituée par le sphincter inférieur de l'œsophage (SIO) et le diaphragme.

La physiopathologie du RGO fait principalement intervenir la défaillance du SIO. Le SIO est une zone de haute pression qui s'oppose au gradient de pression abdomino-thoracique.

Les épisodes de RGO s'observent surtout lors des relaxations transitoires spontanées du SIO.

Les formes les plus sévères du RGO sont plus fréquemment associées à une pression du SIO effondrée.

B. Autres facteurs possibles

- Hyperpression abdominale (surcharge pondérale, efforts de toux).
- Stase gastrique.

C. Relations RGO et hernie hiatale

La hernie hiatale se définit comme la protrusion, permanente ou intermittente, d'une partie de l'estomac dans le thorax à travers le hiatus œsophagien du diaphragme. On en distingue 2 types (fig. 8.1).

Hernie hiatale par glissement :

- la plus fréquente (85 %);
- le cardia est intrathoracique;
- elle n'est ni nécessaire, ni suffisante pour expliquer un RGO : le RGO peut exister sans hernie hiatale et une hernie hiatale peut ne pas être associée à un RGO.

Hernie hiatale par roulement :

- 15 %;
- la grosse tubérosité forme une poche intrathoracique, para-œsophagienne;
- le cardia reste intra-abdominal;
- elle n'a pas de lien avec le RGO;
- le risque est l'étranglement herniaire.

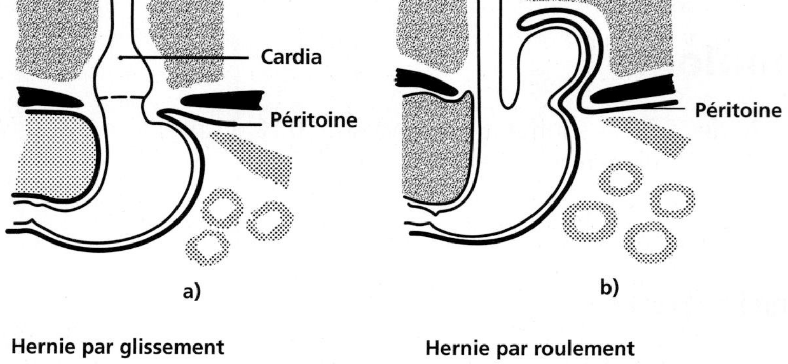

Fig. 8.1. Hernies hiatales.

IV. Signes fonctionnels du RGO

A. Symptômes digestifs du RGO non compliqué

- Pyrosis (brûlure rétrosternale ascendante à point de départ épigastrique).
- Régurgitations acides (remontées du contenu gastrique acide jusqu'au niveau pharyngé survenant sans effort de vomissement et sans nausée).
- = Symptômes dont l'association est quasi pathognomonique de RGO. Leur spécificité est telle qu'ils permettent le diagnostic clinique de RGO.
- Leur caractère postural et/ou post-prandial = élément supplémentaire très évocateur.
- Lorsque ces symptômes sont nocturnes, le RGO est souvent sévère avec des lésions d'œsophagite.
- Parfois, il n'existe que des brûlures épigastriques.

B. Symptômes extradigestifs du RGO

- Toux (notamment au décubitus).
- Dyspnée asthmatiforme.
- Enrouement.
- Dysesthésies bucco-pharyngées.
- Otalgie inexpliquée notamment droite.
- Laryngite postérieure.
- Douleurs précordiales qui peuvent simuler un angor.
- Gingivites ou caries dentaires à répétition.
- Troubles du sommeil avec notamment des micro-éveils nocturnes.

Ces manifestations sont parfois associées aux symptômes digestifs du RGO mais peuvent aussi être isolées. Il faut donc savoir évoquer le RGO lorsqu'un bilan pulmonaire, ORL ou cardiaque approfondi est normal. Néanmoins, établir un lien causal entre le RGO et ces manifestations atypiques est difficile.

C. Symptômes de RGO compliqué

L'œsophagite sévère :

- complication essentielle ;
- ulcérations du bas œsophage étendues, confluentes ou circonférentielles (fig. 8.2 cahier quadri, planche 2) ou sténose (dite peptique) qui peut être très serrée ;
- expose à un risque de :
  - hémorragie digestive (anémie ferriprive, hématémèse, meléna) éventuellement favorisée par une prise d'anti-inflammatoires non stéroïdiens, aspirine, traitement anticoagulant ;
  - sténose œsophagienne (dysphagie et éventuelle altération de l'état général).

Ces complications sont parfois révélatrices du RGO.

Aucun parallélisme entre la sévérité des symptômes et l'intensité des lésions d'œsophagite. Des symptômes très bruyants peuvent être présents sans œsophagite. Inversement, des lésions d'œsophagite sévère peuvent être quasi asymptomatiques notamment chez le sujet âgé.

D. Endobrachyœsophage (EBO)

- Appelé également œsophage de Barrett.
- Défini par le remplacement, sur une hauteur plus ou moins grande, de l'épithélium normal malpighien de l'œsophage distal par un épithélium métaplasique cylindrique de type intestinal (fig. 8.3 et 8.4 cahier quadri, planche 2).

- Pas de symptôme spécifique, peut être pauci- voire asymptomatique.
- Nécessite une surveillance régulière avec des biopsies étagées multiples pour dépister l'apparition d'une dysplasie, étape préalable au cancer invasif (vidéo 8.1).
- Expose aux risques d'apparition au sein de sa muqueuse pathologique :
  - d'ulcère ;
  - de dysplasie (fig. 8.5 cahier quadri, planche 2) ;
  - d'adéno-carcinome :
    - prévalence : 2,7/100 000 chez l'homme et 0,4/100 000 chez la femme,
    - de pronostic très sombre (survie à 5 ans : 11 %),
    - symptomatique seulement à un stade tardif.

V. Conduite diagnostique en présence de symptômes de RGO

A. Examen clinique et examens biologiques standard

L'interrogatoire est une étape importante. Il permet de rechercher des symptômes typiques de RGO, un syndrome postural, la présence ou non de signes d'alarme. L'interrogatoire permet également d'éliminer un syndrome de rumination, qui est un diagnostic différentiel important. Le syndrome de rumination consiste en la régurgitation dans la bouche d'aliments récemment ingérés avec mastication du bolus, sans brûlure rétrosternale ni nausée ou vomissement associé. L'arrêt du phénomène lorsque le bolus devient acide est également très évocateur. D'origine psychologique, le syndrome de rumination doit être pris en charge par des thérapies comportementales.

L'examen clinique peut identifier une surcharge pondérale qu'il faudra prendre en compte dans la prise en charge du RGO.

Avant 50 ans, en présence de symptômes digestifs typiques (présence de pyrosis et/ou de régurgitations) et s'il n'existe pas de signe d'alarme (dysphagie, amaigrissement, anémie), aucun examen complémentaire n'est nécessaire avant la mise en route d'un traitement.

B. Examens complémentaires

1. Explorations morphologiques

L'endoscopie œso-gastro-duodénale :

- seule exploration morphologique utile ;
- indiquée en première intention si les symptômes sont atypiques ou après 50 ans ;
- sa normalité (30 à 50 % des cas) ne permet pas d'écarter le diagnostic de RGO ;
- permet d'affirmer le diagnostic de RGO lorsqu'elle découvre une œsophagite définie par des pertes de substance au moins épithéliales (érosives), rarement profondes (ulcérées) qui peuvent être décrites par différentes classifications cotant la gravité des lésions, leur étendue circonférentielle ou non et l'existence d'une complication comme une sténose peptique.

Le transit baryté œso-gastrique n'a pas d'intérêt pour le diagnostic du RGO sauf (exceptionnel) en cas de sténose peptique de l'œsophage et d'une volumineuse hernie hiatale en cherchant sa réductibilité et l'association d'une composante mixte par glissement et par roulement.

Techniques en cours d'évaluation : l'ingestion d'une vidéocapsule endoscopique (fig. 8.6) permettra peut-être la détection fiable d'une œsophagite ou d'un EBO.

2. Explorations fonctionnelles

La pHmétrie œsophagienne des 24 heures :

- exploration fonctionnelle la plus sensible pour diagnostiquer un RGO pathologique ;
- permet de quantifier l'exposition acide dans l'œsophage ;
- et d'analyser les relations temporelles entre les symptômes et les épisodes de RGO (fig. 8.7) ;
- surtout proposée quand l'endoscopie ne montre pas d'anomalies muqueuses œsophagiennes, dans les circonstances suivantes :
  - en cas de manifestations extradigestives compatibles avec un RGO,
  - en cas de persistance de symptômes œsophagiens gênants sous traitement antisécrétoire,
  - avant une éventuelle chirurgie antireflux pour avoir une certitude diagnostique en l'absence d'œsophagite.

L'*impédancemétrie œsophagienne* est le seul examen permettant de mettre en évidence un RGO peu ou non acide. Cet examen est surtout indiqué pour rechercher un reflux persistant sous traitement antisécrétoire.

La *manométrie œsophagienne* :

- n'objective pas le RGO ;
- mais peut identifier des facteurs aggravants, comme une hypotonie franche du SIO ou des troubles du péristaltisme œsophagien altérant la clairance acide de l'œsophage ;
- recommandée en cas d'indication opératoire pour un reflux.

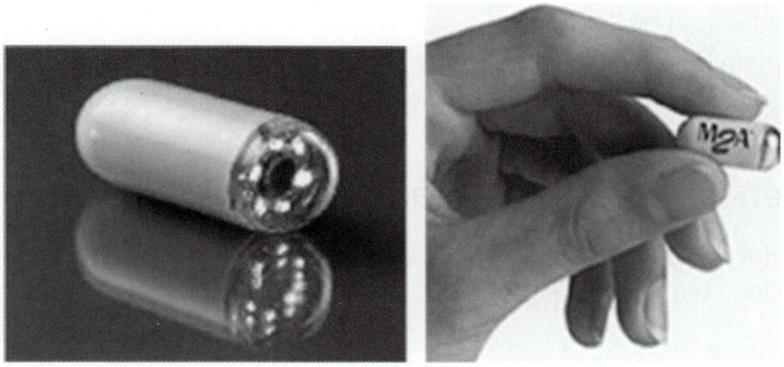

Fig. 8.6. Vidéocapsule endoscopique (la photo de droite vous montre la taille de cette vidéocapsule par rapport aux doigts d'une main).

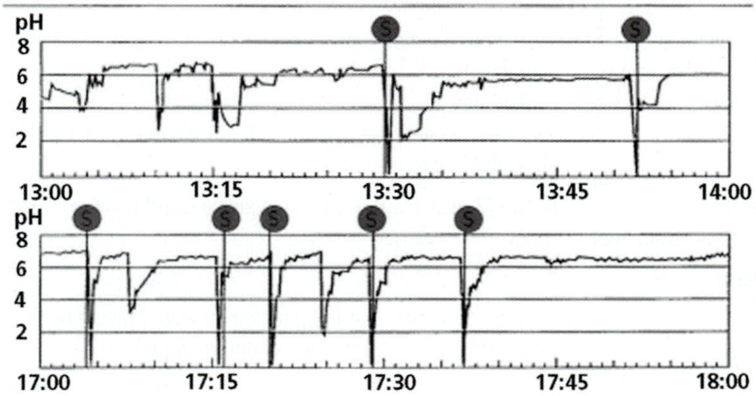

Fig. 8.7. Relations entre épisodes RGO et symptômes.

L'analyse du tracé permet de savoir la proportion d'épisodes de reflux contemporains de symptômes (S).

VI. Traitement médical du RGO

But :

- soulager les symptômes et améliorer la qualité de vie ;
- obtenir la cicatrisation des lésions dans les œsophagites sévères pour éviter les complications ;
- prévenir les récidives sévères.

A. Options thérapeutiques

Options thérapeutiques possibles :

- neutralisation du contenu acide (antiacides) ;
- inhibition de la sécrétion gastrique acide surtout par les inhibiteurs de la pompe à protons (IPP) ;
- protection de la muqueuse œsophagienne en limitant l'extension vers le haut des épisodes de RGO (alginates).

Les traitements stimulant la motricité œso-gastrique (prokinétiques) actuellement disponibles n'ont pas d'intérêt dans la prise en charge du RGO.

Recommandations hygiéno-diététiques :

- niveau de preuve très bas bien que de bon sens ;
- réduction pondérale ;
- arrêt du tabac et de l'alcool ;
- surélévation de 45° de la tête du lit ;
- respect d'un intervalle minimal de 3 heures entre le dîner et le coucher.

B. Traitement antisécrétoire à la base du traitement

Ses modalités varient selon que le RGO est sans et avec œsophagite et entre le traitement initial ou à long terme.

1. RGO sans œsophagite (tableau 8.1)

Tableau 8.1. Traitement symptomatique du RGO sans œsophagite*.

Traitement initial	
En cas de symptômes typiques et espacés (fréquence : < 1/semaine)	Traitement d'action rapide : – antiacides – alginates – anti-H2 (cimétidine, ranitidine, famotidine) en 1 à 3 prises/j Pas d'IPP en première intention
En cas de symptômes typiques et rapprochés (fréquence : > 1/semaine)	IPP à 1/2 dose (sauf oméprazole pleine dose) pendant 4 semaines
Traitement à long terme	
Initialement	Essai de traitement par IPP à la demande (le malade ne prend son IPP que pendant les périodes où il est symptomatique)
Si rechutes fréquentes ou précoces	Traitement d'entretien par IPP en recherchant la dose minimale efficace

* Recommandations AFSSAPS 2007.

Tableau 8.2. Traitement d'un RGO compliqué d'œsophagite*.

	Traitement de cicatrisation	Prévention des récidives
Œsophagite peu sévère	– IPP à 1/2 dose pendant 4 semaines – Si persistance des symptômes, IPP pleine dose	– IPP à dose minimale efficace si les rechutes sont fréquentes
Œsophagite sévère	– IPP pleine dose pendant 8 semaines	– IPP au long cours à dose minimale efficace

* Recommandations AFSSAPS 2007.

2. RGO avec œsophagite

Dans les œsophagites par reflux, les propositions sont un peu différentes car le traitement antisécrétoire est essentiellement représenté par les IPP à pleine dose. La supériorité des IPP par rapport aux anti-H2 est démontrée quelle que soit la sévérité de l'œsophagite. Les récidives à l'arrêt du traitement antisécrétoire sont d'autant plus fréquentes que l'œsophagite était plus sévère (tableau 8.2).

3. RGO avec manifestations extradigestives prédominantes ou isolées

L'ANSM ne recommande pas de traitement antisécrétoire, considérant qu'il n'y a pas de preuve de l'efficacité notamment des IPP dans cette indication, quelle que soit la dose utilisée. D'autres auteurs discutent l'utilité d'un traitement par IPP à double dose prolongé au moins 3 mois dans des situations comme la toux après avoir exclu une affection ORL ou pulmonaire.

4. RGO résistant aux IPP

- Discuter l'éventualité d'un RGO non acide ou d'une erreur diagnostique.
- Documenter la persistance d'un reflux acide (10 %) ou non acide (30 à 40 %) si possible par une pH-impédancemétrie sous traitement.
- En cas de reflux persistant documenté, la dose d'IPP peut être augmentée et/ou associée aux antiacides.
- Le baclofène (Liorésal®) (qui agit sur les relaxations transitoires du SIO) peut dans certains cas être proposé mais est souvent mal toléré.
- Le plus souvent, une intervention chirurgicale est discutée si le reflux persiste.

5. Sténose peptique

La sténose peptique doit être traitée en continu par des IPP à pleine dose.

Des dilatations endoscopiques sont indiquées en cas de sténose (pour améliorer la dysphagie).

6. Endobrachyœsophage

Seul l'EBO symptomatique ou associé à une œsophagite doit être traité par IPP alors que les formes asymptomatiques et non associées à une œsophagite ne nécessitent pas de traitement.

Les antisécrétoires au long cours et la chirurgie antireflux ne préviennent pas l'apparition d'une dysplasie ou d'un cancer.

Ces traitements ne modifient donc pas les indications et les modalités de la surveillance endoscopique et histologique (biopsies systématiques réalisées au cours de l'endoscopie).

VII. Chirurgie du RGO

La chirurgie :

- a pour but de réaliser un montage antireflux en restaurant des conditions anatomiques qui s'opposent au RGO avec notamment un segment d'œsophage abdominal ;
- fundoplicature complète selon le procédé de Nissen qui est le plus utilisé (fig. 8.8) ;
- peut être effectuée sous cœlioscopie.

En cas de RGO acide, la chirurgie se discute chez les malades :

- très améliorés par le traitement médical mais qui récidivent dès son arrêt et qui nécessitent un traitement continu au long cours ;
- qui continuent à être gênés par des régurgitations régulières ;
- ayant une volumineuse hernie hiatale ;
- chez qui la persistance d'un reflux anormal sous traitement a été documentée.

Les meilleurs résultats de la chirurgie sont obtenus chez les patients répondant parfaitement bien au traitement médical. Les moins bons résultats sont obtenus en cas de résistance au traitement médical (car dans la majorité des cas ces symptômes ne sont pas liés au RGO).

Les traitements endoscopiques qui ont été proposés comme alternatives à la chirurgie n'ont pas encore apporté la preuve de leur efficacité.

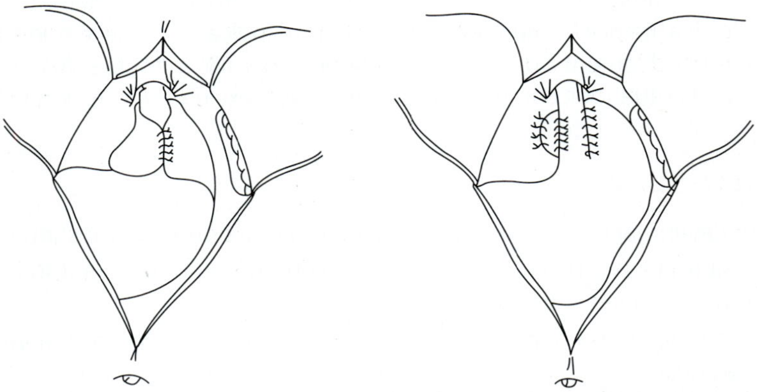

Fig. 8.8. Chirurgie antireflux.

Points clés

- Le RGO pathologique est défini par la survenue de symptômes et/ou de lésions muqueuses œsophagiennes. Ce RGO pathologique est le plus souvent acide, rarement peu ou non acide.
- La surcharge pondérale est un facteur épidémiologique majeur expliquant la prévalence croissante du RGO.
- La spécificité du pyrosis et des régurgitations acides est telle que ces symptômes permettent cliniquement le diagnostic de RGO acide sans recourir à une endoscopie.
- Le RGO peut être à l'origine de symptômes extradigestifs (ORL, pulmonaires, cardiaques) et de perturbations du sommeil.
- Les complications évolutives du RGO sont la constitution d'une œsophagite sévère, d'une sténose peptique ou d'un endobrachyœsophage.
- L'endobrachyœsophage se définit par la présence d'une métaplasie intestinale. Il expose à un risque accru d'adéno-carcinome du bas œsophage et doit être surveillé endoscopiquement.

- La pHmétrie est l'examen de référence pour quantifier un RGO acide et rattacher des symptômes extra-digestifs à un RGO acide.
- Le traitement du RGO repose avant tout sur les IPP. Le traitement initial fait appel à un IPP à pleine dose en cas d'œsophagite et à demi-dose en cas de RGO sans lésion œsophagienne.
- Au long cours, l'option d'un traitement à la demande ou d'un traitement continu dépend de l'évolution symptomatique.
- La chirurgie a pour but de réaliser un montage antireflux (le plus souvent fundoplicature complète selon le procédé de Nissen) et peut être effectuée sous cœlioscopie. L'indication est rare et il faut préalablement écarter un trouble moteur de l'œsophage par une manométrie.

Complément en ligne

Un complément numérique est associé à ce chapitre. Il est indiqué dans la marge par un flashcode.

Pour accéder à ce complément, connectez-vous sur **www.em-consulte.com/e-complement/474227** et suivez les instructions pour activer votre accès.

Vidéo 8.1 Endobrachyœsophage : on voit bien en fin de vidéo la différence de couleur entre l'endobrachyœsophage et la muqueuse œsophagienne malpighienne normale.

Pour en savoir plus

	Les inhibiteurs de la pompe à protons chez l'adulte (PDF 4 pages) - 2009 - (HAS) http://www.has-sante.fr/portail/jcms/r_1439925/fr/les-inhibiteurs-de-la-pompe-a-protons-chez-l-adulte-fiche-bum
	Examens complémentaires dans le reflux gastro-œsophagien chez l'adulte (PDF 7 pages) - 2005 - (HAS) http://www.has-sante.fr/portail/jcms/c_272450/fr/prescription-des-examens-complementaires-dans-le-reflux-gastro-oesophagien-chez-ladulte-en-gastro-enterologie

CHAPITRE

9

Item 269 – UE 8 – Ulcère gastrique et duodénal. Gastrite

Objectifs pédagogiques

- Diagnostiquer un ulcère gastrique, un ulcère duodénal, une gastrite.
- Identifier les situations d'urgence et planifier leur prise en charge.
- Argumenter l'attitude thérapeutique et planifier le suivi du patient.

I. Ulcère gastrique et duodénal

A. Anatomo-pathologie

Un ulcère se définit comme une perte de substance de la paroi gastrique ou duodénale atteignant en profondeur la musculeuse (fig. e9.1).

Il se différencie des érosions qui sont limitées à la muqueuse et des ulcérations qui atteignent la sous-muqueuse sans la dépasser.

L'ulcère chronique se distingue de l'ulcère aigu par l'existence d'un socle scléro-inflammatoire dans la musculeuse contenant des hyperplasies nerveuses et des lésions d'endartérite.

B. Physiopathologie

Les ulcères gastriques ou duodénaux (UGD) résultent du déséquilibre entre l'agression chlorhydro-peptique et les mécanismes de défense (barrière muqueuse) en un point précis de la muqueuse.

La barrière muqueuse a une composante préépithéliale (mucus, sécrétion de bicarbonates et phospholipides), épithéliale (cellules de surface) et sous-épithéliale (flux sanguin muqueux). Les prostaglandines stimulent ces mécanismes de protection. De multiples facteurs endogènes et exogènes modulent l'équilibre agression/défense.

Schématiquement :

- les ulcères gastriques sont liés essentiellement à une altération des mécanismes de défense (AINS-aspirine, atrophie glandulaire, tabac, pangastrite à *H. pylori*) ;
- les ulcères duodénaux sont liés soit à une altération des mécanismes de défense (AINS), soit à des situations d'hypersécrétion acide (notamment gastrite antrale à *H. pylori*).

1. Maladie ulcéreuse gastro-duodénale liée à l'infection à Helicobacter pylori

H. pylori est un bacille Gram négatif qui résiste à l'acidité gastrique grâce à son activité uréasique et qui colonise la surface de la muqueuse gastrique, principalement antrale.

L'infection à *H. pylori* :

- est contractée le plus souvent dans l'enfance par voie oro-orale ou féco-orale;
- affecte la majorité des individus dans les pays en voie de développement;
- a une incidence qui a régulièrement diminué dans les pays développés (amélioration des conditions d'hygiène). Cela explique dans ces pays la faible prévalence de l'infection dans les générations les plus jeunes (15 %) alors qu'elle atteint encore 50 % chez les sujets de plus de 60 ans;
- se traduit par une gastrite aiguë évoluant vers la chronicité dans la majorité des cas.

La gastrite liée à *H. pylori* peut se compliquer d'un ulcère gastrique ou d'un ulcère duodénal. Les autres complications, plus rares, sont l'adéno-carcinome gastrique et le lymphome. Le plus souvent, la gastrite ne se complique pas (fig. 9.2).

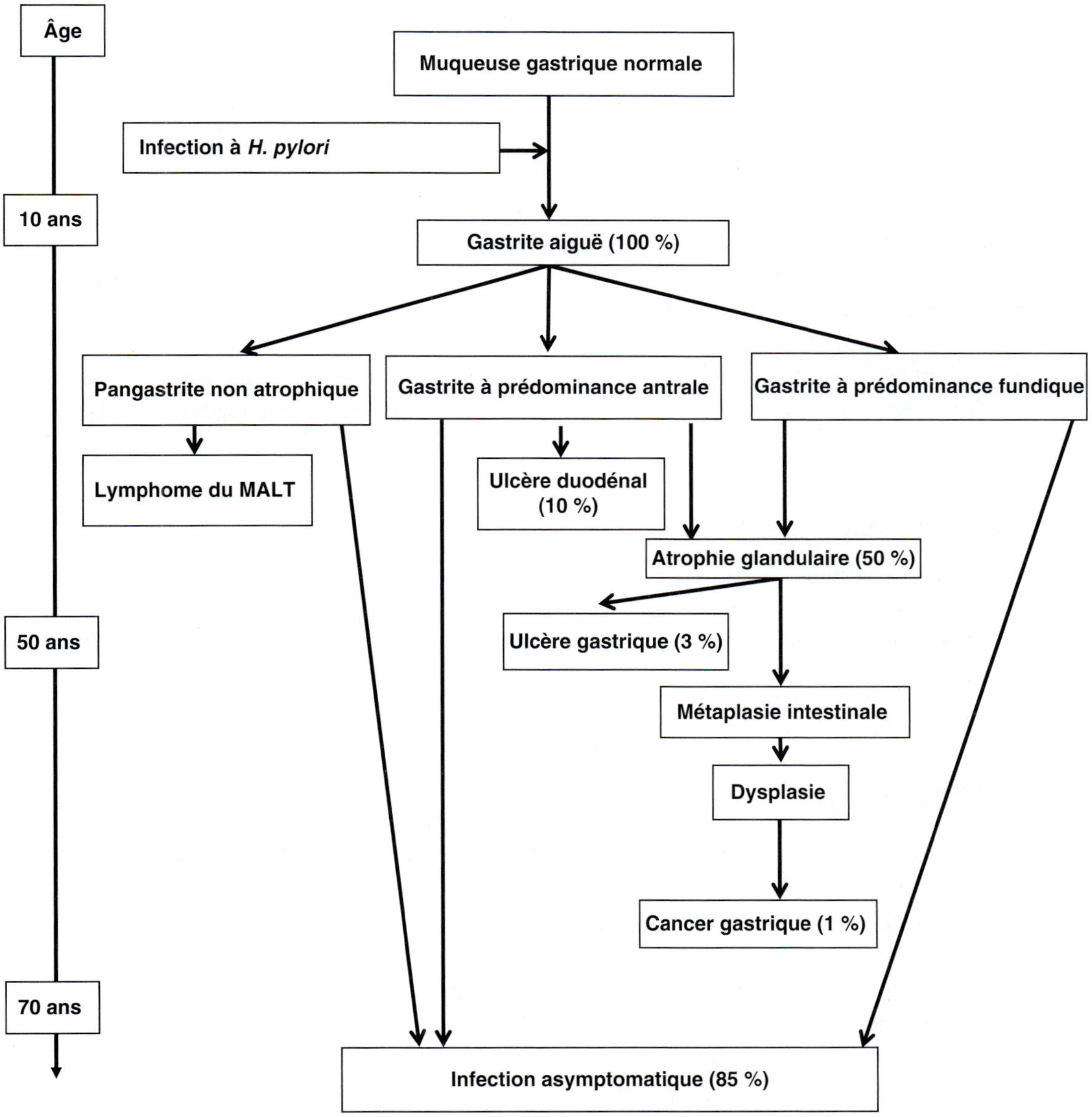

Fig. 9.2. Complications de l'infection à *H. pylori*.

2. UGD liés aux AINS

Les propriétés thérapeutiques des AINS non sélectifs reposent sur l'inhibition des cyclo-oxygénases (COX) 1 et 2, enzymes qui transforment l'acide arachidonique en prostaglandines. L'inhibition de COX-1 qui produit les prostaglandines gastro-duodénales altère les mécanismes de défense de la muqueuse et favorise la survenue d'ulcères et de complications ulcéreuses, plus souvent gastriques que duodénaux. Les AINS sélectifs (coxibs) qui inhibent la COX-2 en préservant l'activité COX-1 réduisent le risque de complications ulcéreuses sans le supprimer.

L'aspirine administrée à faible dose, à visée antiagrégante, a un potentiel ulcérogène et expose au risque de complications hémorragiques.

3. Syndrome de Zollinger-Ellison

- Exceptionnel.
- Doit être évoqué en cas d'ulcères multiples ou récidivants, volontiers compliqués.
- Lié à une hypersécrétion d'acide induite par une sécrétion tumorale de gastrine (gastrinome).

4. UGD non liés à H. pylori et non médicamenteux

- La prise d'un gastro-toxique doit être recherchée par une anamnèse médicamenteuse très détaillée.
- Il faut évoquer les causes plus rares d'ulcère : tabac, syndrome de Zollinger-Ellison, maladie de Crohn ou vascularite.
- La proportion de ces ulcères idiopathiques a été évaluée à 20 % du fait de la diminution de la prévalence du portage de *H. pylori*.
- Ils affectent volontiers des sujets atteints de comorbidités notamment cardio-vasculaires, rénales, hépatiques ou pancréatiques.
- Ils sont liés à une altération des mécanismes de défense de la muqueuse gastro-duodénale.
- Entité nosologique distincte des ulcères de stress qui surviennent chez des malades de réanimation ayant une ou plusieurs défaillances viscérales.

5. Autres facteurs

- Terrain génétique.
- « Le stress » ou les facteurs psychologiques n'ont aucun rôle démontré dans la physiopathologie de l'ulcère. Les ulcères observés chez les patients de réanimation représentent une situation à part (« stress » biologique intense) (*cf. infra*).

C. Épidémiologie

- L'incidence des UGD a régressé dans les pays développés au cours des 3 dernières décennies parallèlement au recul de l'infection gastrique à *H. pylori*.
- En France, l'incidence des UGD diagnostiqués par endoscopie est de l'ordre de 90 000 par an (0,2 % de la population adulte), dont environ 20 000 au stade de complications.
- Le sex-ratio H/F est égal 2 pour l'UD et 1 pour l'UG.
- L'UD est plus fréquent que l'UG avant 55 ans.
- Les ulcères des sujets âgés sont plus volontiers compliqués.
- Le taux de mortalité des complications ulcéreuses est de l'ordre de 10 %.
- Environ un tiers des UGD compliqués sont attribuables à la prise d'AINS ou d'aspirine à faible dose.

D. Diagnostic positif

1. Symptomatologie

Syndrome ulcéreux typique :

- douleur épigastrique, sans irradiation ;
  - à type de crampe ou faim douloureuse,
  - calmée par la prise d'aliments ou d'antiacides,
  - rythmée par les repas avec un intervalle libre de 1 à 3 heures ;
- l'évolution spontanée par des poussées de quelques semaines séparées par des périodes asymptomatiques de quelques mois ou quelques années est évocatrice d'une maladie ulcéreuse liée à *H. pylori*.

Syndrome douloureux atypique :

- plus fréquent que la forme dite typique ;
- siège sous-costal droit ou gauche, ou strictement postérieur ;
- hyperalgique, pseudo-chirurgical ou au contraire fruste réduit à une simple gêne ;
- non rythmée par l'alimentation.

Asymptomatique : UGD révélé par une endoscopie effectuée pour une autre raison.

Complication ulcéreuse inaugurale :

- hémorragie ou perforation d'emblée, sans signe préalable d'alarme ;
- sténose révélée par des vomissements post-prandiaux.

2. Examen clinique

L'interrogatoire permet de préciser l'existence de poussées douloureuses antérieures, la prise d'AINS ou de d'aspirine ou une intoxication tabagique.

L'examen physique est normal en l'absence de complication.

Dans les formes pseudo-chirurgicales, la palpation du creux épigastrique peut être douloureuse.

3. Endoscopie digestive haute

Elle permet de visualiser le tractus digestif haut jusqu'au deuxième duodénum et de réaliser des biopsies.

Elle peut être réalisée sous anesthésie locale pharyngée ou sous anesthésie générale.

Bien que la morbidité (hémorragie, perforation, fausse route) et la mortalité de cet examen soient très faibles, le malade doit en être clairement averti. La preuve de cette information doit être consignée dans le dossier du malade.

L'ulcère apparaît comme une perte de substance :

- profonde (« creusante ») ;
- à fond pseudo-membraneux (blanchâtre), parfois nécrotique (noirâtre) ;
- généralement ronde ou ovalaire ;
- à bords réguliers, légèrement surélevés et érythémateux.

Ulcère gastrique (fig. 9.3 cahier quadri, planche 3) :

- siège le plus fréquent : antre, petite courbure ;
- biopsies systématiques sur les berges de l'ulcère en raison du risque de cancer (habituellement entre 6 et 12).

Ulcère duodénal (fig. 9.4 cahier quadri, planche 3) :

- siège en plein bulbe ou à la pointe du bulbe ;
- biopsies de l'ulcère inutiles (pas de risque néoplasique) ;
- en cas d'ulcère post-bulbaire (très rare) évoquer l'exceptionnel syndrome de Zollinger-Ellison ou une maladie inflammatoire intestinale (Crohn, vascularite).

Quelle que soit la localisation de l'ulcère, des biopsies de l'antre, de l'angle et du fundus doivent être réalisées pour chercher la présence de *H. pylori* et évaluer le degré de gastrite (fig. e9.5A).

4. Recherche de H. pylori

La recherche d'une infection gastrique à *H. pylori* s'impose devant tout UGD. Elle repose sur des tests réalisés sur des biopsies gastriques et des tests non endoscopiques.

a. Tests sur biopsies gastriques

- Examen anatomo-pathologique sur biopsies antrales et fundiques : c'est l'examen le plus utilisé dans la pratique courante. *H. pylori* a un aspect morphologique très caractéristique à l'histologie cahier quadri, planche 3 et e9.5B).
- Culture avec antibiogramme : réservée à des centres spécialisés en cas d'échec de l'éradication.
- Amplification génique (PCR) : réservée à des centres spécialisés.

b. Tests non endoscopiques

Test respiratoire à l'urée marquée (fig. 9.7) : test utilisé pour le contrôle d'éradication lorsqu'une endoscopie n'est pas nécessaire (UD).

Sérologie *H. pylori* : utile pour établir que le patient est infecté ou a été infecté par *H. pylori* dans les situations qui réduisent la sensibilité des techniques sur biopsies (traitement récent par antibiotique, atrophie gastrique).

E. Diagnostic différentiel

1. Avant l'endoscopie et d'autant plus que les symptômes sont atypiques

Les diagnostics possibles sont :

- adéno-carcinome gastrique ou lymphome gastrique ;
- douleur pancréatique ou biliaire ;

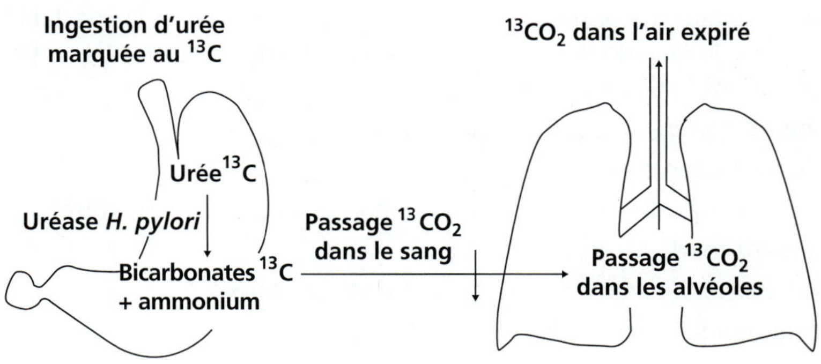

Fig. 9.7. Principe du test respiratoire à l'urée marquée au carbone 13.

Chez les patients infectés par *H. pylori*, l'activité uréasique du germe hydrolyse l'urée en ammonium et CO_2 marqué au ^{13}C qui est ensuite éliminé par voie respiratoire. L'augmentation du $^{13}CO_2$ dans l'air expiré traduit l'infection gastrique à *H. pylori*.

- insuffisance coronarienne, péricardite ;
- ischémie mésentérique ;
- douleur vertébrale projetée ;
- dyspepsie non ulcéreuse.

2. Au stade endoscopique face à des lésions ulcérées (diagnostic différentiel par biopsies)

Les diagnostics possibles sont :

- adéno-carcinome ulcériforme ;
- lymphome ;
- maladie de Crohn ou vascularite.

3. Ulcères de stress

Ils surviennent chez des patients hospitalisés en réanimation et qui ont au moins une défaillance viscérale. Les principaux facteurs de risque sont l'intubation avec ventilation mécanique pendant plus de 48 heures, l'existence de troubles de coagulation, les brûlures étendues et les traumatismes crâniens.

Le plus souvent, il ne s'agit pas d'UGD mais d'ulcérations multiples nécrotico-hémorragiques.

Ils posent des problèmes spécifiques de prévention et de traitement et sortent du cadre nosologique des UGD.

F. Complications

1. Hémorragie digestive

Il s'agit de la complication la plus fréquente des UGD, parfois inaugurale, représentant 30 à 40 % des hémorragies digestives hautes.

Le risque est aggravé par :

- la prise d'AINS, antiagrégants et/ou anticoagulants ;
- antécédent d'UGD compliqué ou non compliqué ;
- âge > 65 ans.

Il peut s'agir d'une hémorragie à bas bruit à l'origine d'une carence en fer (anémie microcytaire arégénérative ferriprive).

Il peut s'agir d'une hémorragie aiguë (hématémèse et/ou méléna) avec ou sans signes cliniques de choc hypovolémique.

L'endoscopie après correction de l'hémodynamique permet d'affirmer l'origine ulcéreuse de l'hémorragie et un geste d'hémostase endoscopique en cas de saignement persistant en jet ou en nappe ou de vaisseau visible ou caillot adhérent (vidéo 9.1).

La mortalité est d'environ 10 % et s'accroît après 75 ans.

2. Perforation ulcéreuse

Complication moins fréquente que l'hémorragie.

Favorisée par la prise d'AINS. Une corticothérapie peut atténuer les signes cliniques de perforation et retarder le diagnostic.

Il peut s'agir d'une perforation en péritoine libre :

- douleur épigastrique intense en « coup de poignard » (à début très brutal ce qui la distingue de la douleur de la pancréatite aiguë), nausées, vomissements ;

- signes de choc;
- contracture d'abord épigastrique puis généralisée;
- disparition inconstante de la matité préhépatique;
- cul-de-sac de Douglas douloureux au toucher rectal;
- pneumopéritoine sur le scanner abdominal avec une réaction inflammatoire de la région antro-pyloro-bulbaire. En cas d'urgence abdominale, un scanner en première intention confirme le diagnostic et en précise la cause;
- contre-indication absolue à l'endoscopie.

Dans certains cas, la perforation se fait au contact d'un organe de voisinage, notamment le pancréas (ulcère perforé-bouché) :

- régression du syndrome douloureux initial;
- pas de pneumopéritoine (possibilité d'un rétropneumopéritoine visible au mieux sur un scanner);
- évolution possible vers la formation d'un abcès (scanner).

3. Sténose ulcéreuse

- Exceptionnelle.
- Complique les ulcères bulbaires et prépyloriques avec une composante fibreuse et inflammatoire.
- Révélée par des vomissements post-prandiaux tardifs.
- Risque de déshydratation et de troubles ioniques : alcalose métabolique avec hypochlorémie et hypokaliémie. À l'examen : clapotage gastrique à jeun (témoin de la stase gastrique) et ondes péristaltiques.

Après l'évacuation de la stase gastrique par aspiration, le diagnostic de sténose est posé par l'endoscopie éventuellement complétée par TDM.

Des biopsies sont nécessaires pour éliminer un cancer ou un lymphome.

4. Association avec le cancer gastrique

- L'UG et l'adéno-carcinome gastrique surviennent sur une muqueuse atrophique qui est un état précancéreux (séquence gastrite aiguë/atrophie/métaplasie/dysplasie/cancer invasif).
- Un cancer débutant peut avoir l'aspect d'un UG bénin.
- La découverte d'un UG impose la réalisation de biopsies sur les berges et justifie la réalisation de biopsies systématiques dans l'antre et le fundus.
- Les UD n'évoluent jamais vers le cancer.

G. Traitement des UGD non compliqués

Les objectifs du traitement sont la suppression rapide des symptômes, la cicatrisation et la prévention des récidives et complications.

1. UGD associés à H. pylori

a. Traitement d'éradication de *H. pylori*

L'éradication de *H. pylori* modifie l'histoire naturelle de la maladie ulcéreuse et réduit à moins de 5 % le taux de récidive à 1 an *versus* 50 à 80 % en l'absence d'éradication.

Le traitement d'éradication de première ligne repose sur un traitement séquentiel de 10 jours associant :

Tableau 9.1. Inhibiteurs de la pompe à protons et dosages indiqués dans le traitement de l'ulcère gastro-duodénal.

	Curatif	Prévention de la récidive
Ésoméprazole	20 mg	20 mg
Lansoprazole	30 mg	15 mg
Oméprazole	20 mg	20 mg
Pantoprazole	40 mg	20 mg
Rabéprazole	20 mg	10 mg

- un inhibiteur de la pompe à protons (IPP) matin et soir (à dose curative [tableau 9.1]);
- du premier au cinquième jour inclus : amoxicilline (1 g × 2/j);
- du sixième au dixième jour inclus association de clarithromycine (500 mg × 2/j) et de métronidazole (500 mg × 2/j).

Ou une quadrithérapie bismuthée :

- sous un seul conditionnement en gélules : métronidazole, tétracycline et sous-citrate de bismuth. Quatre prises de 3 gélules par jour;
- oméprazole (20 mg × 2/j).

En cas d'UD non compliqué avec infection à *H. pylori*, le traitement d'éradication seul est suffisant.

b. Indications des IPP avant et après le traitement d'éradication

Avant le traitement d'éradication

Les IPP sont indiqués à dose curative (tableau 9.1) dès le diagnostic de l'UGD et en attendant de connaître le résultat de la recherche de *H. pylori* par examen histologique ou culture bactérienne.

Après un traitement d'éradication

Un traitement de **6 semaines supplémentaires** d'IPP à dose curative (tableau 9.1) est indiqué dans les cas suivants :

- UG;
- poursuite d'un traitement par AINS, antiagrégant ou anticoagulant;
- persistance de douleurs épigastriques après la phase initiale;
- UD compliqué.

Une **prévention de la récidive par IPP en continu à dose préventive** (tableau 9.1) est indiquée en cas d'UGD compliqué ou non compliqué et de nécessité de poursuivre un traitement par AINS. En cas de poursuite d'un traitement par aspirine cette prévention n'est indiquée qu'après un ulcère compliqué.

c. Surveillance

- L'échec du traitement d'éradication de première ligne est estimé à 20 %, ce qui justifie un contrôle systématique. Il est lié à la mauvaise observance du traitement ou à une résistance bactérienne à la clarithromycine.
- Le contrôle d'éradication est effectué 4 semaines après la fin du traitement IPP et antibiotiques :
  - soit par test respiratoire en cas d'UD;
  - soit par biopsies gastriques en cas d'UG. En cas d'UG, le contrôle endoscopique est impératif pour biopsier la zone cicatricielle en raison de la cicatrisation possible d'authentiques cancers ulcériformes.

- L'éradication réussie dispense d'un traitement antisécrétoire au long cours sauf en cas d'UGD compliqué et de nécessité de poursuivre un traitement par AINS ou aspirine.
- Le risque de réinfection par *H. pylori* est très faible à l'âge adulte.
- En cas d'échec de l'éradication, un traitement de deuxième ligne est recommandé par quadrithérapie bismuthée si elle n'a pas été utilisée en première ligne.
- Après un nouvel échec, une endoscopie avec prélèvements pour culture de *H. pylori* doit être réalisée pour adapter le choix des antibiotiques à l'antibiogramme.
- Après un échec de l'éradication malgré plusieurs lignes de traitement, un traitement préventif IPP au long cours est recommandé en cas d'UD et d'UGD compliqué.

d. Traitement chirurgical

En l'absence de complications, l'indication de la chirurgie est devenue exceptionnelle. Elle se discute chez des patients *H. pylori* négatifs, sans prise de gastro-toxique et en cas de rechutes fréquentes malgré le traitement antisécrétoire au long cours ou du fait d'une mauvaise observance médicamenteuse.

En cas d'UD, il faut éliminer formellement un syndrome de Zollinger-Ellison avant d'intervenir.

On réalise alors une vagotomie hypersélective ou vagotomie tronculaire avec antrectomie.

En cas d'UG, l'absence de cicatrisation après 3 à 4 mois de traitement et l'existence de lésions de dysplasie sur les berges ou à distance doivent faire discuter l'indication chirurgicale en raison du risque de cancer gastrique. Le geste associe une antrectomie ou gastrectomie atypique selon la localisation de l'ulcère. En cas de dysplasie plurifocale une gastrectomie totale peut être discutée.

En cas d'hémorragie ulcéreuse non contrôlée par des techniques d'hémostase endoscopique ou radiologique répétées, un geste chirurgical d'hémostase ou de résection doit se discuter dans l'urgence.

2. UGD induits par les AINS et l'aspirine

a. Traitement curatif

Le traitement par IPP est prescrit pendant 4 semaines (UD) ou 8 semaines (UG). Si le traitement AINS ou aspirine est indispensable, une prévention de la récidive par IPP est maintenue. L'aspirine à visée antiagrégante sera autant que possible remplacée par un autre antiagrégant non gastro-toxique.

Un traitement d'éradication de *H. pylori* est associé en début de traitement chez les sujets combinant les deux facteurs de risque.

Le contrôle endoscopique de cicatrisation est systématique en cas d'UG. Des biopsies sont faites sur la zone cicatricielle.

b. Traitement préventif

Un traitement préventif des complications ulcéreuses est recommandé pendant toute la durée du traitement AINS chez les patients ayant les facteurs de risque suivants :

- âge > 65 ans ;
- antécédent d'UGD compliqué ou non compliqué (éradication *H. pylori* le cas échéant) ;
- association AINS avec des antiagrégants ou des corticoïdes ou des anticoagulants.

Le traitement préventif repose sur les IPP (tableau 9.1).

Les coxibs réduisent le risque de complications mais ne dispensent pas d'un traitement préventif chez les patients à très haut risque (antécédent d'UGD compliqué ou multiplication des facteurs de risque et comorbidités).

3. UGD à H. pylori *négatifs et non liés à la prise d'AINS*

Après avoir éliminé un syndrome de Zollinger-Ellison (UD), une maladie de Crohn, un lymphome ou un cancer gastrique, la conduite à tenir est la suivante :

- UD : traitement antisécrétoire par IPP pendant 4 semaines puis discussion d'un traitement antisécrétoire au long cours par IPP (recommandé en cas de comorbidités sévères);
- UG : traitement antisécrétoire par IPP pendant 4 à 8 semaines suivi d'un contrôle endoscopique avec biopsies sur les berges de l'ulcère et à distance dans l'antre et le fundus. En l'absence de cicatrisation, un nouveau traitement est proposé. Au terme de ce traitement, la persistance de l'UG doit faire discuter une intervention.

H. Traitement des UGD compliqués

La présence ou l'absence d'une infection gastrique à *H. pylori* ne modifie en rien la prise en charge immédiate des UGD compliqués. Le problème de l'éradication se pose dans un deuxième temps et selon les modalités décrites précédemment.

1. UGD hémorragiques

Le traitement est exposé dans le chapitre sur l'hémorragie digestive (*cf.* chapitre 32).

2. UGD perforés

Le traitement est exposé dans le chapitre sur la péritonite aiguë (*cf.* chapitre 34).

3. Sténose ulcéreuse pyloro-bulbaire

La première étape du traitement est médicale :

- évacuation de la stase gastrique par une sonde naso-gastrique;
- perfusion pour corriger les troubles hydro-électrolytiques;
- traitement antisécrétoire intraveineux par IPP.

La régression des phénomènes inflammatoires peut permettre une reprise du transit. La prise en charge de l'ulcère bulbaire ou pylorique responsable rejoint alors celle des UGD non compliqués.

En cas d'échec du traitement médical :

- traitement endoscopique par dilatation de la sténose au ballonnet avec biopsies dans la zone sténosée;
- traitement chirurgical en cas d'échec endoscopique : antrectomie avec anastomose gastro-jéjunale.

II. Gastrite

A. Définition

La définition de la gastrite est histologique : atteinte inflammatoire aiguë ou chronique de la muqueuse de l'estomac (fig. 9.8 cahier quadri, planche 3).

Il n'y a pas de corrélation entre l'atteinte histologique et une symptomatologie fonctionnelle ou un aspect endoscopique. Il est inapproprié de parler de gastrite pour décrire des symptômes ou un aspect endoscopique.

L'examen microscopique de biopsies antrales et fundiques permet d'évaluer la nature et le degré des lésions élémentaires de l'épithélium et du chorion ainsi que leur topographie. Ces données histologiques ainsi que le contexte étiologique permettent de classer les gastrites.

B. Classification des gastrites

La classification des gastrites distingue 3 caractéristiques principales : l'étiologie, la topographie et la morphologie.

- Les principales étiologies sont : les gastrites liées à *H. pylori*, auto-immunes, à éosinophiles, lymphocytaire, collagène et infectieuses autres que *H. pylori*.
- Les topographies sont soit diffuses, soit localisées à l'antre ou au corps gastrique.
- L'aspect morphologique différencie :
  - le siège de l'infiltrat inflammatoire au sein du chorion : superficiel ou interstitiel sur toute la hauteur de la muqueuse ;
  - la densité de l'infiltrat inflammatoire et son caractère actif ou non en fonction de la présence ou de l'absence de polynucléaires neutrophiles au sein de l'infiltrat inflammatoire ;
  - la présence et le degré de l'atrophie muqueuse ;
  - la présence et le degré de la métaplasie intestinale ;
  - la présence d'agents pathogènes, en particulier de *H. pylori*.

C. Gastrite chronique à *H. pylori*

Elle est très fréquente : 20 à 50 % de la population adulte en France.

Après contamination oro-orale ou féco-orale le plus souvent au cours de l'enfance, l'infection se traduit d'abord par une gastrite aiguë qui évolue ensuite vers la chronicité dans la majorité des cas.

La topographie de la gastrite et son risque évolutif dépendent du statut sécréteur acide du sujet infecté :

- chez le sujet hypersécréteur, développement d'une gastrite antrale avec risque d'UD ;
- chez le sujet hyposécréteur, développement d'une pangastrite (touchant l'ensemble de l'estomac) avec atrophie multifocale et risque d'UG et d'adéno-carcinome gastriques (*cf.* fig. 9.2 et fig. 9.9) ;
- beaucoup plus rarement, la gastrite chronique à *H. pylori* évolue vers le lymphome gastrique du MALT (tissu lymphoïde associé aux muqueuses).

En l'absence de lésion ulcéreuse ou tumorale associée, la gastrite chronique à *H. pylori* est asymptomatique ou révélée par des troubles dyspeptiques le plus souvent, sans relation avec l'infection gastrique.

Le diagnostic de gastrite chronique à *H. pylori* repose sur l'endoscopie grâce aux biopsies de l'antre et du corps qui permettent d'évaluer le degré et la topographie de la gastrite et de mettre en évidence la présence du germe (fig. 9.10 cahier quadri, planche 3).

Le traitement repose sur l'éradication de *H. pylori* selon les modalités précédemment décrites.

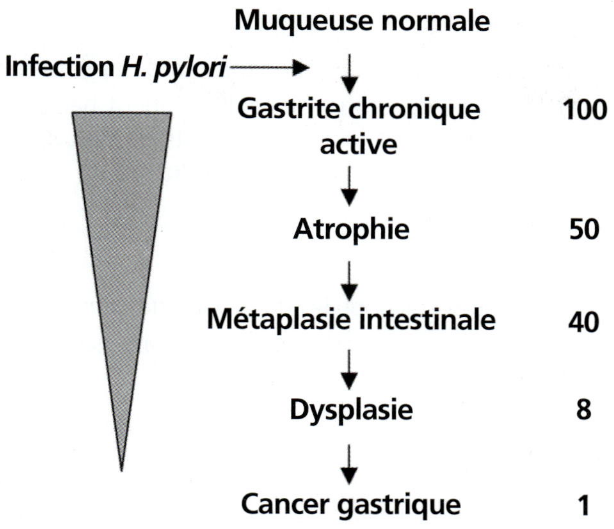

Fig. 9.9. Séquences des anomalies histologiques conduisant au cancer.

D. Gastrites chroniques de mécanisme immunitaire

1. Gastrite chronique auto-immune

La gastrite chronique est limitée au corps et caractérisée par un infiltrat lympho-plasmocytaire et une atrophie progressive des glandes du fundus. Elle est beaucoup plus rare que la gastrite liée à *H. pylori* (fig. e9.11).

Elle est d'origine auto-immune :

- présence d'anticorps sériques anticellules pariétales et antifacteur intrinsèque ;
- contexte d'auto-immunité chez le patient et sa famille (diabète type 1, thyroïdite, vitiligo) ;
- plus fréquente chez la femme de plus de 50 ans.

Au stade d'atrophie fundique sévère (fig. 9.12 cahier quadri, planche 3), elle se caractérise par :

- une carence en facteur intrinsèque responsable d'une malabsorption de la vitamine B12 qui peut progressivement entraîner une anémie macrocytaire arégénérative (anémie pernicieuse de la maladie de Biermer), une glossite, des signes neurologiques (sclérose combinée de la moelle) ;
- une carence martiale et toutes ses complications possibles (l'achlorhydrie gastrique pénalise l'absorption duodénale du fer) ;
- un risque d'adéno-carcinome et de tumeurs endocrines du corps gastrique (ECL-omes) justifiant une surveillance endoscopique systématique tous les 3 ans chez les sujets de moins de 70 ans et en bon état général ;
- une prévention ou correction de la carence en vitamine B12 par l'administration régulière à vie de cette vitamine et de la carence martiale.

2. Gastrite chronique lymphocytaire

- Présence anormalement élevée de lymphocytes T dans l'épithélium de surface et des cryptes avec un infiltrat inflammatoire dans la muqueuse.
- Le plus souvent asymptomatique.
- Association possible à une maladie cœliaque, mais origine le plus souvent indéterminée.

3. Gastrite granulomateuse

- Présence dans le chorion de granulomes épithélioïdes et parfois giganto-cellulaires.
- Causes multiples : maladie de Crohn, sarcoïdose, agent bactérien (tuberculose, syphilis), parasitaire (anisakiase, cryptosporidiose) ou mycotique (histoplasmose, candidose), corps étranger, gastrite granulomateuse dite idiopathique.

4. Gastrite à éosinophiles

- Infiltration à polynucléaires éosinophiles de la paroi gastrique.
- Qui peut être liée à une allergie alimentaire, une parasitose (anisakiase) ou associée à une entérite à éosinophiles.

5. Gastrite associée à la maladie de Crohn

- Infiltration focale périglandulaire par des lympho-plasmocytes, des lymphocytes T et des polynucléaires.
- Concerne 30 % des patients atteints de la maladie

E. Gastrites aiguës

1. Gastrite aiguë à H. pylori

- Elle fait suite immédiatement à la contamination orale par le germe.
- Elle est le plus souvent asymptomatique, méconnue, parfois révélée par un tableau non spécifique de douleurs épigastriques, nausées, vomissements.
- À l'endoscopie, on constate des lésions prédominantes dans l'antre : muqueuse érythémateuse, œdématiée, nodulaire avec des lésions pétéchiales, érosives ou ulcéro-nécrotiques.
- Diagnostic sur biopsies : présence de *H. pylori* avec inflammation de la muqueuse riche en polynucléaires neutrophiles.
- Régression en cas d'éradication ou au contraire évolution vers la chronicité en l'absence de traitement.

2. Gastrite phlegmoneuse

Il s'agit d'une gastrite exceptionnelle.

Elle est caractérisée par une infection bactérienne sévère qui se développe dans l'épaisseur de la paroi gastrique, le plus souvent chez un sujet immuno-déprimé.

3. Gastrite virale

La gastrite à cytomégalovirus ou liée au virus *Herpes simplex* atteint principalement les sujets immuno-déprimés, exceptionnellement des sujets immuno-compétents.

F. Diagnostic différentiel

Les affections diffuses de la muqueuse gastrique sans infiltrat inflammatoire sortent par définition du champ des gastrites et sont regroupées sous le terme de gastropathies.

1. Gastropathie induite par les AINS

Gastropathie aux aspects histologiques caractéristiques.

Les lésions endoscopiques sont très fréquentes, souvent multiples et prédominantes dans l'estomac : pétéchies, érosions, ulcérations et UGD.

2. Gastropathie chimique

Gastropathies réactionnelles à la prise excessive de boissons alcoolisées ou au reflux biliaire duodéno-gastrique souvent après gastrectomie.

3. Gastropathie congestive

La gastropathie d'hypertension portale et le syndrome d'ectasies vasculaires antrales sont regroupés sous le terme de gastropathie congestive.

La gastropathie d'hypertension portale est diagnostiquée en endoscopie par un aspect en mosaïque de la muqueuse fundique (fig. 9.13 cahier quadri, planche 5), pétéchies et éventuellement varices cardio-tubérositaires (*cf.* chapitre 15).

Le syndrome d'ectasies vasculaires antrales a un aspect endoscopique de macules rouges convergeant vers le pylore, donnant un aspect d'« estomac pastèque ». Pour un tiers des cas, il est observé en association avec une cirrhose.

4. Gastropathies hypertrophiques

Ces gastropathies liées à la maladie de Ménétrier ou au syndrome de Zollinger-Ellison doivent être distinguées des gastrites hypertrophiques qui peuvent être provoquées par des atteintes granulomateuses, à éosinophiles, de la maladie de Crohn, et des hypertrophies gastriques néoplasiques, comme le lymphome gastrique, la linite ou la polypose.

La découverte d'une muqueuse épaissie impose une écho-endoscopie voire des biopsies profondes pour éliminer une tumeur à type de linite, un lymphome.

a. Maladie de Ménétrier

- Il s'agit d'une maladie exceptionnelle de pathogénie inconnue caractérisée histologiquement par un épaississement majeur de la muqueuse fundique (hyperplasie des cryptes) et endoscopiquement par des plis fundiques géants.
- Elle présente un tableau de gastropathie exsudative avec syndrome œdémateux par fuite protidique.

b. Gastropathie du syndrome de Zollinger-Ellison

Aspect hypertrophique des plis du fundus lié à l'hyperplasie des glandes fundiques sous l'effet trophique de l'hypergastrinémie d'origine tumorale (gastrinome).

5. Gastropathie radique

Elle survient après irradiation gastrique d'au moins 45 Gy.

En aigu, érosions hémorragiques d'évolution habituellement favorable en quelques semaines.

Les lésions peuvent devenir chroniques : ulcérations et télangiectasies souvent hémorragiques.

Les biopsies doivent être multiples pour éliminer une récidive tumorale et confirmer la nature radique.

Points clés

- Les 2 principales causes d'ulcère gastro-duodénal sont l'infection gastrique à *Helicobacter pylori* et les AINS.
- Le syndrome ulcéreux typique est reconnu devant une douleur épigastrique, sans irradiation à type de crampe ou faim douloureuse, calmée par la prise d'aliments ou d'antiacides, rythmée par les repas avec un intervalle libre de 1 à 3 heures; l'évolution spontanée par des poussées de quelques semaines séparées par des périodes asymptomatiques. Un syndrome douloureux atypique est plus fréquent.
- Le diagnostic d'ulcère et de gastrite repose sur l'endoscopie (et les biopsies).
- L'ulcère duodénal est toujours bénin.
- L'ulcère gastrique survient sur une muqueuse atrophique qui est à risque de cancer. Un cancer ulcériforme peut prendre l'aspect d'un ulcère bénin. Ce risque justifie des biopsies systématiques des berges de l'ulcère gastrique et de la muqueuse de l'antre et du fundus. Le contrôle de la cicatrisation doit être systématique.
- En l'absence de prise d'AINS ou d'aspirine, l'éradication de *Helicobacter pylori* prévient le risque de récidive de l'ulcère duodénal et des complications ulcéreuses et dispense d'un traitement antisécrétoire au long cours.
- Le traitement d'éradication de *Helicobacter pylori* repose sur l'association pendant 10 jours d'un inhibiteur de la pompe à protons avec soit la prise séquentielle d'amoxicilline puis de clarithromycine et de métronidazole ou soit la quadrithérapie bismuthée.
- L'échec du traitement d'éradication de première ligne est estimé à 20 %, ce qui justifie un contrôle systématique. Le contrôle de l'éradication est effectué 4 semaines après la fin du traitement IPP et antibiotiques, soit par test respiratoire en cas d'ulcère duodénal, soit par biopsies gastriques en cas d'ulcère gastrique.
- Les AINS sont responsables d'environ 1/3 des complications ulcéreuses.
- Un traitement préventif des complications ulcéreuses par IPP est recommandé chez tous les patients traités par AINS ayant un facteur de risque : âge > 65 ans, antécédent d'UGD compliqué ou non compliqué (éradication *H. pylori* le cas échéant), association AINS avec des antiagrégants ou des corticoïdes ou des anticoagulants.
- La gastrite est une entité histologique et non clinique ou endoscopique.
- Les gastrites chroniques à évolution atrophiante – gastrite à *H. pylori* et gastrite auto-immune – exposent au risque évolutif de cancer gastrique.

Compléments en ligne

Des compléments numériques sont associés à ce chapitre. Ils sont indiqués dans la marge par des flashcodes.

Pour accéder à ces compléments, connectez-vous sur **www.em-consulte.com/e-complement/474227** et suivez les instructions pour activer votre accès.

Vidéo 9.1 Ulcère gastrique hémorragique avec hémorragie en jet (Forrest Ia). L'hémorragie est contrôlée par la pose de clips au cours de l'endoscopie.

Pour en savoir plus

Lamarque D, Burucoa C, Courillon-Mallet A, de Korwin JD, Delchier JC, Fauchere JL, et al. Révision des recommandations françaises sur la prise en charge de l'infection par *Helicobacter pylori*. Hépato-Gastro 2012 ; 19 : 475–502.

	Les inhibiteurs de la pompe à protons chez l'adulte (PDF 4 pages) - 2009 - (HAS) http://www.has-sante.fr/portail/jcms/r_1439925/fr/les-inhibiteurs-de-la-pompe-a-protons-chez-l-adulte-fiche-bum
	Traitement de *Helicobacter pylori* (PDF 6 pages) - 2005 - (AFSSAPS) http://www.has-sante.fr/portail/upload/docs/application/pdf/2010-08/argumentaire_-_depistage_de_linfection_a_helicobacter_pylori.pdf

CHAPITRE

10

Item 270 – UE 8 – Dysphagie

Objectif pédagogique

- Argumenter les principales hypothèses diagnostiques et justifier les examens complémentaires pertinents.

I. Définition

La dysphagie est une sensation de gêne ou d'obstacle à la progression du bol alimentaire survenant au cours de la déglutition.

Elle doit être différenciée de :

- l'odynophagie (douleur ressentie lors de la progression des aliments dans l'œsophage mais sans sensation de blocage de l'alimentation) ;
- la sensation de striction cervicale liée à l'anxiété, qualifiée de « *globus hystericus* » ;
- l'anorexie (perte d'appétit), surtout lorsqu'elle porte de façon élective sur certains aliments (viande) ;
- la satiété précoce.

II. Deux types de dysphagie

L'interrogatoire permet de distinguer 2 types de dysphagie :

- la dysphagie oro-pharyngée se traduit par une difficulté à initier la déglutition et à propulser le bol alimentaire dans l'œsophage. Le patient localise nettement sa gêne ou sa sensation de blocage dans la région cervicale. Ce type de dysphagie relève essentiellement de causes ORL ou neurologiques ;
- la dysphagie œsophagienne est ressentie comme une sensation de blocage ou une gêne à la progression du bol alimentaire localisée au niveau de la région rétrosternale.

On distingue aussi, selon le mécanisme en cause, la dysphagie lésionnelle due à un obstacle mécanique, le plus souvent dans la paroi œsophagienne (ex. : tumeur maligne) et la dysphagie fonctionnelle due à un trouble moteur (ex. : achalasie).

III. Démarche diagnostique en cas de dysphagie œsophagienne

A. Étape 1 : recherche d'éléments d'orientation par l'interrogatoire

L'interrogatoire précise :

- la localisation rétrosternale de la gêne et son niveau ;
- l'électivité éventuelle pour les solides (dysphagie « sélective » des sténoses organiques) ou l'association avec une dysphagie pour les liquides qui peut prédominer (dysphagie non sélective voire paradoxale) ;
- le mode de début (brutal ou non) ;
- l'évolution (progression plus ou moins rapide, intermittence) ;
- le terrain : âge, intoxication alcoolo-tabagique, exposition à des agents irritants pour l'œsophage (médicaments, caustiques, radiations), affection maligne ou maladie générale (sclérodermie, diabète) ;
- les symptômes associés : signes de reflux gastro-œsophagien (RGO) et leur relation chronologique avec la dysphagie, signes ORL et/ou respiratoires, hoquet, hypersialorrhée, fausses routes ;
- l'existence d'une altération de l'état général (anorexie, amaigrissement).

B. Étape 2 : recherche prioritaire d'une lésion organique de l'œsophage

1. Endoscopie œso-gastro-duodénale

Examen clé à faire en premier lieu devant toute dysphagie. C'est la méthode la plus performante pour le diagnostic des tumeurs de l'œsophage et des œsophagites.

Elle permet à la fois l'étude précise de la muqueuse et la réalisation de biopsies. Les zones qui sont particulièrement à biopsier peuvent être plus facilement décelées en ayant recours à des colorants vaporisés en spray sur la muqueuse (lugol, acide acétique).

> Même en cas de muqueuse normale, des biopsies muqueuses doivent être systématiquement réalisées pour rechercher une œsophagite à éosinophiles.

2. Autres examens morphologiques

Lorsque l'endoscopie œso-gastro-duodénale n'est pas contributive (sténose œsophagienne infranchissable ou aspect de compression extrinsèque avec muqueuse normale), la réalisation d'autres examens se discute.

Le *scanner thoracique* permet de chercher une lésion médiastinale et apprécie l'extension pariétale, médiastinale et ganglionnaire des cancers.

L'*écho-endoscopie* est l'examen qui explore le plus précisément la paroi œsophagienne en cas de tumeur d'apparence superficielle en documentant l'atteinte des différentes couches, et des structures péri-œsophagiennes (fig. 10.1). Elle apprécie l'extension pariétale des tumeurs, détecte les adénopathies métastatiques et différencie les lésions sous-muqueuses intramurales (dans la paroi) des compressions extrinsèques. L'existence d'une sténose en limite les performances.

Le *transit baryté de l'œsophage* peut être fait en deuxième intention, surtout dans les cas d'endoscopie impossible ou incomplète (sténose infranchissable). Il peut également s'avérer utile pour objectiver une compression extrinsèque ainsi que pour préciser la topographie et l'étendue d'un cancer de l'œsophage.

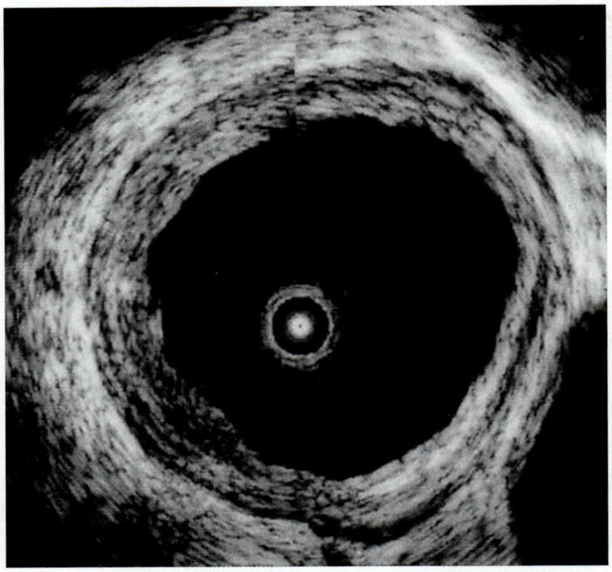

Fig. 10.1. Aspect normal de la paroi œsophagienne en écho-endoscopie.

C. Étape 3 : si l'endoscopie œso-gastro-duodénale est normale, chercher un trouble moteur œsophagien

Le transit baryté de l'œsophage et surtout la manométrie œsophagienne sont indiqués pour chercher un trouble moteur lorsqu'un examen endoscopique normal a éliminé une lésion muqueuse œsophagienne ou une compression extrinsèque et que les biopsies muqueuses systématiques, en cas d'aspect normal de la muqueuse, ont écarté une œsophagite à éosinophiles.

La manométrie œsophagienne :

- est l'examen clé pour le diagnostic des troubles moteurs de l'œsophage;
- enregistre la pression de repos du sphincter inférieur de l'œsophage (SIO) et sa relaxation lors de la déglutition;
- et analyse le péristaltisme au niveau du corps de l'œsophage en réponse à des déglutitions d'eau ou de solides (fig. 10.2);
- peut être utile pour rattacher à l'œsophage une douleur thoracique d'allure angineuse.

Actuellement, la manométrie haute résolution (MHR) de l'œsophage, plus performante que la manométrie classique, permet une meilleure précision sémiologique des troubles moteurs œsophagiens. Son nombre de capteurs de pression plus élevé et le rendu visuel des résultats après leur traitement informatique, permettent une analyse quasi anatomique de la motricité de l'ensemble de l'œsophage et de ses sphincters. Elle a permis une nouvelle classification de l'achalasie en 3 types. Elle permet également d'orienter le diagnostic vers des pathologies de la motricité pharyngée et du sphincter supérieur de l'œsophage, comme la barre crico-pharyngée ou les troubles neurologiques.

IV. Dysphagies lésionnelles

Dans ce contexte, la dysphagie en général :

- prédomine sur les solides;
- s'aggrave;
- et retentit sur l'état général.

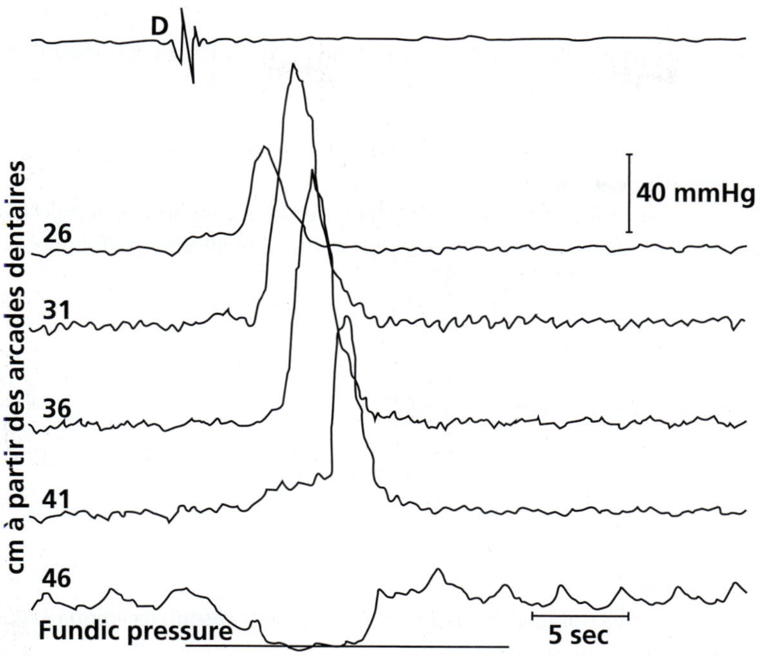

Fig. 10.2. Manométrie œsophagienne.
Tracé montrant une onde péristaltique propagée (normale) après déglutition.

L'endoscopie découvre dans la majorité des cas une sténose organique de l'œsophage qui doit être biopsiée à de multiples endroits. En cas de doute diagnostique, ou si les premières ne sont pas contributives, les biopsies doivent être répétées.

Principales lésions organiques responsables d'une dysphagie d'origine œsophagienne :

- sténoses tumorales :
  - cancer épidermoïde (terrain alcoolo-tabagique),
  - plus rarement adéno-carcinome soit œsophagien développé sur un endobrachyœsophage, ou cardial étendu vers l'œsophage,
  - exceptionnellement d'autres tumeurs malignes (sarcome et mélanome) ou bénignes (léiomyome) et tumeurs extrinsèques (ganglionnaire, bronchique, médiastinale) ;
- sténoses non tumorales :
  - le plus souvent sténose compliquant une œsophagite peptique (sténose régulière, centrée, souvent à la jonction des tiers moyen et inférieur de l'œsophage),
  - un anneau de Schatzki, réalisant un aspect de diaphragme du tiers inférieur de l'œsophage. Cette lésion acquise peut être associée à un reflux gastro-œsophagien, ou plus rarement à une carence martiale dans le cadre d'un syndrome de Plummer-Vinson/Kelly-Paterson,
  - plus rarement œsophagite caustique ou radique,
  - œsophagites à éosinophiles, parfois responsables de sténoses (*cf. infra*),
  - rarement, compression extrinsèque (adénopathie, anomalie artérielle) ;
- œsophagites non sténosantes :
  - d'*origine médicamenteuse* (doxycycline, aspirine, anti-inflammatoires non stéroïdiens, alendronate, chlorure de potassium). Le symptôme prédominant est l'odynophagie,
  - *à éosinophiles*, qui touchent surtout l'homme, en association dans 50 % des cas avec des manifestations atopiques (asthme, dermatite atopique…) et qui peuvent être à l'origine d'impactions alimentaires (blocage des aliments dans la lumière). L'endoscopie peut être normale, ou visualiser les lésions suivantes : granité blanchâtre, muqueuse épaissie avec présence de fissures linéaires verticales,

Connaissances

sténoses uniques ou multiples et aspect en « pseudo-trachée ». La confirmation du diagnostic est histologique avec une infiltration par des polynucléaires éosinophiles (nombre > 15, par champ au grossissement × 400),
- d'*origine infectieuse* (*Candida*, CMV, herpès) observées le plus souvent dans un contexte immunodéprimé (éventuellement diabète),
- diverticule de Zenker : il siège à la face postérieure de la jonction pharyngo-œsophagienne ; la dysphagie est haute et associée à des régurgitations alimentaires parfois déclenchées par une pression cervicale (vidéo 10.1 et fig. e10.3).

V. Dysphagies fonctionnelles

Le trouble moteur peut être primitif ou secondaire.

Troubles moteurs primitifs :
- achalasie (synonyme : cardiospasme) qui peut aboutir au méga-œsophage idiopathique ;
- maladie des spasmes diffus de l'œsophage ;
- œsophage « casse-noisettes ».

Troubles moteurs secondaires :
- au cours du RGO ;
- au cours de certaines collagénoses (sclérodermie, dermatomyosite, lupus) ;
- au cours de maladies touchant l'innervation ou la musculature œsophagienne (diabète, amylose, myasthénie).

A. Achalasie

1. Définition

Il s'agit d'un trouble moteur primitif de l'œsophage de cause inconnue, défini par l'absence complète de péristaltisme dans le corps de l'œsophage (fig. 10.4). Dans la majorité des cas, cet apéristaltisme est associé à une relaxation du SIO absente ou incomplète lors de la déglutition et à une hypertonie de repos du SIO.

2. Arguments cliniques et paracliniques en faveur d'une achalasie

- La dysphagie est le signe révélateur habituel. Elle peut être très modérée. Elle est évocatrice de l'achalasie quand elle est paradoxale (affectant électivement les liquides) et capricieuse, survenant de façon intermittente et inopinée.
- Des régurgitations témoignent de la présence d'une stase œsophagienne anormale. Elles peuvent orienter à tort vers un RGO ou un diverticule. En survenant durant la nuit, les régurgitations sont parfois à l'origine de complications respiratoires. Plus rarement, la maladie se révèle par des douleurs rétrosternales constrictives, pseudo-angineuses mais non liées à l'effort. Elle peut entraîner une dénutrition.
- Au stade débutant de la maladie, l'endoscopie digestive haute est normale.
- À un stade plus évolué, la dysphagie perd ses caractères évocateurs d'un trouble moteur. L'endoscopie découvre un œsophage dilaté, atone, contenant des résidus alimentaires parfois abondants, il peut exister une difficulté au passage du cardia.

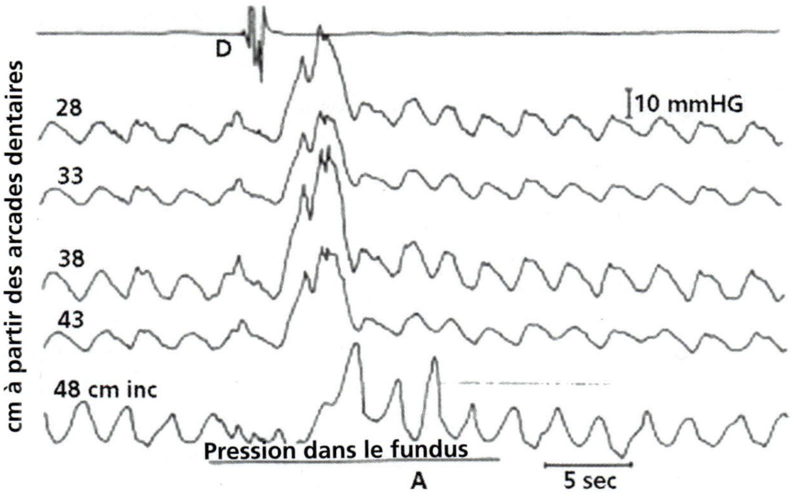

Fig. 10.4. Aspect manométrique d'achalasie.

Tracé d'achalasie avec la survenue de contractions synchrones lors des déglutitions (D) traduisant une disparition du péristaltisme œsophagien.

3. Principales anomalies manométriques œsophagiennes

Au cours de l'achalasie, diverses perturbations motrices plus ou moins caractéristiques peuvent être mises en évidence par la manométrie.

- Absence totale de péristaltisme dans le corps de l'œsophage (absence de contractions œsophagiennes propagées en réponse à des déglutitions d'eau : critère obligatoire du diagnostic).
- Des contractions non propagées d'amplitude très importante s'observent dans l'achalasie « vigoureuse ».
- Une hypertonie du SIO existe fréquemment ainsi qu'une absence de relaxation ou une relaxation seulement incomplète de ce sphincter. Ces anomalies sphinctériennes peuvent manquer au stade initial.

La manométrie haute résolution a permis d'identifier 3 types différents d'achalasie :

- le type I, dit « classique », dans lequel il n'y a aucune augmentation de pression dans l'œsophage en réponse à une déglutition, par défaut de relaxation de la jonction œso-gastrique ;
- le type II, dans lequel il existe une pressurisation de l'œsophage liée à la compression du bolus ingéré entre le sphincter supérieur et l'obstacle fonctionnel cardial (SIO) ;
- le type III correspond à l'achalasie « spastique » dans laquelle il existe des ondes œsophagiennes non propagées et de grande amplitude.

4. Diagnostic différentiel

L'endoscopie doit toujours être réalisée en première intention pour écarter une affection cancéreuse, notamment du cardia. Une tumeur infiltrante du cardia peut être à l'origine de perturbations motrices très voisines de celles observées dans l'achalasie ; on parle alors de pseudo-achalasie néoplasique. Il est nécessaire de la chercher par une écho-endoscopie ou une tomodensitométrie, notamment lorsque l'achalasie se révèle tardivement, après 50 ans, ou lorsque la manométrie œsophagienne met en évidence une importante hyperpression au niveau du SIO.

Chez des sujets ayant vécu en Amérique du Sud, une pseudo-achalasie due à une parasitose (*Trypanosoma cruzi*) doit être cherchée (maladie de Chagas).

5. Principes du traitement

Aucun traitement ne peut restaurer un péristaltisme œsophagien.

Le traitement a pour objectif de diminuer la pression du SIO par :

- section musculaire chirurgicale (myotomie extramuqueuse, réalisable aujourd'hui par cœlioscopie) ;
- ou dilatation pneumatique sous endoscopie ;
- ou action pharmacologique (dérivés nitrés par voie sublinguale, infiltration intrasphinctérienne perendoscopique de toxine botulique).

La dilatation pneumatique réalisée par voie endoscopique et le traitement chirurgical sont les méthodes principales. Leur efficacité est comparable, jugée excellente ou bonne dans plus de trois quarts des cas. Leurs complications (respectivement la perforation de l'œsophage et l'œsophagite par reflux) sont rares. Leur mortalité est quasi nulle.

L'efficacité des traitements pharmacologiques et de la toxine botulique est nettement inférieure à celle de ces 2 techniques.

B. Autres troubles moteurs de l'œsophage

1. Les troubles moteurs primitifs

En dehors de l'achalasie, les troubles moteurs œsophagiens primitifs comprennent la maladie des spasmes diffus de l'œsophage et l'œsophage « casse-noisettes ».

Dans la maladie des spasmes diffus de l'œsophage, plus de 10 % des ondes enregistrées au niveau du corps de l'œsophage sont anormales, non propagées, amples et répétitives, et alternent avec un péristaltisme normal (fig. 10.5).

L'œsophage « casse-noisettes » se caractérise par des ondes péristaltiques anormales, prolongées et de très grande amplitude prédominant dans la partie distale de l'œsophage (fig. 10.6).

Au cours de ces deux affections, le fonctionnement du SIO est normal.

2. Les troubles moteurs œsophagiens dits « secondaires »

Ils peuvent être observés au cours des collagénoses (sclérodermie), du diabète, de l'amylose et de nombreuses affections du système nerveux central ou périphérique.

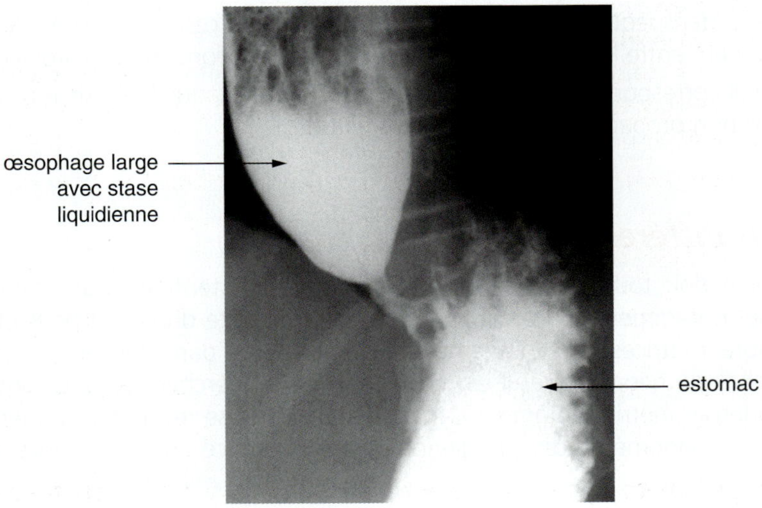

Fig. 10.5. Aspect radiologique d'achalasie évoluée, parvenue au stage de méga-œsophage.

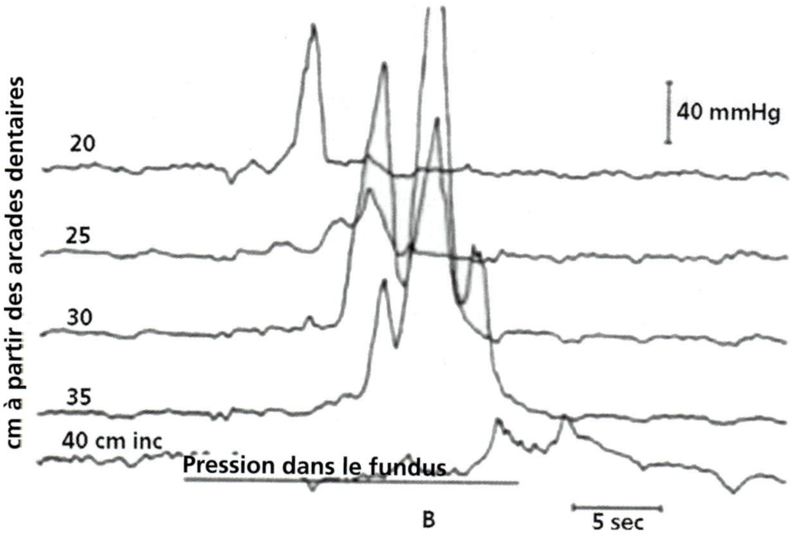

Fig. 10.6. **Aspect manométrique de spasmes de l'œsophage.**

Points clés

- La dysphagie oro-pharyngée relève essentiellement de causes ORL ou neurologiques.
- En cas de dysphagie, une endoscopie œso-gastro-duodénale doit être effectuée en première intention pour chercher une lésion organique de l'œsophage.
- Les principales causes organiques de dysphagie sont des tumeurs œsophagiennes et œsophagites (par reflux notamment).
- Le cancer de l'œsophage est à l'origine d'une dysphagie progressive, portant initialement sur les solides, avec amaigrissement rapide. L'endoscopie et les biopsies confirment le diagnostic.
- L'œsophagite à éosinophiles peut être à l'origine d'impactions alimentaires. Elle s'associe souvent avec des manifestations atopiques (asthme, dermatite atopique...) et une hyperéosinophilie sanguine. Le diagnostic est histologique.
- En cas de dysphagie avec endoscopie normale, les biopsies muqueuses œsophagiennes doivent être systématiques pour chercher une œsophagite à éosinophiles.
- La manométrie œsophagienne, au mieux par une technique de haute résolution, est l'exploration clé pour l'identification d'un trouble moteur œsophagien.
- L'achalasie primitive de l'œsophage est le principal trouble moteur œsophagien, responsable au début de son évolution d'une dysphagie intermittente et paradoxale.
- Son diagnostic est manométrique
- Une achalasie récente chez un sujet de plus de 50 ans doit faire envisager l'hypothèse d'une achalasie secondaire et réaliser une tomodensitométrie et/ou une écho-endoscopie œsophagienne pour chercher une tumeur sous-muqueuse ou péri-œsophagienne.

Compléments en ligne

Des compléments numériques sont associés à ce chapitre. Ils sont indiqués dans la marge par des flashcodes.

Pour accéder à ces compléments, connectez-vous sur www.em-consulte.com/e-complement/474227 et suivez les instructions pour activer votre accès.

Vidéo 10.1 **Sténose caustique de l'œsophage (aspect endoscopique) : la sténose est ancienne, non ulcérée et infranchissable ; un ballon de dilatation est introduit dans sa lumière puis gonflé ce qui permet de la dilater.**

Pour en savoir plus

Vaezi MF, Pandolfino JE, Vela MF. ACG clinical guideline : diagnosis and management of achalasia. Am J Gastroenterol 2013 ; 108(8) : 1238–49.

	Manométrie œsophagienne chez l'adulte. SNFGE www.snfge.org/download/file/fid/290

CHAPITRE

11

Item 271 – UE 8 – Vomissements du nourrisson, de l'enfant et de l'adulte

Objectifs pédagogiques

- Argumenter les principales hypothèses diagnostiques et justifier les examens complémentaires pertinents.
- Argumenter l'attitude thérapeutique et planifier le suivi de l'évolution.

I. Définitions et diagnostic

A. Définitions

Vomissements

Mécanisme actif de contractions cycliques violentes de la musculature abdominale, du diaphragme et des muscles respiratoires conduisant au rejet brutal par la bouche du contenu de l'estomac. Les vomissements peuvent être provoqués ou spontanés. Ils sont souvent précédés de haut-le-cœur : contractions synchrones du diaphragme, des muscles abdominaux et des muscles intercostaux externes, contre la glotte fermée.

Nausées

Sensation subjective désagréable non douloureuse provenant du tractus digestif haut, associée au besoin de vomir ou à la sensation que les vomissements sont imminents.

Nausées et vomissements s'accompagnent souvent de signes d'activation des systèmes nerveux sympathique (tachycardie, sueurs froides, vasoconstriction cutanée avec pâleur, mydriase) et parasympathique (hypersalivation).

B. Diagnostics différentiels

- *Régurgitations* : remontée passive du contenu gastrique ou œsophagien dans la bouche, sans effort de vomissement ni nausée.
- *Mérycisme* ou *rumination* : remontée volontaire dans la bouche d'aliments récemment ingérés qui sont ensuite de nouveau déglutis après mastication.

II. Physiopathologie

Les éléments importants de la coordination des mécanismes conduisant aux vomissements sont :

- le centre du vomissement, situé dans la substance réticulée du tronc cérébral qui coordonne les phénomènes moteurs du vomissement;
- les stimulations nerveuses afférentes au centre du vomissement provenant :
  - de la zone chémo-réceptrice située dans le plancher du 4e ventricule (*area postrema*), sensible aux stimuli chimiques,
  - du cortex cérébral (ex. : pensée, odeurs, émotions),
  - de l'appareil vestibulaire (ex. : mal des transports, syndrome de Ménière),
  - des nerfs vague et sympathique provenant du tube digestif, du pharynx;
- les efférences motrices conduisant aux vomissements eux-mêmes.

III. Complications et conséquences des vomissements

Les vomissements peuvent se compliquer de :

- troubles hydro-électrolytiques (hypochlorémie, hypokaliémie, insuffisance rénale, alcalose métabolique) et déshydratation : pronostic vital parfois mis en jeu, notamment chez les sujets âgés et les nourrissons, en cas de diarrhée associée, en cas de troubles de la conscience ou en cas d'impossibilité d'absorber des liquides;
- syndrome de Mallory-Weiss (déchirure longitudinale de la muqueuse du cardia lors des efforts de vomissements) : symptomatologie typique dans la moitié des cas : survenue d'une hématémèse à la suite de vomissements initialement non sanglants ou d'efforts de vomissements répétés. L'endoscopie digestive haute est nécessaire pour confirmer le diagnostic et, si besoin, faire l'hémostase;
- rupture de l'œsophage (syndrome de Boerhaave) : exceptionnel, très grave, urgence chirurgicale; violente douleur thoracique à la suite de vomissements avec dyspnée, emphysème sous-cutané et odynophagie. Le diagnostic est confirmé par la tomodensitométrie thoracique : pneumomédiastin, emphysème sous-cutané, épanchement pleural, fuite œsophagienne du produit de contraste hydrosoluble;
- inhalation bronchique avec pneumopathie (syndrome de Mendelson), surtout en cas de troubles de la conscience ou de troubles neurologiques associés; peut mettre en jeu le pronostic vital;
- œsophagite;
- hémorragie sous-conjonctivale (sans gravité);
- fractures de côtes;
- dénutrition en cas de vomissements chroniques;
- interruption des traitements oraux (médicaments non pris ou évacués avec les vomissements).

IV. Démarche diagnostique

Les causes de vomissement sont très nombreuses. On distingue les vomissements aigus et chroniques (plus de 7 jours); il existe un recouvrement des causes entre ces 2 catégories.

Que les vomissements soient aigus ou chroniques, le diagnostic de leur cause est évoqué sur le contexte clinique, le mode évolutif, les signes associés, la nature et le moment de survenue par rapport aux repas et les données de l'anamnèse et de l'examen clinique. Souvent les vomissements ne sont qu'un signe associé, mineur par rapport aux autres symptômes, c'est le cas des urgences abdominales par exemple. Parfois les vomissements sont le symptôme prédominant et le diagnostic étiologique peut être plus difficile s'il n'y a pas d'élément d'orientation.

Sémiologie de quelques situations fréquentes :

- vomissements matinaux à jeun de liquide un peu glaireux avec haut-le-cœur (pituites) : évocateurs d'un alcoolisme ou d'autres intoxications ou intolérances (médicaments, tabac) et de la grossesse (très fréquent);
- vomissements en jet matinaux sans nausée ni haut-le-cœur : évocateurs d'une hypertension intracrânienne (rare);
- vomissements post-prandiaux tardifs répétés d'aliments nauséabonds partiellement digérés : évocateurs d'une obstruction chronique gastro-duodénale organique ou fonctionnelle (non rare);
- vomissements fécaloïdes évocateurs d'une obstruction basse (rare) ou d'une fistule gastrocolique (exceptionnel);
- vomissements per-prandiaux ou immédiatement après le repas : évocateurs d'une cause psychogène (très fréquent, mais diagnostic d'élimination);
- vomissements alimentaires plutôt en fin de journée en cas de syndrome obstructif (obstacle organique incomplet) précédés de l'apparition progressive de nausées, ballonnements, satiété et possibles crampes dans la journée.

Certains diagnostics doivent toujours être évoqués : grossesse, surdosage ou intolérance à certains médicaments (digitaline, théophylline, opiacés…) ou toxiques (tableau 11.1), causes métaboliques (dont l'insuffisance rénale aiguë et surrénalienne) et hypertension intracrânienne. Si la consommation de drogues peut s'accompagner de vomissements (cannabis), les vomissements peuvent aussi s'observer au cours du syndrome de sevrage (héroïne).

L'examen clinique (complet incluant l'examen neurologique) doit chercher des signes de complications notamment des signes de déshydratation et, en cas de vomissements chroniques, des signes de dénutrition, et des éléments en faveur des causes énumérées ci-dessous.

A. Explorations complémentaires

En cas de signes cliniques de déshydratation, de perte de poids, d'altération de l'état général, de vomissements chroniques et systématiquement chez les sujets à risque (sujets âgés, diabète, insuffisance cardiaque ou rénale connue) : évaluation du retentissement biologique :

- ionogramme sanguin (alcalose métabolique avec hypochlorémie et hypokaliémie sont caractéristiques de troubles métaboliques induits par des vomissements), NFS pour l'hématocrite, urée, créatinine sérique et ionogramme urinaire (à la recherche de signes d'insuffisance rénale fonctionnelle);
- recherche de signes biologiques de dénutrition en cas de vomissements chroniques : albuminémie, préalbuminémie.

Les explorations complémentaires à la recherche de la cause ne sont pas systématiques; c'est surtout quand il n'y a pas d'orientation diagnostique qu'elles sont nécessaires ou pour confirmer une cause évoquée sur l'anamnèse.

Tableau 11.1. Principaux médicaments et toxiques responsables de vomissements.

Médicaments		Toxiques
– Antibiotiques (érythromycine, aminosides…) – Antimitotiques +++ – Colchicine – Dérivés de l'ergot de seigle – Dérivés de la théophylline ++	– Digitaliques +++ – Lévodopa – Opiacés – Quinine – Salicylés	– Alcool – Nicotine

B. Vomissements aigus

Les causes les plus fréquentes de vomissements aigus sont indiquées dans le tableau 11.2.

Les vomissements aigus sont le plus souvent dus à une gastroentérite virale ou à une toxi-infection alimentaire (contexte évocateur surtout si plusieurs personnes dans l'entourage sont atteintes ou épidémie en cours).

Les vomissements sont au second plan dans les situations de douleurs abdominales aiguës.

L'orientation vers une cause neurologique repose sur les signes associés :

- syndromes vestibulo-labyrinthiques : vertiges;
- migraine : céphalées, signes prodromiques et évolution par crises;
- méningite : fièvre, photophobie et raideur méningée;
- traumatisme crânien : la survenue de vomissements doit faire craindre une contusion cérébrale ou un hématome extra- ou sous-dural.

Les causes métaboliques et endocriniennes sont diagnostiquées par les explorations biologiques spécifiques.

Les pièges, en dehors des causes médicamenteuses et de la grossesse, sont le glaucome aigu et l'infarctus du myocarde inférieur notamment en cas de douleurs abdominales hautes associées et l'insuffisance rénale aiguë.

Tableau 11.2. Causes les plus fréquentes de vomissements aigus.

Causes abdomino-pelviennes	Médicales	– Gastroentérite aiguë et toxi-infection alimentaire +++ – Hépatite aiguë – Sténose du pylore (ulcère) – Colique hépatique – Colique néphrétique
	Chirurgicales	– Douleur biliaire (colique hépatique, cholécystite aiguë) – Pancréatite aiguë ou poussée de pancréatite chronique – Infarctus mésentérique – Torsion d'un kyste de l'ovaire – Grossesse extra-utérine
Causes médicamenteuses et toxiques		*Cf.* tableau 11.1
Causes neurologiques		– Maladies vestibulaires (syndrome labyrinthique) – Migraine – Traumatisme cérébral – Méningite – Hypertension intracrânienne – Hémorragie méningée ou cérébro-méningée
Causes métaboliques et endocriniennes		– Acido-cétose diabétique – Insuffisance rénale aiguë – Hypercalcémie – Hypoglycémie-malaise vagal – Insuffisance surrénale aiguë – Hyponatrémie – Hyperthyroïdie
Autres		– Grossesse +++ – Post-opératoire – Mal des transports – Glaucome aigu – Infarctus du myocarde inférieur – Radiothérapie – Vomissements psychogènes – Colique néphrétique

C. Vomissements chroniques

Les causes de vomissements chroniques (>7 jours) ou récidivants sont très nombreuses (tableau 11.3) ; les plus fréquentes sont les sténoses digestives et les causes psychologiques ou psychiatriques.

- Obstructions digestives hautes ou basses organiques : diagnostic habituellement facile. La cause de l'obstruction, suspectée sur le contexte, la symptomatologie et les données de l'examen clinique, est confirmée par les explorations complémentaires (endoscopie digestive haute ou basse, tomodensitométrie, entéro-scanner ou entéro-IRM, transit œso-gastro-duodénal).
- Hypertension intracrânienne : diagnostic difficile en cas de tumeur d'évolution lente ou d'hématome intracrânien : vomissements matinaux, discrètes modifications de l'état mental, troubles visuels, céphalées, vomissements sans nausée, vomissements déclenchés par les manœuvres augmentant la pression intracrânienne, discrètes anomalies à l'examen neurologique (syndrome vestibulaire et/ou cérébelleux) sont des éléments d'orientation (TDM cérébrale).
- Causes métaboliques, endocrines et grossesse doivent être systématiquement envisagées et éliminées en l'absence d'autre orientation diagnostique : β-HCG (test de grossesse), créatininémie, natrémie, glycémie, calcémie, cortisolémie, TSH.
- Pseudo-obstruction intestinale chronique, exceptionnelle, de diagnostic difficile.
- Causes psychogènes et psychiatriques : les vomissements de l'anorexie mentale et de la boulimie sont provoqués. Les vomissements psychogènes sans maladie psychiatrique sont très fréquents, souvent déclenchés par des épisodes d'anxiété, sans retentissement sur

Tableau 11.3. Causes des vomissements chroniques.

Tractus digestif supérieur	**Obstruction mécanique** – Ulcère et cancer gastrique ou duodénal, cancer du pancréas envahissant le duodénum, compression par pseudo-kyste pancréatique	**Cause fonctionnelle** – Gastroparésie : diabète, sclérodermie, amylose – Après chirurgie gastrique, vagotomie
Intestin et côlon	**Obstruction mécanique tumorale** – Adéno-carcinome – Carcinose péritonéale **Sténose mécanique non tumorale** – Maladie de Crohn – Post-radiothérapie – AINS – Adhérences, brides – Hernies – Volvulus – Invagination	**Cause fonctionnelle** – Pseudo-obstruction intestinale chronique primitive ou secondaire – Sclérodermie – Diabète – Amylose
Psychogène/psychiatrique	– Vomissements psychogènes – Anorexie mentale, boulimie	
Système nerveux central	– Hypertension intracrânienne tumorale ou non – Épilepsie	
Médicaments et toxiques	*Cf.* tableau 11.1	
Grossesse	– Grossesse (1er trimestre) – *Hyperemesis gravidarum* – Môle hydatiforme	

l'état général. Ils sont plus fréquents chez les femmes. Les vomissements per-prandiaux ou immédiatement post-prandiaux sont évocateurs (soit permanents, soit d'évolution périodique ou capricieuse). C'est un diagnostic d'élimination.

D. Vomissements de la grossesse

Au premier trimestre de la grossesse :

- les vomissements sont fréquents (50 % des grossesses) et considérés comme physiologiques s'ils n'entraînent pas de retentissement sur l'état général ; ils peuvent précéder le diagnostic de la grossesse et disparaissent spontanément ;
- l'*hyperemesis gravidarum* (vomissements gravidiques) (0,35 % des grossesses) est la forme la plus sévère des vomissements de la grossesse avec déshydratation, pertes ioniques et dénutrition. Il y a une cytolyse et/ou une cholestase parfois ictérique. La cause reste inconnue, bien qu'une origine psychogène soit suspectée. Toutes les anomalies disparaissent à l'arrêt des vomissements.

Au troisième trimestre de la grossesse :

- soit cause non liée à la grossesse ;
- soit cause spécifique : stéatose aiguë gravidique (0,01 % des grossesses) ou prééclampsie. Ces 2 situations sont des urgences thérapeutiques.

E. Vomissements induits par la chimiothérapie

On distingue 3 types de vomissements induits par la chimiothérapie :

- aigus (< 24 h après le début du traitement) ;
- retardés (> 24 h après le début du traitement) ;
- anticipés (avant administration).

Le potentiel émétisant des chimiothérapies dépend du produit et de la dose (le % indique la fréquence des vomissements) :

- risque émétique fort (> 90 %) : cisplatine, cyclophosphamide à forte dose ;
- risque moyen : (30–90 %) : oxaliplatine, carboplatine, cyclophosphamide à plus faible dose, adriamycine ;
- risque faible (10–30 %) : 5-fluorouracile, méthotrexate, taxanes, mitomycine ;
- risque minime (< 10 %) : bléomycine, bévacizumab, vinblastine, vincristine, gemcitabine.

Les facteurs qui augmentent le risque sont le mode d'administration (bolus plus émétisant qu'une perfusion continue), l'anxiété (surtout pour les vomissements anticipés), le sexe féminin, l'âge jeune et les vomissements lors de chimiothérapies antérieures (d'où l'importance de prévenir correctement les vomissements dès la première cure de chimiothérapie).

V. Traitement

- Le traitement est d'abord celui de la cause, si c'est possible.
- Les antiémétiques ne sont indiqués que si les vomissements ne peuvent être supprimés par le traitement de leur cause.

A. Indications à l'hospitalisation en urgence

Les situations qui doivent conduire à une hospitalisation en urgence sont :

- urgences médicales, obstétricales ou chirurgicales ;
- troubles hydro-électrolytiques (déshydratation) nécessitant une correction par voie parentérale ;

- troubles de la conscience (attention aux risques d'inhalation du contenu gastrique);
- impossibilité de réhydratation par voie orale;
- impossibilité de prendre un traitement indispensable par voie orale (ex. : anticoagulants);
- décompensation d'une affection associée;
- complication des vomissements.

B. Traitement symptomatique

- Réhydratation *per os* ou IV et corrections d'éventuels troubles hydro-électrolytiques.
- Pose d'une sonde gastrique d'aspiration s'il existe un risque d'inhalation, notamment en cas de troubles de la conscience ou si les vomissements sont abondants ou en cas d'urgence chirurgicale (occlusion); en cas de coma, une intubation trachéale peut être nécessaire pour protéger les bronches (en attendant l'intubation, mettre le malade en position latérale de sécurité).
- Surveillance fondée sur les signes cliniques de déshydratation, la fréquence cardiaque, la pression artérielle, la diurèse et sur le ionogramme sanguin avec créatininémie.
- Médicaments à visée symptomatique antiémétique :
  - métoclopramine : neuroleptique de la famille des benzamides. Stimule la motricité gastrique et effet central. A un effet antidopaminergique central et périphérique et un effet cholinergique central et périphérique *via* l'activation d'un récepteur 5-HT4. Il bloque les récepteurs 5-HT3 à forte dose. Les effets secondaires sont fréquents (10–20 %), notamment à forte dose et dans les traitements prolongés : effet sédatif, gynécomastie, galactorrhée, aménorrhée (augmentation de la prolactinémie), syndrome extrapyramidal avec dystonie et dyskinésies aiguës ou tardives. Dose : 5–40 mg/j *per os* ou IV/IM. Contre-indications : antécédent de dyskinésie tardive liée aux neuroleptiques, phéochromocytome, consommation d'alcool, association à la lévodopa. En cas de vomissements en rapport avec une hépatopathie (notamment une hépatite grave), l'utilisation des antiémétiques neuroleptiques doit être proscrite;
  - dompéridone : neuroleptique de la famille des butyrophénones. Stimule la motricité gastrique. Il passe peu la barrière hémato-encéphalique. Ses effets secondaires centraux sont plus rares que le métoclopramide mais il a les mêmes effets sur la sécrétion de prolactine. Dose : 10–80 mg/j *per os* ou sublingual;
  - métopimazine : classe des phénothiazines. Activité antidopaminergique élective en raison d'un très faible passage hémato-encéphalique. Dose : 15–30 mg/j *per os* ou sublingual, 10–20 mg/j IV/IM.

C. Traitement et prévention des vomissements induits par la chimiothérapie

La prévention dépend du risque émétique de la chimiothérapie et repose sur la combinaison des classes thérapeutiques suivantes :

- anti-5-HT3 : granisétron, ondansétron, tropisétron, dolasétron. Effets secondaires fréquents : céphalées, constipation, bouffées de chaleur, flushs;
- aprépitant : antagoniste sélectif à haute affinité pour les récepteurs de la substance P neurokinine 1 (NK1). Effets secondaires fréquents : fatigue, constipation, augmentation des transaminases;
- corticostéroïdes;
- métoclopramide.

Points clés

- Toujours évaluer le retentissement métabolique : déshydratation, troubles ioniques ainsi que dénutrition en cas de vomissements chroniques.
- Les vomissements peuvent se compliquer de : troubles hydro-électrolytiques, syndrome de Mallory-Weiss (fréquent), rupture de l'œsophage (exceptionnelle), inhalation bronchique avec pneumopathie, œsophagite, hémorragie sous-conjonctivale (sans gravité), fractures de côtes, dénutrition en cas de vomissements chroniques, interruption des traitements oraux (médicaments non pris ou évacués avec les vomissements).
- Rechercher une grossesse, une hypertension intracrânienne, une cause métabolique dont l'insuffisance surrénalienne.
- L'orientation vers une cause neurologique repose sur les signes associés.
- Penser aux causes médicamenteuses (intolérance ou surdosage).
- Les explorations complémentaires ne sont pas systématiques.
- Les causes de vomissements chroniques (> 7 jours) ou récidivants sont très nombreuses; les plus fréquentes sont les sténoses digestives et les causes psychologiques ou psychiatriques.
- On distingue 3 types de vomissements induits par la chimiothérapie : aigus (< 24 heures après le début du traitement); retardés (> 24 heures après le début du traitement); anticipés (avant administration).
- Corriger les désordres hydro-élétrolytiques et privilégier le traitement de la cause.
- Les vomissements liés à la chimiothérapie peuvent être traités en fonction des cas par : anti-5-HT3, aprépitant, corticostéroïdes, métoclopramide.
- **Hospitalisation si déshydratation, troubles hydro-éléctrolytiques, nécessité d'administrer des traitements par voie intraveineuse.**

CHAPITRE

12

Item 273 – UE 8 – Hépatomégalie et masse abdominale

Objectif pédagogique

- Devant une hépatomégalie, une masse abdominale, ou la découverte de nodules hépatiques, argumenter les principales hypothèses diagnostiques et justifier les examens complémentaires pertinents.

I. Hépatomégalie

Une hépatomégalie est définie comme une augmentation de volume du foie.

Il peut s'agir d'une augmentation de volume diffuse, ou d'une augmentation portant sur un lobe, ou sur un secteur du foie. L'hépatomégalie peut être considérée comme homogène ou hétérogène selon l'aspect macroscopique (palpation, examen de la coupe, ou examens d'imagerie).

A. Diagnostic positif et différentiel

Circonstances de découverte :

- perception par le patient lui-même d'une masse de l'hypochondre droit, de l'épigastre ou des deux ;
- palpation par le médecin ;
- examen d'imagerie abdominale.

Le foie est considéré comme augmenté de volume lorsque sa projection sur la ligne médio-claviculaire est supérieure à 12 cm. La projection est la distance entre la limite supérieure de la matité hépatique repérée par la percussion et le bord inférieur du foie repéré par la palpation.

Une masse de l'hypochondre droit ou de l'épigastre peut être rattachée à une hépatomégalie lorsqu'elle est mobile avec la respiration.

Il peut être difficile d'affirmer ou d'écarter le diagnostic d'hépatomégalie en cas de :

- paroi abdominale très musclée ou qui se défend ;
- pannicule adipeux sous-cutané abdominal très épais ;
- ascite abondante.

Hépato-gastro-entérologie

Dans ces circonstances, l'échographie abdominale permet de préciser le diagnostic d'hépatomégalie en montrant que, sur la ligne médio-claviculaire, la distance entre le sommet du foie et son bord inférieur est de plus de 12 cm.

Outre la mobilité avec la respiration, c'est l'échographie qui permet le diagnostic différentiel avec :

- une tumeur du rein ;
- une tumeur de l'angle colique droit ou du côlon transverse ;
- une tumeur de l'estomac ;
- une tumeur ou un kyste du pancréas.

B. Causes de l'hépatomégalie

La plupart des maladies du foie peuvent être la cause d'une hépatomégalie. Le tableau 12.1 présente les principales causes d'hépatomégalie en fonction de deux caractéristiques principales (diffuse ou sectorielle, homogène ou hétérogène).

C. Moyens du diagnostic

1. Examen clinique

L'interrogatoire permet de faire préciser :

- les symptômes ;
- les antécédents ;
- les facteurs de risque de maladie aiguë ou chronique du foie (consommation d'alcool, syndrome métabolique, facteurs de risque de contamination par les virus des hépatites).

Tableau 12.1. Causes d'hépatomégalie.

Augmentation de volume diffuse et macroscopiquement homogène	– Hépatite aiguë – Hépatite chronique – Stéatose et stéato-hépatite alcooliques ou non alcooliques (syndrome métabolique et obésité) – Cholestase prolongée – Cirrhose – Foie congestif (insuffisance cardiaque droite ou globale, péricardite constrictive) – Hémochromatose et surcharges en fer – Abcès du foie – Causes rares
Augmentation de volume sectorielle et macroscopiquement homogène	– Cirrhose – Causes rares
Augmentation de volume macroscopiquement hétérogène	– Cirrhose – Tumeurs bénignes : - kyste biliaire simple - kyste hydatique – Polykystose hépatique ou hépato-rénale – Autres tumeurs bénignes (rares) – Abcès du foie – Tumeurs malignes : - cancer secondaire du foie (métastases) - carcinome hépato-cellulaire - autres tumeurs malignes (rares) : cholangio-carcinome

L'examen clinique tente de préciser si :
- le foie est douloureux;
- il y a un syndrome inflammatoire (fièvre, sueurs nocturnes);
- il y a des signes de maladie chronique du foie : angiomes stellaires, signes d'hypertension portale;
- il y a un reflux hépato-jugulaire, une expansion systolique du foie.

La consistance du foie peut être appréciée par la palpation. Le foie cirrhotique est habituellement dur alors que le foie normal est ferme. Cette dureté est particulièrement perceptible au niveau du bord inférieur (alors dit « tranchant »). Toutefois, la sensibilité et la spécificité de ce signe sont insuffisantes pour permettre de faire le diagnostic de cirrhose ou de l'écarter en se fondant sur lui seul. On peut parfois percevoir des nodules à la surface du foie.

2. Échographie

C'est un véritable prolongement de l'examen clinique qui doit être obtenu sans attendre pour orienter le reste de la démarche diagnostique.

L'échographie permet de préciser si :
- l'hépatomégalie est diffuse ou sectorielle, et homogène ou hétérogène;
- il existe des signes de cirrhose (irrégularité des contours du foie, signes d'hypertension portale);
- il existe des signes de stéatose (foie hyperéchogène);
- il existe des signes d'insuffisance cardiaque droite (dilatation des veines hépatiques);
- il existe une dilatation des voies biliaires intrahépatiques.

3. Examens de laboratoire

Un premier groupe d'examens est utile dans tous les cas :
- hémogramme;
- transaminases, phosphatases alcalines, γ-GT, taux de prothrombine, bilirubinémie, électrophorèse des protéines plasmatiques.

Les examens d'un second groupe ne doivent être demandés que s'ils sont pertinents au vu des résultats de l'anamnèse, de l'examen clinique et de l'échographie, pour préciser le diagnostic étiologique :
- tests sérologiques d'hépatites virales ou auto-immunes, de surcharge en fer;
- en cas de nodule(s) : alphafœtoprotéine sérique;
- en cas d'abcès : tests sérologiques d'amibiase, et hémocultures;
- en cas de kystes : tests sérologiques d'hydatidose.

4. Autres examens d'imagerie

Pour préciser la cause d'une hépatomégalie homogène, l'échographie-Doppler, la tomodensitométrie ou l'IRM sont souvent utiles.

Pour préciser la cause d'une hépatomégalie hétérogène, l'échographie de contraste, la tomodensitométrie ou l'IRM sont souvent utiles.

Dans tous les cas, la tomodensitométrie et l'IRM doivent comprendre une étude triphasique après injection intraveineuse de produit de contraste vasculaire (aux temps artériel, portal et tardif).

En cas de dilatation des voies biliaires intrahépatiques, la cholangio-IRM permet de visualiser les voies biliaires et d'en préciser la cause.

L'échographie cardiaque doit être faite pour préciser la cause d'une atteinte cardiaque évoquée en raison de la dilatation des veines hépatiques et de la veine cave inférieure.

5. Ponction-biopsie hépatique

Elle est incontournable lorsque la combinaison des données cliniques, de laboratoire et d'imagerie ne permet pas d'établir la cause de l'hépatomégalie.

Elle peut être faite en tout point du foie si l'hépatomégalie est diffuse.
Elle doit porter sur les lésions focales *et* en un point du reste du parenchyme, en cas d'hépatomégalie hétérogène.

Elle peut être guidée :

- par échographie dans la plupart des cas;
- par tomodensitométrie lorsque les lésions sont peu visibles en échographie;
- par cœlioscopie, exceptionnellement.

Elle ne peut pas être effectuée par voie transpariétale transcapsulaire lorsque des troubles de l'hémostase non corrigés sont présents (plaquettes < 60 000/mm^3, taux de prothrombine < 50 %, allongement du TCA) ou s'il existe une dilatation diffuse des voies biliaires intrahépatiques ou une ascite.

En cas d'ascite ou de trouble de l'hémostase on peut avoir recours à la biopsie hépatique par voie transjugulaire.

D. Démarche diagnostique

Elle consiste à réunir dans un premier temps :

- d'une part toutes les données cliniques et les résultats des examens de laboratoire de première ligne;
- et d'autre part les données échographiques.

1. L'hépatomégalie est diffuse et homogène

Les données cliniques, biologiques et échographiques permettent habituellement de suspecter fortement certains diagnostics :

- *cirrhose* parce qu'il existe des signes cliniques, biologiques et échographiques indiscutables d'insuffisance hépatique *et* d'hypertension portale;
- *stéatose ou stéato-hépatite* parce que le foie est hyperéchogène et qu'une cause de stéatose est documentée : consommation excessive d'alcool ou syndrome métabolique. Le syndrome métabolique est caractérisé par l'association de plusieurs des éléments suivants : une hypertension artérielle, une adiposité abdominale, une hypertriglycéridémie, une hyperglycémie ou un diabète, une diminution du cholestérol HDL;
- *foie cardiaque* parce que les veines hépatiques sont dilatées;
- *hépatite aiguë ou chronique* parce qu'il y a des anomalies des tests hépatiques et qu'une cause d'hépatite est documentée (hépatite virale ou auto-immune, hépatite aiguë médicamenteuse);
- *hémochromatose* parce qu'il existe une hyperferritinémie avec une augmentation du coefficient de saturation de la sidérophiline supérieure à 45 %, sans syndrome inflammatoire ni augmentation marquée des transaminases. Une IRM permet de s'assurer de l'excès de fer hépatique;
- *cholestase chronique* parce qu'il y a un ictère cholestatique ou que les voies biliaires sont dilatées (*cf.* chapitre 14).

Quand aucun de ces diagnostics ne peut être fait avec certitude, une ponction-biopsie hépatique est souvent nécessaire (fig. e12.1, e12.2A et e12.2B).

2. L'hépatomégalie est sectorielle mais homogène

Le diagnostic de *cirrhose* reste le plus fréquent dans cette circonstance. Il s'appuie sur les arguments donnés ci-dessus.

> Plus rarement, l'augmentation d'un secteur du foie peut être la réponse à une atrophie des autres secteurs, elle-même conséquence d'une obstruction des voies biliaires, des veines hépatiques, ou des veines portes du secteur atrophique.

3. L'hépatomégalie est hétérogène

L'hétérogénéité est habituellement due à la présence de nodules ou de plages de parenchyme anormal. La discussion se confond alors avec celle d'une tumeur du foie.

a. La première étape : y a-t-il une maladie chronique du foie ?

Il faut déterminer par des moyens simples s'il y a une maladie chronique du foie (facteurs de risque, signes cliniques, biologiques et échographiques).

b. En cas de maladie chronique du foie : y a-t-il un carcinome hépato-cellulaire ?

S'il y a des arguments pour une maladie chronique du foie, le patient doit être adressé en milieu spécialisé dont le rôle sera d'affirmer ou d'écarter le diagnostic le plus fréquent : celui de carcinome hépato-cellulaire, mais aussi de prendre en charge la maladie causale et le cancer.

Le cholangio-carcinome est plus rare, suspecté s'il existe une dilatation des voies biliaires intrahépatiques.

c. En l'absence de maladie chronique du foie documentée : l'échographie permet de déterminer la nature kystique ou solide

En cas de lésion kystique : est-elle parfaitement liquidienne et sans paroi ni cloison ?

Le point essentiel est de vérifier l'absence de toute paroi ou cloison interne et le caractère parfaitement liquidien. Dans ce cas, le diagnostic de kyste biliaire simple est établi. Même lorsque ces conditions sont réunies, des tests sérologiques d'hydatidose doivent être effectués chez les sujets ayant vécu en zone d'endémie au contact avec des chiens.

Lorsque l'échographie répond négativement à ces questions, la tomodensitométrie, l'IRM ou l'échographie de contraste permettent de le préciser. Lorsque ces conditions ne sont pas réunies, le patient doit être adressé en milieu spécialisé pour poursuite des investigations. Il peut s'agir *d'une tumeur bénigne à potentiel malin ou d'une tumeur maligne ou d'un kyste hydatique ou d'un kyste biliaire simple modifié par une hémorragie intrakystique*.

En cas de tumeur solide, même partiellement liquidienne : quelle est la cinétique de rehaussement vasculaire ? Y a-t-il un contexte de cancer ?

Les points essentiels sont de :

- préciser la cinétique de prise du produit de contraste vasculaire par une échographie de contraste, une tomodensitométrie ou une IRM ;
- confronter ces données avec le contexte clinique, et en particulier le sexe et l'âge, la notion de cancer extrahépatique.

Schématiquement :

- rehaussement en mottes périphériques, progressif, de la périphérie vers le centre : parfaitement spécifique *d'hémangiome bénin* (qui est également très hyperintense et homogène sur les images d'IRM pondérées T2);
- rehaussement périphérique au temps artériel avec centre non rehaussé : *abcès ou tumeur nécrosée* (*maligne ou bénigne*). En cas de syndrome inflammatoire marqué, une ponction pour analyse microbiologique doit être effectuée dans la zone nécrotique;
- absence de rehaussement au temps artériel et portal (par comparaison au parenchyme voisin) : *métastase ou adénome hépato-cellulaire*. La notion d'un cancer extrahépatique pèse fortement;
- rehaussement net au temps artériel (adresser en milieu spécialisé où une biopsie sera peut-être indiquée) :
  - avec élimination du produit de contraste plus marquée dans le nodule que dans le foie adjacent au temps portal ou tardif (« wash out ») : carcinome hépato-cellulaire,
  - sans « wash out » : adénome, hyperplasie nodulaire focale, certaines métastases, certaines tumeurs malignes primitives autres que le carcinome hépato-cellulaire.

II. Conduite à tenir devant la palpation d'une masse abdominale

Une masse abdominale correspond à l'augmentation de volume d'un organe ou d'une région de l'abdomen. La stratégie diagnostique aura pour but d'identifier l'organe ou la structure étant à l'origine de cette masse, puis d'en affirmer la nature. L'échographie, la tomodensitométrie et l'IRM ont facilité le diagnostic. Toutefois, un examen clinique bien conduit permet souvent d'orienter le diagnostic avant la réalisation de ces examens complémentaires.

A. Examen d'une masse abdominale

1. Interrogatoire

Il faut préciser :

- les circonstances de découverte : au cours d'un syndrome douloureux, occlusif, ou infectieux, de découverte fortuite, ou à l'occasion d'un traumatisme révélateur;
- la date d'apparition et l'évolution dans le temps : augmentation plus ou moins rapide de volume;
- les signes fonctionnels associés : fièvre, altération de l'état général, troubles digestifs, urinaires, gynécologiques… ;
- les antécédents médicaux et chirurgicaux;
- les traitements en cours : la prise d'anticoagulants peut favoriser l'apparition d'un hématome de la paroi abdominale.

2. Examen physique

L'inspection peut permettre parfois de voir la masse mais c'est principalement la palpation qui permet de préciser ses caractéristiques.

L'examen permet d'éliminer les éventrations, hernies et distensions abdominales (*cf.* chapitre 25).

Il faut préciser sa localisation dans l'un des quadrants de l'abdomen, sa taille, sa forme (arrondie ou polylobée), ses contours (réguliers, irréguliers, nets ou mal définis), sa consistance (rénitente, ferme ou dure, homogène ou non), son caractère mobile ou fixé, indolore ou au contraire douloureux. La percussion évalue la sonorité ou la matité de la tuméfaction et du reste de l'abdomen. L'auscultation cherche un souffle. Les touchers pelviens (toucher vaginal, toucher rectal) font partie intégrante de l'examen clinique abdomino-pelvien.

L'examen clinique est complété par la recherche de métastases (hépatiques, palpation des aires ganglionnaires avec recherche du ganglion de Troisier [sus-claviculaire gauche], nodules de carcinose).

B. Place des examens d'imagerie

1. Objectifs des examens

Préciser :

- les dimensions de la lésion ;
- la nature solide, kystique, ou mixte de la masse ;
- l'organe d'origine ;
- le retentissement sur les organes de voisinage (compression, envahissement) ;
- l'existence de lésions associées et le bilan d'extension en cas de tumeur maligne.

2. Quels examens d'imagerie faut-il faire ?

Le *cliché d'abdomen sans préparation* apporte des informations limitées. Dans la majorité des cas, il est inutile et ne doit pas être fait.

L'*échographie abdomino-pelvienne* est demandée en première intention. Le couplage au Doppler couleur précise l'existence d'une vascularisation intratumorale et la perméabilité des gros vaisseaux. L'échographie est souvent peu contributive en cas de présence d'air importante dans le grêle ou d'obésité.

La *tomodensitométrie* (TDM) est l'examen clé du bilan des masses abdominales. En cas de masse hypogastrique chez une femme en âge de procréer, une grossesse devra d'abord être éliminée par un dosage des β-HCG.

C. Hypothèses diagnostiques

Les hypothèses diagnostiques sont fonction du contexte clinique, des caractéristiques de la masse abdominale, et de sa localisation.

1. Masse de l'épigastre

Les masses épigastriques peuvent être liées à une hypertrophie du lobe gauche du foie, une lésion gastrique, pancréatique ou du côlon transverse.

a. Tumeur gastrique

La masse est dure, pierreuse. Il existe le plus souvent des signes digestifs hauts à type d'épigastralgies, de lenteur à la digestion et une altération de l'état général. Le diagnostic est affirmé par une endoscopie digestive haute avec biopsies.

b. Tumeur pancréatique

Les symptômes révélant l'adéno-carcinome du pancréas sont fonction de la localisation de la lésion. L'adéno-carcinome de la tête du pancréas est habituellement révélé par un ictère prurigineux lié à une compression de la voie biliaire principale par la tumeur, le cancer du corps pancréatique par des douleurs de type solaire et le cancer de la queue du pancréas, souvent de révélation tardive, par la palpation d'une masse épigastrique ou de l'hypochondre gauche. La masse est alors dure, fixée, sensible et accompagnée souvent de métastases à distance. Une altération de l'état général rapide est présente presque constamment.

c. Pseudo-kystes du pancréas

Lorsqu'ils sont volumineux, ils peuvent être palpables sous la forme d'une tuméfaction régulière, ferme et rénitente. Le contexte de pancréatite aiguë récente ou de pancréatite chronique oriente vers cette hypothèse.

2. *Masse de l'hypochondre droit*

a. Hépatomégalie

Cf. supra.

b. Grosse vésicule

La vésicule biliaire n'est pas palpable à l'état normal. Une grosse vésicule peut être observée lors d'une compression néoplasique de la voie biliaire principale (cancer de la tête du pancréas ou de la voie biliaire sous la convergence du canal cystique), d'un hydrocholécyste, d'une cholécystite aiguë ou d'une tumeur maligne de la vésicule. La palpation met en évidence une masse située au bord inférieur du foie, piriforme, mobile avec les mouvements respiratoires.

- *Tumeur maligne pancréatique* : la palpation d'une grosse vésicule indolore, dans un contexte d'ictère, de prurit pendant plusieurs semaines avant l'ictère, fait d'abord évoquer le diagnostic de tumeur de la tête du pancréas, comprimant la voie biliaire principale, et responsable d'une dilatation vésiculaire par rétention.
- *Hydrocholécyste* : la vésicule est distendue en raison d'un calcul enclavé dans le collet vésiculaire ou dans le canal cystique. On palpe une masse lisse, régulière, sensible. L'échographie fait le diagnostic en mettant en évidence une vésicule hypoéchogène, distendue, sensible à la pression, avec présence d'un calcul hyperéchogène avec cône d'ombre postérieur au niveau du collet ou du canal cystique.
- *Cholécystite aiguë* : au cours des cholécystites aiguës, la palpation d'une grosse vésicule est une éventualité rare. Dans quelques cas, il est possible de palper une grosse vésicule douloureuse. Le contexte fébrile oriente le diagnostic.
- *Tumeur maligne de la vésicule* : à l'altération de l'état général s'associe la palpation d'une masse dure, fixée, irrégulière. Les examens d'imagerie montrent une vésicule envahie par une masse hétérogène, parfois associée à des calculs intravésiculaires et, en fonction de l'extension tumorale, une dilatation des voies biliaires.

Une masse de l'hypochondre droit peut aussi provenir d'une lésion de l'angle colique droit, du rein droit ou de la surrénale droite.

3. *Masse de l'hypochondre gauche*

a. Splénomégalie

Il s'agit d'une masse de l'hypochondre gauche, s'abaissant à l'inspiration, dont le bord antérieur est crénelé. Toute rate palpable doit être considérée comme pathologique. Les causes sont nombreuses. On distingue les splénomégalies homogènes (origine infectieuse, hémopathies, hypertension portale) et les splénomégalies hétérogènes (abcès, kyste hydatique, tumeur).

b. En dehors de la rate

Les masses de l'hypochondre gauche peuvent avoir pour origine la queue du pancréas, l'angle colique gauche, la grosse tubérosité gastrique et le rein gauche.

4. Masse de la fosse iliaque droite

a. Tumeur du cæcum

Une masse abdominale, une anémie ferriprive ou un méléna sont des symptômes révélateurs d'un cancer du cæcum. Plus rarement, les troubles du transit ou un syndrome occlusif révèlent le cancer du cæcum. La masse a alors une consistance dure, mobile ou fixée, et est de caractère inflammatoire en cas de tumeur infectée. La coloscopie avec biopsies (parfois précédée d'une TDM), fait le diagnostic.

b. Appendicite

Dans sa forme abcédée, l'appendicite est perçue comme une tuméfaction douloureuse et fixée de la fosse iliaque droite survenant dans un contexte fébrile. La TDM abdominale est parfois nécessaire pour porter le diagnostic.

c. Maladie de Crohn compliquée d'un abcès (*cf.* chapitre 18)

Un abcès peut révéler ou compliquer une maladie de Crohn déjà connue. Les constatations cliniques sont identiques à celles de l'abcès survenant sur appendicite. Le diagnostic est évoqué devant la présence en TDM d'une image de collection mixte à prédominance liquidienne associée à des ulcérations, sténoses de l'intestin du grêle, avec parfois mise en évidence d'une image de fistule. Une atteinte iléo-cæcale non inflammatoire avec une sclérolipomatose des mésos et un épaississement de la paroi iléale peut être responsable d'une masse de la fosse iliaque droite. Cette masse peut être indolore.

5. Masse de la fosse iliaque gauche

a. Sigmoïdite avec abcès périsigmoïdien

Au cours de la sigmoïdite, la palpation d'une masse est rare. Les symptômes typiques sont la douleur de la fosse iliaque gauche, les troubles de transit et la fièvre. La TDM fait le diagnostic et recherche des signes de complications.

b. Tumeur sigmoïdienne

Les tumeurs coliques gauches sont rarement révélées par la palpation d'une masse abdominale mais plus souvent par la survenue de troubles du transit ou de rectorragies.

6. Anévrisme de l'aorte abdominale

Une masse abdominale peut être palpée en cas d'anévrisme volumineux survenant chez un sujet de faible corpulence. Il s'agit d'une tuméfaction médiane, battante, expansive, avec à l'auscultation un souffle systolique abdominal. L'angio-scanner fait le diagnostic et le bilan préthérapeutique en précisant le siège, la taille et le caractère rompu ou non de l'anévrisme.

7. Masse de la région lombaire

Une lésion rénale (tumeur maligne, hydronéphrose), surrénalienne (tumeur bénigne ou maligne) ou une tumeur rétropéritonéale primitive (sarcome…) peuvent être révélées par la palpation d'une masse lombaire.

8. Masse de l'hypogastre

Il faut éliminer en premier le fécalome, le globe vésical et la grossesse (méconnue ou cachée), par l'interrogatoire, l'examen clinique avec touchers pelviens, et si besoin l'échographie pelvienne et le dosage des β-HCG. Une matité concave vers le bas fait évoquer le diagnostic de globe vésical. La notion d'anurie manque parfois en raison d'une miction par regorgement.

Chez la femme, la découverte d'une masse hypogastrique (surtout s'il existe des méno-métrorragies, des leucorrhées) évoque en premier lieu une lésion développée aux dépens de l'appareil génital, que ce soit une lésion ovarienne ou utérine. L'examen abdominal doit être systématiquement couplé aux touchers pelviens. L'échographie par voie abdominale et endovaginale est primordiale pour caractériser la masse. La TDM est utile pour préciser l'atteinte des organes de voisinage et le bilan d'extension. En présence d'une grosse masse médiane solide, il est parfois difficile de faire la différence entre une tumeur utérine et une tumeur de l'ovaire. L'IRM du pelvis peut alors être utile.

a. Fibromyome utérin

Les symptômes évocateurs sont les ménorragies, une pesanteur pelvienne et la pollakiurie. On palpe une masse régulière, bien limitée, ferme, le plus souvent indolore. Le toucher vaginal permet d'apprécier l'origine utérine de la masse, en mobilisant la tuméfaction en même temps que l'utérus. En cas de douleur, il faut évoquer la torsion d'un fibrome pédiculé. L'échographie pelvienne confirme le diagnostic.

b. Cancer de l'endomètre

La présence de métrorragies post-ménopausiques doit toujours faire évoquer ce diagnostic. D'autres signes peuvent être présents : leucorrhées, signes urinaires et douleurs pelviennes. L'examen gynécologique avec biopsie de l'endomètre fait le diagnostic. L'échographie abdomino-pelvienne et la TDM complètent le bilan.

c. Tumeur de l'ovaire

La masse palpée est le plus souvent latéralisée à droite ou à gauche. Les symptômes sont fonction de la nature de la lésion, bénigne à type de kystes ou maligne : douleur pelvienne, pesanteur, ascite ou palpation d'une masse pelvienne. L'échographie pelvienne et la tomodensitométrie sont nécessaires au bilan d'extension. Le dosage des marqueurs sériques tumoraux (CA 125, CA 15-3) peut aider au diagnostic. Parfois, le diagnostic n'est certain qu'après exploration chirurgicale sous cœlioscopie et prélèvements à visée anatomo-pathologique.

9. Masses ubiquitaires

Certaines lésions peuvent être observées dans diverses régions de l'abdomen.

a. Tuméfactions pariétales

Une masse pariétale est plus facilement mise en évidence lors de la contraction de la sangle abdominale. Il peut s'agir d'un hématome de paroi, d'un lipome (la masse est alors lisse, molle et mobile), ou d'une hernie.

b. Nodules de carcinose péritonéale

Ces nodules peuvent être synchrones du diagnostic de cancer ou apparaître au cours de l'évolution d'un cancer connu. Les nodules sont durs, indolores, fixés, souvent multiples, assez souvent situés dans la région péri-ombilicale ou au niveau d'anciennes cicatrices. Des nodules du cul-de-sac de Douglas peuvent être palpés aux touchers pelviens. Une ascite est parfois présente ainsi que des signes cliniques d'occlusion et des douleurs.

c. Adénopathies

Des adénopathies abdominales peuvent être palpées si elles sont volumineuses et surviennent chez un sujet maigre. Les autres sites ganglionnaires doivent être examinés. Les caractéristiques des adénopathies sont fonction de leur nature bénigne, infectieuse ou maligne.

d. Corps étranger

Une masse abdominale dont on ne trouve pas la cause doit faire évoquer un corps étranger, notamment chez les sujets déjà opérés (compresse, champs opératoires, instruments oubliés).

Points clés

- Pratiquement toutes les maladies aiguës et chroniques du foie peuvent entraîner une hépatomégalie.
- L'échographie est l'examen clé pour préciser si l'hépatomégalie est associée à un parenchyme macroscopiquement homogène ou hétérogène.
- La stéatose et la cirrhose sont les causes les plus fréquentes d'hépatomégalie homogène.
- Les tumeurs du foie bénignes et malignes sont les causes les plus fréquentes d'hépatomégalie hétérogène.
- La biopsie hépatique est discutée lorsque la combinaison des données cliniques, de laboratoire et d'imagerie ne permet pas d'établir la cause de l'hépatomégalie. Elle peut être guidée par échographie ou tomodensitométrie.
- La biopsie hépatique ne peut pas être effectuée par voie transpariétale lorsque des troubles de l'hémostase non corrigés sont présents (plaquettes $< 60\,000/mm^3$, taux de prothrombine < 50 %, allongement du TCA) ou en cas d'ascite.
- Les lésions responsables d'une masse abdominale sont nombreuses. Elles sont principalement liées à une pathologie tumorale, infectieuse ou inflammatoire.
- Devant une masse abdominale, l'examen clinique permet entre autres d'éliminer grossesse, globe vésical, fécalome, éventrations, hernies et distensions abdominales.
- Devant une masse abdominale, les hypothèses diagnostiques sont fonction du contexte clinique, des caractéristiques de la masse abdominale, et de sa localisation.
- Les examens d'imagerie tels que l'échographie et surtout la tomodensitométrie sont le plus souvent nécessaires pour apprécier l'organe en cause et la nature de la masse.

Compléments en ligne

Des compléments numériques sont associés à ce chapitre. Ils sont indiqués dans la marge par des flashcodes.

Pour accéder à ces compléments, connectez-vous sur **www.em-consulte.com/e-complement/474227** et suivez les instructions pour activer votre accès.

Pour en savoir plus

Biopsie hépatique : recommandations pour la pratique clinique
http://www.afef.asso.fr/Data/upload/files/Recommandations/Ponction-Biopsie-Hepatique.pdf

CHAPITRE

13

Item 274 – UE 8 – Lithiase biliaire et complications

Objectifs pédagogiques

- Diagnostiquer une lithiase biliaire et ses complications.
- Identifier les situations d'urgence et planifier leur prise en charge.
- Argumenter l'attitude thérapeutique et planifier le suivi du patient.

I. Incidence et prévalence

- La fréquence de la lithiase vésiculaire dans les pays occidentaux est d'environ 20 %. Elle augmente avec l'âge pour atteindre 60 % après 80 ans.
- Près de 80 % des sujets ayant un calcul vésiculaire n'ont jamais aucun symptôme. Réciproquement, un calcul vésiculaire se complique dans 20 % des cas.
- Dans un cas sur deux, cette complication est la migration du calcul dans le canal cystique ou la voie biliaire principale.
- On peut donc estimer que 2 à 4 % des Français sont susceptibles de développer au moins une complication nécessitant une exploration de la voie biliaire principale.

II. Facteurs de risque

Il existe 3 types de calculs biliaires : cholestéroliques (80 %), pigmentaires (20 %), mixtes.

Les calculs cholestéroliques sont favorisés par :

- un excès de sécrétion biliaire de cholestérol (origine ethnique ou génétique, grossesse) ;
- un défaut de sécrétion biliaire des facteurs solubilisant le cholestérol : diminution des phospholipides (par exemple, dans le cadre d'une mutation du récepteur MDR3 lors d'un syndrome LPAC) ou des sels biliaires (résection iléale ou maladie iléale) ;
- une rétention ou hypomotricité vésiculaire (grossesse, obésité, perte de poids, jeûne, âge).

Tous ces facteurs concourent à une augmentation de la concentration biliaire en cholestérol et donc à la sursaturation, puis à la nucléation et enfin à la précipitation lithiasique.

Les facteurs de risque de la lithiase biliaire cholestérolique sont :

- l'âge ;
- le sexe féminin ;
- le surpoids (et les variations importantes de poids) ;
- la multiparité ;

Hépato-gastro-entérologie

- le jeûne prolongé (ex. : 100 % des malades en nutrition parentérale totale ont une lithiase vésiculaire au bout d'un mois);
- certaines ethnies (rares en France);
- l'hypertriglycéridémie et certains médicaments (hypocholestérolémiant de type fibrate, œstrogènes).

La lithiase pigmentaire est due à une déconjugaison de la bilirubine qui est soluble sous forme conjuguée et insoluble sous forme déconjuguée.

Les facteurs de risque de la lithiase pigmentaire sont :

- l'augmentation de production de la bilirubine (maladies hémolytiques, médicaments);
- les infections biliaires;
- les obstacles biliaires (sténose bénigne ou maligne de la voie biliaire principale);
- certaines origines géographiques (infections parasitaires, causes génétiques et facteurs méconnus).

III. Dépistage

Malgré sa fréquence, le dépistage de la lithiase vésiculaire n'est pas indiqué. En effet, la probabilité cumulée de complication d'une lithiase vésiculaire est de 20 %. Un dépistage systématique serait donc inutile chez 80 % des patients. La découverte fortuite d'un calcul vésiculaire asymptomatique ne conduit, dans la plupart des cas, à aucun traitement.

Le dépistage de la lithiase cholédocienne est lui aussi inutile.

IV. Diagnostic de la lithiase vésiculaire symptomatique

Les symptômes ou complications de la lithiase vésiculaire sont variés. Le symptôme le plus typique est la colique hépatique. Elle est due à la mise en tension brutale des voies biliaires, par blocage transitoire d'un calcul, soit dans le canal cystique, soit dans la voie biliaire principale.

Typiquement, la colique hépatique est une douleur brutale souvent intense, permanente, siégeant dans l'épigastre (2/3 des cas) ou l'hypochondre droit, inhibant l'inspiration forcée et irradiant vers l'épaule droite ou la fosse lombaire droite. Elle dure de quelques minutes à plusieurs heures. La colique hépatique simple n'est par définition pas associée à un syndrome infectieux ou à une rétention biliaire prolongée (ictère) puisque le blocage lithiasique est transitoire.

L'examen clinique doit chercher un signe de Murphy c'est-à-dire une douleur provoquée lors de l'inspiration forcée, par la palpation de l'aire vésiculaire (jonction des arcs costaux et du bord externe droit des grands droits de l'abdomen).

La biologie montre une élévation plus ou moins importante des transaminases (ALAT, ASAT) qui témoigne de la migration lithiasique. Cette élévation peut être importante et très fugace (normalisation ou forte diminution en 48 heures). En revanche, les enzymes de la cholestase (γ-GT, PAL) sont rarement élevées en l'absence d'un obstacle biliaire persistant.

L'imagerie de première intention est l'échographie (fig. e13.1). Elle montre avec une sensibilité (95 %) supérieure au scanner ou à l'IRM, des calculs vésiculaires même de toute petite taille (1 à 2 mm). L'examen permet de chercher une dilatation de la voie biliaire principale qui pourrait témoigner d'un obstacle persistant et des signes associés de complication : cholécystite (épaississement des parois vésiculaires) ou de pancréatite aiguë.

V. Lithiase vésiculaire compliquée

La lithiase symptomatique correspond à la colique hépatique et la lithiase compliquée à une complication infectieuse, obstructive ou pancréatique : cholécystite aiguë, angiocholite, pancréatite aiguë (tableau 13.1).

A. Cholécystite aiguë

Il s'agit de l'infection aiguë de la vésicule. La cholécystite aiguë lithiasique est due à une obstruction prolongée du canal cystique par un calcul.

Elle se traduit par un syndrome infectieux associé à des douleurs de l'hypochondre droit qui se prolongent au-delà de 24 heures, et des frissons. Il n'y a généralement pas d'ictère puisque la voie biliaire principale n'est généralement pas concernée par cette complication (obstruction biliaire associée <10 %). L'examen clinique révèle une douleur et parfois une défense de l'hypochondre droit et de la fièvre.

Sur le plan biologique, il existe une hyperleucocytose à polynucléaires neutrophiles. Une perturbation du bilan hépatique (γ-GT, phosphatases alcalines, ALAT, ASAT, bilirubine) ou une réaction pancréatique (lipase > 3 N) doivent être cherchées. Des hémocultures doivent être faites.

L'échographie confirme le diagnostic en montrant un épaississement de la paroi vésiculaire > 4 mm (aspect en triple feuillet), associé à la présence d'un calcul vésiculaire et cherche des signes de complications comme un abcès de la paroi vésiculaire, un épanchement périvésiculaire ou une dilatation de la voie biliaire principale. Le passage de la sonde d'échographie sur la vésicule augmente les douleurs (fig. e13.2).

Les principales complications évolutives de la cholécystite aiguë sont la péritonite biliaire due à une perforation vésiculaire et la fistulisation biliaire dans le duodénum ou le côlon qui peut entraîner un iléus biliaire en cas de calcul volumineux.

À noter qu'il existe de rares causes de cholécystite alithiasique (qui se voit surtout chez les malades en réanimation avec défaillances viscérales multiples) (fig. 13.3 et 13.4).

B. Angiocholite aiguë

Il s'agit d'une infection aiguë de la voie biliaire principale.

Elle est généralement due à l'enclavement d'un calcul au niveau de l'ampoule de Vater (ampoule hépato-pancréatique). Elle peut plus rarement être due à des parasites migrants, comme l'ascaris en Asie du Sud-Est ou la douve. Une sténose de la voie biliaire principale par une tumeur (pancréas, voie biliaire principale), par des adénopathies ou par une pancréatite chronique est rarement la cause d'une angiocholite. Une manœuvre endoscopique comme la cholangiographie rétrograde endoscopique peut être à l'origine d'une angiocholite.

Tableau 13.1. Manifestations de la lithiase symptomatique et compliquée.

	Douleur	Syndrome infectieux	Obstruction biliaire
Colique hépatique	+++	0	0
Cholécystite aiguë	+++	++	0
Angiocholite	+++	+++	++
Pancréatite aiguë	++++	Variable (rare)	Variable (rare)

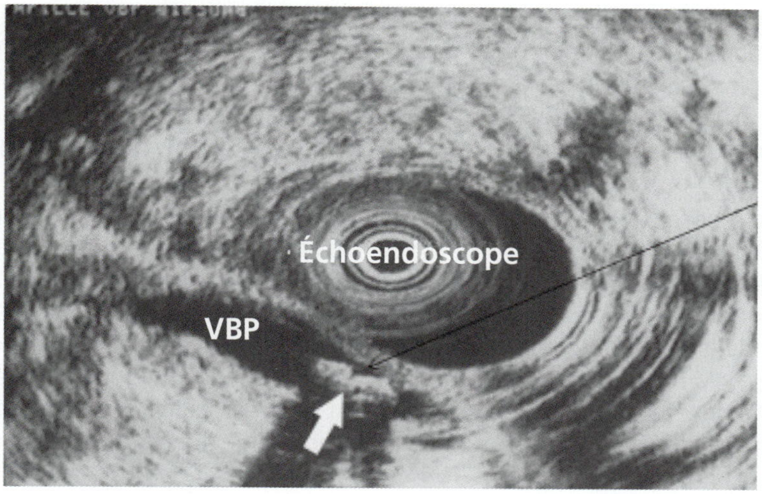

Fig. 13.3. Écho-endoscopie de la voie biliaire principale (VBP) montrant deux calculs.
La flèche blanche montre les calculs et est placée dans le « cône d'ombre postérieur ». Les ultrasons sont bloqués par la présence des calculs.

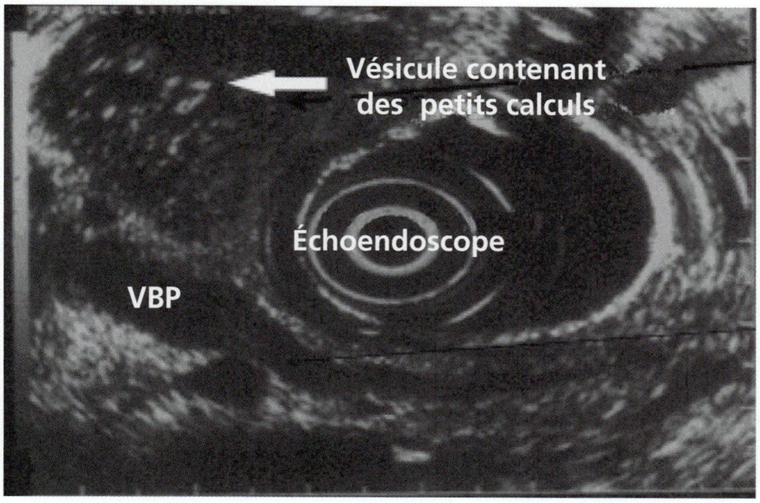

Fig. 13.4. Écho-endoscopie montrant une voie biliaire principale (VBP) libre et la vésicule contenant de multiples petits calculs donnant un aspect de ciel étoilé.

Elle se traduit par l'apparition successive en 48 heures de 3 signes :

- douleur biliaire ;
- fièvre ;
- ictère.

Le syndrome infectieux est souvent au premier plan. Il peut être sévère avec bactériémie voire choc septique entraînant une insuffisance rénale organique. Parfois, la lithiase de la voie biliaire principale peut ne se manifester que par l'un de ces 3 symptômes isolés (douleur ou ictère ou fièvre) ou l'association de 2 de ces symptômes.

La lithiase de la voie biliaire principale peut rarement être découverte de façon « fortuite » lors de la réalisation d'une imagerie abdominale pour l'exploration d'anomalies du bilan hépatique ou pour des symptômes non biliaires.

Biologiquement, il existe une cholestase avec une élévation de la bilirubine à prédominance conjuguée plus ou moins importante et une hyperleucocytose à polynucléaires neutrophiles.

Une cytolyse avec élévation des transaminases est fréquente à la phase aiguë de constitution de l'obstruction biliaire. La biologie peut mettre en évidence une complication : insuffisance rénale d'abord fonctionnelle puis rapidement organique (ionogramme sanguin et urinaire, créatininémie), thrombopénie septique, pancréatite aiguë. Des hémocultures, à effectuer systématiquement, sont souvent positives et mettent en évidence des germes d'origine digestive.

L'imagerie repose sur l'échographie en première intention. L'échographie peut montrer une lithiase vésiculaire, une dilatation de la voie biliaire principale et confirmer avec une sensibilité de 30 à 50 %, la présence de calcul(s) de la voie biliaire principale (fig. e13.5). Le scanner montre généralement des signes indirects biliaires comme la dilatation de la voie biliaire. Deux examens sont performants pour mettre en évidence une lithiase de la voie biliaire principale avec une sensibilité supérieure à 90 % : la cholangio-IRM (fig. e13.6) et l'écho-endoscopie (fig. 13.7). L'écho-endoscopie peut être réalisée immédiatement avant une cholangiographie rétrograde endoscopique avec sphinctérotomie endoscopique biliaire (vidéo 13.1).

Les principales complications évolutives de l'angiocholite sont le choc septique et l'angiocholite dite « ictéro-urémigène » c'est-à-dire associée à une insuffisance rénale parfois grave.

C. Pancréatite aiguë biliaire (*cf.* chapitre 35)

Elle peut ou non être associée à une angiocholite ou une cholécystite (vidéo 13.2).

VI. Principes thérapeutiques

En fonction du type de complication, le traitement repose sur le traitement de la douleur, la prise en charge du syndrome infectieux, la désobstruction de la voie biliaire principale, l'ablation de la vésicule.

A. Calculs vésiculaires asymptomatiques

Dans la quasi-totalité des cas, aucun traitement n'est nécessaire. La découverte d'un polype vésiculaire supérieur à 0,8 cm doit conduire à la cholécystectomie.

B. Colique hépatique

Le traitement de la douleur est réalisé en urgence par voie parentérale. Il associe des antispasmodiques comme le phloroglucinol ou le trimébutine, des antalgiques et des anti-inflammatoires en l'absence de contre-indication. Une fois la crise douloureuse calmée et en l'absence d'obstacle de la voie biliaire principale, une cholécystectomie doit être réalisée rapidement (< 1 mois) afin d'éviter une récidive ou une complication.

C. Cholécystite aiguë

La prise en charge médicale inclut un remplissage vasculaire adapté, une antibiothérapie de première intention à large spectre dirigée vers les germes digestifs et secondairement adaptée à un antibiogramme réalisé soit à partir d'hémocultures, soit d'un prélèvement peropératoire de la bile vésiculaire et un traitement de la douleur par des antalgiques de niveau 1 ou 2.

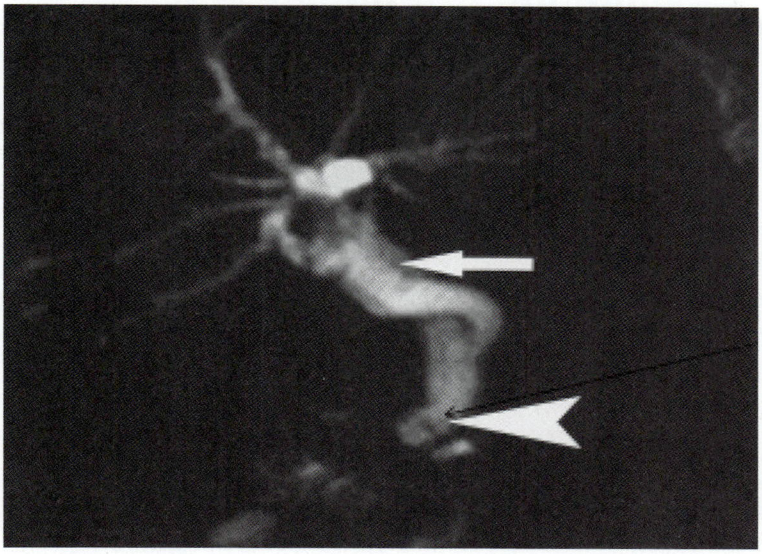

Fig. 13.7. Cholangio-IRM montrant une voie biliaire dilatée (flèche) au sein de laquelle est présent un petit calcul (tête de flèche).

La cholécystectomie doit être réalisée en urgence (fig. 13.8 cahier quadri, planche 8). Il n'est pas souhaitable de « refroidir » la cholécystite et de différer l'intervention.

Si un calcul de la voie biliaire principale est associé à la cholécystite, il est traité soit chirurgicalement ou endoscopiquement (sphinctérotomie) dans le même temps opératoire soit secondairement (cholangiographie rétrograde endoscopique) et un drain cholédocien est alors laissé en place.

D. Angiocholite

Le traitement médical est identique à celui de la cholécystite aiguë. Selon l'état du malade, une hospitalisation en soins intensifs ou en soins continus doit être discutée.

La désobstruction de la voie biliaire par sphinctérotomie endoscopique biliaire au cours d'une cholangiographie rétrograde endoscopique est une urgence absolue. Si cette technique n'est pas disponible en urgence et si l'état du malade est instable, un drainage transcutané des voies biliaires doit être mis en place sous guidage échographique (ce geste n'est possible que si les voies biliaires intrahépatiques sont suffisamment dilatées). La réalisation secondaire d'une cholécystectomie dépend du terrain du malade (âge physiologique) et de la présence ou non d'une cholécystite.

La cholangio-pancréatographie rétrograde endoscopique (CPRE) est un geste endoscopique interventionnel qui est effectué sous anesthésie générale avec un matériel endoscopique dédié (duodénoscope à vision latérale). La CPRE permet l'abord de la voie biliaire principale puis une sphinctérotomie endoscopique avant extraction instrumentale du calcul (fig. 13.9 cahier quadri, planche 4). Le risque de complication de la CPRE ± sphinctérotomie endoscopique est compris entre 5 et 10 % avec par ordre décroissant, la pancréatite aiguë, l'hémorragie, l'infection et la perforation duodénale (vidéo 13.3).

E. Calculs de la voie biliaire principale en dehors de l'angiocholite

La découverte fortuite (situation rare) ou dans l'exploration d'anomalies biologiques de calculs de la VBP justifie la désobstruction de celle-ci sauf chez les sujets d'âge physiologique élevé. Plusieurs stratégies thérapeutiques non consensuelles peuvent être proposées :

- cholécystectomie avec désobstruction peropératoire de la VBP, par cœlioscopie ou laparotomie ;
- cholécystectomie puis sphinctérotomie endoscopique biliaire par endoscopie ;
- sphinctérotomie endoscopique biliaire puis cholécystectomie.

Points clés

- La lithiase biliaire est très fréquente.
- Les facteurs de risque sont l'âge, le sexe féminin, le surpoids et la multiparité.
- Elle est le plus souvent asymptomatique et ne nécessite alors aucun traitement.
- Le traitement de la lithiase repose sur la cholécystectomie et/ou la sphinctérotomie endoscopique en cas de lithiase de la voie biliaire principale associée.
- Les manifestations cliniques peuvent être de gravité variée, et sont : la colique hépatique, la cholécystite, l'angiocholite, la pancréatite aiguë biliaire.
- Le diagnostic de lithiase vésiculaire repose sur l'échographie.
- La cholangio-IRM et l'écho-endoscopie sont les examens les plus sensibles pour détecter un calcul de la voie biliaire principale.
- La cholécystite aiguë lithiasique se traduit par un syndrome infectieux associé à des douleurs de l'hypochondre droit qui se prolongent, une hyperleucocytose ; l'échographie montre un épaississement de la paroi vésiculaire > 4 mm, associé à la présence d'un calcul vésiculaire et cherche des signes de complication.
- Le traitement de la cholécystite est la cholécystectomie sans délai.
- L'angiocholite aiguë lithiasique se traduit par l'apparition successive de 3 signes : douleur biliaire, fièvre, ictère. Le syndrome infectieux peut être sévère avec septicémie voire choc septique entraînant une insuffisance rénale organique. Biologiquement, il existe une cholestase, une hyperleucocytose à polynucléaires neutrophiles. Il faut en urgence débuter une antibiothérapie et désobstruer la voie biliaire principale.

Compléments en ligne

Des compléments numériques sont associés à ce chapitre. Ils sont indiqués dans la marge par des flashcodes.

Pour accéder à ces compléments, connectez-vous sur **www.em-consulte.com/e-complement/474227** et suivez les instructions pour activer votre accès.

Vidéo 13.1 Lithiase du cholédoque (aspect en écho-endoscopie) : le calcul est visible ainsi que le cône d'ombre postérieur ; il est montré en fin de vidéo par un astérisque.

Vidéo 13.2 Minilithiase vésiculaire (aspect en écho-endoscopie) : la mobilisation de la vésicule mobilise également les petits calculs qui bougent en son sein comme de la neige.

Vidéo 13.3 Sphinctérotomie endoscopique de la papille. Le sphinctérotome est introduit dans la papille, sa position est vérifiée en radioscopie, la sphinctérotomie élargit la papille et on voit en fin de geste sortir un calcul brun de l'orifice papillaire élargi.

Pour en savoir plus

	Prise en charge de la lithiase biliaire - 2010 - (RPC SNFGE) http://www.snfge.org/recommandations?field_reco_annee_value%5Bvalue%5D%5Byear%5D=&field_reco_themes_tid=All&field_reco_auteurs_tid=All&field_reco_type_tid=All&title=lithiase

CHAPITRE

14

Item 275 – UE 8 – Ictère

I. Argumenter les principales hypothèses diagnostiques
II. Justifier les examens complémentaires pertinents

Objectifs pédagogiques

- Argumenter les principales hypothèses diagnostiques et justifier les examens complémentaires pertinents.
- Diagnostiquer un ictère chez le nouveau-né, identifier les situations d'urgence et planifier leur prise en charge.

I. Argumenter les principales hypothèses diagnostiques

A. Définition

L'ictère est caractérisé par une coloration jaune à bronze, généralisée des téguments, due à une augmentation de la bilirubinémie. La bilirubinémie normale est inférieure à 20 µmol/L. Une bilirubinémie comprise entre 20 et 40 µmol/L est anormalement élevée mais cette élévation est indétectable par l'inspection du patient. L'ictère apparaît lorsque la bilirubinémie dépasse 40 µmol/L. Un ictère léger, ou débutant, est visible en regard de la sclère oculaire, endroit le plus clair des téguments.

B. Mécanismes d'augmentation de la bilirubinémie

Chez le sujet sain, la bilirubine circule dans le plasma sous 2 formes : non conjuguée dont la concentration ne dépasse pas 15 µmol/L, et conjuguée à l'acide glucuronique dont la concentration ne dépasse pas 5 µmol/L.

À l'état normal, la principale source de bilirubine est le macrophage où prend place la dégradation de l'hémoglobine des hématies sénescentes (fig. 14.1).

Chez le sujet sain, la bilirubine totale plasmatique est presque exclusivement représentée par la bilirubine non conjuguée. Celle-ci est très peu soluble en milieu hydrique et presque totalement liée à l'albumine. De ce fait, la bilirubine non conjuguée ne peut franchir la barrière glomérulaire normale. **Il n'y a donc pas de bilirubine non conjuguée dans les urines.**

La bilirubine non conjuguée transportée par l'albumine est captée au pôle sinusoïdal des hépatocytes par des transporteurs membranaires spécifiques, alors que l'albumine reste dans le plasma.

Dans le cytoplasme hépatocytaire, la bilirubine est liée à d'autres protéines et acheminée vers le réticulum endoplasmique (fig. 14.2). La bilirubine glucuronide transférase (ou bilirubine UDP glucuronosyl transférase 1) de la membrane du réticulum endoplasmique conjugue la bilirubine avec l'acide glucuronique.

La bilirubine conjuguée est transportée vers le pôle biliaire de l'hépatocyte (canalicule biliaire). Elle peut alors être sécrétée dans la bile grâce à un transport actif, saturable, compétitif et sélectif.

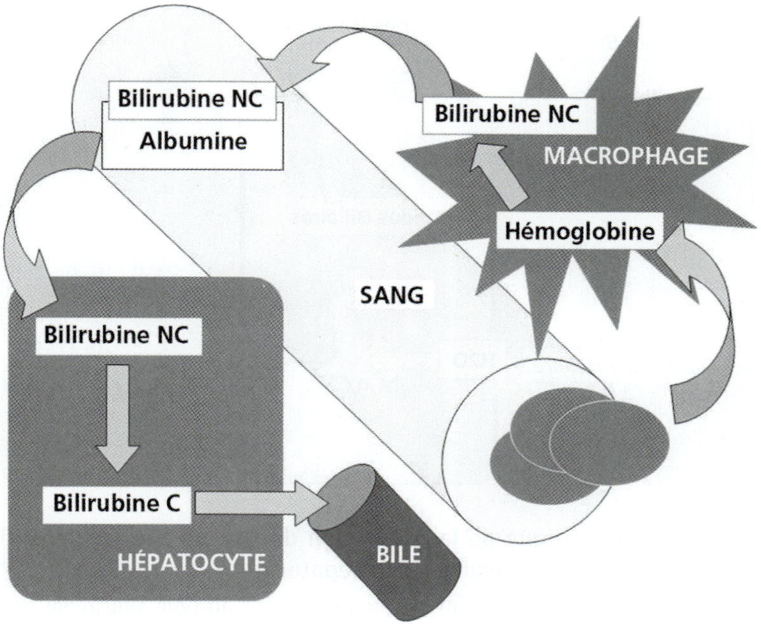

Fig. 14.1. Représentation schématique des premières étapes du métabolisme de la bilirubine.

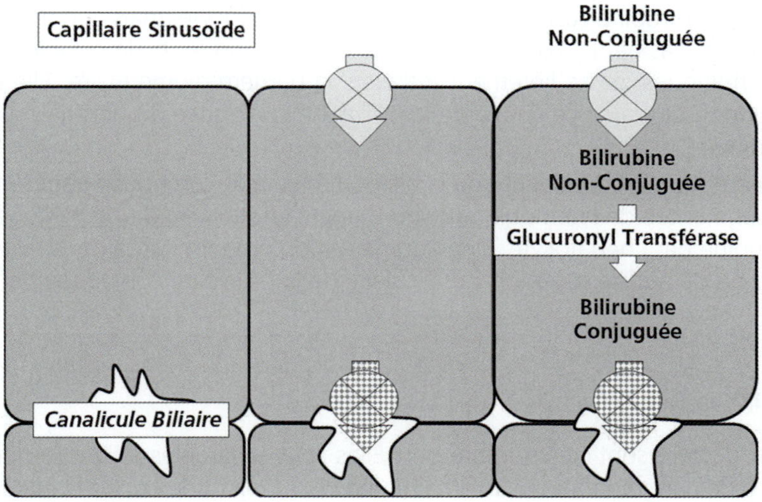

Fig. 14.2. Représentation schématique des étapes hépatocytaires du métabolisme de la bilirubine.

Le flux biliaire *est généré* par un transport actif de substances osmotiques : les acides biliaires (fig. 14.3). Une diminution de sécrétion des acides biliaires entraîne une diminution du flux biliaire, ou cholestase. En cas de cholestase, la sécrétion de la bilirubine conjuguée peut être diminuée ou maintenue. Cela s'explique par le fait que les mécanismes de sécrétion des acides biliaires et de la bilirubine conjuguée impliquent des transporteurs indépendants (fig. 14.2 et 14.3). Il y a donc 2 formes de cholestase :

- la cholestase ictérique, où il y a diminution de la sécrétion des acides biliaires et de celle de la bilirubine conjuguée ;
- la cholestase anictérique, où il y a diminution de la sécrétion des acides biliaires sans diminution de celle de la bilirubine conjuguée.

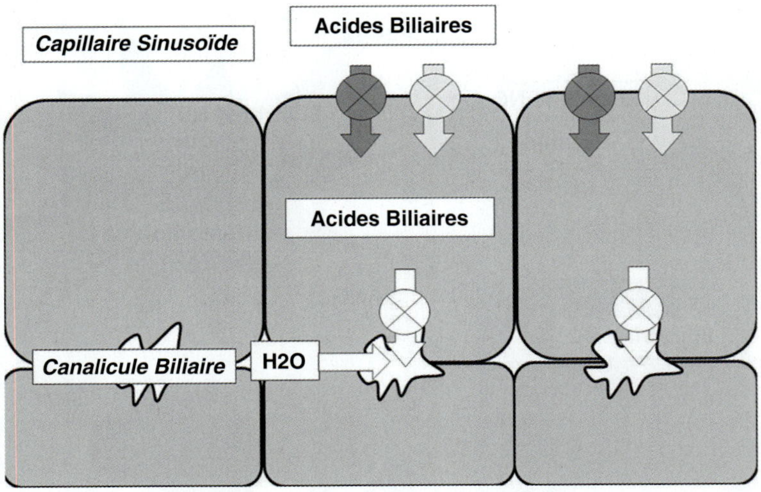

Fig. 14.3. Représentation schématique de la génération du flux biliaire (cholérèse) par la sécrétion active des acides biliaires au pôle canaliculaire de l'hépatocyte.

Les acides biliaires réabsorbés par l'intestin sont captés activement au pôle sinusoïdal de l'hépatocyte (cycle entéro-hépatique). Ces acides biliaires captés activement s'ajoutent à ceux qui sont synthétisés *de novo* par l'hépatocyte. L'eau est attirée vers le canalicule par le pouvoir osmotique des acides biliaires. D'autres transporteurs de constituants biliaires, non représentés ici (dont celui de la bilirubine conjuguée) sont également localisés à la membrane du canalicule biliaire.

Une part de la bilirubine conjuguée formée dans l'hépatocyte (mais non encore excrétée) peut refluer dans le plasma. La bilirubine conjuguée plasmatique, hydrosoluble, non liée aux protéines plasmatiques, passe librement à travers la barrière glomérulaire. Elle est donc trouvée dans les urines. La clairance rénale de la bilirubine conjuguée du plasma est identique à celle de la créatinine.

Une augmentation prédominante de la bilirubinémie non conjuguée peut provenir d'une destruction augmentée de l'hémoglobine, ou d'une captation ou d'une conjugaison insuffisante de la bilirubine par l'hépatocyte. Une augmentation prédominante de la bilirubine conjuguée provient d'un défaut de sécrétion canaliculaire de la bilirubine conjuguée par l'hépatocyte.

C. Étiologie

Les causes d'ictère sont très nombreuses. Elles sont séparables en 2 catégories selon la prédominance de l'augmentation sur la bilirubine non conjuguée ou sur la bilirubine conjuguée.

1. Ictère à bilirubine non conjuguée

Les principales causes en sont :

- l'hyperhémolyse ;
- la dysérythropoïèse ;
- la diminution de l'activité de la bilirubine glucuronide transférase.

Les urines sont de couleur normale en cas d'ictère à bilirubine non conjuguée (libre). Le bilan hépatique est normal.

a. Hyperhémolyse et dysérythropoïèse

Toutes les causes d'hyperhémolyse peuvent donner un ictère (dit alors hémolytique). L'hyperhémolyse peut ne pas s'accompagner d'anémie lorsqu'elle est compensée par une régénération médullaire accrue des hématies (les réticulocytes sont augmentés). La dysérythropoïèse est caractérisée par une destruction intramédullaire des hématies nouvellement formées (les réticulocytes ne sont pas augmentés).

b. Diminution de la conjugaison par la bilirubine glucuronide transférase

Elle a plusieurs causes. Chez le nouveau-né, la maturation complète de cette activité enzymatique peut être retardée de quelques jours expliquant en partie l'*ictère néonatal dit physiologique* qui n'est jamais marqué et disparaît rapidement. Deux anomalies génétiques fort différentes déterminent une diminution constitutive de l'activité enzymatique : le syndrome de Gilbert et le syndrome de Crigler-Najjar.

Syndrome de Gilbert

Ce syndrome est une affection totalement bénigne et très fréquente (3 à 10 % de la population) liée à un déficit partiel (de 20 à 30 %) en glycuronyl transférase. Il doit être considéré comme un polymorphisme non pathologique. C'est pourquoi le terme « maladie de Gilbert », souvent employé, est impropre. Il est transmis sur le mode autosomique récessif. Il est dû à une mutation du gène promoteur de la bilirubine glucuronyl transférase. Cette mutation est nécessaire mais non suffisante à l'expression de ce syndrome. D'autres facteurs sont nécessaires à l'expression clinique : soit une hyperhémolyse (la demi-vie des globules rouges est souvent anormalement courte) ou une dysérythropoïèse mineure, soit un défaut de captation de la bilirubine par l'hépatocyte.

L'expression est une hyperbilirubinémie portant exclusivement sur la bilirubine non conjuguée, modérée (jamais supérieure à 80 µmol/L) et fluctuante. L'ictère est inconstant et variable. La bilirubinémie est augmentée par le jeûne ou les infections intercurrentes. Elle est diminuée par les inducteurs enzymatiques comme le phénobarbital ou le méprobamate.

Le diagnostic de syndrome de Gilbert repose sur :

- des signes compatibles (l'ictère ne peut être marqué et persistant ; **les tests hépatiques doivent être rigoureusement normaux** ou être clairement expliqués par une autre affection s'ils sont anormaux) ;
- l'élimination des autres causes d'hyperbilirubinémie non conjuguée pure.

Un diagnostic par identification de la mutation est possible. Il n'est qu'exceptionnellement justifié.

Syndrome de Crigler-Najjar

Ce syndrome est une affection exceptionnelle, souvent très grave, due à une absence ou à un effondrement de l'activité de la glucuronyl transférase.

Il est transmis génétiquement selon le mode autosomique récessif. Ce syndrome est dû à des mutations du gène de la bilirubine glucuronyl transférase. Ces mutations sont très différentes de celle responsable du syndrome de Gilbert : elles n'affectent pas le promoteur mais des régions codant des sous-unités de l'enzyme elle-même.

Le syndrome se manifeste par un ictère néonatal marqué (bilirubinémie toujours supérieure à 100 µmol/L), permanent, et potentiellement très grave en raison du risque d'encéphalopathie bilirubinique.

2. Ictère à bilirubine conjuguée

a. Cholestase

C'est le mécanisme le plus fréquent de l'ictère à bilirubine conjuguée. La cholestase est définie par la diminution de la sécrétion biliaire (et non par la stagnation de la bile).

La cholestase se manifeste principalement par une augmentation concomitante du taux sérique des phosphatases alcalines et de la γ-GT. Une élévation isolée de la γ-GT ou des phosphatases alcalines ne témoigne pas d'une cholestase.

La cholestase peut être due :

- soit à une obstruction des canaux biliaires : la diminution de la sécrétion canaliculaire des acides biliaires est alors secondaire à cette obstruction ;
- soit à une anomalie primitive du transport canaliculaire des acides biliaires : l'atteinte hépatocytaire est alors primitive et il n'y a pas d'obstruction des canaux biliaires. Cette situation se rencontre notamment lorsque l'ictère est dû à une insuffisance hépatique.

Ictère cholestatique par obstruction des voies biliaires

Il peut résulter :

- d'une atteinte des gros canaux (c'est-à-dire analysable par imagerie) ;
- d'une atteinte des canaux biliaires de petit ou moyen calibre (observable seulement par examen microscopique d'une biopsie hépatique).

Quelques règles en clinique

- Une atteinte *limitée* de la voie biliaire principale (canal hépatique commun ou cholédoque), peut déterminer un ictère. En revanche, une atteinte des canaux de plus petit calibre doit être *diffuse* pour entraîner un ictère.
- L'obstruction d'un seul canal hépatique droit ou gauche ne suffit pas pour causer un ictère, alors que leur obstruction simultanée le peut.
- Une douleur biliaire est générée par la mise en tension *brutale* des voies biliaires. De ce fait, lorsqu'un ictère survient à la suite d'une douleur biliaire, il est probable que l'obstacle se soit constitué brutalement. Ce mécanisme répond généralement à la migration d'un calcul dans la voie biliaire principale.
- Une cholestase prolongée, quel qu'en soit le mécanisme, induit rapidement un amaigrissement marqué, en raison de la malabsorption qu'elle entraîne. De ce fait, un amaigrissement apparaissant *après* la constitution d'un ictère cholestatique n'a aucune spécificité. Il existe alors fréquemment un prurit. Il est spécifique de la nature cholestatique de l'ictère.
- Quel que soit le siège de l'obstacle, une dilatation harmonieuse des voies biliaires est habituellement observée dans tout le territoire en amont de l'obstacle. *Cependant, la dilatation peut manquer* lorsque l'examen est fait peu après une obstruction récente (comme la migration d'un calcul dans la voie biliaire principale), ou lorsque les voies biliaires en amont ne peuvent se dilater parce que leur paroi est scléreuse, ou que le parenchyme hépatique est anormalement rigide (par exemple du fait d'une cirrhose).
- *Une dilatation de la vésicule biliaire* indique à la fois que l'obstacle est cholédocien (en aval de la convergence du canal cystique et du canal hépatique commun), et que la vésicule est saine (non lithiasique). Elle est en faveur de la nature néoplasique de l'obstacle (cholangio-carcinome, cancer du pancréas).

Obstruction de la voie biliaire principale

C'est le plus fréquent des mécanismes conduisant à un ictère. Le cancer du pancréas, le cancer primitif de la voie biliaire principale et la lithiase de la voie biliaire principale sont les principales causes d'ictère cholestatique.

Schématiquement, le cancer de la tête du pancréas se manifeste par un ictère souvent isolé mais associé à des douleurs épigastriques en barre dans plus de 30 % des cas et surtout à une profonde altération de l'état général. Il n'y a habituellement pas de fièvre, ni de frissons. L'ictère du cancer de la voie biliaire principale se révèle le plus souvent par un ictère sans fièvre ni douleur. À l'inverse, l'ictère de la lithiase de la voie biliaire principale est généralement précédé de douleurs biliaires et, en cas d'angiocholite, de fièvre (triade douleur, fièvre, ictère) (*cf.* chapitre 13).

Des causes moins fréquentes sont la sténose post-opératoire des voies biliaires et la compression de la voie biliaire principale par une pancréatite chronique calcifiante ou par une adénopathie (tumorale ou inflammatoire).

De nombreuses autres causes d'obstruction de la voie biliaire principale sont possibles; toutes sont rares et ne rendent compte que d'une minorité des cas d'ictère cholestatique.

Obstruction des petits canaux biliaires

La *cirrhose biliaire primitive* est une affection auto-immune rare caractérisée par une cholangite destructrice non suppurée affectant les canaux biliaires microscopiques. Les anticorps antimitochondries de type M2 sont présents dans le sérum. L'ictère est une complication tardive de cette maladie, devant faire envisager une transplantation hépatique.

Les *cholangites immuno-allergiques* sont principalement médicamenteuses. Les médicaments habituellement en cause sont : l'association acide clavulanique-amoxicilline, les sulfamides, les macrolides et l'allopurinol. Une fièvre, des douleurs marquées de l'hypochondre droit et une hyperéosinophilie y sont fréquentes. Le diagnostic repose sur la chronologie et sur les données de la biopsie hépatique.

La *cholangite sclérosante primitive* est une affection rare, de cause inconnue, caractérisée par des irrégularités des canaux biliaires intra- et extrahépatiques. Ces irrégularités sont macroscopiquement visibles lors de la réalisation d'une cholangio-IRM sous la forme d'alternance de sténoses et de dilatations. Dans plus de la moitié des cas, la cholangite sclérosante primitive est associée à une colite inflammatoire (maladie de Crohn colique ou recto-colite hémorragique). La cholangite sclérosante primitive est un facteur favorisant le cholangio-carcinome. L'ictère peut être dû à une angiocholite, à un cholangio-carcinome ou à un stade avancé de la maladie devant alors faire envisager une transplantation hépatique.

> Deux affections génétiques peuvent déterminer une atteinte des canaux biliaires de petit ou moyen calibre et conduire à une cholestase : la mucoviscidose et une mutation du gène d'un transporteur canaliculaire des phospholipides biliaires (récepteur MDR3 par exemple). Dans les deux cas, des modifications physico-chimiques de la bile conduisent à la formation de précipité ou d'agglomérats de matériel obstructif endoluminal.

En cas de métastases hépatiques, l'ictère ne survient que tardivement et est plus souvent dû à une compression ou à un envahissement de la voie biliaire principale plutôt qu'à l'infiltration hépatique que donne habituellement une cholestase anictérique.

Cholestase sans obstacle sur les canaux biliaires

Des atteintes isolées du transport canaliculaire des acides biliaires ou des transporteurs d'autres constituants de la bile peuvent déterminer une cholestase sans obstacle sur les canaux biliaires.

Atteintes génétiques

Elles sont extrêmement rares. Elles produisent soit une cholestase infantile conduisant à une cirrhose (« cholestase intrahépatique familiale progressive [PFIC selon le sigle anglais], dont il existe 3 types, PFIC 1, PFIC 2 et PFIC 3 »); soit des épisodes récidivants de cholestase spontanément régressive, imprévisibles en nombre et en durée, dont les facteurs déclenchants ne sont pas connus (« cholestase récurrente bénigne »); soit à une cholestase gravidique pratiquement jamais associée à un ictère.

Atteintes acquises

Elles sont liées à une inhibition du transport des acides biliaires par les *cytokines pro-inflammatoires* (IL2, IL1, IL6).

Ce mécanisme explique :

- l'ictère intense observé au cours des hépatites aiguës (alcoolique, virale, auto-immune ou médicamenteuse), même en l'absence d'augmentation marquée des phosphatases alcalines et d'insuffisance hépatique sévère ;
- l'ictère cholestatique souvent observé au cours des infections bactériennes sévères (pyélonéphrite aiguë, pneumonie bactérienne, typhoïde, leptospirose, etc.) ;
- au moins en partie, l'ictère dû à une angiocholite.

b. Atteintes du transport canaliculaire de la bilirubine conjuguée sans cholestase

Elles comprennent 2 affections génétiques rarissimes et bénignes : le syndrome de Rotor et la maladie de Dubin-Johnson.

c. Ictère de mécanisme multiple

Fréquemment, l'ictère ne relève pas d'un seul des mécanismes précédents mais d'une conjonction de différents facteurs. C'est le cas des malades dans un état grave, souvent infectés, atteints de cirrhose, ou nécessitant des soins intensifs quelle qu'en soit la raison.

S'associent alors : une diminution de la sécrétion canaliculaire de la bilirubine conjuguée due au syndrome inflammatoire ; une hyperhémolyse (due à des transfusions, des dispositifs intravasculaires, ou des anomalies érythrocytaires acquises) ; une insuffisance hépatique ; et une insuffisance rénale (qui entraîne une augmentation de la bilirubinémie conjuguée uniquement lorsque la sécrétion hépatocytaire de bilirubine est atteinte).

D. Les situations d'urgence associées à un ictère

1. Encéphalopathie bilirubinique du nouveau-né (ictère nucléaire)

L'encéphalopathie bilirubinique est due à la toxicité de la bilirubine non conjuguée pour le cerveau. Celui-ci est particulièrement vulnérable dans la période néonatale et en cas d'augmentation brutale et marquée de la bilirubinémie. Le nouveau-né y est donc particulièrement exposé au cours des hyperhémolyses de l'incompatibilité fœto-maternelle et du syndrome de Crigler-Najjar. Les concentrations de bilirubine non conjuguée atteintes au cours de l'ictère physiologique observé après la naissance ne sont jamais suffisantes pour entraîner uneencéphalopathie.

L'encéphalopathie bilirubinique est source de séquelles graves, cognitives et motrices. Un traitement par photothérapie (ultraviolets) ou échanges plasmatiques doit être mis en œuvre en urgence pour diminuer la concentration de bilirubine non conjuguée. Le syndrome de Crigler-Najjar est une indication de transplantation hépatique (bien que cette affection n'entraîne jamais d'atteinte hépatique).

2. Angiocholite (cf. chapitre 13)

L'angiocholite est caractérisée par une infection bactérienne de la bile et des voies biliaires. L'angiocholite est presque toujours associée à une lithiase de la voie biliaire principale ou des gros canaux biliaires. La lithiase est habituellement primitive, due à une bile lithogène. Plus rarement, la lithiase est secondaire à une obstruction non lithiasique, lorsque celle-ci détermine une dilatation *très prolongée* de tout ou partie des gros canaux biliaires. Une septicémie est fréquemment associée à l'angiocholite. Il s'agit, généralement, de germes de la flore intestinale (bacilles à Gram négatif, plus rarement de coques à Gram positif).

Le diagnostic est évoqué sur la triade douleur-fièvre-ictère et repose sur l'association :

- d'une cholestase ;
- d'un syndrome inflammatoire systémique marqué (fièvre, surtout si elle est faite de pics (> 39 °C) avec frissons ; CRP augmentée ; polynucléose neutrophile) ;
- la mise en évidence d'une obstruction des voies biliaires. Celle-ci peut être présumée lorsque les voies biliaires sont dilatées (anomalie constatée sur une échographie), ou lorsque l'ictère a été précédé par des douleurs biliaires. L'échographie est donc le premier examen à demander en cas de suspicion d'angiocholite.

La démonstration d'une bactériémie à germe d'origine intestinale est un fort argument de présomption d'angiocholite dans ce contexte. *De ce fait, tout ictère avec fièvre doit conduire à effectuer plusieurs hémocultures*. L'absence d'ictère n'écarte pas le diagnostic d'angiocholite bien qu'il rende improbable que l'obstacle siège sur la voie biliaire principale.

Le principal diagnostic différentiel de l'angiocholite avec ictère est la cholestase des syndromes inflammatoires systémiques sévères, sans obstruction des voies biliaires. **Il n'y a pas dans ce cas de dilatation des voies biliaires à l'échographie**. Leurs principales causes sont :

- les infections bactériennes sévères, généralement avec septicémie (pyélonéphrite aiguë, pneumonie, péritonite, typhoïde, leptospirose, etc.) ;
- les syndromes inflammatoires de certaines maladies malignes (incluant le syndrome d'activation macrophagique) ; il s'agit généralement de lymphomes ;
- la phase initiale de l'hépatite aiguë virale A ou surtout de l'hépatite herpétique où une fièvre élevée est fréquente.

Toutes les complications graves d'une infection bactérienne sévère sont possibles et imprévisibles. Il existe chez ces patients un risque de choc septique potentiellement mortel. Il s'agit d'une urgence thérapeutique.

Les examens invasifs pour documenter ou traiter l'obstruction biliaire ne doivent être mis en œuvre que lorsque les fonctions respiratoire, circulatoire et rénale sont correctes et que le traitement de l'infection a été débuté.

Un traitement antibiotique visant les bactéries de la flore intestinale doit être débuté aussitôt que le diagnostic est rendu probable par la douleur biliaire ou la dilatation des voies biliaires, dès que les prélèvements de sang et d'urine pour examen bactériologique ont été effectués.

La correction et la prévention des désordres généraux (respiratoires, circulatoires et rénaux) doivent être mises en œuvre simultanément.

Dans un second temps, le traitement de l'obstacle doit être organisé. Il doit être fait rapidement (< 48 h) si le syndrome infectieux ne s'améliore pas ou s'aggrave alors que le traitement antibiotique a été correctement mené. En dehors de cette situation, un délai permet de l'organiser dans les meilleures conditions possibles. Dans le cas le plus fréquent du calcul de la voie biliaire principale, ce traitement est la sphinctérotomie endoscopique suivie d'une extraction du calcul réalisé au cours d'une cholangio-pancréatographie rétrograde endoscopique (CPRE). Une cholécystectomie devra être envisagée ultérieurement. Dans le cas d'une sténose des voies biliaires, la mise en place d'une prothèse par voie endoscopique ou par voie percutanée transhépatique permet de drainer les voies biliaires infectées en attendant que la nature en soit élucidée et que le traitement définitif soit mis en œuvre.

3. Ictère associé à une insuffisance hépatique

Il s'observe dans 3 circonstances : la cirrhose, le stade terminal d'un cancer du foie et l'insuffisance hépatique aiguë.

a. Cirrhose

Au cours d'une cirrhose quelle qu'en soit la cause, une poussée d'ictère doit faire chercher :

- une poussée de la maladie causale induisant une insuffisance hépatique (exacerbation d'une hépatite virale, auto-immune ou alcoolique, maladie de Wilson);
- un phénomène intercurrent ou une complication (cancer primitif, infection bactérienne, insuffisance rénale, prise de médicament hépato-toxique, hémorragie digestive, hyperhémolyse). Ces facteurs aggravants doivent être cherchés immédiatement et traités sans délai.

b. Stade terminal d'un cancer du foie

Au cours des cancers du foie, primitifs ou secondaires, l'ictère traduit soit une compression de la voie biliaire par une métastase ou la tumeur primitive, soit un stade généralement très avancé de localisations multifocales avec insuffisance hépatique. Il peut alors s'associer à un tableau d'insuffisance hépatique. À ce stade, les possibilités de traitement de la maladie sont nulles. L'urgence est d'assurer le meilleur confort possible au patient. Dans ce contexte, les examens complémentaires invasifs ne sont pas justifiés.

c. Insuffisance hépatique aiguë

En cas d'insuffisance hépatique aiguë avec ictère, les transaminases sont très augmentées (> 20 fois la limite supérieure des valeurs normales). Dans ce contexte, le diagnostic d'insuffisance hépatique sévère est fait par la diminution du taux de Quick (ou « taux de prothrombine ») et du facteur V en dessous de 50 %. En cas de cholestase, la diminution du taux de Quick (ou « taux de prothrombine ») peut s'expliquer par une carence en vitamine K; le facteur V est alors normal mais les facteurs II, VII, VIII et IX sont abaissés.

Le risque de l'insuffisance hépatique sévère est l'évolution vers une insuffisance hépatique grave (c'est-à-dire avec encéphalopathie) dont la mortalité spontanée est d'environ 80 %.

Les causes en sont :

- les atteintes toxiques (paracétamol, amanite phalloïde);
- les hépatites médicamenteuses immuno-allergiques;
- les hépatites virales (A, B, C, D, E, herpès);
- l'association d'une de ces causes avec la prise récente de paracétamol, même à dose thérapeutique.

Une transplantation doit être envisagée en cas d'insuffisance hépatique grave.

Ces éléments justifient que :

- les transaminases et le taux de Quick (« taux de prothrombine ») doivent être dosés en cas d'ictère;
- toute diminution du taux de Quick (« taux de prothrombine ») conduise à doser le facteur V;
- toute atteinte hépatique aiguë survenant après la prise de paracétamol, même à dose thérapeutique, et même si une autre cause d'atteinte hépatique est associée, conduise à administrer en urgence de la N-acétylcystéine (antidote de l'intoxication au paracétamol);
- toute diminution du facteur V à moins de 50 % conduise à adresser le malade à un centre spécialisé où une greffe de foie en urgence pourra être effectuée.

II. Justifier les examens complémentaires pertinents

A. Moyens du diagnostic

1. Examen clinique

Certains signes cliniques sont très spécifiques. Les diagnostics suivants peuvent être établis sur les seules données cliniques, quand elles sont présentes.

- *Ictère* : les exceptionnelles autres colorations jaunes des téguments sont liées à une alimentation riche en légumes rouges ou orange, ou à quelques médicaments (fluorescéine utilisée pour une angiographie rétinienne).
- *Ictère à bilirubine conjuguée* quand l'urine est brune.
- *Ictère à bilirubine non conjuguée* quand l'urine est claire.
- *Ictère cholestatique* quand un prurit est associé.
- *Ictère par obstruction cholédocienne non lithiasique* quand la vésicule est palpable, généralement dans l'angle entre le rebord costal inférieur droit et le bord latéral du muscle grand droit de l'abdomen.
- *Ictère probablement lithiasique* quand il a été précédé ou accompagné par des douleurs biliaires typiques. Celles-ci siègent au creux épigastrique, irradient parfois vers l'hypochondre droit ou l'hémithorax postérieur droit, mais sans être transfixiantes ; elles ont un début précis dans le temps et augmentent rapidement en intensité pour persister en plateau sans paroxysme ; elles sont violentes et ne permettent pas de continuer une activité ; leur durée n'excède pas 12 heures sans s'associer à des complications graves ; le moment où elles commencent à décroître rapidement est précis.
- *Angiocholite* (et donc probable calcul des gros canaux biliaires) quand l'ictère a été précédé de douleurs biliaires ou de douleurs de l'hypochondre droit, et d'une fièvre en pics avec des frissons.

L'examen clinique permet en outre de relever tous les éléments anamnestiques et physiques possibles. Il conviendra de tenter de les réunir par un diagnostic unique.

2. Tests sanguins

Quelques tests peu coûteux et sans danger donnent des informations sensibles et spécifiques (fig. 14.1). On peut ainsi affirmer ou écarter les diagnostics suivants.

- *Ictère à bilirubine conjuguée ou non conjuguée* : selon que la bilirubinémie conjuguée est proportionnellement plus élevée que la bilirubine non conjuguée ou l'inverse.
- *Ictère hémolytique* : augmentation de la bilirubinémie non conjuguée et des réticulocytes (avec ou sans anémie), diminution de l'haptoglobine (en l'absence d'insuffisance hépatique). L'aspect des hématies sur le frottis sanguin donne des informations précieuses sur le mécanisme de l'hyperhémolyse.
- *Syndrome de Gilbert* : la bilirubinémie non conjuguée est inférieure à 80 µmol/L. La bilirubinémie conjuguée, les phosphatases alcalines, la γ-GT et les transaminases sont normales. Il n'y a ni anémie, ni augmentation des réticulocytes.
- *Ictère cholestatique* : les phosphatases alcalines et la γ-GT sont augmentées. L'augmentation des transaminases, quelle que soit son intensité, est toujours difficile à interpréter (cause ou conséquence) dans le contexte d'un ictère à bilirubine conjuguée.
- *Ictère cytolytique* : forte élévation des transaminases (> 20 N), doit faire évoquer une hépatite aiguë.
- *Cirrhose biliaire primitive* : l'ictère est cholestatique et les anticorps antimitochondries sont détectables (titre > 1/40).

3. Imagerie des voies biliaires

a. Échographie

Examen non invasif, sans danger, peu coûteux, dont la qualité varie avec l'opérateur et l'habitus du sujet. Les informations ont une sensibilité et une spécificité variables selon le signe considéré.

À elle seule, l'échographie permet d'affirmer (mais non d'écarter) les diagnostics suivants :

- lithiase biliaire : formation(s) hyperéchogène(s) avec cône d'ombre postérieur dans la vésicule ou les gros canaux biliaires. Un diagnostic différentiel est l'aérobilie (présence d'air dans les voies biliaires due généralement à un antécédent de sphinctérotomie ou d'anastomose bilio-digestive). La seule mise en évidence d'une lithiase vésiculaire ne permet pas d'affirmer que l'ictère est dû à un calcul en raison de la fréquence de cette anomalie dans la population générale bien portante. L'absence de lithiase vésiculaire est un fort argument (quoique non formel) en défaveur de cette étiologie;
- obstruction de la voie biliaire principale et/ou de la convergence des canaux hépatiques droit et gauche : voies biliaires intrahépatiques diffusément et harmonieusement dilatées;
- siège de l'obstacle sur la voie biliaire principale :
  - canal hépatique commun : cholédoque non dilaté et vésicule normale,
  - canal cholédoque : vésicule et canal hépatique commun dilatés,
  - cancer du pancréas ou pancréatite chronique : obstacle cholédocien et tête du pancréas augmentée de volume.

L'échographie permet en outre de recueillir des renseignements sur le foie, ses vaisseaux, le tube digestif, le péritoine, et les ganglions. Il convient de tenter de réunir ces éléments par un diagnostic unique.

b. Tomodensitométrie avec injection de produit de contraste

Examen peu invasif, de coût intermédiaire entre échographie et IRM, exposant à une irradiation (attention chez la femme enceinte) et au risque de toxicité rénale ou de réaction d'intolérance dues aux produits de contraste iodés (fig. 14.4). Les diagnostics établis sont les mêmes que ceux envisagés à propos de l'échographie. La tomodensitométrie avec coupes fines sur le pancréas est plus sensible et plus spécifique que l'échographie pour le diagnostic des affections pancréatiques Elle est moins sensible que l'échographie pour le diagnostic de calcul vésiculaire. La tomodensitométrie permet une meilleure caractérisation des lésions tissulaires susceptibles de comprimer ou d'envahir les voies biliaires.

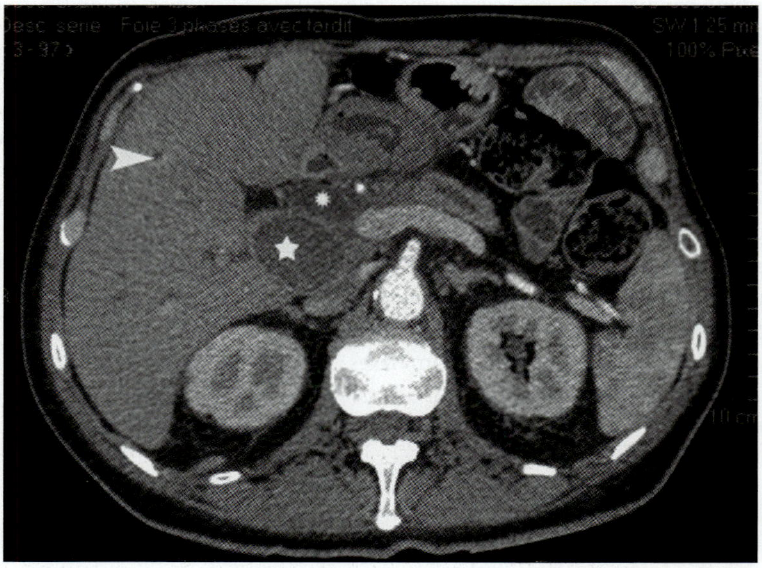

Fig. 14.4. Scanner avec injection montrant des voies biliaires intrahépatiques visibles donc dilatées (tête de flèche), une voie biliaire principale dilatée (astérisque) et la vésicule (étoile) qui n'est vue ici qu'en volume partiel mais qui est elle-même dilatée.

Le malade a une tumeur du pancréas ici non visible car sous-jacente à cette coupe.

c. IRM abdominale et bilio-pancréatique

Examen coûteux, peu invasif et sans danger (excepté chez les porteurs de matériel ferreux ou de pacemaker ; et en cas d'insuffisance rénale avec certains produits de contraste vasculaire) (fig. 14.5 et 14.6). Ses limites sont le coût et la disponibilité. Certaines séquences permettent une visualisation de très bonne qualité des voies biliaires et pancréatiques sans injection de produit de contraste. La résolution spatiale est moindre que celle de la tomodensitométrie. En raison de ces qualités, la cholangio-pancréato-IRM (CP-IRM) a pratiquement remplacé la

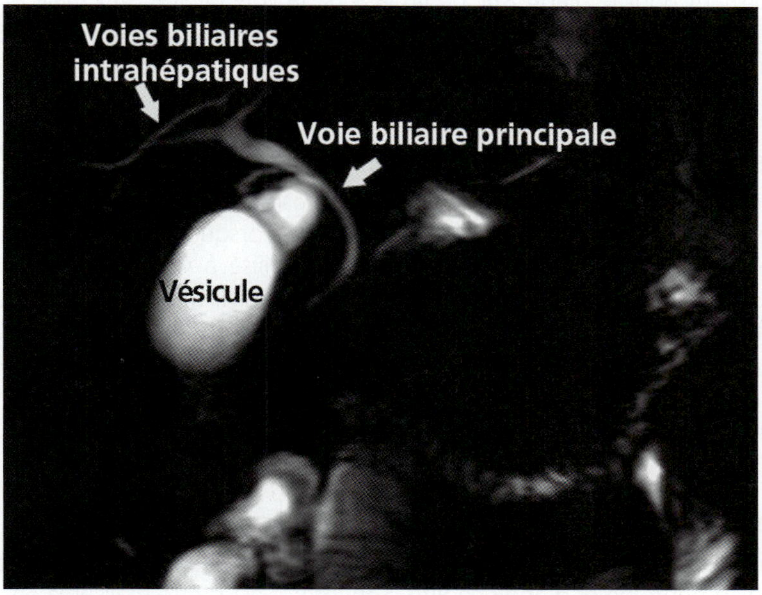

Fig. 14.5. Cholangio-IRM normale.

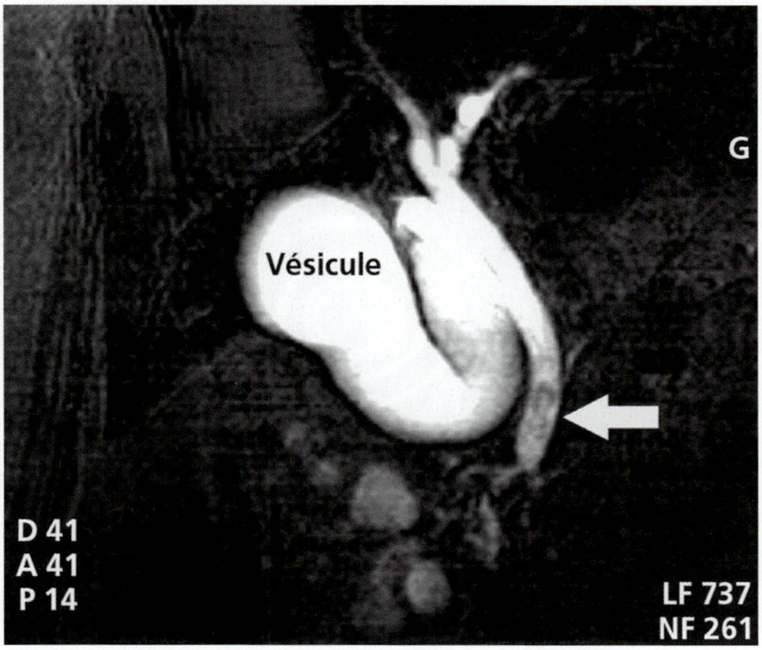

Fig. 14.6. Cholangio-IRM montrant des calculs de la partie terminale de la voie biliaire principale (flèche).

cholangio-pancréatographie rétrograde endoscopique (CPRE) à visée diagnostique (*cf. infra*). En revanche, cette dernière conserve ses indications à visée thérapeutique.

Outre les diagnostics discutés plus hauts dans les paragraphes sur la tomodensitométrie et l'échographie, l'IRM biliaire permet d'affirmer (mais non d'écarter) le diagnostic de cholangite sclérosante primitive et de cancer primitif des voies biliaires.

d. Écho-endoscopie

Examen coûteux et invasif (il requiert une anesthésie générale) (fig. 14.7). C'est l'examen le plus performant pour le diagnostic de lithiase de la voie biliaire principale et de la vésicule et pour une analyse fine des lésions du pancréas. Il permet des biopsies dirigées du pancréas ou de ganglions pathologiques.

e. Cholangio-pancréatographie rétrograde endoscopique (CPRE)

Examen coûteux et très invasif réalisé avec anesthésie générale (fig. 14.8). Il expose au risque de pancréatite aiguë, de perforation et d'hémorragie lorsqu'une sphinctérotomie est associée. Du fait de ces risques, il n'est quasiment jamais utilisé à visée diagnostique. La résolution spatiale est légèrement meilleure que celle de la CP-IRM, d'où des sensibilités et spécificités meilleures. Ses limites sont l'expérience de l'opérateur, et l'infaisabilité en cas de dérivation digestive antérieure. Ses intérêts sont de permettre : des biopsies des obstacles des canaux biliaires; un traitement (pour les calculs : extraction, lithotritie et sphinctérotomie du sphincter d'Oddi; pour les sténoses quelle qu'en soit la cause : prothèse).

f. Cholangiographie percutanée transhépatique

Cet examen coûteux et très invasif avec anesthésie générale expose au risque d'hémopéritoine, de bilio-péritoine et d'angiocholite. Son intérêt est d'être réalisable en cas d'échec de la cholangiographie rétrograde et de permettre drainage, biopsies, extraction et lithotritie.

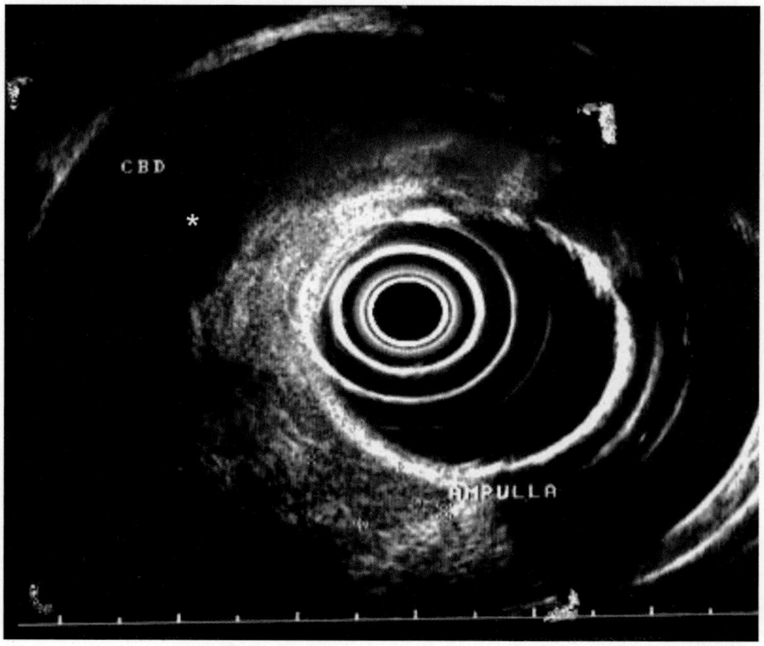

Fig. 14.7. Écho-endoscopie montrant une voie biliaire principale (*) sus-pancréatique très dilatée.

B. Démarche diagnostique

- Première étape : identifier le mécanisme de l'ictère (fig. 14.9).
- Deuxième étape : identifier la cause de l'ictère en fonction de ce mécanisme. De très nombreux éléments contextuels (antécédents et atteintes extrabiliaires) orientent fortement le diagnostic étiologique (fig. 14.10).

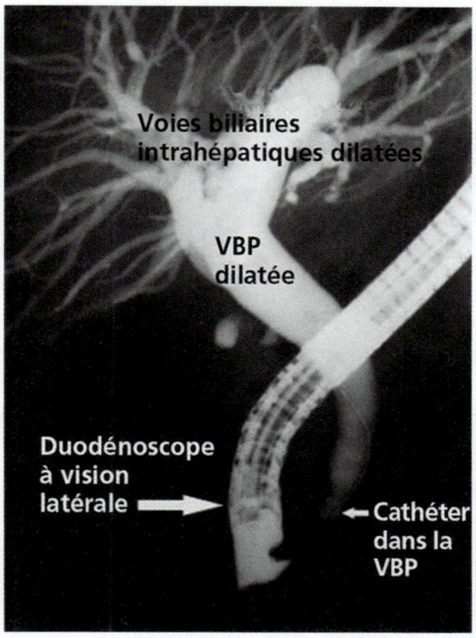

Fig. 14.8. Cholangio-pancréatographie rétrograde endoscopique montrant une voie biliaire principale et des voies biliaires intrahépatiques très dilatées.

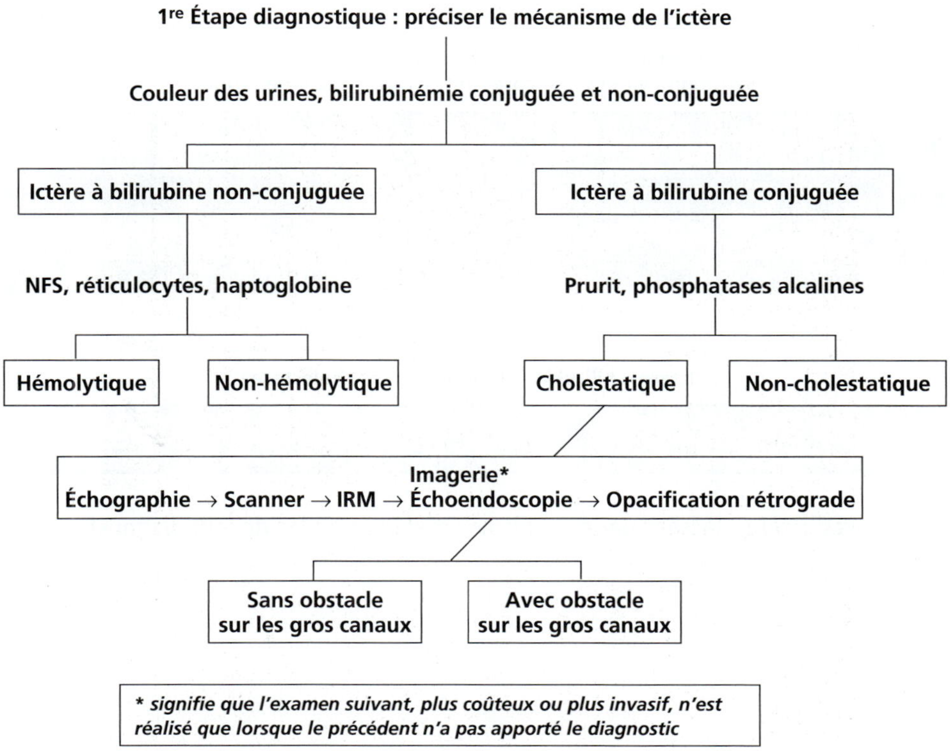

Fig. 14.9. Démarche du diagnostic du mécanisme d'un ictère.

2e Étape diagnostique : identifier la cause de l'ictère

Ictère hémolytique :
Exploration d'une hyperhémolyse

Toutes causes d'hyperhémolyse

Ictère à bilirubine non conjuguée non hémolytique :
Prendre en compte le contexte

Nouveau-né :
Ictère physiologique
S. de Crigler-Najjar

Autres âges
Syndrome de Gilbert
Dysérythropoïèse

Ictère cholestatique par obstacle sur les gros canaux :
Imagerie ± biopsies dirigées appropriées

Cholédoque :
Tumeur du pancréas
Pancréatite chronique
Tumeur péri-ampullaire

Canal hépatique commun :
Adénopathie tumorale ou inflammatoire
Ulcère gastrique ou duodénal
Tumeur gastrique ou duodénale

Voie biliaire principale en général :
Lithiase biliaire
Cancer primitif des voies biliaires
Sténose post-opératoire des voies biliaires
Parasites (douve, ascaris)
Cholangite sclérosante primitive

Ictère cholestatique sans obstacle sur les gros canaux :
Sérologies virales, anticorps anti-tissus, biopsie hépatique

Obstacle sur les petits canaux
Cirrhose biliaire primitive
Cholangite médicamenteuse
Mucoviscidose
Mutation de *MDR3*

Sans obstacle sur les petits canaux
Hépatites virales, autoimmune, alcoolique
Cirrhose sévère
Infections bactériennes sévères
Cholestase familiale progressive
Cholestase récurrente bénigne

Ictère à bilirubine conjuguée sans cholestase

Syndrome de Rotor

Syndrome de Dubin Johnson

Fig. 14.10. Causes d'ictère, classées par mécanisme, et éléments clés de leur diagnostic.

162

Points clés

- Ictère n'est pas superposable à cholestase (qui n'en est qu'un des mécanismes).
- Il y a 2 catégories d'ictères selon que l'augmentation de la bilirubinémie porte principalement sur la bilirubine conjuguée ou non conjuguée.
- Les plus fréquentes causes d'ictère à bilirubine non conjuguée sont l'hyperhémolyse et le syndrome de Gilbert. Les urines sont alors claires.
- Le plus fréquent mécanisme d'ictère à bilirubine conjuguée est la cholestase. Les urines sont alors brunes. Un ictère avec prurit est toujours cholestatique.
- Cholestase n'est pas superposable à obstruction des voies biliaires (qui n'en est qu'une des causes).
- Les plus fréquentes des causes d'ictère cholestatique sont les obstacles sur les voies biliaires de gros calibre (cancer du pancréas, cancer des voies biliaires, lithiase biliaire), et la cholestase sans obstacle des hépatites aiguës.
- Le diagnostic de l'origine biliaire d'une douleur repose exclusivement sur les caractéristiques de la douleur. Une douleur d'origine biliaire correspond presque toujours à un calcul.
- L'échographie abdominale est, après l'examen clinique, l'examen combinant le meilleur rapport bénéfice/risque et le meilleur rapport bénéfice/coût. Elle doit donc être effectuée en premier lieu. Elle oriente d'emblée vers une cholestase par obstacle lorsqu'elle montre une dilatation de tout ou partie de l'arbre biliaire.
- La cholangiographie-IRM est l'examen combinant le meilleur rapport bénéfice/risque et le meilleur rapport bénéfice/coût pour élucider la nature d'un obstacle des voies biliaires. Elle doit donc être effectuée en premier lieu lorsqu'un obstacle est suspecté par les données cliniques et échographiques.
- Le cathétérisme rétrograde perendoscopique des voies biliaires ne doit être mis en œuvre que dans un but thérapeutique.

CHAPITRE

15

Item 276 – UE 8 – Cirrhose et complications

I. Diagnostiquer une cirrhose
II. Identifier les situations d'urgence et planifier leur prise en charge
III. Argumenter l'attitude thérapeutique et planifier le suivi du patient
IV. Décrire les principes de la prise en charge au long cours

Objectifs pédagogiques

- Diagnostiquer une cirrhose.
- Identifier les situations d'urgence et planifier leur prise en charge.
- Argumenter l'attitude thérapeutique et planifier le suivi du patient.
- Décrire les principes de la prise en charge au long cours en abordant les problématiques techniques, relationnelles et éthiques en cas d'évolution défavorable.

I. Diagnostiquer une cirrhose

A. Définition

La cirrhose est définie histologiquement par une désorganisation diffuse de l'architecture hépatique, avec une fibrose annulaire délimitant des nodules d'hépatocytes en amas, appelés nodules de régénération (fig. 15.1 et 15.2 cahier quadri, planche 5 et fig. e15.3 et e15.4).

Toutes les maladies chroniques du foie, quelles qu'en soient les causes, peuvent aboutir à la constitution d'une cirrhose lorsque leur évolution est prolongée. Habituellement, la cirrhose ne se constitue qu'après au moins 10 à 20 ans d'évolution d'une maladie chronique mais cela dépend de la cause de la cirrhose.

Des lésions histologiques plus ou moins spécifiques peuvent être associées à la cirrhose telles qu'une stéatose, un infiltrat inflammatoire ou des signes histologiques spécifiques de la maladie causale.

B. Les différents stades évolutifs et les complications de la cirrhose

À un stade précoce, la cirrhose est asymptomatique.

Les complications graves de la cirrhose peuvent être :

- des hémorragies digestives en rapport avec l'hypertension portale (rupture de varices œsophagiennes et/ou gastriques) ;
- une ascite (généralement associée à des œdèmes) ;
- des infections bactériennes (incluant les infections du liquide d'ascite) ;
- une encéphalopathie ;
- un syndrome hépato-rénal ;
- un carcinome hépato-cellulaire (incidence de 1 à 5 %/an).

C. Diagnostic de la cirrhose

Historiquement, le diagnostic de cirrhose reposait sur un examen histologique. Plus récemment, des tests non invasifs ont été mis au point et sont recommandés en première intention pour évaluer la fibrose pour les maladies chroniques les plus courantes (hépatites virales chroniques, maladie alcoolique du foie…). En pratique clinique courante, la cirrhose, diagnostiquée à un stade avancé (stade « décompensé », c'est-à-dire au cours d'une complication) s'accompagne souvent d'anomalies caractéristiques pouvant être mises en évidence par l'examen clinique, par des examens biologiques simples et par des examens d'imagerie. En cas de suspicion de cirrhose compensée, des méthodes non invasives peuvent être mises en œuvre en première intention comme le recommande la Haute Autorité de santé (Fibroscan®, FibroTest®, Fibromètre®, Hepascore®).

1. Examen clinique

L'examen clinique peut être normal. Cependant, on observe fréquemment :

- des signes d'insuffisance hépato-cellulaire :
  - angiomes stellaires prédominant à la partie supérieure du thorax,
  - érythrose palmaire,
  - ongles blancs,
  - ictère conjonctival ou cutané,
  - *fœtor hepaticus*,
  - troubles de conscience qui débutent par une inversion du rythme nycthéméral et un astérixis,
  - hypogonadisme (atrophie des organes génitaux externes, gynécomastie chez l'homme, spanio- ou aménorrhée) ;
- et des signes d'hypertension portale :
  - ascite,
  - dilatation des veines sous-cutanées abdominales (circulation veineuse collatérale),
  - splénomégalie.

Lorsque le foie est palpable, il est de consistance ferme ou dure avec un bord inférieur irrégulier. En cas d'encéphalopathie, on peut observer un astérixis, une confusion ou, à un stade plus avancé, des troubles de la vigilance.

2. Anomalies biologiques

Les tests hépatiques peuvent être normaux. L'insuffisance hépatique se traduit par :

- une diminution des facteurs de coagulation (taux de prothrombine et facteur V) ;
- une élévation de l'INR ;
- une diminution de l'albumine ;
- une élévation de la bilirubine.

L'hypertension portale s'accompagne d'un hypersplénisme (thrombopénie le plus souvent, leucopénie ou anémie qui sont moins fréquentes).

Chez les malades qui ont une cirrhose secondaire à une consommation excessive d'alcool, on observe une macrocytose (dont la spécificité est limitée au stade de cirrhose) ainsi qu'un bloc β-γ sur l'électrophorèse des protides (fusion entre les pics correspondant normalement aux β et γ-globulines).

Une importante élévation de la ferritinémie peut être observée (attention, elle ne traduit pas la présence d'une hémochromatose génétique associée). La saturation de la transferrine peut être augmentée, mais traduit la plupart du temps une baisse de synthèse de la transferrine, protéine synthétisée par le foie.

3. Examens d'imagerie et endoscopie

L'échographie est l'examen d'imagerie de première intention.

Elle doit être systématique. Les anomalies échographiques associées à la cirrhose sont une irrégularité des contours du foie, une dysmorphie avec une atrophie de certains secteurs (souvent le lobe droit) et une hypertrophie d'autres secteurs (souvent le lobe gauche), une ascite, une augmentation de la taille de la rate, la présence de voies de dérivation (circulation veineuse collatérale) (fig. 15.5).

En cas d'hypertension portale sévère, le flux sanguin peut être inversé dans la veine porte (flux hépatofuge visualisé au Doppler).

L'échographie est l'examen à réaliser en première intention pour dépister le carcinome hépato-cellulaire.

La tomodensitométrie et l'IRM sont des examens de seconde intention.

En dehors des examens d'imagerie, la mise en évidence de signes d'hypertension portale par la gastroscopie (varices œsophagiennes) est un argument fort en faveur d'une cirrhose s'il existe une maladie chronique du foie.

4. Examen histologique

L'examen histologique permet d'affirmer l'existence d'une cirrhose (fig. 15.2 cahier quadri, planche 5). Il peut être obtenu à partir d'une biopsie percutanée si :

- le taux de prothrombine est supérieur à 50 % ;
- les plaquettes sont supérieures à 60×10^9/L ;
- s'il n'existe pas d'ascite volumineuse ;
- en l'absence de dilatation des voies biliaires intrahépatiques.

Dans les autres cas, la biopsie doit être réalisée par voie transjugulaire afin de limiter les risques, notamment l'hémorragie.

La biopsie hépatique est utile pour identifier certaines lésions histologiques surajoutées telles que l'hépatite alcoolique ou pour évaluer l'activité (réaction inflammatoire) en cas d'hépatite virale. Elle n'est pas indispensable pour le diagnostic si un faisceau d'arguments convergents obtenus par l'examen clinique, les tests biologiques et l'échographie suggèrent fortement une cirrhose.

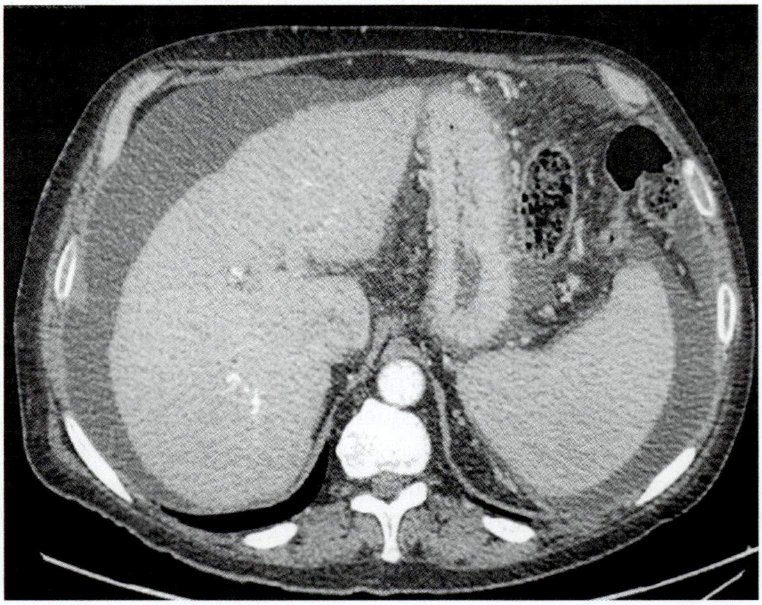

Fig. 15.5. Aspect de cirrhose sur un examen tomodensitométrique avec une dysmorphie, des contours bosselés du foie et une ascite.

5. Alternatives non invasives à la biopsie

Le degré de fibrose hépatique peut être estimé par une combinaison de tests biologiques sanguins (FibroTest®, Fibromètre®, Hepascore®) ou l'élastométrie impulsionnelle (FibroScan®). Les tests sanguins donnent une estimation semi-quantitative du degré de fibrose. L'élastométrie repose sur l'analyse d'une onde d'ultrasons propagée au foie par une sonde comparable à une sonde d'échographie. Ces deux tests non invasifs sont recommandés par la Haute Autorité de santé pour l'hépatite C mais pas encore pour les autres causes de cirrhose.

D. Diagnostic de la cause de la cirrhose

Les causes les plus habituelles de cirrhose sont énumérées dans le tableau 15.1.

II. Identifier les situations d'urgence et planifier leur prise en charge

Les complications graves de la cirrhose qui constituent potentiellement une menace vitale et justifient une prise en charge dans un contexte d'urgence sont les hémorragies digestives liées à l'hypertension portale, l'encéphalopathie, l'infection du liquide d'ascite et le syndrome hépato-rénal.

Tableau 15.1. Causes de cirrhose chez l'adulte.

Causes de cirrhose	Arguments diagnostiques
Causes fréquentes	
Consommation excessive d'alcool	Antécédents d'alcoolisme, rapport ASAT/ALAT ≥ 2, hépatite alcoolique en histologie
Hépatite chronique B	Présence de l'Ag HBs
Hépatite chronique C	Présence de l'Ac anti-VHC, présence d'ARN du VHC par PCR dans le sérum
Stéatopathie non alcoolique	Surcharge pondérale, syndrome métabolique, données histologiques
Causes rares	
Hépatite chronique B-delta	Présence de l'Ag HBs et d'ARN du virus D dans le sérum
Cirrhose biliaire primitive	Ac antimitochondries de type M2, données histologiques
Cholangite sclérosante primitive	Cholangite diffuse en imagerie (bili-IRM ou cholangiographie rétrograde), maladie inflammatoire chronique intestinale associée
Cirrhose biliaire secondaire	Antécédent d'obstacle prolongé sur les voies biliaires
Hépatite auto-immune	Présence d'Ac antitissus à un titre élevé, hypergammaglobulinémie, données histologiques
Hémochromatose génétique	Coefficient de saturation de la transferrine > 60 %, hyperferritinémie, mutation homozygote C282Y du gène *HFE*
Syndrome de Budd-Chiari	Obstruction des veines hépatiques en imagerie, affection prothrombotique
Causes très rares	
Maladie de Wilson	Céruléoplasmine abaissée, anneau de Kayser-Fleischer, cuprurie élevée, tests génétiques
Déficit en α-1 antitrypsine	Taux d'α-1 antitrypsine effondré, anomalies pulmonaires associées

A. Hémorragies digestives par rupture de varices œsophagiennes et/ou gastriques

Chez les patients atteints de cirrhose, il existe plusieurs causes de saignement digestif :

- la rupture de varices œsophagiennes (RVO) ;
- les ulcères peptiques gastriques ou duodénaux ;
- la gastropathie d'hypertension portale ;
- la rupture de varices gastriques ou ectopiques.

Les ulcères gastro-duodénaux ne sont pas spécifiques de la cirrhose et sont traités dans un autre chapitre (chapitre 9). La gastropathie d'hypertension portale peut conduire à une anémie chronique mais jamais à une hémorragie aiguë.

1. Diagnostic et appréciation de la gravité

L'hémorragie digestive par rupture de varices œsophagiennes se manifeste par une hématémèse et/ou un méléna, voire des rectorragies en cas d'hémorragie abondante. L'examen montre une pâleur cutanée et muqueuse.

Il existe une tachycardie (sauf en cas de prise de bêtabloquants).

En cas d'hémorragie massive, il peut exister une hypotension voire un état de choc avec des marbrures.

En l'absence d'extériorisation du saignement, on doit chercher le méléna par un toucher rectal.

La gravité de l'hémorragie est estimée par la baisse de la pression artérielle, la tachycardie, l'augmentation de la fréquence respiratoire et les troubles de la conscience. L'hématocrite mesuré très précocement (lors de la prise en charge au domicile par exemple) peut sous-estimer la gravité de l'hémorragie.

Une gastroscopie doit être pratiquée en urgence, dans les 12 heures, chez un malade conscient, coopérant et stable sur le plan hémodynamique.

2. Prise en charge d'une hémorragie digestive liée à l'hypertension portale

a. Mesures générales

Les malades cirrhotiques qui ont une hémorragie digestive haute doivent être transférés dans une unité de soins intensifs ou de réanimation.

En cas d'hypotension sévère ou de choc, la première étape de la prise en charge consiste à poser une ou deux voies veineuses périphériques de bon calibre puis à effectuer un remplissage vasculaire avec comme objectif d'obtenir une pression artérielle moyenne aux alentours de 65 mmHg. Un remplissage vasculaire excessif augmente la pression portale et favorise les récidives hémorragiques. On peut utiliser soit des cristalloïdes (sérum salé par exemple) soit des colloïdes. Une transfusion globulaire est justifiée en cas de mauvaise tolérance de l'anémie ou si l'hématocrite est inférieur à 25 % et/ou si le taux d'hémoglobine est inférieur à 7 g/dL. L'objectif de la transfusion est d'obtenir un taux d'hémoglobine à 7 g/dL.

En parallèle, on doit réaliser des examens biologiques incluant une numération-formule sanguine et la détermination du groupe sanguin.

La mise en place d'une sonde naso-gastrique n'est pas systématique. L'alternative à la sonde naso-gastrique est la perfusion d'érythromycine avant la gastroscopie ; l'érythromycine permet en effet d'accélérer rapidement la vidange de l'estomac et d'améliorer les conditions de l'endoscopie. L'érythromycine est contre-indiquée en cas de syndrome du QT long.

La prise en charge doit être celle d'une hémorragie en rapport avec l'hypertension portale. Dans la plupart des cas, l'hémorragie s'est interrompue *spontanément* au moment de la prise en charge. L'objectif est alors de prévenir la récidive précoce qui, en l'absence de traitement spécifique, est fréquente.

La correction des troubles de l'hémostase par des transfusions de plasma frais congelé ou d'autres produits dérivés du sang n'est pas recommandée.

b. Traitement vaso-actif

Un traitement vaso-actif destiné à réduire la pression portale doit être institué en urgence.

Il repose sur l'administration intraveineuse soit de somatostatine ou d'analogues de la somatostatine (octréotide) soit de dérivés de la vasopressine (terlipressine) :

- somatostatine : bolus de 250 µg suivi d'une perfusion continue de 250 µg/h ;
- octréotide : bolus de 50 µg suivi d'une perfusion continue de 25 µg/h ;
- terlipressine : 1 mg toutes les 4 heures en injection intraveineuse directe.

Ce traitement doit être administré entre 2 et 5 jours. Au-delà, un relais doit être pris par des bêtabloquants au long cours.

La terlipressine expose à un risque de complications liées à une vasoconstriction artérielle périphérique ; elle est contre-indiquée chez les malades ayant une coronaropathie et/ou une artériopathie oblitérante.

c. Antibioprophylaxie

Les épisodes d'hémorragie digestive par rupture de varices œsophagiennes chez les patients cirrhotiques se compliquent fréquemment d'une infection bactérienne. Trente à 50 % des malades atteints de cirrhose présentant une hémorragie digestive haute ont ou vont développer une infection au cours de l'hospitalisation. Les infections bactériennes aggravent le pronostic.

Une antibioprophylaxie systématique réduit significativement la mortalité.

Elle repose sur une quinolone (norfloxacine) ou une céphalosporine de 3e génération pour 7 jours.

d. Endoscopie

Une endoscopie digestive haute est indispensable (fig. 15.6 cahier quadri, planche 5). L'endoscopie a d'autant plus de chances d'établir le diagnostic qu'elle est réalisée dans de bonnes conditions. Le saignement digestif limite la visibilité. Une préparation reposant soit sur un lavage gastrique soit sur l'administration préalable d'érythromycine (250 mg) par voie intraveineuse 30 à 60 minutes avant l'endoscopie (traitement qui déclenche une vidange accélérée de l'estomac) est nécessaire. L'endoscopie peut être diagnostique (visualisation des varices œsophagiennes, d'une hémorragie active ou d'un clou plaquettaire adhérant à une varice comme témoin d'une hémorragie récente) ou thérapeutique, permettant l'arrêt d'une hémorragie active (*cf. infra*). Si l'hémorragie est contrôlée, elle permet également de réaliser des ligatures endoscopiques des varices, afin de réduire le risque de récidive.

e. Cas particulier de l'hémorragie active

En l'absence de traitement spécifique, la mortalité liée à l'hémorragie est de 30 à 50 %. Le taux de mortalité a diminué au cours des dernières années en raison d'une amélioration de la prise en charge (15–20 % au cours des dernières années contre 30 % dans les années 1980).

L'hémostase peut être obtenue par un geste endoscopique : ligature élastique de la varice qui saigne activement au niveau œsophagien, ou plus rarement encollage d'une varice gastrique.

En cas d'échec, on peut avoir recours :

- soit à une sonde de tamponnement œsophagien (sonde de Blakemore) ;
- soit à la mise en place en urgence d'un shunt porto-cave intrahépatique par voie transjugulaire (TIPS = *transjugular intrahepatic portosystemic shunt* = prothèse vasculaire mise en place dans un centre spécialisé). Dans cette situation, la mortalité est élevée.

Plus récemment, il a été suggéré de systématiquement discuter de la pose d'un TIPS dans les 72 heures suivant l'hospitalisation chez les malades les plus sévères, c'est-à-dire les malades avec cirrhose Child-Pugh C ou Child-Pugh B avec saignement actif. En effet, cette thérapeutique permet à la phase aiguë (« TIPS précoce ») d'améliorer le contrôle du saignement et de diminuer la récidive hémorragique précoce. Elle pourrait aussi améliorer la mortalité.

B. Prise en charge de l'encéphalopathie

L'encéphalopathie hépatique (EH) résulte d'une part de l'insuffisance hépatique et d'autre part des shunts veineux porto-systémiques. Une encéphalopathie sévère peut survenir chez un patient cirrhotique même s'il n'existe pas d'insuffisance hépatique notable.

Les facteurs déclenchants les plus fréquents sont :

- les infections bactériennes ;
- les hémorragies digestives ;
- la prise de médicaments sédatifs ;
- l'insuffisance rénale ;
- l'hyponatrémie profonde ;
- la constipation.

La première étape de la prise en charge consiste à chercher l'un de ces facteurs déclenchants et à le corriger. Cette recherche est indispensable et le diagnostic d'encéphalopathie hépatique spontanée est un diagnostic d'exclusion.

En cas de troubles de la conscience sévères, la prise en charge consiste essentiellement à prévenir l'inhalation du contenu gastrique par la mise en place d'une sonde naso-gastrique et la position demi-assise. Si malgré ces mesures, un encombrement et une hypoxémie sévère apparaissent (ce qui est rare), l'intubation et la ventilation assistée peuvent être nécessaires.

Le lactulose peut être utilisé en traitement curatif de l'encéphalopathie hépatique ou en prévention secondaire. En cas d'échec, un antibiotique non absorbable doit être prescrit (rifaximine) de façon conjointe en prévention secondaire de la récidive des épisodes d'encéphalopathie.

C. Prise en charge de l'infection du liquide d'ascite

L'infection du liquide d'ascite survient chez 10 à 30 % des malades hospitalisés avec une ascite cirrhotique. Elle peut se manifester par :

- une fièvre ;
- des douleurs abdominales ;
- une diarrhée ;
- une hyperleucocytose ;
- une encéphalopathie.

Au stade initial, l'infection peut être asymptomatique, d'où la nécessité de faire une ponction exploratrice systématique à chaque poussée d'ascite.

Le diagnostic repose sur la ponction exploratrice d'ascite qui montre un taux de polynucléaires neutrophiles supérieur à $250/mm^3$.

L'examen bactériologique direct est positif dans moins de 50 % des cas. Les germes le plus souvent en cause sont des entérobactéries.

La bactériascitie est définie par une culture positive avec un taux de polynucléaires neutrophiles inférieur à $250/mm^3$ dans l'ascite. La prise en charge est la même que celle d'une infection du liquide d'ascite. Si elle est méconnue ou non traitée, l'infection du liquide d'ascite risque d'induire une encéphalopathie, une insuffisance rénale ou un sepsis grave avec une hypotension et la mort.

Le traitement repose sur l'administration d'antibiotiques et une perfusion d'albumine dont on a montré qu'elle diminue la mortalité. Les schémas suivants sont recommandés (au choix) :

- céfotaxime, 1 g × 4/j IV ;
- amoxicilline-acide clavulanique, 1 g-0,125 g × 3/j avec un relais oral possible après de 24 heures ;
- ofloxacine, 200 mg × 2/j *per os* ou intraveineux.

La durée du traitement est de 5 à 7 jours. Il est indispensable de vérifier l'efficacité du traitement par une seconde ponction exploratrice à 48 heures. Cette ponction doit montrer une diminution d'au moins 50 % du taux de polynucléaires neutrophiles.

L'albumine doit être administrée à la dose de 1,5 g/kg le premier jour puis 1 g/kg le troisième jour. Ceci améliore la survie et diminue le risque de survenue d'un syndrome hépato-rénal.

Une infection polymicrobienne doit conduire à chercher une perforation digestive.

Afin d'éviter la récidive à distance d'une première infection, on doit proposer une prévention secondaire de l'infection d'ascite par de la norfloxacine 400 mg/j, pendant un temps indéfini : jusqu'au contrôle de l'ascite, ou jusqu'à la transplantation hépatique si celle-ci a lieu.

La mortalité hospitalière est désormais inférieure à 30 %.

D. Prise en charge du syndrome hépato-rénal

Le syndrome hépato-rénal correspond à une insuffisance rénale d'allure fonctionnelle, apparaissant à un stade avancé de la cirrhose, mais qui n'est pas corrigée par le remplissage vasculaire.

Il s'observe le plus souvent chez des malades qui ont une insuffisance hépatique sévère (taux de prothrombine < 50 %) et une ascite réfractaire.

Il se manifeste par une oligurie, une augmentation rapide de la créatininémie et de l'urée ainsi qu'une natriurèse effondrée.

Le pronostic est mauvais avec une espérance de vie de quelques semaines.

La terlipressine et la noradrénaline sont les seuls traitements pharmacologiques qui ont démontré leur efficacité.

Dans la majorité des cas, l'effet bénéfique de la terlipressine n'est que transitoire.

La transplantation hépatique est le seul traitement durablement efficace.

III. Argumenter l'attitude thérapeutique et planifier le suivi du patient

A. Traitement de la cause

Chez les malades qui ont une cirrhose compensée, l'objectif est de maintenir l'état de compensation aussi longtemps que possible. Chez les malades qui ont une cirrhose décompensée, l'objectif est de revenir à une situation durable de cirrhose compensée (objectif qui ne peut pas toujours être atteint).

1. *Cirrhose alcoolique et hépatite alcoolique*

La première étape de la prise en charge est l'arrêt de l'alcool.

L'hépatite alcoolique aiguë sévère est une complication aiguë survenant le plus souvent sur foie de cirrhose. Cliniquement, elle doit être suspectée devant un ictère d'apparition récente, de moins de 3 mois, avec parfois une fièvre. Sur le plan biologique, il existe une élévation de la bilirubine totale > 50 µmol/L, une chute du TP et un syndrome inflammatoire biologique. La gravité de l'hépatite alcoolique est évaluée par le score de Maddrey :

$$(\text{Temps de Quick malade} - \text{Temps de Quick témoin [en secondes]}) \times 4{,}6 + \text{Bilirubine totale (en } \mu\text{mol/L)}/17$$

La sévérité est définie par un score de Maddrey > 32. Le score de Maddrey est un score de gravité et non pas un score diagnostique : l'hépatite alcoolique aiguë sévère, lorsqu'elle est suspectée, doit être confirmée par une biopsie hépatique. Celle-ci montrera : des corps de Mallory, un infiltrat à polynucléaires neutrophiles, une nécrose hépatocytaire, une ballonisation des hépatocytes, et fréquemment de la stéatose. Lorsque l'hépatite alcoolique est prouvée par la biopsie, une corticothérapie (prednisolone, 40 mg/j pendant 4 semaines) est recommandée (après avoir écarté la possibilité d'une infection évolutive) car elle améliore le pronostic.

2. Cirrhose secondaire à une hépatite chronique B

La réplication virale doit être quantifiée par une recherche d'ADN du virus B dans le sérum. Quand l'hépatite B est parvenue au stade de cirrhose, un traitement antiviral doit être proposé même en cas de virémie faible pour limiter le risque de décompensation.

En cas de cirrhose décompensée, l'arrêt de la réplication du virus B par les traitements antiviraux peut s'accompagner d'une régression des complications et du retour au stade de cirrhose compensée.

3. Cirrhose secondaire à une hépatite chronique C

Le traitement antiviral de référence reposait sur l'association d'interféron pégylé et de ribavirine. La tolérance de ces traitements est en générale mauvaise chez les malades atteints de cirrhose ; ils sont strictement contre-indiqués chez les malades Child-Pugh B et C. Depuis 2014, de nouveaux antiviraux directs sont disponibles sur le marché ou en autorisation temporaire d'utilisation : le sofosbuvir, le daclatasvir et le siméprévir. Ils peuvent être prescrits sans être associés à l'interféron. Ils sont très efficaces, très bien tolérés, et doivent être administrés en priorité chez les malades les plus sévères, en l'occurrence atteints de cirrhose. Ces traitements doivent être discutés chez tous les malades atteints de cirrhose virale C.

L'arrêt complet de la consommation d'alcool est indispensable en cas de consommation associée à la maladie virale. L'alcool contribue en effet à l'aggravation des lésions.

4. Autres causes de cirrhose

En cas de stéato-hépatite non alcoolique, des mesures destinées à obtenir un contrôle de la surcharge pondérale, du diabète et de la dyslipidémie sont recommandées.

En cas de cirrhose biliaire primitive, l'administration d'acide ursodésoxycholique permet de ralentir l'évolution. Ce traitement est moins efficace dans la cholangite sclérosante primitive.

En cas d'hépatite auto-immune, l'association de corticoïdes et d'azathioprine est recommandée lorsque la maladie est active (ce dont témoignent l'augmentation des transaminases et l'abondance des infiltrats inflammatoires sur la biopsie hépatique). Au stade de cirrhose, ce traitement a une efficacité limitée.

En cas d'hémochromatose il faut initier une déplétion en fer par des saignées.

En cas de syndrome de Budd-Chiari (obstruction des veines hépatiques) il faut initier un traitement anticoagulant.

En cas de maladie de Wilson (exceptionnelle) : traiter par des chélateurs du cuivre (D-pénicillamine).

B. Traitement de l'ascite et des œdèmes

1. Prise en charge de l'ascite tendue

L'ascite tendue est traitée par une ponction évacuatrice.

Il n'y a pas d'obstacle à l'évacuation complète de l'ascite en une seule séance, mais des mécanismes complexes font que l'évacuation de l'ascite est suivie d'une activation des systèmes antinatriurétiques et d'une dysfonction circulatoire, contribuant à la détérioration de la fonction rénale. Ce dysfonctionnement doit être prévenu par une expansion volémique.

Une expansion volémique par albumine humaine concentrée est recommandée : 20 g pour 3 litres d'ascite évacués, au-delà du 2e litre.

2. Traitement des poussées d'ascite

Le traitement repose sur le régime désodé et les diurétiques. Un régime désodé peu restrictif (2 à 3 g de sel par jour) doit être préféré à un régime plus restrictif qui risque d'être mal suivi et de conduire à une restriction alimentaire.

Les diurétiques peuvent être associés d'emblée. On débute généralement par la spironolactone, 75 mg/j. On peut augmenter la dose jusqu'à 400 mg/j en fonction de la réponse, mesurée par la perte de poids et la natriurèse. En l'absence de réponse suffisante avec la spironolactone, on peut associer du furosémide en débutant à la posologie de 40 mg/j. La dose de furosémide peut être augmentée. Il est recommandé de ne pas dépasser 160 mg/j.

Les principaux effets secondaires des diurétiques sont l'hyperkaliémie (spironolactone), l'hypokaliémie (furosémide), l'hyponatrémie, la gynécomastie (spironolactone) et l'insuffisance rénale fonctionnelle en cas de déplétion excessive.

La restriction hydrique est proscrite car elle ne favorise pas le contrôle de l'ascite et, en revanche, majore le risque d'insuffisance rénale fonctionnelle. L'hyponatrémie est fréquente en cas d'ascite. Elle est bien tolérée jusqu'à 125 mmol/L environ. En dessous de cette valeur ou en cas de mauvaise tolérance clinique, les doses de diurétiques doivent être réduites. En l'absence de traitement spécifique, la mortalité liée à l'hémorragie est de 30 à 50 %. Le taux de mortalité a diminué au cours des dernières années en raison d'une amélioration de la prise en charge (15–20 % au cours des dernières années contre 30 % dans les années 1980).

Lorsque l'ascite est contrôlée, les doses de diurétiques peuvent être progressivement diminuées jusqu'à un arrêt complet. Le régime désodé doit être maintenu. La reprise des diurétiques n'est justifiée que si l'ascite réapparaît.

L'efficacité du traitement de l'ascite est jugée par la diminution du périmètre abdominal, la diminution de la gêne fonctionnelle, la perte de poids, la diurèse et la natriurèse.

L'institution de diurétiques impose une surveillance régulière du ionogramme sanguin dans le but de rechercher une hyponatrémie sévère, une augmentation de la créatininémie, une hyperkaliémie ou une hypokaliémie. Un ionogramme sanguin doit être réalisé au moins toutes les 2 semaines après l'initiation du traitement. Lorsque le traitement est équilibré, la surveillance peut être espacée.

Le traitement des œdèmes est le même que celui de l'ascite. L'évolution des œdèmes est parallèle à celle de l'ascite.

3. Traitement de l'ascite réfractaire

L'ascite réfractaire est définie par une ascite qui persiste ou récidive malgré un traitement médical optimal.

L'impossibilité de conduire un traitement optimal en raison d'effets secondaires aboutit également au diagnostic d'ascite réfractaire.

L'ascite réfractaire témoigne généralement d'une insuffisance hépatique sévère. L'apparition d'une ascite réfractaire correspond à une diminution significative de l'espérance de vie (de l'ordre de 40–60 % à 1 an).

Les différentes options thérapeutiques sont :

- les ponctions évacuatrices itératives suivies d'une expansion volumique par albumine ;
- le shunt porto-cave intrahépatique par voie transjugulaire (TIPS) qui permet de contrôler l'ascite dans 50–70 % des cas environ mais n'apporte pas de bénéfice en termes de survie par rapport aux ponctions évacuatrices ;
- la transplantation hépatique.

4. Hernie ombilicale

La hernie ombilicale est une des complications fréquentes de l'ascite réfractaire. Les risques principaux sont l'étranglement herniaire et la rupture.

Ils constituent une indication chirurgicale malgré le risque élevé de mortalité.

C. Encéphalopathie chronique

L'encéphalopathie chronique est une complication rare de la cirrhose. Elle survient préférentiellement chez les malades qui ont développé de volumineuses dérivations porto-systémiques spontanées, qui ont reçu un TIPS ou qui ont une insuffisance rénale chronique concomitante.

L'administration de laxatifs osmotiques ou d'antibiotiques non absorbables type rifaximine peut conduire à une amélioration partielle.

La transplantation hépatique est le seul traitement radical.

D. Prise en charge des comorbidités

Les comorbidités sont fréquentes chez les patients cirrhotiques. Elles peuvent être liées aux conséquences de la consommation excessive d'alcool, au tabagisme, à la surcharge pondérale voire à une toxicomanie active ou passée.

Chez les malades qui ont une cirrhose alcoolique et/ou qui ont eu un tabagisme, il est recommandé de réaliser un bilan détaillé ORL, stomatologique et œsophagien afin de chercher des lésions prénéoplasiques ou néoplasiques. Un bilan cardio-vasculaire doit également être réalisé chez les malades tabagiques. Le cas échéant, la prise en charge d'un diabète doit être optimisée.

E. Orientation vers la transplantation

La transplantation hépatique reste le seul traitement radical et durable en cas de cirrhose décompensée et sans possibilité d'amélioration des fonctions hépatiques par un traitement spécifique. La transplantation apporte de bons résultats en termes de survie et de qualité de vie.

Les principales complications qui doivent conduire à envisager une transplantation sont :

- une insuffisance hépatique sévère avec une diminution du taux de prothrombine au-dessous de 50 % (ou une élévation de l'INR au-dessus de 1,7) ;
- un ictère ;
- une ascite réfractaire ;
- une infection du liquide d'ascite ;

- des épisodes répétés d'encéphalopathie ou une encéphalopathie chronique ;
- des épisodes répétés d'hémorragie digestive malgré un traitement adapté ;
- un carcinome hépato-cellulaire.

Chez les malades qui ont une cirrhose alcoolique, la transplantation n'est en principe envisagée qu'après plusieurs mois d'arrêt complet de l'alcool (afin de s'assurer que l'insuffisance hépatique ne s'améliore pas spontanément).

En cas de cirrhose virale B, un traitement antiviral est un préalable indispensable.

Les principales contre-indications à la transplantation sont l'âge avancé (au-delà de 65–70 ans), une affection extrahépatique grave, non traitable et qui constitue un risque opératoire notable, un antécédent récent de cancer autre qu'hépatique, des troubles psychologiques ou psychiatriques qui compromettraient le suivi. En cas de contre-indication à la transplantation, et lorsque l'état du patient se dégrade, il faut prévoir un accompagnement psychologique pour le patient et sa famille, et la mise en place de soins palliatifs afin d'éviter toute souffrance inutile.

IV. Décrire les principes de la prise en charge au long cours

Indépendamment du traitement de la maladie causale, la prise en charge au long cours des patients cirrhotiques a comme principaux objectifs :

- de prévenir les hémorragies digestives en rapport avec l'hypertension portale ou leur récidive ;
- de contrôler l'ascite et les œdèmes ;
- de prévenir l'infection du liquide d'ascite chez les malades à risque ;
- de prévenir les épisodes d'encéphalopathie ;
- de réaliser un dépistage systématique du carcinome hépato-cellulaire.

A. Hypertension portale : prévention des hémorragies digestives

1. Prévention primaire

Une endoscopie digestive haute doit systématiquement être réalisée lors de la prise en charge initiale des cirrhotiques.

Les principaux facteurs prédictifs d'une hémorragie par rupture de varices œsophagiennes sont :

- la taille des varices ;
- la présence de signes rouges ;
- la sévérité de l'insuffisance hépatique.

Une simple surveillance peut être proposée aux malades qui n'ont pas de varices œsophagiennes ou qui ont des varices œsophagiennes de grade I. L'endoscopie doit être répétée :

- après 3 ans chez les malades qui initialement n'avaient pas de varices ;
- après 1 an chez les malades qui ont des varices œsophagiennes de grade I (de petite taille).

Chez les malades qui ont des varices œsophagiennes de grade II ou III (ne s'effaçant pas à l'insufflation ou confluentes, respectivement), un traitement préventif des hémorragies digestives est justifié. En première intention, il repose sur l'administration de bêtabloquants non cardio-sélectifs (propranolol, 80 à 160 mg/j ou nadolol, 80 mg/j). L'objectif est d'obtenir une réduction de 25 % de la fréquence cardiaque ou une diminution de la fréquence cardiaque au-dessous de 55 battements/min.

Le traitement de seconde intention est l'éradication endoscopique des varices par des ligatures élastiques. L'efficacité est comparable à celle des bêtabloquants. Toutefois, ce traitement est plus complexe et plus contraignant. Les ligatures élastiques peuvent être utilisées chez les malades qui ont une mauvaise observance aux bêtabloquants ou bien en cas de signes rouges au niveau des varices (vidéo 15.1).

2. Prévention des récidives chez les malades qui ont déjà eu une hémorragie (prévention secondaire)

Les bêtabloquants doivent être introduits pour prévenir les récidives chez tous les malades, en l'absence de contre-indication. Leur efficacité dans cette indication est démontrée. Ils sont associés aux ligatures de varices œsophagiennes itératives toutes les 2 à 3 semaines.

Lorsque les varices ont été éradiquées, des examens endoscopiques de contrôle doivent être réalisés (tous les 6 mois à 1 an) car les varices ont tendance à se reconstituer.

Chez les malades les plus sévères (Child-Pugh C ou Child-Pugh B avec saignement actif à l'endoscopie), lorsque l'hémorragie est traitée efficacement par le traitement classique, un TIPS peut être posé de façon précoce avant 72 heures en prophylaxie secondaire de la récidive hémorragique (*cf.* chapitre 32).

Chez des malades bénéficiant déjà d'une double prophylaxie bien menée et qui présentent un nouvel épisode de rupture de varices œsophagiennes, un TIPS doit être mis en place.

B. Contrôle de l'ascite

Chez les patients qui ont eu au moins une poussée d'ascite, il est recommandé de maintenir un régime pauvre en sodium.

Lorsque l'ascite a été contrôlée, il est préférable d'arrêter les diurétiques.

Chez certains malades, l'ascite ne réapparaît pas à l'arrêt des diurétiques.

Si l'ascite réapparaît, l'objectif est de déterminer la dose minimale de diurétiques qui permet son contrôle. Un traitement diurétique au long cours nécessite une surveillance régulière de la natrémie, de la kaliémie et de la créatininémie (toutes les 2 à 4 semaines).

Les malades qui ont une concentration de protides inférieure à 10 g/L dans l'ascite ont un risque significativement plus élevé de développer une infection du liquide d'ascite. L'intérêt d'une antibioprophylaxie (norfloxacine 400 mg/j) systématique au long cours dans cette population est discuté.

C. Prévention de l'encéphalopathie

Le traitement de l'encéphalopathie est essentiellement préventif.

Les malades doivent être informés du risque d'encéphalopathie après la prise de médicaments sédatifs qui sont contre-indiqués (anxiolytiques et hypnotiques en particulier). Le régime pauvre en protides doit être évité en raison de son inefficacité et du risque de favoriser une dénutrition.

D. Dépistage du carcinome hépato-cellulaire

L'incidence annuelle du carcinome hépato-cellulaire (CHC) au cours de la cirrhose est de l'ordre de 1 à 5 %.

Le dépistage repose sur :

- l'échographie hépatique ;
- le dosage de l'alphafœtoprotéine (AFP), répété au moins tous les 6 mois. L'utilité du dosage de l'AFP est actuellement remise en question (*cf.* chapitre 28).

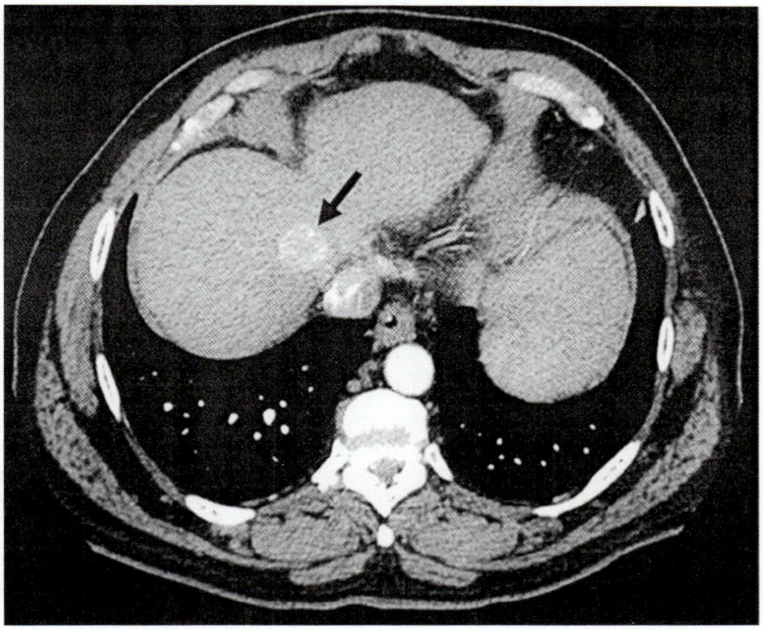

Fig. 15.7. Carcinome hépato-cellulaire en tomodensitométrie (flèche) caractérisé par une prise de contraste au temps artériel.

La suspicion de carcinome hépato-cellulaire repose sur les éléments suivants : apparition d'un nodule sur foie de cirrhose ; nodule hétérogène avec alternance de plages hypoéchogènes et hyperéchogènes. En cas de doute, l'échographie doit donc être complétée par un examen avec injection de produit de contraste : tomodensitométrie avec injection d'iode (fig. 15.7) et/ou une IRM avec injection de gadolinium. Les caractéristiques du CHC en imagerie sont son aspect hypervasculaire au temps artériel et hypovasculaire au temps veineux (portal) par rapport au parenchyme hépatique adjacent.

Lorsque le comportement du ou des nodules en imagerie n'est pas caractéristique, une biopsie écho-guidée peut être nécessaire (*cf.* chapitre 28).

Une concentration d'AFP supérieure à 500 ng/mL est presque spécifique du CHC chez les sujets cirrhotiques. Il est rare que des patients aient une élévation de l'AFP supérieure à 500 ng/mL en l'absence de nodule visible en échographie.

E. Utilisation de scores pronostiques

Deux scores sont couramment utilisés pour évaluer le pronostic au cours de l'évolution de la cirrhose : le score de Child-Pugh et le score MELD, d'introduction plus récente.

Score de Child-Pugh

Le score de Child-Pugh est résumé dans le tableau 15.2.

Score MELD

Les 3 variables prises en compte pour le calcul du score MELD sont la bilirubine, l'INR et la créatininémie (encadré 15.1). À l'inverse du score de Child-Pugh, le score MELD est un score continu variant de 6 à 40 points. L'avantage de la transplantation hépatique n'est démontré que chez les malades dont le score excède 15 (sauf en cas de carcinome hépato-cellulaire).

Tableau 15.2. Score de Child-Pugh.

	Cotation		
	1 point	**2 points**	**3 points**
Encéphalopathie	Absente	Confusion	Coma
Ascite	Absente	Discrète	Abondante
Bilirubine (μmol/L)	< 35	35–50	> 50
Albumine (g/L)	> 35	28–35	< 28
Taux de prothrombine (%)	> 50	40–50	< 40

Le score de Child-Pugh correspond à la somme des points pour tous les items. La classe A correspond aux malades dont le score est de 5 ou 6. La classe B correspond aux malades dont le score est compris entre 7 et 9. La classe C correspond aux malades dont le score est compris entre 10 et 15.

Encadré 15.1

Score MELD (*Model for End-Stage Liver Disease*)

Le score MELD est un moyen d'évaluer la gravité d'une maladie chronique du foie. Il est calculé selon la formule suivante (des sites en ligne permettent le calcul des logarithmes) :

MELD = (3,8 × ln [bilirubine mg/dL]) + (11,2 × ln [INR]) + (9,6 × ln [créatinine mg/dL] + 6,43

Dans ce calcul :

- toute valeur inférieure à 1 reçoit la valeur 1 (c'est-à-dire si la bilirubine est à 0,8, une valeur de 1,0 est utilisée) ;
- si le patient a été dialysé à deux reprises au cours des 7 derniers jours, la valeur de la créatinine sérique doit être donnée à 4,0 mg/dL.

Points clés

- Bien que la cirrhose corresponde à une définition histologique, le diagnostic de cirrhose peut raisonnablement être posé sur un faisceau d'arguments cliniques et biologiques, complétés par des données échographiques, et par des tests non invasifs de fibrose sans avoir recours à une biopsie.
- L'association de signes d'hypertension portale et d'insuffisance hépatique permet de porter le diagnostic de cirrhose dans la grande majorité des cas.
- La normalité des tests hépatiques n'exclut pas l'existence d'une cirrhose.
- En cas d'hémorragie digestive liée à l'hypertension portale il faut : corriger l'hypovolémie et maintenir une pression artérielle moyenne aux alentours de 65 mmHg, préparer l'estomac à la fibroscopie haute ; transfuser des concentrés érythrocytaires si l'hématocrite est < 25 % et/ou le taux d'hémoglobine est < 7 g/dL ; débuter un traitement vaso-actif par des dérivés de la somatostatine ou des dérivés de la vasopressine ; débuter une antibioprophylaxie.
- Les facteurs déclenchants les plus fréquents de l'encéphalopathie hépatique sont : les infections bactériennes, les hémorragies digestives, la prise de médicaments sédatifs, l'insuffisance rénale, l'hyponatrémie profonde.
- Devant une poussée d'ascite, il faut : ponctionner l'ascite avec examen cytobactériologique, instaurer un régime désodé (2 à 3 g de sel par jour) en association à des diurétiques.
- Après ponction d'ascite évacuatrice, réaliser une expansion volémique par albumine concentrée.
- Le diagnostic d'infection du liquide d'ascite repose sur la ponction exploratrice d'ascite qui montre un taux de polynucléaires neutrophiles supérieur à 250/mm^3. La culture n'est pas toujours positive.
- En cas d'ascite infectée il faut : démarrer en urgence une antibiothérapie par bêta-lactamines ou quinolones ; une perfusion systématique d'albumine (1,5 g/kg à J1 puis 1 g/kg à J3) ; faire une ponction exploratrice de contrôle à 48 heures. Si le traitement est efficace, le taux de polynucléaires neutrophiles dans l'ascite doit avoir diminué de 50 % au moins.
- En cas d'ascite réfractaire, les différentes alternatives sont : les ponctions itératives associées à une expansion volémique, le TIPS, la transplantation hépatique.

Compléments en ligne

Des compléments numériques sont associés à ce chapitre. Ils sont indiqués dans la marge par des flashcodes.

Pour accéder à ces compléments, connectez-vous sur **www.em-consulte.com/e-complement/474227** et suivez les instructions pour activer votre accès.

Vidéo 15.1 Varices œsophagiennes traitées par ligatures au cours d'une endoscopie.

Pour en savoir plus

	Critères diagnostiques et bilan initial de la cirrhose non compliquée - 2009 - (HAS) http://www.has-sante.fr/portail/jcms/c_476486/en/diagnosis-of-uncomplicated-cirrhosis
	Prise en charge des complications chez les malades atteints de cirrhose - 2007 - (HAS) http://www.has-sante.fr/portail/jcms/c_606527/fr/prise-en-charge-des-complications-chez-les-malades-atteints-de-cirrhose
	Surveillance des malades atteints de cirrhose non compliquée et prévention primaire des complications - 2007 - (HAS) http://www.has-sante.fr/portail/jcms/c_606530/fr/surveillance-des-malades-atteints-de-cirrhose-non-compliquee-et-prevention-primaire-des-complications

CHAPITRE 16

Item 277 – UE 8 – Ascite

Objectif pédagogique

- Argumenter les principales hypothèses diagnostiques et justifier les examens complémentaires pertinents.

I. Définition – Diagnostic positif

L'ascite est définie comme un épanchement liquidien péritonéal non sanglant.

De ce fait, l'argument formel du diagnostic positif est la mise en évidence de liquide par la ponction de la cavité abdominale, généralement réalisée simplement au lit du malade lorsque l'ascite est en quantité importante (souvent > 1 500 mL).

Toutefois, les examens d'imagerie non invasive sont très performants pour mettre en évidence cet épanchement : échographie abdominale, tomodensitométrie ou IRM. Ils permettent de reconnaître les épanchements cloisonnés ou d'un volume indétectable par l'examen clinique, limités aux poches et récessus péritonéaux (cul-de-sac de Douglas, espace interhépato-rénal), surtout quand ils sont inaccessibles à la ponction au lit du malade sans guidage radiologique.

Une anesthésie locale peut être utile chez les patients redoutant le geste.

Le diagnostic d'ascite est très fortement suggéré lorsque s'associent :

- chez un sujet atteint d'une maladie connue pour causer une ascite (*cf.* IV. Diagnostic étiologique);
- une augmentation de volume de l'abdomen;
- avec une matité abdominale déclive, mobilisable, à limite supérieure horizontale dessinant une courbe concave en haut (anatomiquement) sur le sujet en décubitus dorsal.

La ponction abdominale pour mettre en évidence une ascite doit se faire selon les règles suivantes (fig. 16.1) :

- après avoir expliqué au patient la procédure et ses désagréments;
- après avoir vérifié que la rate n'occupe pas la fosse iliaque gauche, par la palpation ou la revue des examens d'imagerie;
- en un point situé à la jonction du tiers externe et du tiers moyen de la ligne joignant l'épine iliaque antéro-supérieure gauche et l'ombilic, et en pleine matité;
- après nettoyage et désinfection de la peau sur une large surface, en respectant les précautions universelles et les règles de l'asepsie;

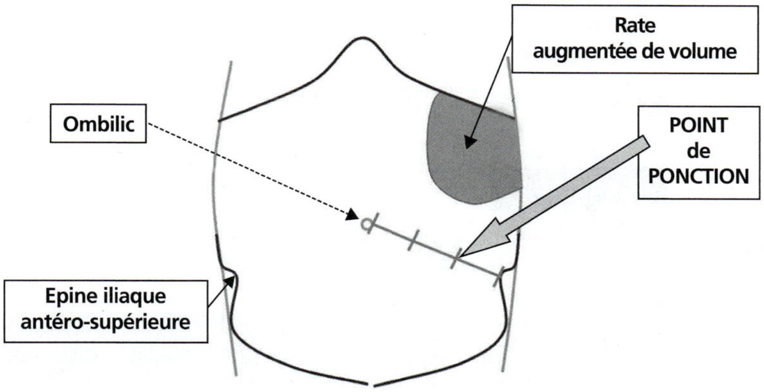

Fig. 16.1. Repères du site de ponction d'ascite chez le sujet en décubitus dorsal : en pleine matité, à la jonction du tiers externe et du tiers moyen de la ligne joignant épine iliaque antéro-supérieure et ombilic.

- au moyen d'une aiguille ou d'un petit cathéter monté sur un mandrin, branché sur une seringue permettant de maintenir une légère aspiration ; une anesthésie locale avec un patch d'Emla® 5 % à poser une heure avant le geste est parfois souhaitée par le patient ;
- en traversant rapidement la peau et la première épaisseur du pannicule sous-cutané puis, plus lentement jusqu'à irruption du liquide dans le corps de la seringue, sans excéder un trajet d'environ 5 cm ; l'opérateur aura pris soin d'éviter les grosses collatérales veineuses visibles sur les flancs ;
- en faisant effectuer sur des échantillons du liquide prélevé des analyses cytologiques, microbiologiques, et biochimiques appropriées.

II. Diagnostic différentiel

Parce que la constitution d'une ascite s'accompagne fréquemment d'un météorisme, il n'est pas toujours facile de reconnaître une ascite peu abondante chez un patient à l'abdomen distendu et tympanique.

Peuvent évoquer une ascite parce qu'ils donnent une matité déclive :

- un globe vésical ;
- un volumineux kyste (ovarien, rénal ou hépatique) ;
- une accumulation stercorale dans le côlon.

Cependant, la matité associée à ces affections n'est pas mobilisable, ou a une limite supérieure ne dessinant pas une courbe concave en haut. Les données de l'échographie abdominale corrigent facilement le diagnostic.

Le liquide de ponction peut être rendu sanglant par la traversée accidentelle d'un vaisseau sanguin de la paroi. Le diagnostic d'*hémopéritoine* peut être corrigé par une ponction ultérieure montrant un liquide clair. À l'inverse, il peut être confirmé si un examen d'imagerie abdominale non invasive montre des caillots dans le péritoine. Un hématocrite du liquide de ponction < 1 % permet d'écarter le diagnostic d'hémopéritoine. La distinction est parfois difficile mais le contexte apporte le plus souvent des arguments décisifs (notion de traumatisme ou de lésion intra-abdominale pouvant être la source d'un saignement).

III. Physiopathologie et étiologie

Du liquide péritonéal est toujours présent bien qu'en très petite quantité, chez le sujet sain. Il est principalement issu du liquide interstitiel hépatique, passant à travers la capsule du foie.

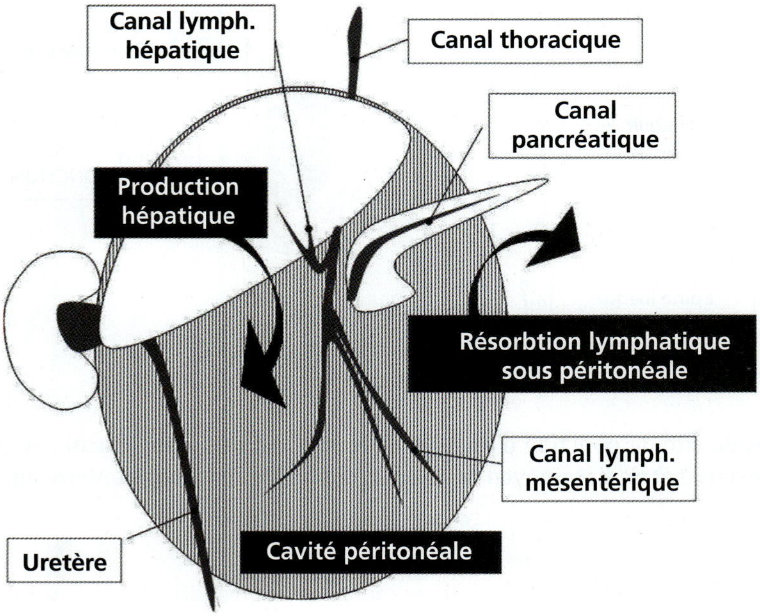

Fig. 16.2. Principaux mécanismes de formation du liquide péritonéal physiologique dont les perturbations peuvent être à l'origine d'une ascite. Conduits liquidiens dont la rupture peut causer une ascite.

Le liquide interstitiel (et donc la lymphe) hépatique est riche en protéines. Les lymphatiques sous-péritonéaux ont pour fonction de drainer ce liquide physiologique (fig. 16.1).

Les principaux mécanismes de formation de l'ascite sont (fig. 16.2) :

- la rupture intrapéritonéale d'un conduit liquidien;
- une gêne à la résorption du liquide péritonéal;
- un excès de production du liquide péritonéal.

A. Rupture intrapéritonéale d'un conduit liquidien

Ce mécanisme ne rend compte que d'une minorité des ascites rencontrées en pratique. Dans ce cas l'afflux de liquide est supérieur aux capacités de résorption péritonéale. La rupture peut porter sur un canal lymphatique mésentérique ou hépatique, un canal excréteur du pancréas, ou un uretère.

1. Rupture d'un canal lymphatique mésentérique

Ces canaux drainant la lymphe intestinale sont riches en chylomicrons (et donc en triglycérides) après un repas. Ils sont donc la source d'une ascite chyleuse, d'aspect lactescent (différent d'un aspect opalescent), dont le liquide est plus riche en triglycérides que le plasma.

Les principaux mécanismes de rupture d'un canal lymphatique mésentérique sont :

- les traumatismes chirurgicaux (principalement lors de l'abord transpéritonéal de l'aorte ou du rein, ou lors de la duodéno-pancréatectomie);
- l'hyperpression lymphatique : résultant d'un obstacle sur la circulation lymphatique abdominale ou thoracique (lymphome, métastases ganglionnaires, radiothérapie abdominale, péritonite encapsulante, obstruction du canal thoracique, thrombose de la veine sous-clavière gauche);
- la maladie de Waldenström qui induit une hyperviscosité de la lymphe;
- la cirrhose (qui produit une augmentation du débit lymphatique mésentérique en raison de l'hypertension portale);
- l'insuffisance cardiaque droite (qui augmente le débit lymphatique et diminue le drainage du canal thoracique en augmentant la pression veineuse centrale).

2. Rupture d'un canal lymphatique hépatique

Elle résulte principalement d'une plaie chirurgicale d'un lymphatique du pédicule hépatique notamment lorsque, au départ, le débit lymphatique hépatique est augmenté par une insuffisance cardiaque droite ou une cirrhose.

Le liquide d'ascite issu d'une brèche des canaux lymphatiques hépatiques est riche en protides (> 30 g/L) mais non en chylomicrons.

3. Rupture d'un canal excréteur du pancréas

Elle résulte d'une nécrose (après une pancréatite aiguë nécrosante) ou d'une hyperpression d'un canal pancréatique (au cours de la pancréatite chronique).

Le liquide est riche en enzymes pancréatiques (lipase).

4. Rupture d'un uretère

Elle résulte d'un traumatisme de l'uretère (principalement chirurgical), ou d'une nécrose de sa paroi (après chirurgie sur la région ou par vascularite).

Le liquide est plus riche en créatinine que le plasma.

B. Gêne à la résorption du liquide péritonéal

1. Physiopathologie

Elle est la conséquence d'une obstruction des canaux lymphatiques sous-péritonéaux. *Ce mécanisme rend compte d'une part importante des ascites rencontrées en clinique.*

Cette obstruction peut être secondaire à :

- une tumeur maligne du péritoine :
  - une carcinose péritonéale (fréquente),
  - un mésothéliome malin (très rare),
  - un lymphome péritonéal (très rare) ;
- une tuberculose péritonéale.

2. Carcinose péritonéale

Les cancers de l'appareil digestif (à l'exception du carcinome hépato-cellulaire) et le cancer de l'ovaire sont les principales causes de carcinose péritonéale. Un syndrome d'obstruction intestinale incomplète est fréquent et doit être cherché.

Le liquide d'ascite est souvent riche en protéines (> 25 g/L) et en cellules. Le taux de leucocytes peut être élevé (> 250/mm^3). L'examen cytologique montre inconstamment des cellules tumorales. L'utilisation d'anticorps monoclonaux dirigés contre différents marqueurs tumoraux peut permettre de différencier des cellules cancéreuses et non cancéreuses.

Un épaississement localisé ou étendu du péritoine pariétal ou viscéral doit être cherché par les examens d'imagerie (vidéo 16.1).

3. Mésothéliome péritonéal

C'est une cause très rare d'ascite. Le principal facteur favorisant est l'exposition aux fibres d'amiante. Le diagnostic doit être envisagé même en l'absence d'asbestose évidente.

Le liquide d'ascite est souvent riche en protéines (> 25 g/L) et en cellules. Le taux de leucocytes peut être élevé (> 250/mm^3). L'examen cytologique montre inconstamment des cellules tumorales.
Un épaississement localisé ou étendu du péritoine pariétal doit être cherché par les examens d'imagerie de façon à en effectuer un prélèvement pour examen histologique.

4. Tuberculose péritonéale

L'ascite est une manifestation cardinale de la tuberculose péritonéale qui peut être associée à une tuberculose digestive ou d'un autre organe. En revanche, elle n'est que rarement associée à une tuberculose hépatique.

Le liquide est fréquemment riche en protéines (> 25 g/L) et en leucocytes (> 1 000/mm^3). Les lymphocytes y prédominent (> 70 %). Toutefois, toutes ces caractéristiques peuvent manquer. La recherche de BK par l'examen direct est habituellement négative. La culture est rarement positive et le résultat exige d'attendre plusieurs semaines. Le dosage de l'enzyme adénosine désaminase dans l'ascite peut s'avérer utile.

Le diagnostic est fait par la *biopsie du péritoine* sous cœlioscopie sur d'éventuelles granulations péritonéales avec mise en évidence de granulomes tuberculeux et mise en culture révélant du BK. La recherche de BK par une méthode PCR (*polymerase chain reaction*) permet d'avoir un diagnostic plus rapide que la culture.

C. Excès de production du liquide péritonéal

Ce mécanisme rend compte de la plupart des ascites rencontrées en clinique. Il s'applique :
- à la cirrhose (et au syndrome de Budd-Chiari);
- à l'insuffisance cardiaque droite et à la péricardite constrictive;
- au syndrome néphrotique.

1. Physiopathologie

Un excès de production du liquide péritonéal ne survient que dans un contexte d'*hyperhydratation extracellulaire*, et donc de *réabsorption rénale excessive de sodium et d'eau*. C'est aussi pourquoi l'ascite est souvent (mais non constamment) associée à un œdème mou déclive (œdème des membres inférieurs chez le sujet ambulant, œdème des lombes chez le sujet alité).

Le liquide interstitiel en excès se localise (fig. 16.3) :
- soit de façon prédominante à la cavité péritonéale parce que la pression interstitielle y est sélectivement augmentée en raison d'une hypertension portale par bloc intrahépatique (cirrhose) ou sus-hépatique (syndrome de Budd-Chiari);
- soit également dans la cavité péritonéale et dans l'ensemble du secteur interstitiel, parce que la pression interstitielle y est globalement augmentée en raison d'une élévation de la pression veineuse centrale transmise en amont au territoire portal (insuffisance cardiaque droite et péricardite constrictive), ou d'une diminution globale de pression oncotique plasmatique dans le cas du syndrome néphrotique.

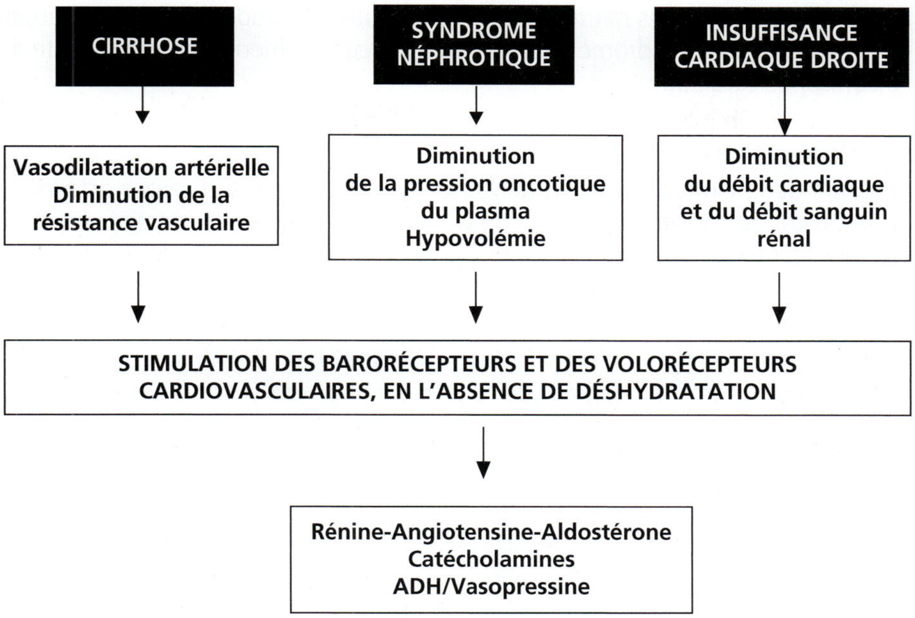

Fig. 16.3. Distribution de la rétention hydrosaline au cours de l'ascite cirrhotique, cardiaque, et du syndrome néphrotique.

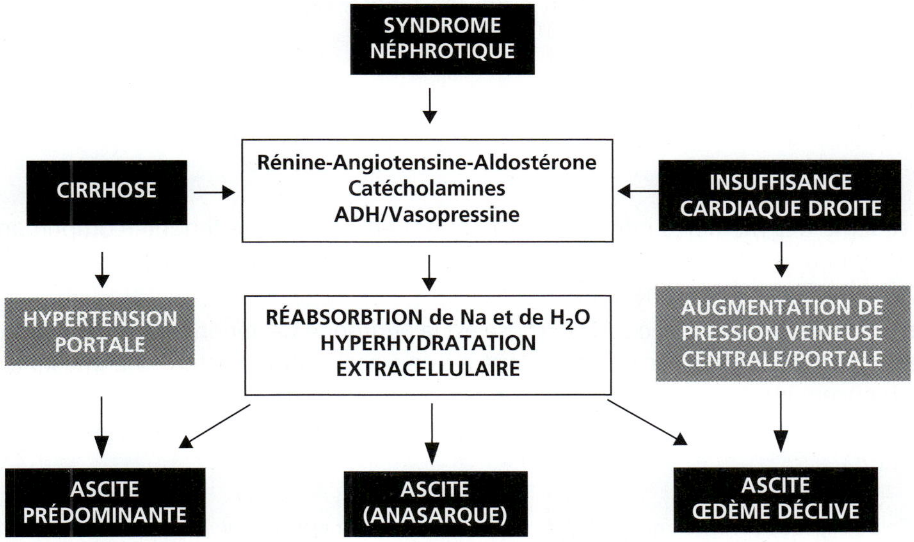

Fig. 16.4. Mécanisme de la stimulation des systèmes rénine-angiotensine-aldostérone, catécholamines et hormone antidiurétique/vasopressine à l'origine des ascites cirrhotique, cardiaque, et du syndrome néphrotique.

Le mécanisme entraînant une réabsorption rénale excessive de sodium et d'eau est toujours une stimulation des baro-récepteurs et des volo-récepteurs assurant la régulation de la pression artérielle et du volume sanguin circulant (fig. 16.4). Cette stimulation induit :

- l'activation excessive des systèmes vasoconstricteurs, antidiurétiques et antinatriurétiques, entre autres :
  - système rénine-angiotensine-aldostérone,
  - système sympathique,
  - hormone antidiurétique (appelée aussi vasopressine);

- l'inhibition des systèmes natriurétiques (entre autres, peptide natriurétique atrial) au cours de la cirrhose et du syndrome néphrotique ; ou leur augmentation insuffisante au cours de l'insuffisance cardiaque.

Les anomalies qui induisent l'hyperstimulation des baro- et des volo-récepteurs diffèrent selon le contexte (fig. 16.4) :

- au cours de la cirrhose, il se produit une *vasodilatation majeure des artérioles mésentériques*. Il en résulte une diminution de la résistance vasculaire systémique et de la pression artérielle. Outre la réabsorption excessive de sodium et d'eau, la compensation inclut une augmentation du débit cardiaque ;
- au cours de l'insuffisance cardiaque droite, la *diminution du débit cardiaque* induit une diminution de la pression artérielle et une hypoperfusion rénale ;
- au cours du syndrome néphrotique, une *diminution du volume circulant* est induite par le passage de liquide vers le secteur interstitiel en raison de la diminution de la pression oncotique. Il s'y ajoute des mécanismes intrarénaux directement liés à l'atteinte rénale.

2. Ascite de la cirrhose

L'ascite est une complication fréquente de la cirrhose avancée (environ 85 % des patients ayant une ascite ont aussi une cirrhose). C'est aussi un signe de gravité de la cirrhose. Elle est souvent la manifestation clinique révélatrice de la maladie du foie.

Habituellement il y a un facteur déclenchant ou favorisant :

- infection bactérienne (pulmonaire, cutanée, urinaire, septicémie) ;
- hémorragie digestive ;
- poussée de la maladie causale ;
- insuffisance rénale.

Un œdème des membres inférieurs est fréquent en cas d'ascite tendue (comprimant la veine cave inférieure), plus rare en son absence. En l'absence d'ascite tendue, une insuffisance veineuse associée doit être cherchée.

Une complication très grave de la cirrhose est la péritonite bactérienne spontanée (ou infection spontanée du liquide d'ascite) secondaire à une translocation bactérienne intestinale ou à un ensemencement du liquide par voie directe ou par voie hématogène.

Le liquide d'ascite *non infecté* au cours de la cirrhose est pauvre en leucocytes et en protéines (< 25 g/L).

> Cela s'explique par le fait que le liquide d'ascite est filtré à travers les capillaires sinusoïdes, remaniés par la fibrose hépatique (capillarisation des sinusoïdes avec perte de leur fenestration) qui les rend moins perméables à l'albumine.

Le diagnostic d'*infection d'ascite* est posé lorsque le taux de polynucléaires neutrophiles est supérieur à 250/mm^3, qu'il existe ou non des germes. Les germes (généralement des bacilles à gram négatif de la flore digestive) sont exceptionnellement mis en évidence par l'examen direct, et inconstamment par les cultures.

3. Ascite de l'insuffisance cardiaque

L'ascite est une manifestation d'une insuffisance cardiaque congestive droite ou globale avancée. Elle est généralement associée à un œdème déclive.

L'ascite est riche en protéines > 25 g/L et pauvre en leucocytes.

Cela s'explique par le fait que le liquide d'ascite est filtré à travers les capillaires sinusoïdes, dilatés par l'hypertension veineuse mais par ailleurs normaux (fenestration préservée), donc largement perméables aux protéines.

4. Ascite du syndrome de Budd-Chiari

L'ascite est une manifestation majeure du syndrome de Budd-Chiari (obstruction des veines hépatiques), qui est généralement dû à une thrombose. L'œdème des membres inférieurs est en partie dû à la compression de la veine cave inférieure par le gros foie et par l'ascite.
L'ascite est riche en protéines (> 25 g/L) et pauvre en leucocytes pour des raisons analogues à celles indiquées pour l'insuffisance cardiaque.

5. Ascite du syndrome néphrotique

L'ascite est une manifestation inconstante du syndrome néphrotique. Elle est associée à une anasarque.

L'ascite est pauvre en leucocytes et pauvre en protéines (< 25 g/L) en raison de l'hypo-albuminémie.

IV. Diagnostic étiologique

A. Examen clinique

Les données de l'examen clinique peuvent, à elles seules, faire le diagnostic de l'ascite et de sa cause.

Les points précisés par l'anamnèse et l'examen physique sont :
- les facteurs de risque, les causes et les signes de *cirrhose* (*cf.* chapitre 15) ;
- les facteurs de risque et les signes de *maladie cardiaque et de maladie broncho-pulmonaire* (particulièrement les signes d'insuffisance cardiaque droite) (*cf.* item 232) ;
- les antécédents, les facteurs de risque, et les signes de *cancer de l'appareil digestif ou génital, ou de lymphome* ;
- les facteurs de risque, les antécédents et les signes de *tuberculose* (*cf.* item 155) ;
- les facteurs de risque, les causes et les signes de *syndrome néphrotique* ;
- les antécédents de chirurgie ou de traumatisme abdominaux ;
- une exposition à l'amiante et la notion d'asbestose.

B. Examens de laboratoire

1. Liquide d'ascite

Les analyses du liquide d'ascite constituent l'étape essentielle du diagnostic étiologique. La ponction est sans danger lorsque les règles précisées précédemment sont respectées. Les analyses sont peu coûteuses, largement disponibles en routine, et donnent souvent des résultats spécifiques. Leur sensibilité n'est cependant pas parfaite. Autrement dit, elles échouent à fournir la clé du diagnostic dans bon nombre de cas (faux négatifs).

Les analyses du premier prélèvement d'ascite chez un malade donné doivent être complètes. Sauf situation particulière, les analyses ultérieures devraient être limitées à un examen cytobactériologique de routine.

a. Examens biochimiques

Ils incluent les déterminations :
- des protéines totales;
- de la lipase;
- des triglycérides.

La lipasémie et la triglycéridémie doivent être déterminées simultanément pour comparaison des concentrations dans l'ascite et dans le plasma.

La différence entre la concentration d'albumine de l'ascite et celle du plasma (« gradient d'albumine ») permet une estimation indirecte de la pression portale. Son utilité est limitée à des cas rares, mais lorsqu'il est supérieur à 11 g/L, il est quasi spécifique d'ascite due à l'hypertension portale.

Ils incluent :
- le compte des hématies, des polynucléaires et des lymphocytes;
- l'ensemencement, au lit du patient, de milieux de culture aérobie et anaérobie par 20 à 50 mL de liquide, pour isolement bactérien, repiquage, et antibiogramme éventuels;
- l'examen direct pour recherche de bactéries et de mycobactéries après colorations appropriées;
- l'ensemencement au laboratoire sur milieu pour mycobactéries.

b. Examens cytobactériologiques

Les caractéristiques habituelles du liquide d'ascite selon la cause sont détaillées plus loin.

La sévérité d'une infection du liquide d'ascite impose de récupérer en urgence les résultats de l'examen cytobactériologique pour mettre en route sans attendre, le cas échéant, une antibiothérapie probabiliste secondairement adaptée à l'antibiogramme (si un germe est isolé).

c. Examens cytologiques

Ils permettent, après étalement et coloration de préciser les caractéristiques des cellules en cherchant notamment des cellules anormales et tumorales.

2. *Examens sanguins et urinaires*

Leur premier intérêt est de conforter les *arguments pour une cause éventuelle*, dérivés des données cliniques s'il y en a; sinon d'apporter ces arguments.

Ils incluent :
- protéinurie des 24 heures et électrophorèse des protéines (syndrome néphrotique);
- hémogramme, électrophorèse des protéines, albuminémie, taux de prothrombine, bilirubinémie (cirrhose);
- proBNP ou BNP, uniquement lorsque les signes cliniques et échographiques d'insuffisance cardiaque sont discutables.

Leur second intérêt est de *préciser le fonctionnement rénal*, souvent perturbé quelle que soit la cause de l'ascite :
- sodium et potassium, sanguins et urinaires;
- créatinine plasmatique et urinaire.

C. Imagerie et examens fonctionnels

1. Échographie abdominale

Examen performant dans ce contexte, peu coûteux et anodin.

Outre la détection d'une ascite peu abondante, et le diagnostic différentiel avec les autres collections abdominales, il permet d'apporter des arguments décisifs pour la cause :

- dysmorphie hépatique, circulation collatérale porto-systémique d'une *cirrhose* ;
- dilatation des veines hépatiques et de la veine cave inférieure d'une *insuffisance cardiaque droite* ou d'une *péricardite constrictive* ;
- épaississement pariétal d'une tumeur péritonéale (*carcinose* ou *mésothéliome*) ;
- tumeur de l'ovaire ou de l'appareil digestif ;
- obstruction des veines hépatiques d'un *syndrome de Budd-Chiari*.

2. Autres examens d'imagerie

Tomodensitométrie et IRM n'ont d'intérêt que dans les cas où l'échographie est peu contributive. Elles sont particulièrement utiles pour la mise en évidence :

- des tumeurs de l'appareil digestif ou de l'ovaire ;
- des tumeurs du péritoine ;
- des affections pancréatiques.

L'*échographie cardiaque* est nécessaire en cas de cardiopathie. En cas d'ascite liée à une cardiopathie, les veines hépatiques sont toujours dilatées.

3. Études hémodynamiques

Elles ne sont utiles que dans les cas rares où examen clinique, examens du liquide d'ascite et échographie n'ont pas permis d'affirmer ni d'écarter une atteinte cardiaque ou une cirrhose.

Elles consistent en un cathétérisme de la veine jugulaire interne pour mesure des pressions veineuse centrale, veineuse hépatique (libre et bloquée), auriculaire droite, ventriculaire droite et artérielle pulmonaire (libre et bloquée), ainsi qu'une détermination du débit cardiaque. Cette approche permet également d'effectuer une biopsie hépatique transveineuse.

On peut ainsi attribuer l'ascite :

- à une cirrhose quand le gradient de pression veineuse hépatique (pression bloquée – pression libre) est supérieur à 10 mmHg ;
- à une insuffisance cardiaque droite ou à une péricardite constrictive lorsque la pression dans l'oreillette droite est supérieure à 12 mmHg ;
- à un autre mécanisme lorsque le gradient de pression veineuse hépatique et la pression dans l'oreillette droite sont normaux.

On peut aussi préciser le type d'atteinte cardiaque éventuelle, et notamment une péricardite constrictive dont le diagnostic peut échapper à l'échographie cardiaque.

4. Cœlioscopie, endoscopie et histopathologie

a. Cœlioscopie (ou laparoscopie)

Elle permet d'examiner le péritoine et la surface du foie, et de biopsier des lésions péritonéales éventuelles ou de faire une ponction-biopsie hépatique. Elle est contre-indiquée par un état précaire, une laparotomie antérieure, des troubles de l'hémostase non corrigés.

b. Biopsies du péritoine ou de lésions abdominales

Elles ne doivent être effectuées que lorsque l'examen cytologique du liquide d'ascite est non concluant, et que les examens d'imagerie ou les examens hémodynamiques ont permis d'exclure les causes communes (cirrhose et insuffisance cardiaque).

Elles peuvent être effectuées sous cœlioscopie, ou par voie percutanée, guidée par l'échographie :

- sur une zone anormale du péritoine, une adénopathie, ou une autre lésion ;
- sur une zone de péritoine apparaissant normale en l'absence de lésion focale.

Le rendement des biopsies péritonéales dirigées est excellent pour la *carcinose péritonéale, le mésothéliome et la tuberculose*. Elles n'ont aucune place dans le diagnostic des ascites les plus communes (cirrhose et insuffisance cardiaque).

c. Endoscopie digestive

Sa place est limitée à la recherche ou à la caractérisation d'une tumeur digestive en cas de carcinose péritonéale, et à la recherche de signes d'hypertension portale en cas de suspicion de cirrhose.

V. Situations d'urgence en rapport avec une ascite

L'ascite peut être à l'origine de 2 types de complications graves nécessitant un traitement urgent : l'infection du liquide d'ascite (ou péritonite bactérienne spontanée), et les complications mécaniques. *Ces complications sont presque exclusivement rencontrées au cours de la cirrhose.*

A. Infection du liquide d'ascite

Elle est rarement découverte de façon fortuite par l'examen systématique du liquide d'ascite en l'absence de signe d'appel.

Elle peut se manifester par :
- des douleurs abdominales, un iléus, des vomissements, une diarrhée ;
- un syndrome infectieux (fièvre, parfois frissons, hypothermie, polynucléose neutrophile ou augmentation des globules blancs chez un sujet leucopénique, augmentation de la CRP) ;
- un état de choc septique ;
- un ictère ;
- une insuffisance rénale ;
- une encéphalopathie ;
- une hémorragie digestive.

Chez tout malade atteint de cirrhose qui se complique ou qui s'aggrave, une ponction d'ascite en urgence doit donc être effectuée pour rechercher une infection.

L'infection spontanée du liquide d'ascite est monomicrobienne. Lorsque plusieurs espèces microbiennes sont mises en évidence dans le liquide d'ascite, il faut s'inquiéter d'une perforation du tube digestif et chercher un pneumopéritoine.

L'infection d'ascite est une complication grave, potentiellement mortelle. En outre, l'infection du liquide d'ascite témoigne toujours d'une cirrhose grave.

Pour ces raisons, dès le diagnostic fait par le compte des polynucléaires dans le liquide d'ascite > 250/mm³, les mesures suivantes doivent être mises en œuvre :

- recherche d'une septicémie, d'une infection urinaire et d'une pneumopathie par hémocultures, ECBU, radiographie de thorax;
- perfusion veineuse périphérique;
- traitement antibiotique probabiliste (souvent par une céphalosporine de troisième génération comme le céfotaxime), sans attendre les résultats bactériologiques; l'antibiogramme permettra d'ajuster ultérieurement le traitement antibiotique. L'antibiothérapie est prescrite pour 5 à 10 jours avec contrôle de l'efficacité de l'antibiothérapie par nouvelle ponction exploratrice après 48 heures de traitement. Le compte de polynucléaires neutrophiles baisse d'au moins 50 % si le traitement est efficace;
- surveillance de l'état circulatoire et de l'état de conscience pour dépister précocement les signes d'un choc septique ou d'une encéphalopathie;
- administration d'albumine pour prévenir la survenue d'un syndrome hépato-rénal.

B. Complications mécaniques

1. Dyspnée

Elle peut être due simplement au *volume de l'ascite* ou à son association à un *épanchement pleural* (hydrothorax) qui est localisé généralement du côté droit. Dans les deux cas, le mécanisme de l'insuffisance respiratoire est un syndrome restrictif. Une ponction évacuatrice, accompagnée d'une expansion du volume circulatoire par de l'albumine, doit être effectuée en urgence. Le mécanisme de formation de l'hydrothorax est lié à un transfert unidirectionnel de l'ascite abdominale vers la cavité pleurale à travers des brèches diaphragmatiques.

2. Hernies pariétales

L'augmentation de pression abdominale peut être responsable de la formation de hernies inguinales ou ombilicales, sources potentielles des habituelles complications d'*étranglement herniaire* ou d'*occlusion intestinale aiguë*.

Les *hernies ombilicales* peuvent, en outre, se compliquer de *rupture* en cas d'ascite tendue et/ou de fragilité cutanée, nécessitant alors un traitement chirurgical en urgence. Le diagnostic de rupture est évident, et est d'autant plus grave qu'elle témoigne d'une insuffisance hépatique avancée (qui explique l'atrophie de la paroi cutanée en regard de la hernie).

VI. Démarche diagnostique

Elle doit garder à l'esprit que la cirrhose, l'insuffisance cardiaque et la carcinose péritonéale sont dans notre pays les principales causes d'ascite.

On doit simultanément confronter les données obtenues par :

- l'examen clinique (et notamment les données anamnestiques) et les données des examens sanguins de routine (*cf. supra*);
- l'analyse complète du liquide d'ascite;
- l'échographie abdominale.

La démarche diagnostique est illustrée par les figures 16.5 et 16.6.

ASCITE

EXAMEN CLINIQUE LIQUIDE D'ASCITE	ÉCHOGRAPHIE ABDOMEN/CŒUR	⇨ DIAGNOSTIC
Signes de cirrhose	Signes de cirrhose	CIRRHOSE Biopsie du foie si nécessaire
Signes d'insuffisance cardiaque	Signes d'insuffisance cardiaque	INSUFFISANCE CARDIAQUE Hémodynamique si nécessaire
Cancer Cellules malignes	Tumeur	BIOPSIES CARCINOSE, MÉSOTHÉLIOME
Autre	Autre	Autre

Fig. 16.5. **Démarche diagnostique commençant par la recherche des 3 principales causes d'ascite.**

ASCITE : autres diagnostics en l'absence d'arguments pour une cirrhose, une insuffisance cardiaque, ou un cancer

EXAMEN CLINIQUE ANALYSES	EXAMENS COMPLÉMENTAIRES	⇨ DIAGNOSTIC
Anasarque Protéinurie > 3 g/24h Hypoalbuminémie		SYNDROME NÉPHROTIQUE
Pancréatite Lipase (ascite)	TDM/IRM	ASCITE PANCRÉATIQUE
Triglycérides (ascite)		ASCITE CHYLEUSE
Atcd de Tuberculose Ascite lymphocytaire	Cœlioscopie Biopsies péritonéales	TUBERCULOSE PÉRITONÉALE
Autre	Cœlioscopie Biopsies péritonéales	AUTRE

Fig. 16.6. **Démarche diagnostique permettant l'identification de causes rares d'ascite faciles à établir.** Quand elles ont été écartées, il reste à affirmer ou à éliminer une tuberculose péritonéale et une tumeur péritonéale.

A. Des signes de cirrhose sont-ils présents?

Si oui, le diagnostic d'ascite cirrhotique peut être posé lorsque :

- les caractéristiques du liquide sont compatibles (protéines < 25 g/L, absence de lipase et de triglycérides, lymphocytes < 700/mm³, polynucléaires neutrophiles < 250/mm³), sans cellule anormale;
- les veines hépatiques ne sont pas dilatées;
- il n'y a pas de protéinurie importante (> 3 g/24 h).

Lorsqu'une ascite est due à une cirrhose, les arguments cliniques, biologiques ou échographiques de cirrhose sont généralement présents sans qu'il soit nécessaire de recourir à des examens invasifs comme une biopsie hépatique ou une étude hémodynamique.

Cas particulier important : s'il y a des signes de cirrhose et que le taux de polynucléaires neutrophiles est $> 250/mm^3$, le diagnostic d'infection du liquide d'ascite (péritonite bactérienne spontanée) doit être posé.

Une fois établi le diagnostic d'ascite cirrhotique, il faut chercher un facteur déclenchant de la poussée d'ascite (causes de décompensation) et évaluer la fonction rénale et la natrémie.

B. Des signes d'insuffisance cardiaque sont-ils présents ?

Les veines hépatiques sont-elles dilatées ?

Si oui, le diagnostic d'ascite cardiaque peut être posé si :
- il n'y a pas de signes de cirrhose (notamment, s'il n'y a pas de circulation collatérale porto-systémique évidente à l'examen clinique ou échographique, voire endoscopique) ;
- le liquide d'ascite est riche en protides (> 25 g/L) ;
- il n'y a pas de protéinurie importante (> 3 g/24 h).

L'échographie cardiaque permet de confirmer le diagnostic par une caractérisation de la cardiopathie sous-jacente.

C. Des signes manifestes de cancer sont présents

Certains cancers, notamment de l'ovaire et de l'utérus, peuvent se révéler par une ascite.

D. Dans tous les autres cas

La détermination de la protéinurie des 24 heures, de la lipase et des triglycérides dans le liquide d'ascite permet d'établir facilement les diagnostics respectifs de syndrome néphrotique, d'ascite pancréatique et d'ascite chyleuse. Il reste encore à en préciser la cause.

Lorsque ces diagnostics ne peuvent être établis, il faut chercher une tumeur maligne et une tuberculose par des biopsies péritonéales dirigées soit sur une anomalie mise en évidence par une imagerie non invasive, soit par une cœlioscopie.

Points clés

- L'ascite est un syndrome que 3 principaux mécanismes peuvent expliquer : rupture d'un conduit liquidien, défaut de réabsorption du liquide péritonéal physiologique, excès de production du liquide péritonéal physiologique.
- L'examen clinique (incluant l'anamnèse), l'analyse du liquide d'ascite et l'échographie abdominale sont les 3 éléments sur lesquels s'appuie le diagnostic de la cause de l'ascite.
- La cirrhose, l'insuffisance cardiaque droite et la carcinose péritonéale sont les 3 principales causes d'ascite.
- Trois causes rares d'ascite sont faciles à reconnaître : ascite pancréatique, ascite chyleuse et syndrome néphrotique.

- Le diagnostic de tuberculose péritonéale repose sur les biopsies du péritoine.
- L'ascite compliquant l'insuffisance cardiaque est riche en protéines > 25 g/L et pauvre en leucocytes.
- Le diagnostic d'infection du liquide d'ascite repose sur la ponction exploratrice d'ascite qui montre un taux de polynucléaires neutrophiles supérieur à 250/mm^3. La culture n'est pas toujours positive.
- En cas d'ascite infectée il faut : démarrer en urgence une antibiothérapie par bêta-lactamines ou quinolones pour une durée de 5 à 10 jours en fonction de la sévérité et de l'évolution initiale; une perfusion systématique d'albumine (1,5 g/kg à J1 puis 1 g/kg à J3); faire une ponction exploratrice de contrôle à 48 heures. Si le traitement est efficace, le taux de polynucléaires neutrophiles dans l'ascite doit avoir diminué de 50 % au moins.
- Le diagnostic d'ascite maligne est facile quand des cellules malignes sont mises en évidence par l'examen cytologique du liquide ou quand les examens morphologiques (TDM) montrent des tumeurs péritonéales ou intra-abdominales (notamment ovariennes et digestives).
- Le mésothéliome est une cause très rare d'ascite. Le principal facteur favorisant est l'exposition aux fibres d'amiante.

Complément en ligne

Un complément numérique est associé à ce chapitre. Il est indiqué dans la marge par un flashcode.

Pour accéder à ce complément, connectez-vous sur **www.em-consulte.com/e-complement/474227** et suivez les instructions pour activer votre accès.

Vidéo 16.1 Carcinose péritonéale vue lors d'une cœlioscopie (granulations blanches sur le péritoine).

Pour en savoir plus

Prise en charge des complications chez les malades atteints de cirrhose - 2007 - (HAS)
www.has-sante.fr/portail/jcms/c_606527/fr/prise-en-charge-des-complications-chez-les-malades-atteints-de-cirrhose

CHAPITRE

17

Item 278 – UE 8 – Pancréatite chronique

Objectifs pédagogiques

- Diagnostiquer une pancréatite chronique.
- Argumenter l'attitude thérapeutique et planifier le suivi du patient.

I. Définition et incidence

- Inflammation chronique du pancréas aboutissant à une fibrose progressive du parenchyme pancréatique puis une destruction plus ou moins complète de la glande pancréatique.
- Affecte d'abord le tissu exocrine, puis le tissu endocrine.
- Au stade initial, la maladie est caractérisée par des poussées de pancréatite aiguë, et par des douleurs chroniques qui représentent la principale traduction clinique de la maladie.
- Prévalence d'environ 25/100 000 habitants dans les pays occidentaux.
- Prédominance masculine : 8 hommes pour 2 femmes.
- Âge moyen au premier symptôme = 40 ans.

II. Facteurs de risque et étiologie

La consommation excessive d'alcool est la cause de 70–85 % des pancréatites chroniques (PC) en Occident.

La consommation d'alcool pur estimée pour générer une PC est de 100 à 150 g (10 à 15 verres de vin, de bière ou d'alcool fort) par jour pendant 10 à 15 ans.

Le tabac est un facteur de risque présent dans plus de 80 % des cas.

Moins de 5 % des consommateurs excessifs d'alcool vont cependant développer une PC.

Causes plus rares :

- l'hypercalcémie (si la calcémie dépasse 3 mmol/L). L'hyperparathyroïdie qui est la première cause d'hypercalcémie représente moins de 1 % des pancréatites chroniques. Réciproquement, la PC complique jusqu'à 7 % des hyperparathyroïdies ;
- plusieurs causes génétiques sont connues :
  - la PC héréditaire est une maladie autosomique dominante caractérisée par un âge de survenue inférieur à 15 ans. L'évolution clinique et morphologique est semblable à celle des pancréatites chroniques alcooliques. La principale mutation concerne le site autocatalytique de la trypsine,

- il existe d'autres mutations qui peuvent favoriser ou entraîner une PC : gène d'un inhibiteur de la trypsine (*SPINK1*), ou gène *CTFR* impliqué dans la mucoviscidose. Dans ces derniers cas, la transmission se fait sur un mode récessif et la PC se révèle avant 35 ans;
- les pancréatites auto-immunes sont rares, parfois associées à d'autres affections auto-immunes (maladies inflammatoires chroniques de l'intestin en particulier). Elles peuvent avoir une présentation pseudo-tumorale;
- les pancréatites chroniques obstructives sont dues à un obstacle tumoral ou une sténose du canal de Wirsung, secondaire à un traumatisme, une séquelle de pancréatite aiguë ou une anomalie de formation des canaux pancréatiques;
- les pancréatites chroniques sans cause trouvée, dites « idiopathiques », représentent 10 % des cas.

III. Diagnostic

A. Clinique

1. Douleur

La douleur, épigastrique, transfixiante, déclenchée par l'alimentation ou la prise d'alcool est un des signes principaux de la PC (fig. 17.1) :

- elle peut être due à une poussée aiguë, à la PC sans poussée aiguë, à une complication comme un pseudo-kyste (*cf. infra*), une sténose digestive ou une compression de la voie biliaire principale;
- le profil clinique de la douleur est varié : douleur aiguë durant quelques heures à quelques jours, douleur post-prandiale survenant par épisodes durant de quelques jours à quelques semaines, douleur fluctuante évoluant sur plusieurs mois, douleur sourde permanente;
- souvent associée à un amaigrissement secondaire à une appréhension de la prise alimentaire mais aussi favorisée par la dénutrition liée à l'alcoolisme;
- après 10–20 ans d'évolution, la douleur disparaît en même temps qu'apparaissent les complications à type d'insuffisance exocrine ou endocrine (*cf. infra*).

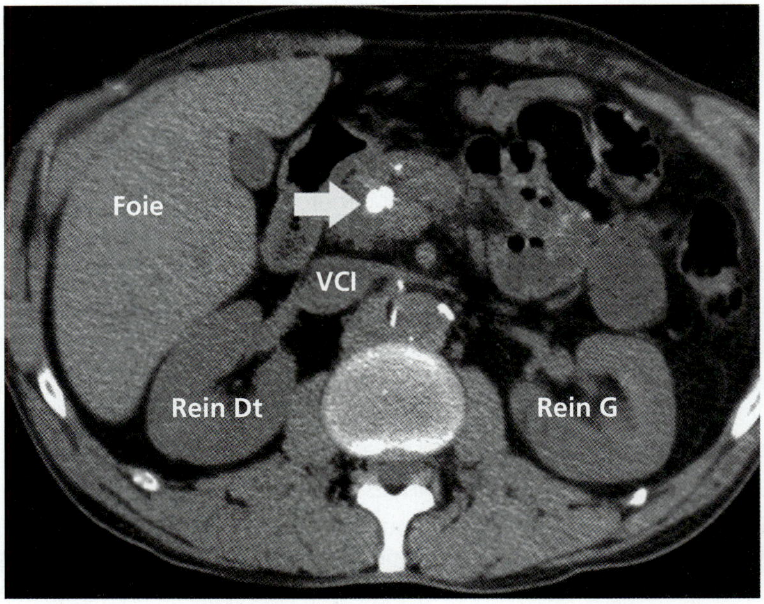

Fig. 17.1. Scanner : calcification (flèche) de la tête du pancréas.

2. Pancréatite aiguë (PA)

Il s'agit d'une forme fréquente de révélation de la PC.

La probabilité de survenue de la PA est de 40 à 50 % dans les cinq premières années d'évolution de la PC alcoolique.

La pancréatite aiguë peut elle-même se compliquer avec toutes les conséquences locales et générales (*cf.* chapitre 35).

3. Complications

a. Pseudo-kystes

Un pseudo-kyste est une collection liquidienne contenant soit du suc pancréatique pur et clair soit de la nécrose pancréatique liquéfiée. Un pseudo-kyste :

- complique 20 à 40 % des PC ;
- peut se former dans les suites d'une poussée aiguë (nécrose) ou par rétention canalaire (liquide clair) ;
- peut rester stable, régresser ou se compliquer : compression d'un organe de voisinage (voie biliaire principale, duodénum, axe spléno-portal), infection (aboutissant à un abcès pancréatique), hémorragie ou rupture dans un organe creux voisin ou dans la cavité péritonéale ou dans une séreuse (plèvre, péritoine).

b. Complications hépato-biliaires

La voie biliaire principale intrapancréatique peut être comprimée par plusieurs mécanismes non exclusifs : fibrose pancréatique, inflammation pancréatique, pseudo-kyste. La sténose de la voie biliaire principale se traduit le plus souvent par une cholestase anictérique, plus rarement par un ictère. Le prurit est exceptionnel.

c. Compression duodénale

Soit par la fibrose, soit par l'inflammation, soit par un pseudo-kyste.

d. Hémorragies digestives

Elles s'observent dans 10 % des pancréatites chroniques et ont plusieurs causes :

- par une wirsungorragie secondaire à une érosion vasculaire ;
- par un pseudo-kyste ou à la rupture d'un pseudo-anévrisme ;
- par hypertension portale segmentaire due à une compression veineuse, présente chez 10 % des patients avec alors un risque de rupture de varices cardio-tubérositaires.

e. Insuffisance pancréatique exocrine

Au cours de la PC, une insuffisance pancréatique exocrine survient presque inéluctablement après en moyenne une dizaine d'années d'évolution :

- elle provoque une stéatorrhée (définie par un débit fécal de graisses supérieur à 7 g/j pour un régime apportant 100 g de graisses) et un amaigrissement ;
- elle ne survient que dans les formes très évoluées (destruction de plus de 90 % du tissu exocrine). La stéatorrhée se traduit par des selles claires, mastic, très nauséabondes, flottantes et tachant le papier hygiénique comme un corps gras. L'insuffisance pancréatique exocrine se confirme en dosant l'élastase fécale sur un échantillon de selles (taux effondré) mais le diagnostic clinique est généralement suffisant.

f. Diabète

- Complication majeure, tardive mais quasi inéluctable de la PC.
- D'abord non insulino-dépendant puis insulino-dépendant.
- Peut être une circonstance de découverte notamment dans les rares formes indolores.

Le risque de diabète insulino-dépendant est de 1/3 après 15 ans d'évolution.

L'insuffisance pancréatique exocrine, le diabète et les calcifications pancréatiques apparaissent parallèlement.

g. Dégénérescence

La PC augmente le risque d'adéno-carcinome pancréatique. Le risque absolu reste faible (<5 %) et ne justifie pas de surveillance particulière.

h. Autres complications de l'alcoolo-tabagisme

Elles sont la raison principale de la surmortalité et doivent donc être cherchées systématiquement :

- cancer ORL, pulmonaire, œsophagien ;
- HTA, insuffisance coronarienne ;
- hépatopathie alcoolique : une hépatite alcoolique aiguë doit toujours être envisagée en cas d'ictère chez un patient non sevré ; le risque de cirrhose alcoolique est compris entre 10 et 20 %.

B. Biologie

Elle est normale en dehors des poussées de PA au cours desquelles la lipasémie est élevée.

En dehors d'une poussée douloureuse, le dosage de la lipasémie n'a aucun intérêt.

La surveillance d'un malade ayant une PC doit comporter la recherche d'une cholestase par compression de la voie biliaire principale (dosage de la γ-GT et des phosphatases alcalines) et d'un diabète (glycémie à jeun, hémoglobine glycosylée). Le dosage de la γ-GT et du VGM fait partie du bilan en faveur d'une cause alcoolique.

En cas de poussée aiguë, le bilan est le même que celui décrit dans le chapitre pancréatite aiguë (chapitre 35).

C. Imagerie

Le diagnostic formel de PC repose sur la présence en imagerie de calcifications ou d'anomalies canalaires.

Quelle que soit la technique utilisée, les signes de PC sont souvent absents au début de la maladie et apparaissent au cours du temps.

Au stade précoce, on note surtout des signes d'inflammation plus ou moins importants au cours des poussées aiguës.

Puis les signes de chronicité apparaissent progressivement : calcifications pancréatiques, anomalies canalaires (dilatations, irrégularités de calibre) et parenchymateuses.

Le cliché de l'abdomen sans préparation n'a plus aucun intérêt.

L'échographie peut détecter des anomalies parenchymateuses, des calcifications pancréatiques ou des pseudo-kystes intrapancréatiques voire des anomalies canalaires (dilatations, irrégularités). Elle ne voit pas la totalité du pancréas dans au moins un tiers des cas.

Le scanner sans et avec injection de produit de contraste intraveineux (fig. 17.2) est l'examen de première intention et de référence ; la phase sans injection est le meilleur examen pour faire le diagnostic de calcifications pancréatiques. La tomodensitométrie élimine des diagnostics différentiels, et montre les complications à type de PA, de pseudo-kyste (fig. 17.2) ou d'hypertension portale.

La cholangio-pancréatographie par résonance magnétique (fig. 17.3) (CPRM) permet une cartographie canalaire biliaire et pancréatique inégalée sans irradiation ni effet secondaire.

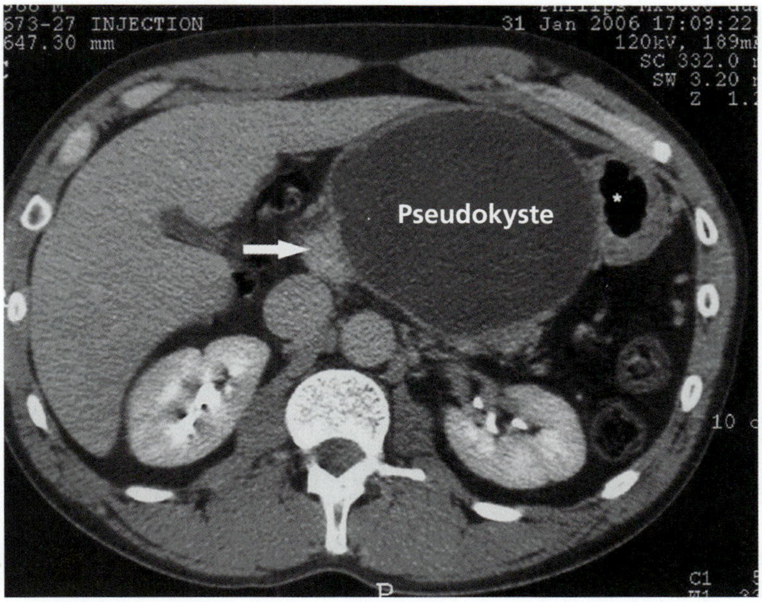

Fig. 17.2. **Scanner : pseudo-kyste pancréatique se développant sur le bord gauche de l'isthme du pancréas (flèche) et venant au contact de la paroi de l'estomac (astérisque).**

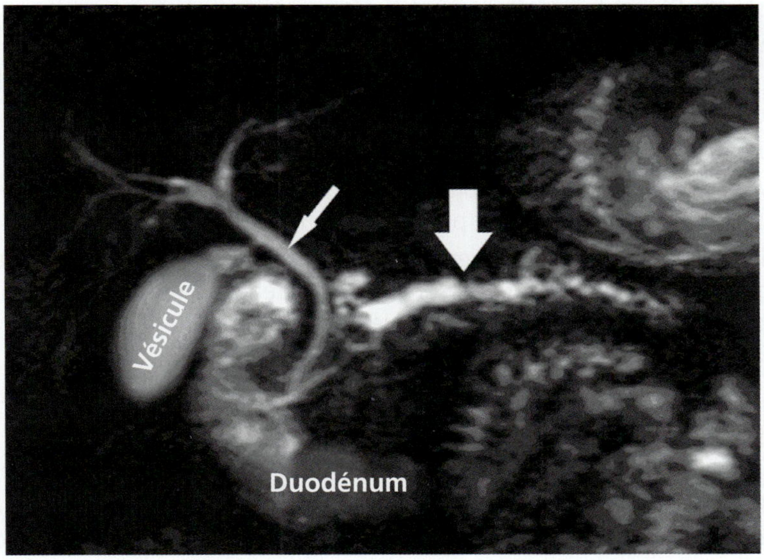

Fig. 17.3. **Cholangio-pancréato-IRM de pancréatite chronique : canal de Wirsung (grosse flèche) dilaté et irrégulier.**

La voie biliaire principale est normale (petite flèche).

Dans cette indication, c'est devenu un examen de référence. La CPRM ne visualise pas les calcifications et est moins performante que le scanner pour les anomalies parenchymateuses.

L'écho-endoscopie (fig. 17.4) est un examen de troisième intention en cas de suspicion de PC débutante. Elle cherche des anomalies du parenchyme et des canaux pancréatiques avec une très grande sensibilité (mais une spécificité discutée) et permet de surcroît de chercher des causes non alcooliques de pancréatite (lithiase biliaire, tumeur). Elle constitue également une méthode de traitement pour dériver les pseudo-kystes.

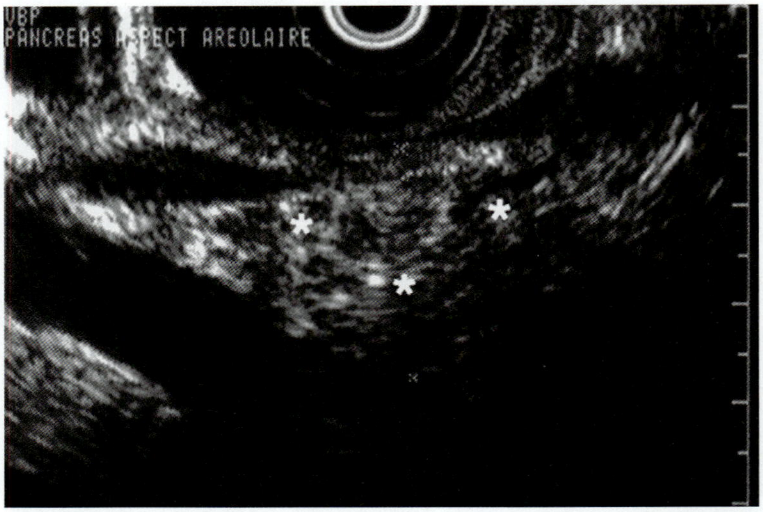

Fig. 17.4. Écho-endoscopie : pancréatite chronique débutante : aspect hétérogène du parenchyme pancréatique (astérisques).

D. Vue synthétique du diagnostic

Le diagnostic de PC est fait formellement sur la présence :

- d'anomalies canalaires typiques (alternance de sténoses et de dilatations);
- de calcifications pancréatiques (quasi pathognomoniques) quelle que soit la technique utilisée pour les mettre en évidence;
- ou d'une insuffisance pancréatique exocrine.

Une preuve histologique formelle (présence de fibrose) est exceptionnellement apportée (les biopsies du pancréas sont rarement pratiquées en l'absence de tumeur).

Ainsi, le diagnostic formel est rarement fait au début de la maladie. Il repose alors sur un faisceau d'arguments, notamment la présence de pancréatite aiguë à répétition ou de douleurs chroniques chez un malade grand alcoolique âgé d'environ 40–45 ans.

IV. Évolution et pronostic

La PC est une affection évoluant sur une période de 15 à 20 ans.

Les premières années sont surtout marquées par des manifestations douloureuses et des complications aiguës. Progressivement, les symptômes douloureux disparaissent alors que les complications à type d'insuffisance pancréatique exocrine et endocrine apparaissent, parallèlement à l'apparition progressive de calcifications du pancréas.

Au cours des cinq premières années, la douleur chronique est présente chez 80 % des patients, émaillée par des poussées de pancréatites aiguës (PA). Les pseudo-kystes, la compression de la voie biliaire principale augmentent de fréquence. Ces deux dernières complications sont encore présentes entre 5 et 10 années d'évolution au cours desquelles les PA et phénomènes douloureux deviennent plus rares. Ces derniers disparaissent généralement au-delà de la dixième année alors que le pancréas est calcifié et fibreux. Après 15 ans d'évolution, seuls le diabète et l'insuffisance pancréatite exocrine prédominent.

Après 10 à 20 ans d'évolution, la surmortalité des malades ayant une PC alcoolique est d'environ 30–35 %. Cependant, la PC n'est directement responsable du décès que dans un quart à un tiers des cas. Les principales causes de décès non liés à la PC sont les affections épidémiologiquement liées à la consommation d'alcool et de tabac, en particulier les cancers et les affections cardio-vasculaires.

V. Principes thérapeutiques

A. Sevrage en alcool et tabac

Le sevrage alcoolique est nécessaire. Il est efficace sur la disparition de la douleur et influence favorablement les résultats des traitements associés endoscopiques ou chirurgicaux. L'abstinence alcoolique doit être la première préoccupation du clinicien et peut être obtenue chez plus de la moitié des patients atteints de PC. L'arrêt de l'alcool permet le contrôle ou la diminution de la douleur dans un cas sur deux.

Le sevrage en tabac est également essentiel car il diminue par deux le risque de poussée de PA et parce qu'il limite le risque de décès par cancer ou affection cardio-vasculaire.

B. Traitement de la douleur

Les composantes de la douleur au cours de la PC sont nombreuses : hyperpression canalaire et/ou tissulaire, inflammation, infiltration ou sensibilisation nerveuse, pseudo-kyste.

La prise en charge de la douleur est complexe et peut nécessiter le recours à un spécialiste de la douleur chronique. Elle vise à traiter non spécifiquement l'inflammation et si nécessaire à diminuer la pression canalaire pancréatique. La prise en charge de la dimension neuropathique de la douleur est essentielle.

Le traitement non spécifique de première intention associe le sevrage alcoolo-tabagique à l'usage d'antalgiques de niveau 1 (paracétamol) ou 2 (tramadol, association paracétamol-codéine). Le niveau 3 (morphine) est réservé aux crises hyperalgiques en milieu hospitalier afin de ne pas risquer une addiction supplémentaire.

L'hyperpression canalaire et tissulaire est responsable d'une partie seulement des phénomènes douloureux de la PC. Elle n'est pas toujours associée à une dilatation canalaire significative. Plusieurs traitements instrumentaux, chirurgicaux (dérivation du canal pancréatique principal quand son diamètre est > 5 mm) ou endoscopiques (sphinctérotomie endoscopique associée à la mise en place plus ou moins prolongée de prothèse pancréatique) visent à diminuer la pression canalaire avec une efficacité proche de 80 %. Les travaux récents sont en faveur d'un abord chirurgical.

L'inflammation pancréatique et péripancréatique est responsable d'un infiltrat nerveux péri-pancréatique entraînant des douleurs permanentes. Les anti-inflammatoires et les antalgiques type prégabaline sont utilisés pour traiter de façon non spécifique cette composante.

La résection chirurgicale est réservée aux cas non contrôlés par un traitement médical ou endoscopique.

C. Traitement de l'insuffisance pancréatique exocrine

Le traitement par extrait pancréatique n'est indiqué qu'en cas d'amaigrissement ou de stéatorrhée cliniquement évidente ou, au mieux, biologiquement prouvée. Il n'a pas sa place dans les formes débutantes de PC. Les extraits pancréatiques (une à deux gélules par repas) doivent être pris après le début du repas (et non pas à jeun) afin d'être mélangés au bol alimentaire. La posologie doit être adaptée à la charge calorique des repas, c'est-à-dire augmentée en cas de repas gras ou copieux. Si le traitement est inefficace, un traitement antisécrétoire gastrique peut être ajouté.

D. Traitement de l'insuffisance pancréatique endocrine

Il obéit aux règles de prise en charge classique des troubles de la glyco-régulation. L'arrêt de la consommation de tout alcool est impératif en raison des risques d'hypoglycémie.

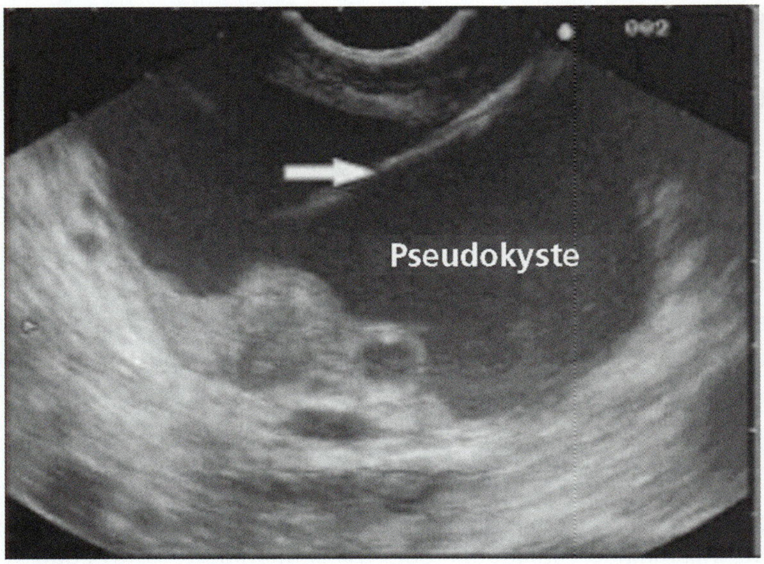

Fig. 17.5. Drainage sous écho-endoscopie d'un pseudo-kyste : le cathéter (flèche) est visible dans le pseudo-kyste.

E. Traitement des autres complications

Les pseudo-kystes pancréatiques sont traités par voie endoscopique en première intention. L'intervention endoscopique consiste à drainer le pseudo-kyste, soit à travers la papille principale en supprimant l'obstacle constitué par une sténose ou un calcul, soit à travers une paroi digestive, généralement l'estomac ou le duodénum. Dans ce cas, le contrôle écho-endoscopique assure une plus grande sécurité et efficacité (fig. 17.5). Une intervention chirurgicale, de dérivation ou de résection, n'est indiquée qu'en cas d'échec de ce traitement.

Le traitement des sténoses biliaires compliquant la PC repose sur la dérivation chirurgicale cholédoco-duodénale ou jéjunale.

Points clés

- La pancréatite chronique est une inflammation chronique du pancréas aboutissant à sa destruction progressive.
- La cause principale est la consommation chronique, massive et prolongée d'alcool et de tabac.
- Les autres causes plus rares sont : l'hypercalcémie, quelle que soit son origine, des affections génétiques, les pancréatites auto-immunes, les pancréatites chroniques obstructives dues à un obstacle tumoral ou une sténose du canal de Wirsung, secondaires à un traumatisme, une séquelle de pancréatite aiguë ou une anomalie de formation des canaux pancréatiques.
- Les pancréatites chroniques sans cause trouvée, dites « idiopathiques », représentent 10 % des cas.
- Les principales manifestations initiales sont les douleurs pancréatiques chroniques et les poussées de pancréatite aiguë.
- Les autres complications sont les pseudo-kystes, la sténose de la voie biliaire principale, le diabète sucré et l'insuffisance pancréatique chronique.
- Le diagnostic repose sur la mise en évidence d'anomalies canalaires, de calcifications pancréatiques, d'une insuffisance pancréatique exocrine.
- Le scanner, la pancréato-IRM, l'écho-endoscopie sont les principaux outils diagnostiques.
- Outre l'arrêt de l'alcool et du tabac, le traitement doit être adapté aux symptômes et complications. La prise en charge de la douleur dans une unité spécialisée est essentielle.

CHAPITRE

18

Item 279 – UE 8 – Maladies inflammatoires chroniques de l'intestin chez l'adulte et l'enfant

Objectif pédagogique

- Diagnostiquer une maladie de Crohn et une recto-colite hémorragique.

Les maladies inflammatoires chroniques de l'intestin (MICI), dont les causes ne sont pas connues, résultent de l'inflammation chronique, intermittente ou continue, d'une partie du tube digestif. Elles comportent la recto-colite hémorragique (RCH), la maladie de Crohn et des formes frontières entre ces deux entités dénommées « MICI inclassées ».

I. Maladie de Crohn

A. Définition, épidémiologie et physiopathologie

La maladie de Crohn peut atteindre tous les segments du tube digestif, le plus souvent l'iléon terminal, le côlon et l'anus.

Elle touche environ une personne sur 1 000, avec en France 5 à 10 nouveaux cas/100 000 habitants/an.

Elle peut débuter à tout âge ; son pic de fréquence est entre 20 et 30 ans.

La physiopathologie est complexe. Elle met en jeu une prédisposition génétique inconstante (en particulier des polymorphismes du gène *CARD15-NOD2*), des facteurs environnementaux tels que le tabagisme actif, une modification de la composition du microbiote intestinal appelée la dysbiose et des anomalies de la réponse immunitaire. La réaction inflammatoire intestinale dérégulée occasionne des lésions anatomiques et des symptômes.

B. Quand évoquer le diagnostic ?

L'expression dépend de la localisation et de l'étendue de la maladie.

Le diagnostic doit être évoqué devant plusieurs situations cliniques :

- diarrhée chronique ;
- lésions proctologiques : ulcérations ou fissures (avec parfois des caractères atypiques par rapport aux fissures banales, notamment leur caractère indolore ou leur localisation latérale), abcès, fistules ;
- douleurs abdominales ;
- altération de l'état général (amaigrissement) ;
- signes inflammatoires extradigestifs (aphtes buccaux, érythème noueux, douleurs articulaires, arthrites, uvéite) ;
- retard de croissance.

Il existe souvent mais inconstamment des anomalies biologiques aspécifiques :

- syndrome inflammatoire (élévation du taux de CRP, élévation du taux fécal de calprotectine) ;
- anémie (ferriprive et/ou inflammatoire) ;
- hypo-albuminémie ;
- signes de malabsorption en cas d'atteinte de l'intestin grêle.

C. Confirmation du diagnostic

Elle repose sur un faisceau d'arguments :

- endoscopiques : il faut réaliser une endoscopie œso-gastro-duodénale et une iléo-coloscopie avec biopsies des zones lésées mais aussi des zones macroscopiquement saines. Ces examens permettent d'identifier des lésions évocatrices de maladie de Crohn, de les topographier et d'éliminer les diagnostics différentiels (*cf. infra*). Les lésions endoscopiques de la maladie de Crohn ne sont pas spécifiques. Ce sont :
  - ulcérations : aphtoïdes, superficielles ou profondes (fig. 18.1 et 18.2 cahier quadri, planche 6),
  - des intervalles de muqueuse saine sont possibles,
  - éventuellement et dans un deuxième temps sténoses et fistules ;
- histologiques : pertes de substance muqueuse, distorsions glandulaires, infiltration lympho-plasmocytaire du chorion muqueux, voire transmurale, souvent sous forme de nodules lymphoïdes. Les granulomes épithélioïdes et giganto-cellulaires sans nécrose caséeuse sont très évocateurs de maladie de Crohn mais ne sont présents que dans 30 % des cas (vidéo 18.1 et fig. e18.3) ;
- radiologiques : une atteinte iléale distale, présente dans environ deux tiers des cas doit être cherchée par des examens spécifiques : échographie (difficile) et surtout entéro-IRM (préférée du fait de l'absence d'irradiation) et/ou entéro-scanner. Un examen par vidéocapsule (contre-indiqué en cas de sténose du fait du risque d'impaction) ou une entéroscopie (biopsies possibles) sont parfois indiqués dans les situations douteuses. Les anomalies radiologiques classiques (TDM, IRM) sont :
  - un épaississement des parois du tube digestif d'aspect inflammatoire où l'on peut visualiser des ulcérations,
  - une hyperhémie des mésos (signe du peigne),
  - un épaississement de la graisse mésentérique,
  - parfois des adénopathies de voisinage,
  - ces anomalies sont segmentaires (alternance de zones d'intestin sain et malade) et asymétriques par rapport à l'axe de l'intestin,
  - elles peuvent être associées à des complications : sténoses et/ou fistules (vidéo 18.2).

D. Diagnostic différentiel

Il est envisagé en fonction des situations cliniques.

1. Diarrhée aiguë révélant une iléo-colite

Dans 10 % des cas, la maladie de Crohn débute comme une gastroentérite.

Il faut savoir explorer quand la diarrhée persiste malgré trois jours de traitement symptomatique.

L'endoscopie identifie les lésions iléo-coliques et permet des biopsies en zones macroscopiquement saines et en zones pathologiques, pour analyse histologique et microbiologique.

La confirmation du diagnostic se fait à l'aide de tous ces éléments, parfois d'antécédents familiaux et/ou au regard de l'évolution chronique.

L'existence de symptômes digestifs chroniques et invalidants sans lésion endoscopique identifiée doit faire évoquer un trouble fonctionnel intestinal plus qu'une maladie de Crohn.

Attention : la mise en route à tort d'un traitement corticoïde ou immuno-suppresseur chez un malade porteur d'une colite infectieuse non diagnostiquée peut avoir des conséquences dramatiques (vidéo 18.3).

2. Iléite aiguë isolée

Une iléite de début aigu, dont la présentation peut être un similaire à un syndrome appendiculaire, doit faire discuter une infection intestinale par une bactérie (*Yersinia*, *Campylobacter*, *Salmonella*) ou un parasite (*Anisakis simplex* par ingestion de poisson cru).

Le diagnostic est fait grâce à :

- la coproculture ;
- la mise en culture des biopsies et du liquide d'aspiration prélevés en endoscopie ;
- les hémocultures en cas de fièvre ;
- et surtout la TDM qui montre l'inflammation iléale.

En pratique, devant une iléite aiguë fébrile, un traitement antibiotique par quinolones peut être instauré une fois réalisées les hémocultures et coprocultures. Au décours de ce traitement antibiotique, en cas de persistance des symptômes et en l'absence de cause identifiée sur le bilan initial, une iléo-coloscopie avec biopsies, dans l'hypothèse d'une poussée inaugurale de maladie de Crohn, sera nécessaire.

3. Diagnostic différentiel avec la tuberculose

La tuberculose intestinale (*Mycobacterium tuberculosis*) dont la contamination se fait par voie digestive habituellement au contact d'un sujet porteur d'une tuberculose pulmonaire active, constitue le diagnostic différentiel le plus difficile. Elle doit être évoquée devant les éléments suivants :

- antécédent personnel de tuberculose ou tuberculose active ;
- contage familial ou facteurs de risques : migrants, sujets vivant dans des conditions socio-économiques défavorables, immuno-déprimés (infection VIH, transplantation) ;
- présentation clinique évocatrice associant altération de l'état général, fièvre, douleurs abdominales, diarrhée inconstante, masse de la fosse iliaque droite et plus rarement ascite exsudative. Une tuberculose pulmonaire active est associée dans 20 % des cas.

La confirmation du diagnostic de tuberculose intestinale repose sur les éléments suivants :

- positivité de l'intradermoréaction à la tuberculine (dans 40 % des cas seulement et nombreux faux négatifs et faux positifs) ;
- positivité des tests sanguins de détection de la production d'interféron-γ en ELISA (QuantiFERON®) ;

- visualisation de bacilles acido-alcoolo-résistants à l'examen direct des biopsies (mais ceci est très rare);
- présence d'une nécrose caséeuse dans les granulomes en histologie (signe spécifique présent une fois sur deux);
- positivité des cultures de biopsies intestinales sur milieux spéciaux tels que celui de Löwenstein; elles ne se positivent que tardivement et au mieux dans 40 % des cas; la valeur diagnostique de la PCR à partir des biopsies intestinales est faible;
- traitement antituberculeux d'épreuve en cas de doute diagnostique persistant.

4. Autres diagnostics

En cas de lésions suspendues ulcérées de l'intestin grêle :

- lésions néoplasiques ulcérées (adéno-carcinome, lymphome);
- maladie de Behçet, vascularites, granulomatose chronique septique (caractérisée par un déficit fonctionnel des cellules phagocytaires).

5. Distinction entre maladie de Crohn colique et recto-colite hémorragique

En cas de colite chronique cryptogénétique, la discrimination entre maladie de Crohn colique et RCH devient importante lorsqu'une chirurgie d'exérèse est envisagée. Elle est souvent facile en se basant sur les éléments différentiels indiqués dans le tableau tableau 18.1. Cependant, dans 10 à 20 % des cas, il n'est pas possible de trancher entre les 2 diagnostics et l'on parle

Tableau 18.1. Principales caractéristiques différentielles des lésions intestinales de recto-colite hémorragique et de maladie de Crohn.

	Recto-colite hémorragique	Maladie de Crohn
Physiopathologie		
Génétique		Mutation *CARD15-NOD2*
Prévalence du tabagisme actif	< 10 %	30–50 %
Effet du tabac	Protecteur	Aggravant
Appendicectomie	Rare	Fréquence de la pop. générale
Lésions macroscopiques		
Atteinte continue	Toujours	Possible
Intervalles de muqueuse saine	Jamais	Fréquents
Atteinte rectale	Constante	25 % des cas
Ulcérations iléales	Jamais	60 % des cas
Lésions ano-périnéales	Jamais	50 % des cas
Sténoses et fistules	Jamais	Fréquentes
Lésions microscopiques		
Inflammation	Superficielle	Transmurale
Muco-sécrétion	Très altérée	Peu altérée
Granulome épithélioïde	Jamais	30 % des cas
Sérologie		
ASCA	Négatifs	Souvent positifs
pANCA	Souvent positifs	Négatifs

alors de colite inclassée. Dans cette situation, le dosage des anticorps anti-*Saccharomyces cerevisiae* (ASCA) (assez souvent élevés dans la maladie de Crohn) et anticytoplasme des polynucléaires neutrophiles (pANCA) (assez souvent élevés dans la RCH) peut avoir un intérêt.

E. Évolution et traitement

L'évolution des signes cliniques de la maladie de Crohn se fait le plus souvent par poussées séparées de périodes de rémission, parfois sur un mode continu. Les lésions inflammatoires s'aggravent au cours du temps et parfois à bas bruit. Elles évoluent à une vitesse variable vers les complications que sont les sténoses (maladie de Crohn fibro-sténosante) et/ou les fistules et abcès (maladie de Crohn pénétrante). La chirurgie de résection est envisagée au stade de complications. Plus de 50 % des malades sont opérés dans les 10 ans qui suivent le diagnostic, mais la récidive de la maladie après ablation de toutes les lésions macroscopiques est très fréquente et parfois précoce (fig. 18.4).

Les complications les plus fréquentes sont :

- occlusions (sur sténoses inflammatoires et/ou fibreuses) ;
- fistules ;
- abcès et perforations ;
- hémorragies (plus rares) ;
- colite aiguë grave pouvant conduire à une colectasie ;
- retard staturo-pondéral chez l'enfant ;
- accidents thromboemboliques favorisés par l'inflammation ;
- adéno-carcinome en zone enflammée chronique : l'inflammation intestinale chronique favorise l'apparition à moyen-long terme de lésions dysplasiques puis de cancers surtout au niveau colo-rectal en cas de maladie étendue, plus rarement au niveau de l'intestin grêle ;
- complications des traitements.

Le traitement médical a pour objectifs de traiter les poussées (traitement d'induction), préserver une qualité de vie normale et de prévenir les rechutes de la maladie (traitement d'entretien), et les complications. L'espérance de vie étant voisine de celle de la population générale, les traitements doivent avoir des effets indésirables limités et non graves :

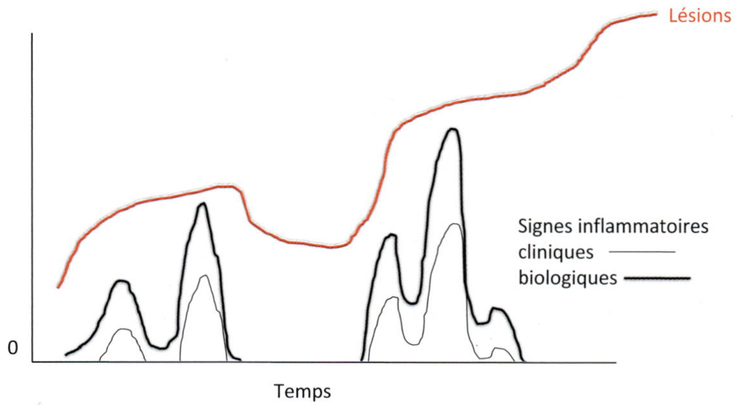

Fig. 18.4. Sévérité des symptômes cliniques et biologiques (noir) et lésions (rouge).

Les signes cliniques de la maladie de Crohn évoluent souvent par poussées, les signes biologiques (CRP-calprotectine fécale) sont plus sensibles. Les lésions inflammatoires initialement réversibles s'aggravent à chaque épisode inflammatoire (ulcérations devenant plus profondes) évoluant vers des fistules-abcès et/ou des sténoses fibreuses médicalement irréversibles.

D'après Pariente B et al. Inflamm Bowel Dis 2011 ; 17(6) : 1415–1422.

- le traitement d'induction constitue une stratégie de riposte graduée en fonction de la sévérité des signes et/ou lésions. Il fait appel aux corticoïdes locaux ou systémiques, aux traitements nutritionnels et aux anticorps monoclonaux anti-TNFα ;
- le traitement d'entretien, destiné à maintenir une rémission – à la fois des signes cliniques, des anomalies biologiques et des lésions morphologiques – qui soit durable et sans corticoïdes repose sur des immuno-suppresseurs classiques (azathioprine et méthotrexate) et/ou les anticorps anti-TNFα (infliximab et adalimumab).

Les interventions chirurgicales sont indiquées en cas de complication (sténose ou fistule), *a fortiori* quand l'atteinte digestive est limitée et que la chirurgie n'expose pas à un risque de stomie définitive. Elle doit se limiter à l'ablation des segments d'intestin malades (fig. e18.5).

Chez tous les patients fumeurs, il faut obtenir l'arrêt du tabac qui aggrave l'évolution de la maladie.

II. Recto-colite hémorragique (RCH)

A. Définition et épidémiologie

La RCH est une MICI définie selon les caractéristiques suivantes :

- atteinte rectale constante ;
- extension colique d'amont continue sans intervalle sain plus ou moins étendue pouvant atteindre au maximum le cæcum ;
- absence de lésion de l'iléon ;
- absence de lésion ano-périnéale.

En France, la prévalence est de 1/1 000 (on estime entre 60 000 et 100 000 le nombre de sujets atteints) et l'incidence de 5 à 10/100 000 habitants/an.

La physiopathologie est complexe et met en jeu des facteurs génétiques et environnementaux ainsi qu'une dysbiose. Le tabagisme actif exerce un effet protecteur sur la RCH (fig. e18.6).

B. Quand évoquer le diagnostic ?

- Syndrome dysentérique chronique, même modéré (évacuations afécales glairo-sanglantes, ténesmes et épreintes).
- Diarrhée chronique (inconstante).
- Carence martiale et/ou un syndrome inflammatoire inexpliqué.
- Suite au diagnostic de cholangite sclérosante (association fréquente entre les deux maladies).

C. Confirmation du diagnostic

La confirmation diagnostique repose sur un faisceau d'arguments :

- endoscopiques : inflammation recto-colique continue, commençant dès la jonction ano-rectale, s'étendant plus ou moins vers l'amont et s'interrompant de façon brusque. Les signes endoscopiques sont variés et non spécifiques. Par ordre croissant d'intensité, on peut observer des anomalies isolées du réseau vasculaire muqueux, une muqueuse granitée, un saignement muqueux, des érosions et des ulcérations (fig. 18.7 cahier quadri, planche 6). Dans les formes les plus sévères, les ulcérations peuvent être profondes mettant à nu la musculeuse (étendues ou ulcères en puits) (vidéo 18.4) ;

- histologiques : bifurcations et distorsions glandulaires; infiltrat surtout lympho-plasmocytaire du chorion; plasmocytose basale (fig. e18.8).

D. Diagnostic différentiel

1. Diarrhée aiguë révélant une colite (cf. I. Maladie de Crohn)

Dans le cas de la RCH, la diarrhée est très souvent hémorragique, indiquant immédiatement la réalisation d'une endoscopie digestive basse.

2. Recto-sigmoïdite aiguë ou subaiguë

Quand les lésions sont localisées au rectum et/ou au sigmoïde, il faut chercher :

- une maladie sexuellement transmissible (syphilis, gonococcie, *Chlamydia*, rectite herpétique) dans un contexte de rapports sexuels passifs anaux non protégés;
- une amibiase intestinale en cas de séjour récent en zone endémique (envisager alors un traitement empirique probabiliste par nitro-imidazolés);
- une colite ischémique en cas de lésions épargnant le rectum chez un malade aux facteurs de risque cardio-vasculaire.

E. Évolution et traitement

1. Évolution

L'évolution se fait généralement par poussées séparées de périodes de rémission plus ou moins longues, plus rarement sur un mode continu chronique actif.

Deux principales complications :

- la colite aiguë grave, parfois inaugurale, qui survient chez 20 % des patients. Son identification repose sur les critères de Truelove-Witts (tableau 18.2). Il s'agit d'une urgence médicale qui engage le pronostic vital à court terme et qui peut se compliquer de perforation (responsable de péritonite stercorale), d'hémorragie, de colectasie (mégacôlon toxique en cas de défaillance multiviscérale associée) et d'accidents thromboemboliques;
- le cancer colo-rectal : surtout en cas d'atteinte étendue et ancienne du côlon et/ou en cas de cholangite sclérosante associée. Les malades sont surveillés par un dépistage coloscopique régulier des lésions prénéoplasiques.

Tableau 18.2. Critères de Truelove-Witts définissant la poussée sévère de recto-colite hémorragique (également dénommée colite aiguë grave).

Poussée de RCH	Légère	Sévère
Nombre d'évacuations/24 h	≤5	>5
Rectorragies	Traces	Importantes
Température (°C)	<37,5	≥37,5
Fréquence cardiaque (/min)	<90	≥90
Taux d'hémoglobine (g/dL)	≥10	<10
Vitesse de sédimentation (mm à la 1re heure)	<30	≥30

Poussée dite modérée dans les situations intermédiaires.

Connaissances

2. Traitement médical

Le traitement médical de la RCH a pour objectifs de traiter les poussées (traitement d'induction) et de prévenir les rechutes (traitement d'entretien) afin de préserver une qualité de vie normale et d'éviter la chirurgie (*cf. infra*). L'espérance de vie étant voisine de celle de la population générale, les traitements doivent avoir une tolérance acceptable :

- traitement des poussées selon une stratégie de riposte graduée en fonction de la sévérité : dérivés 5-amino-salicylés par voie orale et rectale, si besoin corticoïdes systémiques puis si besoin anticorps monoclonaux anti-TNFα ou anti-intégrines ;
- traitement d'entretien : dérivés 5-amino-salicylés (ils sont suffisants chez la moitié des malades), azathioprine ou 6-mercaptopurine et/ou anticorps anti-TNFα et anti-intégrines.

3. Traitement chirurgical

Le traitement chirurgical concerne environ 15 % des malades. Il consiste en l'ablation complète du côlon et du rectum (colo-proctectomie totale) et le plus souvent à une reconstruction par anastomose iléo-anale avec réservoir. Les conséquences d'une telle intervention sont surtout fonctionnelles (diarrhée motrice et troubles de la continence). La chirurgie est envisagée dans 2 situations :

- échec du traitement médical (colectomie de sauvetage en cas de colite aiguë grave ou bien chirurgie programmée en cas de RCH non grave mais réfractaire aux traitements médicaux) ;
- lésions prénéoplasiques ou cancer colo-rectal.

III. Colites microscopiques

Les colites microscopiques regroupent 2 entités distinctes : la colite lymphocytaire et la colite collagène.

Leur définition est histologique, elle repose sur les critères histologiques suivants :

- colite lymphocytaire : augmentation du nombre des lymphocytes intra-épithéliaux ≥ 20 % ;
- colite collagène : épaississement de la bande collagène sous-épithéliale > 10 µm ;
- d'autres anomalies histologiques aspécifiques peuvent être associées (perte de l'intégrité épithéliale, infiltrat inflammatoire de la lamina propria avec prédominance de cellules mononucléées (fig. e18.9).

La cause des colites microscopiques demeure inconnue.

L'incidence des 2 types de colites microscopiques est du même ordre que celles des MICI.

Les colites microscopiques débutent habituellement après 50 ans. Il existe une forte prédominance féminine, surtout pour la colite collagène.

Il est souvent retrouvé un facteur médicamenteux (veino-toniques, AINS, lansoprazole, ticlopidine) et/ou un terrain dysimmunitaire (thyroïdite de Hashimoto, diabète de type 1, vitiligo).

Le mode d'installation peut être brutal, à type de gastroentérite aiguë, ou progressif.

La présentation clinique est celle d'une diarrhée chronique sécrétoire, liquidienne, diurne et nocturne, abondante, associée à des impériosités et parfois à un amaigrissement. Il peut exister une hypokaliémie.

La coloscopie est en général macroscopiquement normale, mais permet la réalisation de biopsies coliques systématiques et étagées qui permettent le diagnostic.

L'évolution est imprévisible et capricieuse. Les colites microscopiques s'atténuent spontanément au bout de quelques années. Elles ne prédisposent pas au cancer colo-rectal.

Le traitement est symptomatique et vise à réduire la fréquence des selles. Il fait appel au budésonide à libération colique.

Points clés

- La maladie de Crohn et la RCH sont les 2 principales entités constituant les maladies inflammatoires chroniques de l'intestin (MICI).
- En France, la prévalence des MICI est de 1/500 à 1/1 000.
- Le tabagisme favorise et aggrave la maladie de Crohn alors qu'il exerce un effet préventif sur la RCH.
- La maladie de Crohn peut atteindre n'importe quel segment du tube digestif.
- Les granulomes épithélio-giganto-celullaires sans nécrose caséeuse sont très évocateurs de maladie de Crohn mais ne sont observés que dans 30 % des cas.
- Le diagnostic de maladie de Crohn doit être évoqué chez un sujet jeune devant des symptômes digestifs prolongés associés à une altération de l'état général et à un syndrome inflammatoire.
- Les lésions de la maladie de Crohn évoluent vers des complications à type de sténoses fibreuses, de fistules et d'abcès.
- Le diagnostic de RCH doit être évoqué devant une diarrhée glairo-sanglante.
- Les MICI avec lésions coliques anciennes et étendues peuvent se compliquer d'adéno-carcinome colorectal (ce qui justifie une stratégie de dépistage spécifique).
- Les principaux diagnostics différentiels des MICI sont les infections (colites bactériennes, amibiase intestinale et tuberculose intestinale pour la maladie de Crohn).
- La distinction entre une recto-colite hémorragique et une forme colique de maladie de Crohn peut être difficile. Ces formes frontières sont dénommées « colites inclassées ».

Compléments en ligne

Des compléments numériques sont associés à ce chapitre. Ils sont indiqués dans la marge par des flashcodes.

Pour accéder à ces compléments, connectez-vous sur **www.em-consulte.com/e-complement/474227** et suivez les instructions pour activer votre accès.

Vidéo 18.1 Maladie de Crohn colique : aspect endoscopique des lésions (coloscopie).

Vidéo 18.2 Maladie de Crohn iléale : aspect en IRM (anse épaissie et rigidifiée par l'inflammation avec hyperhémie et signe du peigne dans le méso).

Vidéo 18.3 Colite droite ulcérée : aspect endoscopique (coloscopie).

Vidéo 18.4 Colite hémorragique : aspect endoscopique (coloscopie).

Pour en savoir plus

	European evidence-based Consensus on the diagnosis and current management of Crohn's disease : Current management - 2010 - (ECCO) https://www.ecco-ibd.eu/images/stories/docs/guidelines/2010_cd_guidelines_current_management.pdf
	European evidence-based Consensus on the diagnosis and management of ulcerative colitis : Definitions and diagnosis - 2008 - (ECCO) https://www.ecco-ibd.eu/images/stories/docs/guidelines/2007_uc_definitions_diagnosis.pdf
	European evidence-based Consensus on the management of ulcerative colitis: Current management - 2007 - (ECCO) https://www.ecco-ibd.eu/images/stories/docs/guidelines/2007_uc_current_management.pdf

CHAPITRE

19

Item 280 – UE 8 – Constipation chez l'enfant et l'adulte (avec le traitement)

Objectifs pédagogiques

- Argumenter les principales hypothèses diagnostiques et justifier les examens complémentaires pertinents.
- Argumenter l'attitude thérapeutique et planifier le suivi du patient.

I. Définition

La constipation est un symptôme qui correspond à une insatisfaction du malade lors de la défécation, due :

- soit à des selles peu fréquentes (moins de 3 selles hebdomadaires);
- soit à une difficulté pour exonérer;
- soit aux deux.

Les difficultés pour exonérer peuvent se traduire par des efforts de poussée, une sensation de gêne au passage des selles ou d'évacuation incomplète, l'émission de selles dures, un temps d'exonération anormalement prolongé ou la nécessité de manœuvres digitales pour obtenir une vacuité rectale.

Cette définition clinique est imprécise, car elle repose sur une association symptomatique et sur la perception subjective des malades.

Selon les critères internationaux (critères de Rome), le caractère chronique de la constipation est défini par une durée d'évolution des symptômes supérieure à 6 mois.

L'émission de selles liquides n'élimine pas une constipation, surtout si ces selles liquides précèdent ou suivent une période sans évacuation et/ou sont associées à l'élimination initiale d'un bouchon de selles dures (fausse diarrhée).

II. Épidémiologie

- Prévalence entre 15 et 20 %.
- Prédominance féminine (rôle des hormones sexuelles, en particulier de la progestérone).

III. Physiopathologie

A. Constipation occasionnelle

Entité à part. Le malade se plaint d'une constipation apparue assez brutalement dans des circonstances particulières telles que les derniers mois de la grossesse, un alitement, un voyage.

B. Constipations secondaires

Parmi les autres causes de constipation, on oppose les constipations qui sont secondaires à une cause organique (constipation « symptôme ») aux constipations idiopathiques (constipation « maladie »).

La recherche d'une cause organique, avant tout une sténose colique, s'impose devant toute constipation récente ou récemment aggravée (tableau 19.1).

Une cause médicamenteuse ou toxique doit être cherchée systématiquement (encadré 19.1). Chez les toxicomanes et notamment les morphinomanes, la constipation est quasi constante.

Tableau 19.1. Principales causes organiques de constipation.

Obstruction mécanique	– Cancer colo-rectal – Compression extrinsèque (tumorale bénigne ou maligne, adhérences post-chirurgicales) – Sténose colique non tumorale (diverticulaire, ischémique, en rapport avec une maladie inflammatoire intestinale) – Sténose anale
Maladies métaboliques et générales	– Diabète – Hypothyroïdie – Hypercalcémie – Hypomagnésémie – Amylose – Sclérodermie
Maladies neurologiques	– Maladie de Parkinson – Tumeur médullaire – Traumatisme médullaire – Accident vasculaire cérébral – Sclérose en plaques – Syndrome de Shy-Drager

Encadré 19.1

Principaux médicaments pouvant favoriser une constipation

- Analgésiques (opiacés, dextropropoxyphène).
- Anticholinergiques (chlordiazépoxide).
- Antidépresseurs (amitriptyline).
- Anticonvulsivants (carbamazépine).
- Vincristine.
- Furosémide.
- Colestyramine.
- Fer.

C. Constipation idiopathique

Elle peut être due à un ralentissement du transit et/ou à des difficultés d'évacuation rectale.

1. Ralentissement du transit colique

Les troubles de la progression au niveau du côlon sont liés soit à une réduction de l'activité motrice soit, paradoxalement, à une hyperactivité motrice.

L'hypomotricité (côlon atone) se caractérise par une diminution de l'amplitude et de la fréquence des contractions coliques de grande amplitude qui se propagent le long du cadre colique en provoquant les mouvements de masse (fig. 19.1).

L'hyperactivité correspond à une augmentation des contractions segmentaires dans la région sigmoïdienne, qui freinent la progression des matières. Ce type de constipation est souvent marqué par l'existence de douleurs abdominales (syndrome de l'intestin irritable avec constipation [*cf.* chapitre 20]).

Le manque d'activité physique, le déficit en fibres alimentaires et une ration hydrique insuffisante jouent un rôle dans le ralentissement du transit. L'intervention de facteurs psychologiques est aussi déterminante.

2. Troubles de l'évacuation rectale (dyschésie)

En cas de difficultés d'évacuation rectale sans ralentissement du transit, le nombre de selles hebdomadaires peut être normal. Une dyschésie peut être la conséquence d'un dysfonctionnement des sphincters de l'anus entraînant un défaut d'ouverture du canal anal lors de la poussée exonératrice (dyssynergie ano-rectale), de troubles de la statique pelvienne postérieure, d'une altération de la sensation de besoin exonérateur due à une hyposensibilité rectale ou un mégarectum.

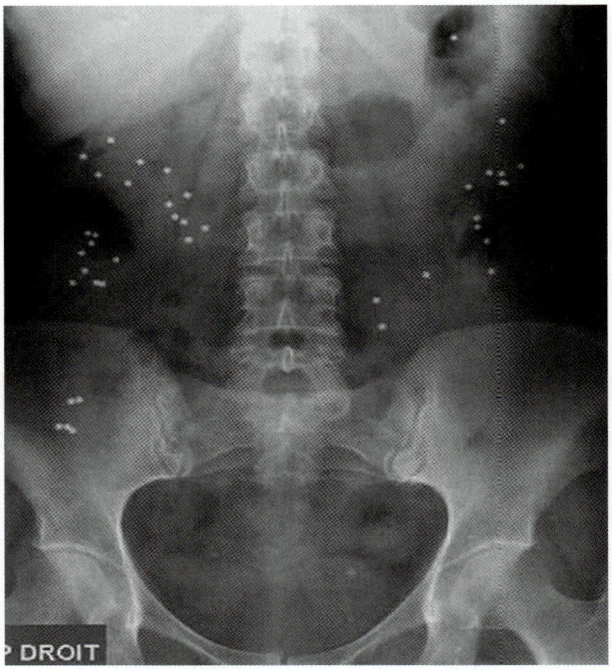

Fig. 19.1. Temps de transit des marqueurs radio-opaques objectivant une constipation de transit : les marqueurs résiduels sont répartis sur le cadre colique.

Plusieurs troubles de la statique ou dynamique pelvienne postérieure peuvent provoquer une dyschésie :

- la rectocèle est une hernie à travers la partie basse de la cloison recto-vaginale qui conduit à réaliser des manœuvres digitales endovaginales pour faciliter l'exonération ;
- la procidence rectale interne, encore appelée intussusception ou prolapsus rectal interne est une invagination de la paroi rectale dans le canal anal lors de l'effort de poussée ;
- le syndrome du périnée descendant se définit comme une descente anormale de l'angle ano-rectal au-dessous de la ligne pubo-coccygienne ce qui rend moins efficace la poussée exonératrice ;
- **enfin une dyschésie peut traduire une hyposensibilité rectale** qui atténue ou supprime la sensation de besoin exonérateur. Cette hyposensibilité peut être secondaire à une maladie neurologique telle que la séquelle d'un syndrome de la queue-de-cheval. Elle peut s'expliquer également par un mégarectum. Il s'agit d'une cause fréquente de constipation chez le sujet âgé.

IV. Diagnostic

A. Examen clinique

1. Interrogatoire

L'interrogatoire permet de :

- confirmer le diagnostic de constipation et son caractère chronique ;
- apprécier son retentissement sur la qualité de vie ;
- chercher des facteurs de risque (sédentarité, régime pauvre en fibres…) ;
- chercher des éléments en faveur d'une cause organique ou médicamenteuse.

Les éléments orientant vers une constipation de transit sont :

- moins de 3 selles par semaine ;
- selles dures.

Les éléments orientant vers une constipation distale d'évacuation sont :

- efforts de poussée ;
- sensation d'une gêne au passage des selles ou d'évacuation incomplète ;
- temps d'exonération anormalement prolongé ;
- nécessité de manœuvres digitales pour obtenir une vacuité rectale ;
- absence de besoin exonérateur.

2. Examen physique

Il peut permettre d'identifier une cause organique et de déterminer un ou des mécanismes à l'origine de la constipation.

Examen proctologique au repos et lors d'efforts de poussée, en position gynécologique. L'examen du périnée cherche une fissure, une béance anale, un prolapsus rectal, une colpocèle, une rectocèle, des souillures anales.

Un examen neurologique peut être effectué si une cause neurologique est suspectée, incluant l'étude du réflexe anal (contraction sphinctérienne lors de l'effleurement de la région périanale ou des efforts de toux) et la recherche d'un déficit sensitif périnéal.

Le toucher rectal doit être effectué. Son intérêt et son déroulement doivent être expliqués clairement au malade. Le toucher rectal apprécie la présence et la consistance des selles dans l'ampoule rectale (fausse diarrhée associée au fécalome), l'existence de sang sur le doigtier, d'une tumeur palpable ou d'une douleur localisée, le tonus sphinctérien et la relaxation des muscles du plancher pelvien lors des efforts de poussée.

B. Explorations complémentaires

1. Explorations biologiques

Il n'est pas justifié d'effectuer des examens biologiques de manière systématique chez un constipé chronique qui consulte pour la première fois.

Des examens biologiques sont recommandés quand la constipation persiste, ne répond pas à un traitement adapté, quand une affection organique est pressentie à l'interrogatoire ou à l'examen clinique ou qu'il existe d'emblée des signes d'alarme.

Lorsqu'un bilan biologique est décidé, les dosages suivants sont recommandés :

- glycémie ;
- calcémie ;
- créatinine ;
- TSH ;
- numération-formule sanguine ;
- protéine C-réactive.

2. Explorations morphologiques coliques

Elles ont pour but de chercher une cause organique, avant tout une lésion sténosante colique.

- **La coloscopie totale** n'est pas nécessaire en première intention chez tous les malades. Elle est recommandée :
  - si les symptômes sont apparus après 50 ans ;
  - quand l'interrogatoire et l'examen clinique suggèrent l'existence d'une cause organique ;
  - en cas de signes d'alarme (émissions glaireuses ou sanglantes, altération de l'état général, signes d'anémie…) ;
  - dans les situations recommandées dans le cadre du dépistage systématique du cancer du côlon dans la population générale (ex. : antécédent familial au premier degré de cancer colique).
- **Le colo-scanner** doit être réservé aux contre-indications de la coloscopie ou aux coloscopies incomplètes.

3. Explorations visant à comprendre le mécanisme d'une constipation idiopathique

Lorsque les malades ne sont pas améliorés par les fibres et/ou les laxatifs et en l'absence de cause identifiable, certains examens complémentaires sont indiqués pour essayer de préciser le mécanisme de cette constipation.

a. Temps de transit colique des marqueurs radio-opaques

La mesure du temps de transit colique est une technique simple fondée sur la réalisation d'une radiographie sans préparation de l'abdomen après avoir fait ingérer pendant plusieurs jours consécutifs des marqueurs radio-opaques (habituellement, 10 ou 12 par jour contenus dans une capsule pendant 6 jours consécutifs). Le nombre de marqueurs résiduels sur le cliché d'abdomen sans préparation permet le calcul du temps de transit total et segmentaire (côlon droit, côlon gauche, recto-sigmoïde) (fig. 19.1). Ainsi peuvent être authentifiées des constipations dites de progression, au cours desquelles les marqueurs stagnent surtout dans le côlon, des constipations distales, où la stase se produit avant tout au niveau du recto-sigmoïde, et des constipations associant les 2 types de ralentissement (fig. 19.2). Le temps de transit global normal est en moyenne de 67 heures.

b. Manométrie ano-rectale

La manométrie ano-rectale (fig. 19.3) est réalisée avec une sonde qui permet d'enregistrer la pression dans l'ampoule rectale et aux parties haute et basse du canal anal. Ces mesures se font au repos, lors de distension rectale par un ballonnet et lors d'un effort de poussée exonératrice.

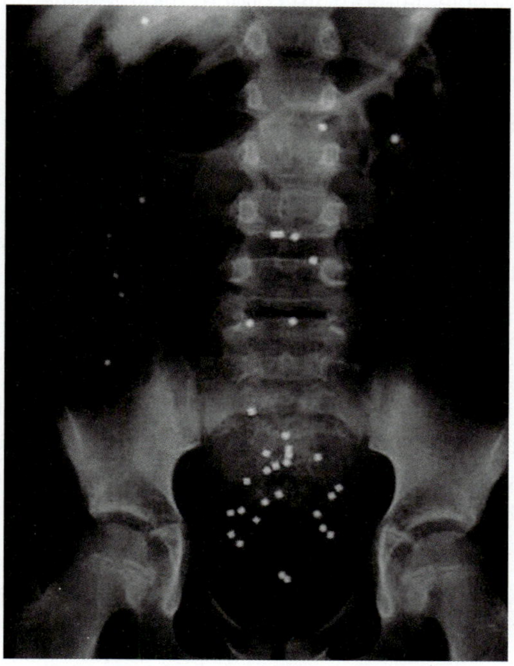

Fig. 19.2. Temps de transit des marqueurs radio-opaques objectivant une constipation terminale : les marqueurs résiduels sont accumulés dans le pelvis.

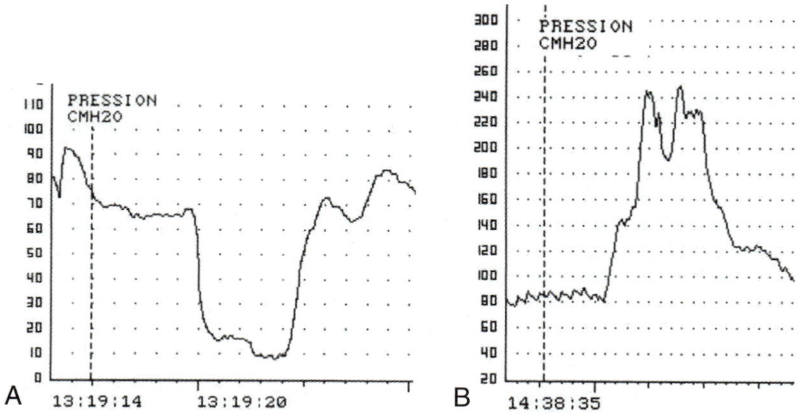

Fig. 19.3. Manométrie anorectale.

c. Rectographie dynamique (défécographie)

La rectographie dynamique a pour but d'étudier et de visualiser les mouvements et les positions du rectum pendant la défécation pour détecter des anomalies et des troubles de la statique pouvant contrarier l'évacuation rectale. Cet examen peut être intégré dans le cadre d'une exploration plus large : colpo-cysto-défécographie, avec opacification simultanée du grêle.

La technique radiologique classique repose sur une opacification barytée du rectum.

Elle peut être remplacée par une **IRM pelvienne dynamique** qui permet de visualiser les déplacements des viscères et les contractions des muscles pelviens (vidéo 19.1).

d. Manométrie colique

Examen exceptionnel qui permet d'enregistrer, à l'aide d'une sonde de manométrie mise en place lors d'une coloscopie, la motricité colique, habituellement pendant 24 heures. Elle est indiquée lors de la suspicion d'une inertie colique.

4. Résultats des examens complémentaires

La constipation de transit se définit par un temps de transit colique ralenti et une manométrie ano-rectale normale.

La constipation distale est caractérisée par des troubles de l'évacuation rectale (dyschésie) avec ralentissement segmentaire recto-sigmoïdien. La manométrie ano-rectale, la rectographie dynamique et une rectoscopie avec effort de poussée pour chercher une procidence rectale intra-anale sont alors utiles.

Lorsque le temps de transit est normal, 2 hypothèses doivent être discutées :

- des troubles de la motricité ano-rectale et/ou de la statique rectale n'ayant pas encore retenti sur le transit colique. La manométrie ano-rectale et la défécographie sont alors très utiles ;
- une fausse constipation qui n'existe que dans l'esprit du malade et qui doit alors être abordée par le versant psychologique.

V. Traitement

A. Constipation organique

Dans les constipations révélant une affection organique, le traitement est d'abord celui de la cause.

B. Constipation idiopathique

Dans la constipation chronique, le traitement de première intention est initié dans la majorité des cas sur les seules données de la clinique en l'absence de signe évident d'alarme ou de la justification rapide d'examens complémentaires. Il est similaire chez la majorité des malades : laxatifs et correction d'un éventuel déficit de la ration alimentaire en fibres.

Dans la constipation distale, la suppression des efforts de poussée est un point essentiel pour éviter l'apparition d'un syndrome du périnée descendant qui, par étirement des nerfs pudendaux, expose à terme à l'apparition d'une incontinence fécale.

1. Règles hygiéno-diététiques

Les fibres alimentaires augmentent la fréquence des selles, améliorent leur consistance et diminuent la consommation de laxatifs. Leurs effets sont moins prononcés en cas de constipation distale et leur délai d'action est plus long que celui des laxatifs. L'augmentation de la quantité de fibres alimentaires doit être progressive, étalée sur 8 à 10 jours en 2 prises quotidiennes afin d'éviter les ballonnements, pour atteindre une dose de 15 à 40 g/j.

L'augmentation de la ration hydrique quotidienne ne modifie pas significativement la fréquence et la consistance des selles.

Le bénéfice de l'activité physique sur la constipation n'est pas démontré.

2. Laxatifs

Il existe différents types de laxatifs (tableau 19.2).

3. Colokinétiques

Le prucalopride est un agoniste des récepteurs 5-HT4 de la sérotonine dont l'efficacité sur la fréquence des selles et les troubles digestifs associés à la constipation a été démontrée. Il est réservé aux échecs des laxatifs prescrits en première intention.

4. Modalités pratiques du traitement

a. Traitement de première intention

Avec les conseils hygiéno-diététiques, les laxatifs osmotiques (*cf.* tableau 19.2) sont recommandés en première intention pour leur efficacité et leur bonne tolérance. Dans cette classe, les sels de magnésium ont des effets qui les rapprochent de la classe des laxatifs stimulants et ils modifient les échanges hydro-électrolytiques. Les sucres non absorbables favorisent la survenue d'un ballonnement abdominal.

b. Attitude en cas d'échec thérapeutique initial

L'échec de ces premières mesures amène à une adaptation thérapeutique qui peut être guidée par les données d'un temps de transit des marqueurs.

Tableau 19.2. Différents types de laxatifs.

	Type	Mécanisme d'action
Laxatifs osmotiques	Hydratant (macrogol)	Effet osmotique par fixation de molécules d'eau
	Hydroxyde de magnésium	Effet osmotique et effet stimulant sur la motricité
	Sucres non absorbables (lactulose, lactitol, mannitol, sorbitol, pentaérythritol)	Effet osmotique qui dépend de leurs concentrations dans l'intestin grêle et le côlon. Leur effet laxatif est accru par la production intracolique d'acides gras volatils qu'ils provoquent
Laxatifs de lest	Mucilages	Formation d'un ballast qui retient l'eau dans la lumière intestinale
Laxatifs émollients	Huile de paraffine	Lubrification du bol fécal
Laxatifs stimulants*	Anthracéniques, bisacodyl, docusate et picosulfate de sodium, huile de ricin	Stimulation de la motricité colique
Laxatifs par voie rectale	Suppositoires, lavements	Déclenchement d'un besoin exonérateur par stimulation de la muqueuse rectale ou dégagement intrarectal de CO_2

* Les laxatifs stimulants ont des effets secondaires à long terme et doivent être prescrits et utilisés avec parcimonie.

En cas de constipation de transit, le traitement laxatif est adapté. Il est recommandé de réserver l'usage des laxatifs stimulants à des situations particulières (sujet âgé, constipation réfractaire aux autres traitements), sur de courtes périodes et sous surveillance médicale.

En cas de constipation distale, les laxatifs par voie rectale sont recommandés.

Une rééducation périnéale (*biofeedback*) peut être proposée, notamment en cas de dyssynergie ano-rectale. Le nombre de séances varie entre 3 et 10 et l'efficacité à long terme peut être renforcée par des séances d'entretien et la pratique régulière des exercices par le malade à son domicile.

5. Prise en charge psychologique

Elle est recommandée quand des troubles psychiatriques ou une notion de maltraitance physique ou d'abus sexuels sont associés à la constipation.

6. Traitement chirurgical

Les indications sont exceptionnelles.

Le traitement chirurgical d'une rectocèle ou d'un prolapsus rectal associé à la constipation peut être indiqué après échec des traitements médicaux et du *biofeedback* chez des malades sélectionnés.

La colectomie subtotale avec anastomose iléo-rectale ou des irrigations antérogrades par le biais d'une mini-stomie confectionnée sur le côlon proximal sont exceptionnellement indiquées en cas d'inertie colique résistant à tous les traitements médicaux bien conduits.

Points clés

- La constipation est un symptôme qui correspond à une insatisfaction lors de la défécation, due soit à des selles peu fréquentes (moins de 3 selles hebdomadaires), soit à une difficulté pour exonérer, soit aux deux.
- Une constipation récente ou l'aggravation brutale d'une constipation chronique doit faire chercher une cause organique, avant tout une sténose colique.
- Certaines constipations sont d'origine médicamenteuse (opiacés, antidépresseurs).
- Une dyschésie peut être secondaire à un dysfonctionnement des sphincters de l'anus, à des troubles de la statique ou dynamique pelvienne postérieure, à une altération de la sensation de besoin exonérateur.
- La rectocèle est une hernie à travers la partie basse de la cloison recto-vaginale qui conduit à réaliser des manœuvres digitales endovaginales pour faciliter l'exonération.
- La mesure du temps de transit colique segmentaire et global de marqueurs radio-opaques est indiquée devant une constipation résistant à un traitement médical bien conduit.
- L'apport quotidien de fibres doit être supérieur à 15 g/j.
- Les laxatifs osmotiques sont le traitement de première intention de toute constipation.
- En cas de constipation distale, les laxatifs par voie rectale sont souvent nécessaires, au moins au début.

Complément en ligne

Un complément numérique est associé à ce chapitre. Il est indiqué dans la marge par un flashcode.

Pour accéder à ce complément, connectez-vous sur **www.em-consulte.com/e-complement/474227** et suivez les instructions pour activer votre accès.

Vidéo 19.1 Défécographie-IRM montrant une rectocèle (malade de profil, la rectocèle apparaît en poussée à l'avant du rectum).

Pour en savoir plus

Recommandations pour la pratique clinique dans la prise en charge et le traitement de la constipation chronique de l'adulte
http://www.snfge.org/content/prise-en-charge-et-traitement-de-la-constipation-chronique-de-ladulte-0

CHAPITRE

20

Item 281 – UE 8 – Colopathie fonctionnelle – Syndrome de l'intestin irritable

Objectifs pédagogiques

- Diagnostiquer un syndrome de l'intestin irritable.
- Argumenter l'attitude thérapeutique et planifier le suivi du patient.

Le syndrome de l'intestin irritable (SII), désignation préférable à celle de colopathie fonctionnelle, est un des premiers motifs de consultation en gastroentérologie. Le SII se définit selon des critères cliniques régulièrement actualisés (critères de Rome III), par la coexistence de douleurs abdominales chroniques et troubles du transit (constipation, diarrhée, alternance des deux) fluctuants.

Cette affection n'engage pas le pronostic vital mais altère considérablement la qualité de vie des malades.

L'impact médico-économique du SII est important et largement sous-estimé avec des arrêts de travail, un absentéisme scolaire, une diminution de la productivité au travail. Le SII constitue donc, en dépit de sa bénignité, un problème de santé publique important mais encore mal reconnu.

I. Épidémiologie

La prévalence du SII dans la population générale varie de 10 à 15 % dans tous les pays du monde.

Un tiers des sujets atteints consultent un médecin pour ce motif avec une prédominance féminine (70 % de femmes). Le diagnostic est souvent porté entre 30 et 40 ans. Dans 5 à 20 % des cas, le SII apparaît au décours d'un épisode de gastroentérite aiguë (SII post-infectieux). Dans environ 30 % des cas, des symptômes fonctionnels identiques à ceux du SII persistent aux décours des poussées de maladies inflammatoires chroniques intestinales (MICI) alors qu'elles sont considérées en rémission (SII post-inflammatoire).

Il existe 3 phénotypes cliniques du SII, également représentés, avec constipation prédominante (SII-C), diarrhées prédominantes (SII-D) ou symptômes alternants (SII-A).

Hépato-gastro-entérologie

II. Physiopathologie

La physiopathologie du SII est multifactorielle et s'appuie sur un modèle bio-psycho-social avec des altérations à tous les étages de l'axe anatomique et fonctionnel « cerveau-intestin ».

A. Troubles de la motricité digestive

Des troubles de la motricité digestive ont été mis en évidence sur l'ensemble des segments du tube digestif chez l'homme. Des troubles moteurs ont été décrits au niveau de l'intestin grêle et du côlon. Au niveau de l'intestin grêle, ils concernent à la fois la motricité interdigestive et post-prandiale. Dans le côlon, ils s'observent surtout après la prise d'un repas (fig. 20.1 et 20.2).

Ils peuvent être déclenchés par l'alimentation et/ou le stress.

Ils sont inconstants et peu spécifiques du SII.

B. Troubles de la sensibilité digestive

Il existe une hypersensibilité viscérale chez au moins 60 % des malades.

Elle amène les malades à percevoir de façon pénible des phénomènes physiologiques normaux comme la distension intestinale induite par les gaz ou les contractions intestinales.

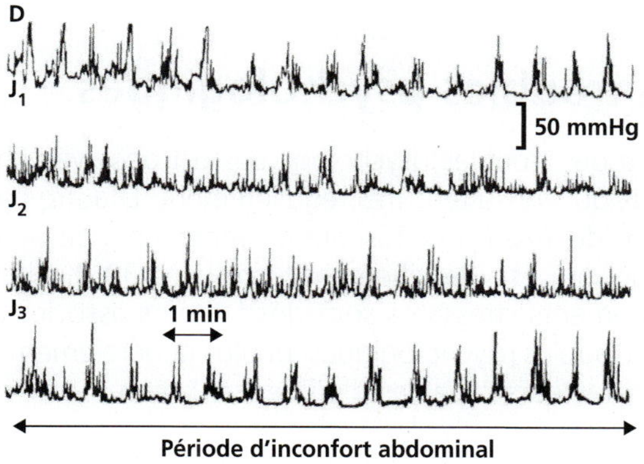

Fig. 20.1. Contractions jéjunales en salves au cours du syndrome de l'intestin irritable.
Ce type de contractions peut être associé à la survenue de douleurs abdominales.

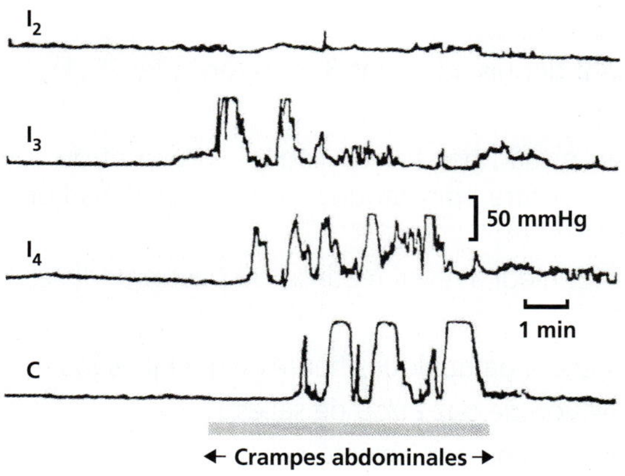

Fig. 20.2. Contractions iléales de grande amplitude au cours du syndrome de l'intestin irritable.
Ce type de contractions peut être associé à la survenue de douleurs abdominales.

La sensibilité somatique est normale.

Plusieurs mécanismes sont éventuellement associés : sensibilisation des terminaisons sensitives de la paroi digestive, hyperexcitabilité des neurones de la corne postérieure de la moelle amplifiant les messages sensitifs d'origine digestive ou, trouble de l'intégration des messages sensitifs digestifs au niveau du système nerveux central, supra-spinal.

Les troubles de la sensibilité viscérale ne sont pas assez spécifiques pour différencier des malades atteints du SII des sujets sains.

C. Inflammation et microbiote

Un état inflammatoire qualifié de bas grade est volontiers mis en évidence par l'analyse histologique des biopsies de la muqueuse digestive. Cet infiltrat inflammatoire reste cependant inconstant et peu spécifique de la maladie ou d'un phénotype particulier de SII.

L'écosystème intestinal joue vraisemblablement un rôle dans la physiopathologie du SII. Des altérations qualitatives et quantitatives du microbiote pourraient augmenter la perméabilité de l'épithélium digestif et perpétuer la réponse inflammatoire muqueuse. De même, les altérations du microbiote pourraient augmenter la production de gaz digestifs en stimulant les processus de fermentation. Une pullulation microbienne intestinale serait un peu plus fréquemment observée chez les malades atteints de SII, en particulier en cas de diarrhée prédominante (SII-D).

D. Influence des troubles psychologiques

Une forte prévalence des troubles psychologiques est observée chez les malades atteints de SII, surtout chez ceux qui consultent très régulièrement. D'autre part, une névrose d'angoisse ou phobique, un état dépressif, une histoire d'événements de vie douloureux (divorce, deuil, histoire d'abus sexuel qui est identifiée chez près des 30 % des malades), une exposition régulière à des événements stressants sont des facteurs associés à une plus grande sévérité des symptômes. Les troubles psychologiques, et plus généralement le stress, sont actuellement perçus comme des cofacteurs capables d'influencer la sévérité des symptômes du SII.

III. Clinique

La *douleur abdominale* est le principal symptôme du SII et le principal motif de consultation. Par définition, elle est :

- chronique, évoluant depuis au moins 3 mois (encadré 20.1);
- à type de spasme;
- le plus souvent au niveau des fosses iliaques, droite et/ou surtout gauche ou de l'hypogastre (mais elle peut être épigastrique, se localiser dans l'un des deux hypochondres ou dessiner le cadre colique);
- souvent matinale (douleur « réveil matin ») ou post-prandiale;
- absente la nuit;
- intermittente, par crises de quelques heures à quelques jours;
- soulagée par l'émission de gaz et/ou de selles;
- augmentée par le stress ou une anxiété;
- calmée par les périodes de repos, notamment les vacances;
- parfois les malades décrivent une douleur plus diffuse, à type de brûlure, quasi continue, pouvant exister la nuit, même pendant le sommeil qui est généralement perturbé.

Encadré 20.1

Principaux éléments guidant l'indication de la coloscopie au cours du SII

- Antécédent familial de cancer ou d'adénomes colo-rectaux.
- Âge > 50 ans (en l'absence de coloscopie complète depuis l'installation des symptômes).
- Symptômes récents ou récemment modifiés.
- Résistance au traitement symptomatique.
- Présence de signes d'alarme :
  - hémorragie digestive patente ou latente (anémie hyposidérémique);
  - anomalies de l'examen clinique;
  - amaigrissement.

Le *ballonnement abdominal* est le second grand motif de consultation. Il s'agit soit d'une simple gêne qui rend pénible le port de vêtements ajustés, soit (au maximum) d'une tension permanente, difficilement supportable. Il peut être amélioré de façon transitoire par l'émission de gaz et/ou de selles.

Les troubles du transit sont constants. Ils permettent de distinguer les 3 phénotypes du SII (SII-C, SII-D, SII-A).

Il s'agit soit :

- d'une constipation (< 3 selles/semaine);
- d'une diarrhée (plusieurs selles liquides, uniquement diurnes, souvent matinales et post-prandiales). Le besoin impérieux, la présence de résidus alimentaires, la survenue post-prandiale, sont les éléments caractérisant une diarrhée motrice.

Une alternance diarrhée-constipation est possible.

Il peut exister d'autres signes fonctionnels :

- signes digestifs hauts (pyrosis, pesanteur épigastrique, satiété précoce). Un reflux gastro-œsophagien (RGO) sans œsophagite est très souvent associé au SII (œsophage irritable); quand il coexiste avec un SII, le RGO altère d'avantage la qualité de vie;
- et symptômes extradigestifs (céphalées, myalgies, arthralgies, asthénie, bouffées de chaleur, pollakiurie, dyspareunie...). Des pathologies dermatologiques comme l'eczéma ou l'urticaire seraient plus fréquentes chez les malades ayant un SII-D et volontiers associées à un terrain atopique. La présence de symptômes extradigestifs est le plus souvent associée à un SII plus sévère.

IV. Conduite diagnostique pratique

A. Importance de l'étape clinique

Le diagnostic est évoqué par l'interrogatoire, sur 3 arguments :

- existence de troubles digestifs chroniques;
- absence d'altération de l'état général (en particulier absence d'amaigrissement);
- normalité de l'examen clinique.

La palpation abdominale peut réveiller la douleur, notamment au niveau des fosses iliaques. Un segment colique douloureux (« corde colique ») est parfois perceptible dans la région sigmoïdienne. La sensation pénible de ballonnement contraste avec un abdomen plat.

Outre les caractères des symptômes décrits ci-dessus, sont particulièrement évocateurs :

- l'intensité et le polymorphisme du tableau symptomatique contrastant avec l'absence de signe objectif à l'examen physique et l'absence de retentissement sur l'état général;

- l'ancienneté des symptômes dont les caractères ne se sont guère modifiés;
- le contexte psychologique (personnalité hypocondriaque, hystérique, anxieuse ou dépressive);
- l'influence du stress ou des événements sociaux et affectifs sur les symptômes.

B. Explorations complémentaires

Il n'y a pas de marqueur biologique ou morphologique du SII.

Les explorations complémentaires ont pour but d'éliminer toute autre cause susceptible d'expliquer les symptômes. La difficulté est d'arriver à éliminer certains diagnostics en évitant une cascade d'examens complémentaires et leur répétition. Des carnets de bord du transit permettant d'évaluer la fréquence et la consistance des selles sur 2 semaines peuvent être utiles pour différencier les phénotypes du SII quand l'interrogatoire n'est pas suffisant.

1. Examens biologiques

Les tests biologiques simples (numération-formule sanguine, protéine C-réactive) sont normaux, en cas d'anomalie des explorations morphologiques doivent être réalisées.

Chez les patients ayant une diarrhée prédominante ou des symptômes alternants, il faut réaliser :

- un examen parasitologique des selles;
- un dosage de la TSH;
- la recherche d'une maladie cœliaque par recherche d'anticorps antitransglutaminase.

2. Coloscopie

La coloscopie a pour but de dépister une lésion organique colique ou iléale terminale. Ses indications sont données dans l'encadré 20.1. En cas de diarrhée ou d'alternance de diarrhée et de constipation, des biopsies du côlon doivent être réalisées, même en l'absence de lésions endoscopiques, pour rechercher une colite microscopique. Une réaction inflammatoire muqueuse non spécifique est souvent mise en évidence chez les malades atteints de SII. Elle ne constitue pas un biomarqueur du SII.

Il est inutile de faire en première intention une coloscopie chez un sujet jeune (30 ans) sans antécédent familial d'affection intestinale lorsque le bilan biologique standard ne montre ni anomalie de la numération-formule sanguine ni syndrome inflammatoire.

3. Autres explorations

Une endoscopie digestive haute est justifiée en cas de :

- symptômes dyspeptiques (pesanteur épigastrique, sensation de digestion lente, nausées, satiété précoce, brûlures épigastriques);
- diarrhée pour faire des biopsies duodénales pour exclure une atrophie villositaire ou une parasitose (giardiose).

Une échographie abdominale n'est indiquée que lorsque les symptômes sont compatibles avec une affection biliaire, pancréatique ou rénale.

Des tests respiratoires au lactose ou au lactulose peuvent être utiles pour confirmer une intolérance au lactose ou identifier une pullulation microbienne intestinale. La pullulation microbienne serait un peu plus fréquente dans le SII que dans la population générale.

Les autres explorations ne doivent être entreprises qu'en présence de symptômes soulevant un diagnostic différentiel précis.

Au terme des explorations morphologiques (coloscopie et échographie abdominale le plus souvent), il est important d'éviter le piège d'attribuer les symptômes d'un SII à des affections organiques asymptomatiques comme une lithiase vésiculaire ou une diverticulose colique.

Enfin après un premier bilan, parfois exhaustif, normal, aucune exploration ne doit être répétée en l'absence de modification de l'expression symptomatique du SII.

V. Traitement

Il s'agit d'une étape souvent difficile, les guérisons ou les améliorations spectaculaires durables sont inhabituelles.

Une prise en charge personnalisée repose sur une bonne relation médecin-malade. Il est souhaitable d'aider le malade à comprendre l'origine des symptômes fonctionnels et de le rassurer. Une écoute attentive et bienveillante doit permettre d'identifier le ou les cofacteurs susceptibles d'aggraver les symptômes et/ou de perpétuer le SII (intolérances et/ou allergies alimentaires, facteurs psychologiques, gastroentérites, poussées de maladies inflammatoires chroniques intestinales, modifications du mode de vie). Le caractère fluctuant des symptômes et un fort effet placebo (voisin de 40 %) rendent difficile l'évaluation de nouveaux médicaments. En pratique clinique, si l'efficacité à court terme de certains médicaments se vérifie souvent, son maintien à long terme est plus aléatoire. Des approches non pharmacologiques comme certaines médecines alternatives peuvent être proposées avec des résultats qui doivent encore être précisés.

A. Moyens thérapeutiques

1. Médicaments à effet antalgique

a. Antispasmodiques

Ils demeurent le traitement de première intention même si les essais cliniques n'ont pas constamment observé une supériorité thérapeutique par rapport au placebo. Parmi les antispasmodiques, le citrate d'alvérine, la mébévérine, le bromure de pinavérium et la trimébutine sont supérieurs au placebo. Certains antispasmodiques sont associés à des anxiolytiques. Le phloroglucinol est surtout employé pour traiter les accès douloureux paroxystiques avec la recherche d'une dose minimale efficace. Comme l'efficacité des antispasmodiques diminue généralement avec le temps, il peut être utile de changer d'agent pharmacologique pour restaurer le bénéfice clinique.

b. Pansements gastro-intestinaux

Ils font partie des moyens médicamenteux possibles, même si leur efficacité réelle n'est pas clairement établie.

c. Médicaments agissant sur la sensibilité viscérale

Cette approche pharmacologique est prometteuse.

À ce jour, les antidépresseurs tricycliques et certains inhibiteurs sélectifs de la recapture de la sérotonine (escitalopram), à demi-doses, apportent chez certains malades un bénéfice réel, avec des effets secondaires limités. Il est important de prévenir les malades d'un délai d'environ 10–15 jours avant d'obtenir un résultat clinique. En France, les malades sont souvent peu enclins à la prise d'antidépresseurs pour une maladie réputée digestive. Il est important d'expliquer les bénéfices attendus sur les douleurs digestives par leur action sur des récepteurs centraux et périphériques.

2. Médicaments régularisant le transit

a. Laxatifs

Ils cherchent à favoriser le transit et/ou à ramollir les selles pour faciliter leur expulsion. Les laxatifs osmotiques à base de polyéthylène glycol (Forlax®, Movicol®, Transipeg®) ou de sucres (Duphalac®, Importal®) sont les plus employés. Cette dernière classe, comme les mucilagineux à base de gomme (Spagulax®, Transilane®), peut majorer la sensation de ballonnement abdominal.

b. Antidiarrhéiques

Il s'agit essentiellement d'opiacés synthétiques type lopéramide qui agissent en inhibant la motricité et en augmentant la capacité du tube digestif à stocker les liquides.

3. Traitement du ballonnement abdominal

Aucun médicament n'a fait la preuve de son efficacité sur ce symptôme. Les médicaments utilisés pour les douleurs abdominales peuvent être envisagés.

B. Utilité des régimes ?

Des conseils diététiques peuvent être hiérarchisés de la manière suivante au cours du SII.

- Les premières mesures visent à rappeler les règles diététiques simples (prendre des repas à heures fixes, limiter la caféine et les boissons alcoolisées, évaluation de la tolérance des fibres, graisses et du lactose). L'enrichissement de la ration en fibres améliore la constipation, sans modifier la douleur et risque d'augmenter le ballonnement abdominal. En règle générale, il faut recommander un régime le plus large possible afin d'éviter notamment un régime d'exclusion, trop strictement suivi par des malades obsessionnels et aboutissant à des troubles nutritionnels.
- Dans un deuxième temps, il peut être utile d'insister sur l'éviction des aliments identifiés comme des facteurs aggravants du SII sous réserve que l'alimentation reste diversifiée. Un régime pauvre en nutriments fermentescibles, les FODMAP (« fermentable oligo-, di-, et monosaccharides et polyols »), peut être utile pour limiter la sévérité des ballonnements et la production excessive de gaz quels que soient les phénotypes du SII. De même, un régime appauvri en gluten peut améliorer les patients avec diarrhée prédominante. Ces régimes doivent idéalement être expliqués et suivis par des diététiciens pour éviter la survenue de carences vitaminiques.
- La recherche d'allergie alimentaire, avec des régimes d'évictions spécifiques des nutriments pendant 3 à 4 mois et des tests de réintroduction peut être envisagée. Cependant ces tests sont souvent difficiles à mettre en œuvre et interpréter en pratique clinique.

C. Médicaments ou aliments agissant sur le microbiote

1. Probiotiques

Les probiotiques sont des micro-organismes qui lorsqu'ils sont ingérés vivants peuvent apporter un bénéfice clinique chez l'homme. Certains sont disponibles sans ordonnance en grandes surfaces, pharmacies ou sur Internet et ne sont pas remboursés par la Sécurité sociale. De manière globale, leur intérêt clinique reste modeste chez les malades atteints de SII. Une prescription de probiotiques peut être utile pour améliorer le confort digestif et les troubles du transit, leur choix doit être guidé par les publications d'essais randomisés dans le SII. À ce jour, il n'existe pas de recommandation précise pour guider leur prescription.

2. Antibiotiques

Certains antibiotiques actifs sur les bactéries à Gram négatif (métronidazole) peuvent être administrés quand une pullulation microbienne intestinale est documentée. Il n'est pas recommandé de prescrire des antibiotiques par voie générale au long cours dans le SII.

Certains antibiotiques non absorbés sont disponibles aux États-Unis et/ou dans certains pays de l'Union européenne (rifaximine). Ces antibiotiques dénués de passage systémique améliorent la sévérité globale des symptômes du SII.

D. Prise en charge psychologique et médecines alternatives

Dans cette maladie multifactorielle, où le système nerveux central joue un rôle important, notamment dans la genèse de l'hypersensibilité, cette approche ne peut être négligée. Des entretiens avec un psychologue, la participation à un groupe de parole au sein de l'Association des patients souffrant du syndrome de l'intestin irritable (APSSII, fondée en 2011) permettent de verbaliser les difficultés émotionnelles et/ou affectives et de s'informer sur les nouveaux traitements. Le recours à un psychiatre peut être utile quand les symptômes psychologiques sont au premier plan et/ou résistent aux antidépresseurs.

L'hypnose, la relaxation, la sophrologie, l'acupuncture, la réflexologie, le yoga et l'ostéopathie sont des approches alternatives et complémentaires qui sont pour la plupart en cours d'évaluation. Leur bénéfice clinique a été documenté dans quelques études randomisées.

E. Indications thérapeutiques

L'important est d'écouter et de rassurer le patient, en lui faisant comprendre qu'il est cru malgré l'absence de données objectives et que ses symptômes (notamment sa douleur) sont perçus comme bien réels.

Les antispasmodiques et un traitement des troubles du transit associés à des mesures hygiéno-diététiques simples correspondent, pour l'instant, au schéma thérapeutique de première intention, qui peut être suffisant.

Chez les malades ayant des symptômes anciens, chez ceux exposés régulièrement à des stress psychologiques (notamment dans leur travail) et ceux ayant dans leur histoire des événements de vie majeurs douloureux, une prise en charge psychologique et le recours à des antidépresseurs ou des anxiolytiques sont alors nécessaires.

VI. Conclusion

La connaissance de la physiopathologie du SII a progressé, notamment avec l'exploration possible des voies de la sensibilité viscérale. La prise en charge actuelle repose sur la qualité de la relation médecin-malade et sur quelques médicaments réellement efficaces. Le développement de médicaments agissant sur la sensibilité viscérale et le recours à une prise en charge comportementale dans les cas les plus sévères de SII sont deux évolutions importantes.

Points clés

- Le « syndrome de l'intestin irritable » se caractérise par des douleurs abdominales chroniques associées à des troubles du transit (diarrhée, constipation ou alternance des deux) qui se majorent lors des poussées douloureuses.
- Les coûts directs (médicaments, consultations, examens complémentaires) et indirects (absentéisme) induits par les symptômes d'intestin irritable font de celui-ci un problème de santé publique.
- La physiopathologie du syndrome est multifactorielle mais elle est dominée par l'existence d'une hypersensibilité viscérale.
- Les troubles psychologiques jouent un rôle certain dans le vécu et l'entretien des symptômes. Un état anxieux ou dépressif, une exposition régulière à des événements stressants sont des facteurs significativement associés à une plus grande sévérité des symptômes et à une moins bonne réponse au traitement.
- En l'absence de marqueur morphologique ou biologique, le diagnostic de syndrome de l'intestin irritable demeure un diagnostic d'élimination.
- Le bilan diagnostique doit éviter la multiplication d'examens complémentaires dont le coût n'est pas négligeable.
- L'objectif principal du traitement est le soulagement de la douleur abdominale et l'amélioration de la qualité de vie.
- Antispasmodiques, pansements, antidépresseurs à faible dose sont les options thérapeutiques possibles actuelles pour atteindre cet objectif.
- Certains probiotiques sont des options thérapeutiques.
- Des alternatives thérapeutiques non médicamenteuses (relaxation, sophrologie, hypnose, acupuncture, ostéopathie) se discutent tout particulièrement chez les malades ayant des troubles de l'humeur et chez ceux chez qui la survenue des symptômes est en relation avec une exposition à des stress ou des événements de vie douloureux.

CHAPITRE

21

Item 282 – UE 8 – Diarrhée chronique chez l'enfant et chez l'adulte

Objectif pédagogique

- Argumenter les principales hypothèses diagnostiques et justifier les examens complémentaires pertinents.

I. Définitions

Une diarrhée est définie par l'émission de selles trop fréquentes, trop abondantes, de consistance anormale (liquides ou très molles). En pratique clinique, on parle de diarrhée, selon l'OMS, lorsqu'il y a au moins 3 selles très molles à liquides par jour. Une diarrhée est dite aiguë lorsqu'elle évolue depuis moins de 2 semaines, prolongée lorsqu'elle évolue depuis 2 à 4 semaines, chronique lorsqu'elle évolue depuis plus d'un mois.

Diagnostics différentiels (à éliminer par l'interrogatoire) :

- une polyexonération liée à un syndrome dyschésique et/ou à un trouble de la statique pelvienne : selles fréquentes mais de consistance et poids moyen normaux ;
- une incontinence fécale ;
- une fausse diarrhée du constipé due à l'exsudation de la muqueuse colique au contact de selles dures : selles explosives, contenant une composante liquide coexistant avec de petites selles dures (scybales) ; le traitement de la constipation met habituellement fin à la fausse diarrhée.

II. Interrogatoire et examen clinique

A. Interrogatoire

Essentiel. il recherche :

- les antécédents familiaux ou personnels de troubles fonctionnels intestinaux, de maladies auto-immunes ou de néoplasies (cancer colo-rectal, néoplasies endocriniennes multiples) ;
- les antécédents personnels de résection intestinale, d'irradiation abdomino-pelvienne, d'endocrinopathie (diabète, affection thyroïdienne) ;

Hépato-gastro-entérologie

- les voyages avant le début de la diarrhée ;
- tous les médicaments pris depuis que la diarrhée est apparue et dans les 3 mois précédant son apparition, en particulier :
  - les AINS,
  - les antibiotiques,
  - les médicaments susceptibles d'entraîner une diarrhée par différents mécanismes : sécrétoire (olsalazine), inhibition de la digestion glucidique (acarbose), toxicité entérocytaire (colchicine, biguanides) ou survenue d'une colite microscopique (veino-toniques, lansoprazole, ticlopidine, sertraline) ;
- les signes digestifs associés (douleurs abdominales…) ;
- les éventuels signes fonctionnels extradigestifs (crampes, arthralgies, céphalées) et généraux (asthénie, fièvre, perte de poids).

L'interrogatoire précise les caractéristiques de la diarrhée :

- mode de début : soudain, (« comme une gastroentérite ») ou plus progressif ;
- aspect des selles :
  - volumineuses,
  - bouseuses,
  - graisseuses (maldigestion/malabsorption),
  - liquides (diarrhée osmotique et/ou sécrétoire),
  - diarrhée hémorragique ou dysentérique (colite),
  - présence ou non dans les selles d'aliments non digérés,
  - l'horaire des selles et le rôle de l'alimentation, en cherchant en particulier des selles groupées après les repas et au réveil (diarrhée motrice) ou plutôt réparties dans la journée, des selles nocturnes qui traduisent le caractère organique de la diarrhée ;
- degré d'impériosité des selles (par convention une selle non impérieuse peut être retenue plus de 15 minutes) ;
- efficacité éventuelle des ralentisseurs du transit (lopéramide).

B. Examen clinique

Outre l'examen abdomino-pelvien (avec toucher rectal), il est important d'examiner :

- le poids, la taille, l'indice de masse corporelle et la cinétique de perte pondérale en cas d'amaigrissement ;
- les téguments et la cavité buccale ;
- la glande thyroïde ;
- les vaisseaux périphériques et abdominaux (auscultation) dans l'hypothèse d'une ischémie mésentérique ;
- les ganglions périphériques.

Certaines découvertes d'examen orientent vers des syndromes ou maladies (tableau 21.1).

III. Examens complémentaires

A. Examens biologiques

1. Examens systématiques d'orientation

- Numération-formule sanguine (recherche d'anémie carentielle).
- Protéine C-réactive (syndrome inflammatoire).

Tableau 21.1. Signes d'examen à chercher devant une diarrhée chronique.

Signes cliniques	Syndromes et/ou maladies explorés
Glossite	Carence en micronutriments (carence d'apports ou malabsorption)
Anomalies des phanères (alopécie, ongles cassants), hyperpigmentation cutanée	Carences multiples en micronutriments
Dermatite herpétiforme	Maladie cœliaque
Hématomes et hémorragies pour des traumatismes mineurs	Carence en vitamine K
Urticaire pigmentaire chronique	Mastocytose
Polyadénopathie périphérique	Lymphome, infection par le VIH, mycobactériose
Goitre	Hyperthyroïdie Cancer médullaire de la thyroïde
Hypotension orthostatique sans tachycardie compensatrice	Dysautonomie secondaire à un diabète ou primitive
Flushs	Syndrome carcinoïde

- Ionogramme sanguin, urémie, créatininémie avec calcémie, phosphorémie, magnésémie, (troubles hydro-électrolytiques).
- Ferritinémie, vitamine B12 et folates sériques.
- Temps de Quick (éventuelle carence en facteurs de la coagulation vitamine K-dépendants [II, VII, IX et X] par malabsorption de la vitamine K).
- Électrophorèse des protéines (hypo-albuminémie par exsudation).
- Éventuellement (en fonction du contexte) :
  - dosage pondéral des immuno-globulines (une carence nette témoigne d'un déficit congénital ou acquis en immuno-globulines et/ou d'une exsudation protéique digestive majeure) ;
  - TSH (hyperthyroïdie) ;
  - sérologie VIH.

2. Examens biologiques orientés en fonction du contexte

D'autres examens sanguins, fécaux ou fonctionnels ne seront demandés qu'en fonction des premières orientations cliniques (tableau 21.2).

- Le *fécalogramme* consiste à étudier les selles émises pendant 72 heures, si possible dans les conditions de vie normale (la diarrhée pouvant s'améliorer spontanément dans le cadre du repos d'une hospitalisation). Il permet d'apprécier :
  - le poids des selles moyen par 24 heures (La diarrhée chronique peut se définir comme un poids moyen de selles > 300 g/j sous un régime alimentaire de type occidental) ;
  - une éventuelle maldigestion/malabsortion des graisses, définie par une stéatorrhée > 7 g/j, sous réserve d'un apport alimentaire de 100 g de lipides par jour pendant la période de recueil des selles, soit un supplément d'environ 50 g par rapport à un régime normal ;
  - la teneur fécale en sodium et potassium, permettant d'évaluer les pertes à compenser et de calculer le trou osmotique ($290 - 2 \times [Na + K]$), dont une valeur > 50 suggère la présence anormale de substances osmotiquement actives dans les selles (laxatifs salins, sucre-alcools) ;
  - la clairance de l'α-1 antitrypsine (dont le calcul nécessite la détermination parallèle du taux sérique de la molécule), normalement < 24 mL/24 h ; des valeurs supérieures témoignent d'une exsudation des protéines dans la lumière digestive (entéropathie exsudative).

Tableau 21.2. Examens biologiques sanguins utiles au diagnostic de diarrhée chronique dans des contextes particuliers.

Examens sanguins	Contexte de la demande
Anticorps antitransglutaminase ou IgA anti-endomysium	Un des 2 examens est positif (sous réserve de l'absence de déficit complet en IgA) au cours de la maladie cœliaque
Gastrine	Suspicion de syndrome de Zollinger-Ellison
5-HIAA urinaires Chromogranine A	Suspicion de tumeur carcinoïde (sécrétion de sérotonine par une tumeur carcinoïde du grêle et/ou ses éventuelles métastases hépatiques ; association flushs et diarrhée motrice)
VIP	Suspicion de tumeur sécrétant du VIP (vipome responsable d'une diarrhée volumogénique ou sécrétoire)
Thyrocalcitonine	Suspicion de cancer médullaire de la thyroïde (diarrhée motrice)
Chromogranine A	Suspicion de tumeur endocrine qu'elle soit fonctionnelle (sécrétion hormonale tumorale) ou non (la chromogranine A s'élève chez les patients présentant une hypochlorhydrie d'origine médicamenteuse – inhibiteurs de la pompe à protons – ou organique)
Histamine ou tryptase	Suspicion de mastocytose systémique (flushs, urticaire pigmentaire)

- Deux *examens parasitologiques des selles* seront réalisés à des jours différents (incluant la recherche par techniques spécifiques de *Cryptosporidium* et *Microsporidium* en cas d'immuno-dépression).
- Le *test au rouge carmin* consiste à mesurer le temps séparant l'ingestion de rouge carmin et l'apparition de la première selle rouge. Un temps < 8 heures témoigne d'une accélération franche du transit intestinal.
- Le *test respiratoire au glucose* consiste à mesurer l'hydrogène dans l'air expiré à intervalles réguliers après l'ingestion de 50 g de glucose. Normalement, le glucose est rapidement et complètement absorbé dans la partie supérieure de l'intestin grêle et aucune production d'hydrogène n'est observée. En cas de pullulation microbienne dans l'intestin grêle, les bactéries fermentent le glucose avant son absorption et produisent de l'hydrogène qui est absorbé dans le sang puis excrété (et détecté) dans l'air expiré.

B. Examens morphologiques

1. Examens endoscopiques

Ils sont très souvent nécessaires et comportent :

- une endoscopie digestive haute avec biopsies du deuxième duodénum (à la recherche d'une atrophie villositaire et de parasites) (fig. e21.1A et e21.1B) ;
- une coloscopie totale avec iléoscopie et biopsies iléales et coliques étagées systématiques même en l'absence de lésions (à la recherche d'une colite microscopique [*cf.* chapitre 18]).

Dans certaines circonstances peut être justifiée la réalisation :

- d'un examen par vidéocapsule du grêle. Une fois ingérée, la capsule enregistre les images de tout ou partie de la muqueuse de l'intestin grêle, mais elle ne permet pas de faire des biopsies ;
- d'une entéroscopie qui permet d'explorer une grande partie de l'intestin grêle et de réaliser des biopsies, le plus souvent orientées par une vidéocapsule du grêle et/ou une entéro-IRM ou un entéro-scanner ;

2. Autres examens morphologiques

Selon le contexte, il peut être nécessaire de réaliser :

- un examen tomodensitométrique abdomino-pelvien qui peut mettre en évidence :
  - une tumeur pancréatique, un cancer colique et/ou une carcinose péritonéale pouvant se révéler par une diarrhée chronique,
  - des anomalies mésentériques (mésentérite au contact d'une tumeur carcinoïde ou de nature lymphomateuse),
  - des lésions compatibles avec un lymphome digestif, une maladie de Crohn, etc. ;
- une évaluation morphologique de la paroi de l'ensemble de l'intestin du grêle, faisant de plus en plus appel à l'entéro-IRM ou à l'entéro-scanner plutôt qu'au transit baryté du grêle (imagerie réalisée après ingestion de polyéthylèneglycol ou de mannitol pour assurer un remplissage complet de la lumière intestinale au cours de l'examen) ;
- un Octréoscan®, seulement en cas de suspicion de tumeur endocrine (élévation des peptides sanguins, tumeur en imagerie abdominale), qui détecte la radioactivité de l'octréotide (analogue de la somatostatine) marquée qui se fixe sur les tumeurs endocrines, qui expriment à leur surface les récepteurs à la somatostatine. C'est le cas de la plupart des tumeurs carcinoïdes, des gastrinomes, et d'autres tumeurs sécrétant en permanence ou par intermittence des peptides responsables de diarrhée.

IV. Stratégie d'exploration

La stratégie d'exploration est décidée individuellement en fonction de l'orientation apportée par l'interrogatoire et les résultats des examens biologiques d'orientation.

Situations fréquentes :

- diarrhée modérée ancienne d'allure motrice chez un adulte jeune, sans altération de l'état général, sans aucune anomalie à l'examen biologique de débrouillage, et répondant bien au traitement symptomatique. Souvent de nature fonctionnelle (*cf.* chapitre 20), ne pas pousser plus loin les explorations ;
- diarrhée chronique au retour d'un voyage. Suspecter les parasitoses chroniques (*cf.* chapitre 3), avec traitement d'épreuve si nécessaire (*cf.* item 171), les troubles fonctionnels post-infectieux et la sprue tropicale si la diarrhée s'est prolongée (*cf.* item 171) ;
- diarrhée modérée apparaissant à un âge tardif, sans antécédent personnel de syndrome de l'intestin irritable. Éliminer par les examens morphologiques les cancers (côlon, pancréas, carcinose péritonéale) ;
- diarrhée soudaine, avec selles réparties et parfois nocturnes, chez les femmes de plus de 50 ans, dans un contexte auto-immun ou rhumatologique avec prise d'AINS. Évoquer une colite microscopique (*cf.* chapitre 18) et chercher par l'interrogatoire le facteur déclenchant d'un médicament.

V. Principales causes de diarrhée chronique

La classification des diarrhées chroniques selon leur mécanisme est schématique car une cause donnée de diarrhée chronique peut faire intervenir plusieurs mécanismes (ex. : une cryptosporidiose ou une giardiose de l'intestin grêle provoquent une diarrhée de mécanisme mixte : sécrétion et malabsorption).

A. Diarrhée motrice

Les selles liquides surviennent typiquement au réveil et en post-prandial ; il n'y a pas d'altération de l'état général ni malabsorption ; elles sont impérieuses, groupées en salves, et contiennent des débris alimentaires. Le temps de transit du rouge carmin est accéléré. La diarrhée répond au moins partiellement aux ralentisseurs du transit et elle cède au jeûne.

Causes :

- troubles fonctionnels intestinaux (cause la plus fréquente) (*cf.* chapitre 20);
- hyperthyroïdie;
- beaucoup plus rarement :
  - tumeurs carcinoïdes,
  - cancers médullaires de la thyroïde (sécrétant la thyrocalcitonine),
  - dysautonomies compliquant un diabète insulino-requérant ancien et mal équilibré ou une amylose.

B. Diarrhée osmotique

Les selles sont liquides, il n'y a pas d'altération de l'état général ni malabsorption; la diarrhée cède lorsque les agents osmotiques ne sont plus présents dans la lumière intestinale et au jeûne.

Les principales causes sont :

- les diarrhées après ingestion de grandes quantités de lactose (forte diminution à l'âge adulte de l'activité lactasique dans l'intestin grêle) ou de sucre-alcools;
- la prise de magnésium;
- et les exceptionnelles diarrhées factices par ingestion cachée de laxatifs.

C. Malabsorption

Les diarrhées par malabsorption peuvent être responsables de carences et de perte de poids malgré des apports alimentaires conservés. Les carences peuvent porter sur les macronutriments (malabsorption des lipides, protéines et des hydrates de carbone), les électrolytes (calcium, magnésium), les vitamines (vitamines liposolubles ADEK, folates, vitamine B12) et les oligo-éléments (zinc, sélénium), responsables de signes cliniques variés (tableau 21.1), auxquels il faut ajouter les possibles douleurs osseuses (ostéomalacie), crises de tétanie (carence en calcium, magnésium), troubles visuels (carence en vitamine A) et retard de croissance chez l'enfant et l'adolescent.

Les selles sont réparties sur la journée, volumineuses, parfois visiblement graisseuses (auréole huileuse sur le papier hygiénique).

1. Maladie cœliaque

C'est la cause la plus fréquente de malabsorption.

La maladie cœliaque est une maladie auto-immune qui se développe sur un terrain génétique de prédisposition (HLA DQ2 ou DQ8 présent dans 99 % des cas) par intolérance aux protéines contenues dans le gluten (blé, seigle, orge). La maladie cœliaque est 2 à 3 fois plus fréquente chez la femme.

Sa prévalence en Europe est estimée entre 1/100 et 1/200, mais la majorité des cas sont peu ou asymptomatiques. La révélation de la maladie cœliaque a 2 pics de fréquence, l'un dans l'enfance, l'autre à l'âge adulte, le plus souvent entre 20 et 40 ans. La majorité des diagnostics se font actuellement à l'âge adulte. Le risque de maladie cœliaque est accru chez les apparentés au premier degré des malades ayant une maladie cœliaque (10 %), chez les patients atteints de dermatite herpétiforme ou d'autres maladies auto-immunes (notamment diabète, thyroïdite, cirrhose biliaire primitive, vitiligo).

La forme clinique classique avec diarrhée chronique et signes cliniques de malabsorption est rare. Les formes pauci-symptomatiques peuvent être confondues avec des troubles fonctionnels intestinaux. Enfin, de plus en plus souvent, la maladie cœliaque est évoquée puis confirmée dans des contextes variés : signes biologiques isolés de malabsorption (fer, folates, vitamine B12), cytolyse hépatique inexpliquée, aphtose buccale récidivante, arthralgies et déminéralisation diffuse, troubles neurologiques (épilepsie, neuropathie carentielle, ataxie) ou de la reproduction chez la femme (aménorrhée, infertilité, hypotrophie fœtale, fausses couches à répétition).

La preuve histologique de la maladie cœliaque est obtenue par des biopsies duodénales au cours d'une endoscopie digestive haute, mettant en évidence (fig. 21.2 cahier quadri, planche 4) :

- une atrophie villositaire totale ou subtotale;
- une augmentation du nombre des lymphocytes intra-épithéliaux;
- une infiltration lympho-plasmocytaire du chorion avec présence de polynucléaires éosinophiles (fig. 21.3 cahier quadri, planche 4 et fig. e21.1B).

Les anticorps sériques antitransglutaminase de type IgA (vérifier qu'il n'existe pas de carence en IgA) et anti-endomysium de type IgA sont les plus sensibles et les plus spécifiques du diagnostic de maladie cœliaque. En cas de déficit complet en IgA, la recherche de ces anticorps de classe IgG est recommandée.

Une fois le diagnostic établi, le bilan initial doit comporter un dosage sanguin de certains électrolytes et vitamines (calcium, magnésium, fer, folates, vitamine B12), un taux de prothrombine, un bilan hépatique et une ostéodensitométrie à la recherche d'ostéopénie.

Le traitement de la maladie cœliaque repose sur le régime sans gluten. Les farines de blé, de seigle, d'orge contiennent des peptides toxiques pour la muqueuse intestinale des sujets cœliaques. Tous les aliments ou médicaments contenant ces farines ou leurs dérivés doivent être supprimés. Le maïs et le riz sont utilisables sans réserve, et l'avoine, considérée autrefois comme délétère, est maintenant autorisée (sauf quand elle est préparée avec les mêmes machines que du blé). L'explication du régime par un diététicien expérimenté est nécessaire, et l'adhésion auprès d'associations de malades est préconisée afin d'obtenir la liste actualisée des produits et médicaments sans gluten. Ce régime est contraignant, difficile à suivre en collectivité et au restaurant, mais doit être poursuivi toute la vie. Il est parfois nécessaire, au début, de corriger certaines carences (calcium, fer). Sous régime sans gluten strict bien suivi, les signes cliniques et les anomalies biologiques régressent habituellement en 1 à 3 mois, les anticorps spécifiques disparaissent après un an. L'atrophie villositaire ne régresse généralement pas avant 6 à 24 mois de régime sans gluten. En cas de résistance au régime sans gluten, la première cause en est la mauvaise observance. Un lymphome invasif, un adéno-carcinome de l'intestin grêle ou une sprue réfractaire (lymphome intra-épithélial) sont les complications rares, mais graves de la maladie cœliaque et pourraient être favorisés par un mauvais suivi du régime sans gluten. L'ostéopénie, présente au moment du diagnostic dans 50 % des cas chez les patients cœliaques symptomatiques ou non, régresse en partie après l'éviction du gluten.

2. Maladie de Crohn de l'intestin grêle

Se reporter au chapitre 18.

3. Causes rares

Ce sont les :

- entérites radiques compliquant une irradiation abdomino-pelvienne (même ancienne);
- diarrhée secondaire à une résection étendue de l'intestin grêle;
- lymphomes intestinaux;

- entéropathies médicamenteuses (notamment avec l'olmésartan);
- ischémie artérielle chronique de l'intestin (douleurs post-prandiales précoces et amaigrissement presque constamment associés);
- pullulation microbienne chronique de l'intestin grêle, pouvant elle-même être secondaire à :
  - une achlorhydrie gastrique, un déficit en immuno-globulines,
  - des troubles moteurs primitifs de l'intestin (pseudo-obstruction intestinale chronique) ou secondaires (sclérodermie, amylose, diabète),
  - une cause anatomique favorisant la stase dans l'intestin (anse borgne, diverticulose de l'intestin grêle, obstruction chronique) ou le reflux des bactéries du côlon vers l'intestin grêle;
- maladie de Whipple qui associe une polyarthrite séronégative d'évolution capricieuse et prolongée et une diarrhée chronique dont l'apparition peut être tardive, avec malabsorption. Les atteintes neurologiques (démence, ophtalmoplégie, myoclonies) et cardiaques sont plus rares. Il existe fréquemment de la fièvre, une altération de l'état général, une polyadénomégalie et une pigmentation cutanée. La biopsie du duodénum montre une infiltration du chorion par des macrophages contenant des inclusions PAS-positives, parfois une atrophie villositaire partielle (fig. e21.4). Il s'agit d'une maladie infectieuse due à *Tropheryma whippleii*. La présence de la bactérie peut être montrée par PCR dans le sang et la muqueuse duodénale. Le traitement repose sur une antibiothérapie au long cours (tétracyclines ou triméthoprime-sulfaméthoxazole pendant au moins un an).

D. Diarrhée sécrétoire

La diarrhée est typiquement abondante (> 500 mL/j), hydrique, source d'une fuite importante de potassium (hypokaliémie) et de bicarbonates. Elle ne régresse pas complètement au cours du jeûne.

Les causes de diarrhée chronique à mécanisme au moins en partie sécrétoire sont les colites quelle qu'en soit la cause (maladie de Crohn…), les colites microscopiques (*cf.* chapitre 18) et certaines parasitoses chroniques, en particulier sur terrain d'immuno-dépression (*Giardia intestinalis*, *Isospora belli*, *Cryptosporidium*) (fig. e21.5).

Les causes plus rares sont les tumeurs endocrines sécrétant de la gastrine (syndrome de Zollinger-Ellison = gastrinome), du VIP (*vasoactive intestinal peptide*) et les mastocytoses.

E. Diarrhée exsudative ou lésionnelle

L'exsudation consiste en la fuite dans la lumière digestive de composants du sang (protéines, cholestérol, lymphocytes) du fait de l'existence de lésions ulcérées de la muqueuse digestive ou d'une fuite lymphatique intestinale. Elle est confirmée par une clairance fécale de l'α-1 antitrypsine supérieure à 20 mL/j. Lorsqu'elle est majeure, elle peut aboutir à une carence sérique en albumine, immuno-globulines, cholestérol et à une lymphopénie. L'exsudation digestive complique la plupart des entéropathies organiques (ex. : maladie de Crohn étendue). Elle est aussi observée en cas d'obstacles au drainage lymphatique intestinal, en particulier au cours de la très rare maladie de Waldmann (lymphangiectasies intestinales primitives) avec lymphangiectasies à l'histologie, au cours de lymphomes, de compression tumorale mésentérique ou rétropancréatique, de péricardite constrictive (responsable d'une hyperpression dans le canal thoracique).

Points clés

- Une diarrhée est dite chronique lorsqu'elle évolue depuis plus de 4 semaines.
- Il faut d'abord écarter 3 diagnostics différentiels grâce à la clinique : polyexonération du syndrome rectal, incontinence anale et fausse diarrhée du constipé (alternance diarrhée constipation).
- Les causes de diarrhée chronique sont très nombreuses. L'interrogatoire, l'examen clinique et les résultats des examens biologiques de débrouillage conditionnent le choix des examens orientés, biologiques, endoscopiques et d'imagerie.
- La diarrhée chronique fonctionnelle d'allure motrice est très fréquente et en général facilement améliorée par les ralentisseurs du transit.
- Devant toute diarrhée motrice, penser à l'hyperthyroïdie (mesurer la fréquence cardiaque, palper le corps thyroïde et doser la TSH).
- La maladie cœliaque, la maladie de Crohn et les colites microscopiques sont les causes les plus fréquentes de diarrhée chronique organique.
- L'endoscopie permet de déceler de nombreuses causes de diarrhée chronique (organiques et sécrétoires) ; elle doit être systématiquement complétée de biopsies du grêle et du côlon.
- La maladie cœliaque est diagnostiquée grâce aux anticorps sériques antitransglutaminase et anti-endomysium et à la présence d'une atrophie villositaire et une lymphocytose intra-épithéliale sur les biopsies duodénales.
- L'apparition d'une diarrhée modérée sans anomalie biologique notable chez un adulte n'ayant pas d'antécédent personnel de troubles fonctionnels intestinaux doit faire évoquer entre autres hypothèses un cancer du pancréas et/ou une carcinose péritonéale au début.
- Les diarrhées sécrétoires sont parfois évoquées du fait d'une hypokaliémie ; les causes principales sont les tumeurs digestives, les maladies inflammatoires intestinales infectieuses ou non et de nombreux médicaments.

Compléments en ligne

Des compléments numériques sont associés à ce chapitre. Ils sont indiqués dans la marge par des flashcodes.

Pour accéder à ces compléments, connectez-vous sur **www.em-consulte.com/e-complement/474227** et suivez les instructions pour activer votre accès.

Pour en savoir plus

	Recherche d'anticorps dans la maladie cœliaque (diagnostic et suivi) - 2007 - (HAS) http://www.has-sante.fr/portail/jcms/r_1498756/fr/recherche-dautoanticorps-diagnostic-de-la-maladie-coeliaque-et-suivi-de-lobservance-du-regime-sans-gluten
	Examens des selles chez l'adulte - (SNFGE) http://www.snfge.org/recommandations?field_reco_annee_value%5Bvalue%5D%5Byear%5D=&field_reco_themes_tid=All&field_reco_auteurs_tid=All&field_reco_type_tid=All&title=selles

CHAPITRE

22

Item 283 – UE 8 – Diarrhée aiguë et déshydratation chez le nourrisson, l'enfant et l'adulte

Objectifs pédagogiques

- Diagnostiquer une diarrhée aiguë chez le nourrisson, l'enfant et l'adulte.
- Diagnostiquer un état de déshydratation chez le nourrisson, l'enfant et l'adulte.
- Identifier les situations d'urgence et planifier leur prise en charge.

I. Définitions

Une *diarrhée* est définie chez l'adulte par l'émission de selles trop fréquentes, trop abondantes, de consistance anormale (liquides ou très molles), et de poids supérieur à 300 g/j. En pratique clinique, on parle de diarrhée, selon l'OMS, lorsqu'il y a au moins 3 selles très molles à liquides par jour.

Une *diarrhée* est dite *aiguë* lorsqu'elle évolue depuis moins de 2 semaines. Dans la majorité des cas, la diarrhée aiguë est de début soudain. Elle est alors le plus souvent due à une infection, dure généralement moins d'une semaine et ne récidive pas à court terme.

Un *syndrome dysentérique* se définit par des évacuations glaireuses et sanglantes pouvant être dissociées des matières fécales (on parle alors d'évacuations afécales). Il s'y associe habituellement des épreintes et un ténesme. Lorsqu'il comporte des évacuations afécales, le syndrome dysentérique témoigne d'une lésion organique colique distale. Dans les autres cas, il peut témoigner d'une iléite ou d'une colite proximale.

II. Épidémiologie

Dans les pays développés, on recense environ un épisode digestif aigu (vomissements et/ou diarrhée) par an et par habitant. La plupart sont brefs, durent moins de 24 heures et ne donnent pas lieu à une consultation médicale. Ils ont une cause alimentaire (*cf.* chapitre 4), correspondent le plus souvent à des intoxications par des toxines bactériennes ou des incidents digestifs divers (indigestions, vraies et fausses allergies, etc.).

Cinq pour cent des habitants consultent chaque année en France un médecin généraliste pour une diarrhée aiguë ne cédant pas en 24 heures, avec un pic épidémique hivernal attribué aux virus. La diarrhée est hémorragique une fois sur cent. La diarrhée aiguë régresse le plus souvent spontanément ou sous traitement symptomatique en moins de 3 jours. Un arrêt de travail est prescrit une fois sur trois.

La persistance de la diarrhée après une semaine d'évolution (qu'un agent pathogène ait été identifié ou non), justifie une prise en charge gastroentérologique. Un diagnostic d'entéropathie chronique qui peut être de début soudain (MICI et colites microscopiques [*cf.* chapitre 18], maladie cœliaque [*cf.* chapitre 21], sprue tropicale [*cf.* item 171]) pourra être porté.

Lorsqu'un patient décrit plusieurs épisodes de diarrhée aiguë par an, un avis spécialisé est approprié, en évoquant entre autres hypothèses un déficit immunitaire sous-jacent.

III. Interrogatoire et examen clinique

L'interrogatoire est le temps principal de l'examen. Il doit préciser :

- le mode de début de la diarrhée pour faire la différence avec l'exacerbation d'une diarrhée chronique fluctuante ;
- les caractéristiques des selles (abondance et présence ou non d'un syndrome dysentérique) ;
- les signes associés digestifs, généraux et extradigestifs : douleurs abdominales, vomissements, fièvre (ne préjuge pas de la nature bactérienne plutôt que virale de l'infection), signes articulaires, cutanés, etc. ;
- le contexte épidémique et autres cas dans l'entourage ;
- l'ingestion d'aliments à risque (tableau 22.1), et la notion de voyage récent ;
- toutes les prises médicamenteuses au cours des 2 mois précédents, en particulier :
  - les antibiotiques (une diarrhée survenant pendant un traitement antibiotique et dans les 2 mois après son arrêt est par définition une « diarrhée des antibiotiques », de prise en charge diagnostique et thérapeutique spécifique),
  - tout médicament susceptible d'entraîner une diarrhée par différents mécanismes : osmotique (laxatifs, magnésium), sécrétoire (olsalazine), induction d'une colite microscopique (veino-toniques, lanzoprazole, ticlopidine, sertraline), inhibition de la digestion

Tableau 22.1. Principaux risques d'intoxication ou d'infection intestinale en fonction des aliments récemment ingérés.

Aliments ingérés	Intoxications et infections intestinales possibles
Les dernières 24 heures : – pâtisserie et viande – riz, soja ayant séjourné en air ambiant – plats cuisinés – coquillages crus ou cuits	*Intoxication par* : – *Staphylococcus aureus* – *Bacillus cereus* – *Clostridium perfringens* – toxines produites par les dinoflagellés
Les dernières 12 à 48 heures : – coquillages crus – aliments à base d'œuf cru – poulet rosé ou acheté en rôtisserie – produits laitiers non pasteurisés	*Infection par* : – virus ronds et vibrios – *Salmonella* – *Salmonella* – *Salmonella*
La dernière semaine : – poulet rosé ou acheté en rôtisserie – produits laitiers non pasteurisés – viande de bœuf crue (surtout hachée) – viande de porc (charcuterie)	*Infection par :* – *Campylobacter* sp. – *Campylobacter* sp. – *Escherichia coli* entéro-hémorragique – *Yersinia enterocolitica*

glucidique (acarbose), ou lipidique (orlistat), toxicité entérocytaire (colchicine, biguanides). Le début de la diarrhée peut être soudain ou retardé jusqu'à 2 mois après l'introduction du traitement responsable. Dans ce cas, l'interruption du traitement responsable permet la guérison (en général rapide) de la diarrhée ;

- les terrains à risque, en particulier les valvulopathies à risque d'endocardite et les situations d'immuno-dépression avérée (infection par le VIH avec moins de 200 lymphocytes CD4/mm^3, chimiothérapie anticancéreuse en cours, déficit immunitaire congénital).

L'examen physique cherche des signes de gravité :

- syndrome septicémique (fièvre supérieure à 39 °C ou hypothermie, frissons) ;
- choc septique ;
- perte de poids (à exprimer en pourcentage du poids habituel). *Les pertes digestives par diarrhée comportent de l'eau, du sodium (environ 50 mmol/L), du potassium et des bicarbonates. Les vomissements aggravent les pertes et limitent les apports* ;
- déshydratation extracellulaire : soif, oligurie, hypotension artérielle, tachycardie, veines jugulaires plates en position semi-assise, pli cutané, cernes péri-orbitaires, hypotonie des globes oculaires ;
- déshydratation globale, avec en plus des signes de déshydratation extracellulaire, des muqueuses sèches (face inférieure de la langue), et parfois des troubles de la vigilance.

Au maximum est réalisé un tableau de choc hypovolémique avec pression artérielle systolique < 90 mmHg, tachycardie > 120/min avec pouls filant, oligurie, marbrures, temps de recoloration cutanée > 3 secondes, extrémités froides et pâles.

L'examen physique de l'abdomen est le plus souvent normal ou ne met en évidence qu'une sensibilité diffuse à la palpation abdominale. Rarement, il peut mettre en évidence :

- une sensibilité élective, voire une défense de la fosse iliaque droite faisant évoquer une inflammation iléo-colique droite ;
- un météorisme abdominal permanent et douloureux faisant évoquer une dilatation colique aiguë ;
- des signes extradigestifs (éruption cutanée, signes articulaires, etc.) ;
- chez le nourrisson, une déshydratation peut provoquer : une apathie, une difficulté au réveil avec gémissements, un comportement inhabituel, une tachypnée. Il faut rechercher, en plus des signes suscités, une dépression des fontanelles.

IV. Conduite à tenir en fonction du contexte

A. Diarrhée aiguë en dehors de la diarrhée des antibiotiques et nosocomiale

1. Cas général

Dans la majorité des cas, le médecin doit s'assurer que la diarrhée n'est pas d'origine médicamenteuse, puis, sauf exceptions évoquées ci-dessous, donner des recommandations d'hydratation, d'alimentation et d'hygiène et prescrire un traitement symptomatique (ralentisseurs du transit ou antisécrétoires) (fig. 22.1). La majorité des diarrhées infectieuses ont une résolution spontanée en moins de 5 jours et ne nécessitent ni exploration ni traitements supplémentaires.

2. Explorations et traitement probabiliste nécessaires d'emblée

La prescription d'examens complémentaires d'emblée ne se justifie que dans les situations suivantes :

- diarrhée hémorragique et/ou syndrome dysentérique témoignant d'une atteinte organique iléale et/ou colique (diarrhée hémorragique) ou colique au moins en partie distale (syndrome

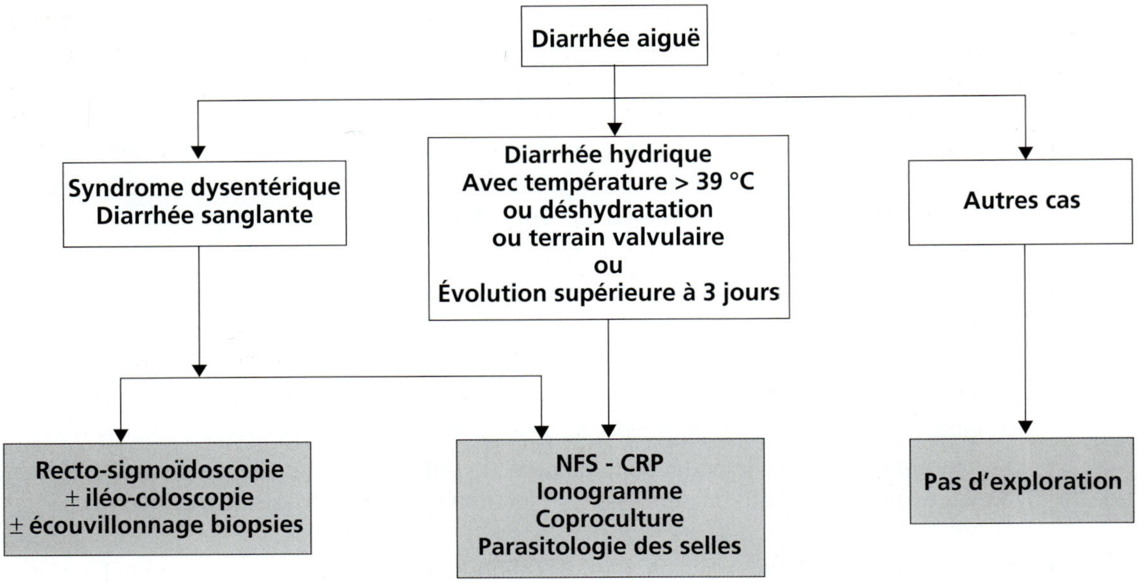

Fig. 22.1. Exploration d'une diarrhée aiguë (sauf diarrhée des antibiotiques) : arbre décisionnel.

dysentérique). Les agents infectieux potentiellement en cause sont essentiellement bactériens (bactéries invasives : *Salmonella*, *Shigella*, *Campylobacter*, *Yersinia*, *E. coli* entéro-invasif, ou bactéries produisant des toxines : *E. coli* entéro-hémorragiques, dont *E. coli* O157: H7), beaucoup plus rarement parasitaires (amibiase en cas de séjour en pays d'endémie) ou viraux (rectite herpétique vénérienne, colite à CMV exceptionnelle chez l'immuno-compétent);
- syndrome septicémique (fièvre > 39 °C avec frissons ou hypothermie ou choc septique);
- déshydratation majeure;
- terrains très vulnérables chez lesquels les conséquences d'une diarrhée non traitée pourraient menacer le pronostic vital : valvulopathe, grand vieillard avec comorbidités majeures;
- diarrhée persistante plus de trois jours malgré le traitement symptomatique. Dans ce cas, la probabilité que la cause de la diarrhée soit une infection bactérienne ou parasitaire est élevée.

Les examens complémentaires comportent :
- dans tous les cas :
  - numération-formule sanguine et protéine C-réactive (CRP),
  - coproculture (avec ensemencement de milieux sélectifs pour *Salmonella*, *Shigella*, *Campylobacter*, *Yersinia*, et, en cas de diarrhée hémorragique, pour *E. coli* O157: H7). À la coproculture, la présence d'*Escherichia coli* non typés, de *Staphylococcus aureus* (pathogène seulement *via* l'ingestion de toxines) et de *Candida albicans* n'est pas pathogène en soi, témoignant seulement d'un portage sain,
  - examen parasitologique des selles;
- en cas de diarrhée hémorragique et/ou de syndrome dysentérique, une recto-sigmoïdoscopie (voire une coloscopie si elle est possible) permet de voir les éventuelles lésions muqueuses, et de prélever des biopsies pour analyse histologique et culture bactériologique;
- en cas de syndrome septicémique une ou plusieurs hémocultures;
- en cas de déshydratation : ionogramme sanguin (natrémie, kaliémie, réserve alcaline), urémie, créatininémie.

Dès les prélèvements effectués, une antibiothérapie probabiliste est justifiée, couvrant :
- les bactéries pathogènes : ciprofloxacine (un gramme par jour, 3 à 5 jours);
- en cas de séjour en zone endémique, l'amibiase (métronidazole : 1,5 g/j pour 10 jours).

L'antibiothérapie sera secondairement adaptée à l'antibiogramme. Lorsqu'une infection intestinale par une bactérie pathogène est identifiée, il convient de la traiter par des antibiotiques pour tenter de raccourcir le temps d'évolution spontanée de l'infection. La ciprofloxacine est efficace sur la plupart des bactéries entéro-pathogènes. Les macrolides constituent l'antibiothérapie de première intention des diarrhées et colites à *Campylobacter*. L'identification d'un parasite pathogène justifie un traitement antiparasitaire spécifique (*cf.* chapitre 3). En cas de déshydratation, une perfusion hydro-électrolytique adaptée sera mise en place.

3. Cas particuliers

La conduite à tenir en cas de diarrhée aiguë apparue pendant un voyage ou au retour doit prendre en compte l'hypothèse de parasitoses d'importation (en particulier amibiase et cyclosporose [*cf.* item 171 et chapitre 3]).

Les patients recevant une chimiothérapie anticancéreuse sont à risque d'infection à *Clostridium difficile*, même s'ils ne reçoivent pas d'antibiotiques. Une diarrhée aiguë dans les jours suivant une chimiothérapie antimitotique peut correspondre à la toxicité intestinale des antimitotiques mais doit être explorée (examens de selles) en cas de fièvre et/ou de neutropénie.

Un contexte de rapports sexuels anaux en présence d'une rectite doit faire évoquer et chercher (écouvillonnage et/ou biopsies rectales, sérologies) une infection par *Herpes simplex virus*, *Chlamydia trachomatis*, *Neisseria gonorrhoea* et *Treponema pallidum*.

Un patient ayant une infection par le VIH contrôlée par le traitement antiviral et un taux de lymphocytes CD4 > 200/mm^3 peut être exploré et traité comme un immuno-compétent. En dessous de 200 CD4/mm^3, l'examen parasitologique doit inclure la recherche par techniques spécifiques de *Cryptosporidium* et *Microsporidium*. En dessous de 100 CD4/mm^3, les colites à CMV sont possibles et peuvent être diagnostiquées par la mesure de la charge virale du CMV dans le sérum et par endoscopie colique sur des biopsies avec recherche également d'inclusions virales.

Les diarrhées par toxi-infection alimentaire collective (TIAC) se définissent par l'apparition d'au moins 2 cas groupés similaires d'épisodes digestifs dont on peut rapporter la cause à une même origine alimentaire. Toute TIAC doit faire l'objet d'une déclaration à l'autorité sanitaire départementale (Direction départementale des affaires sanitaires et sociales [DDASS]) ou à la Direction départementale des services vétérinaires (DDSV) (*cf.* chapitre 4).

Certains agents infectieux sont particulièrement fréquents chez l'enfant (rotavirus, calicivirus, adénovirus, astrovirus) ou propres à l'enfant (*E. coli* entéro-pathogènes [EPEC]). La diarrhée à *E. coli* entéro-hémorragiques se complique plus volontiers de syndrome hémolytique et urémique chez l'enfant et le sujet âgé.

Au-dessus de 75 ans, la mortalité par diarrhée infectieuse n'est pas négligeable, elle est liée :

- aux accidents de déshydratation pendant la diarrhée;
- aux conséquences à moyen terme d'une hypoperfusion des organes vitaux pendant la phase de déshydratation responsable d'un pic de mortalité survenant 8–10 jours après le début de la diarrhée alors que celle-ci a souvent disparu;
- et enfin aux formes graves de colites à *Clostridium difficile* (en particulier dues au nouveau variant du germe, plus agressif, endémique dans le continent américain et maintenant en Europe).

B. Diarrhée des antibiotiques

Plus de 10 % des sujets recevant des antibiotiques ont une modification du transit intestinal. Le plus souvent, il s'agit d'une diarrhée bénigne, apparaissant 3 à 5 jours après le début du traitement, transitoire, vite régressive à l'arrêt de l'antibiothérapie, et ne s'accompagnant pas de fièvre. Cette diarrhée, qui ne nécessite la mise en œuvre d'aucun examen complémentaire, serait due à des modifications métaboliques digestives, dont une diminution de la capacité de fermentation du microbiote du côlon (dysbiose).

Plus rarement (10 % des cas de diarrhée des antibiotiques en dehors d'un contexte nosocomial), la diarrhée est due à l'émergence d'un germe pathogène, *Clostridium difficile* ou, moins souvent, *Klebsiella oxytoca* (diarrhée hémorragique).

La colite pseudo-membraneuse est la forme la plus sévère d'infection liée à *Clostridium difficile*; elle se manifeste en général par :

- une diarrhée abondante;
- s'accompagnant de fièvre;
- et retentissant sur l'état général (fig. e22.2).

Son diagnostic repose sur la mise en évidence :

- du *Clostridium* et de ses toxines dans les selles;
- et/ou sur la mise en évidence de pseudo-membranes (mottes surélevées jaunâtres, faites en microscopie de fibrine, de leucocytes, de débris tissulaires et de mucus) lors d'une endoscopie recto-colique (fig. 22.3 cahier quadri, planche 6).

La colite hémorragique à *Klebsiella oxytoca* survient brutalement dans les premiers jours d'un traitement par bêta-lactamines ou pristinamycine. Si une coloscopie est réalisée, elle met en évidence des lésions segmentaires muqueuses hémorragiques, avec aspect ischémique en histologie.

Enfin une diarrhée ou une colite sous antibiotiques peut être liée à un autre pathogène intestinal de rencontre (*Salmonella*, etc.), le désordre écologique du microbiote intestinal induit par l'antibiothérapie diminuant la dose infestante des agents pathogènes intestinaux.

Les examens éventuels à demander en cas de diarrhée des antibiotiques sont résumés dans le tableau 22.2.

C. Diarrhée aiguë nosocomiale

Une diarrhée aiguë est dite par définition nosocomiale lorsqu'elle survient plus de trois jours après l'admission du patient en milieu hospitalier.

Les facteurs de risque principaux sont l'antibiothérapie, l'âge, la présence d'un voisin de chambre et la durée du séjour.

L'agent infectieux le plus souvent en cause est *Clostridium difficile*, puis viennent les salmonelles, les virus, certains parasites (*Giardia intestinalis*), tous potentiellement responsables de cas sporadiques ou d'infections collectives, véhiculées par l'alimentation (TIAC), de malade à

Tableau 22.2. Examens complémentaires potentiellement nécessaires dans l'exploration d'une diarrhée des antibiotiques.

Examens	Contextes cliniques les indiquant
Recherche de toxine A et/ou B de *Clostridium difficile* (méthode immuno-enzymatique ou PCR ou test de référence par cytotoxicité des selles) ET Recherche de *Clostridium difficile* par méthode antigénique (glutamate déshydrogénase, [GDH]) ou par culture (ensemencement des selles sur milieu sélectif)	– D'emblée si diarrhée des antibiotiques accompagnée de fièvre ou de signes physiques faisant évoquer l'existence d'une colite (météorisme abdominal douloureux, signes péritonéaux) – Secondairement si la diarrhée se prolonge après l'arrêt des antibiotiques
Coproculture standard comportant la recherche de *Salmonella, Shigella, Campylobacter, Yersinia*	– Diarrhée des antibiotiques avec fièvre ou se prolongeant malgré une recherche négative de *Clostridium difficile* et de ses toxines
Recherche de *Klebsiella oxytoca* par ensemencement des selles sur milieu sélectif	– Diarrhée hémorragique sous antibiotiques
Recto-sigmoïdoscopie ou coloscopie	– Diarrhée hémorragique – Signes physiques faisant évoquer l'existence d'une colite (météorisme abdominal douloureux, signes péritonéaux)

malade, ou par les mains du personnel et/ou l'environnement souillé (surfaces, poignées de portes, combinés de téléphone).

Il faut demander une recherche de *Clostridium difficile* et de ses toxines, une coproculture standard et un examen parasitologique des selles.

À l'échelle d'un établissement, la lutte contre les diarrhées aiguës nosocomiales repose sur le respect des mesures universelles préventives d'hygiène (notamment le lavage des mains avec solutés des hydro-alcooliques), la veille permanente des infections intestinales mises en évidence dans l'établissement (comités ou unités de lutte contre les infections nosocomiales), sur le déclenchement d'enquêtes microbiologiques explicatives et, le cas échéant, sur des mesures d'intervention, en particulier d'hygiène, parfois spécifiques (cas de *Clostridium difficile*).

V. Traitement

A. Mesures thérapeutiques générales

Elles comportent :

- des conseils d'hygiène pour le malade et son entourage (hygiène des mains, absence de partage des objets de toilette et des couverts, désinfection des toilettes);
- la compensation des pertes en eau et en sodium. Le volume de liquide à compenser correspond à la perte de poids corporel. Sauf déshydratation sévère et vomissements incoercibles, la restauration hydrosodée doit être tentée *per os*, par des boissons abondantes (eau plate, boissons gazeuses) associées à une alimentation salée (à défaut, biscuits salés ou sachets de sel) et riche en glucose (amidon du riz et des pâtes, saccharose), le transport actif du glucose dans l'entérocyte favorisant l'absorption concomitante hydrosodée. À noter que le Coca-Cola® contient de l'eau et du glucose, mais est presque complètement désodé et ne dispense donc pas d'apports salés. En cas de fortes nausées, la réhydratation doit débuter par des tentatives d'ingestion de petits volumes à intervalles rapprochés. L'enfant et le sujet très âgé ressentent moins la soif que l'adulte. Les compensations des pertes hydro-électrolytiques avec support glucosé peuvent se faire chez eux par les solutions de réhydratation orale du commerce (type Adiaril®) qui contiennent du sodium (50 mmol/L), du glucose, du potassium, du chlore et un agent alcalinisant. Ce sont des sachets à reconstituer dans 200 mL d'eau. Chez le sujet très âgé, il faut administrer la solution sur la base de 1 à 2 litres le premier jour, en alternance avec de l'eau; dès que la diarrhée régresse, l'utilisation des solutions doit être interrompue, pour éviter le risque secondaire d'inflation hydrosodée (œdèmes, hypertension artérielle) et d'hypernatrémie;
- des conseils alimentaires : conseiller les boissons abondantes (par exemple bouillon salé) et les repas légers à type de riz. Éviter le lait, les crudités, les fibres, les repas copieux;
- des ralentisseurs du transit (lopéramide et oxyde de lopéramide), et antisécrétoires (le racécadotrile), certains probiotiques et certains produits inertes (diosmectite) sont efficaces pour réduire la durée de la diarrhée. Les ralentisseurs du transit sont contre-indiqués en cas de diarrhée hémorragique ou associée à une fièvre élevée car ils sont susceptibles d'aggraver les lésions intestinales par réduction de la clairance fécale des agents pathogènes;
- le traitement des symptômes associés fait appel aux antipyrétiques en cas de fièvre, aux antispasmodiques (phloroglucinol) ou aux antalgiques banals en cas de douleurs spasmodiques, aux anti-émétisants (dompéridone, métoclopramide) en cas de nausées et/ou vomissements (*cf.* chapitre 11).

B. Traitement d'urgence de la diarrhée

Une hospitalisation en urgence est nécessaire en cas de syndrome septicémique et/ou de déshydratation sévère. Le traitement comporte, après les prélèvements microbiologiques et ceux évaluant les pertes hydro-électrolytiques :

- un traitement antibiotique probabiliste en urgence : ciprofloxacine (1 g par jour, 3 à 5 jours) puis adapté selon le résultat des prélèvements;
- la compensation par voie intraveineuse des pertes hydro-électrolytiques :
  - hydriques sur la base de la perte de poids,
  - sodées sur la base d'une perte d'environ 50 mmol/L de sodium dans les selles,
  - potassiques si besoin (diarrhée profuse, vomissements associés).

Une alcalinisation (par du bicarbonate 14 ‰) peut être nécessaire, la diarrhée aiguë étant une des causes d'acidose métabolique avec hypokaliémie.

C. Traitement de la diarrhée et des colites des antibiotiques

La plupart des cas de diarrhée bénigne des antibiotiques, liés à une dysbiose ou à une forme mineure d'infection à *Clostridium difficile*, régressent rapidement à l'arrêt de l'antibiothérapie causale.

La diarrhée franche et la colite à *Clostridium difficile* sont traitées en première intention par du métronidazole *per os* (500 mg × 3/j pendant 10 jours). En cas d'échec et/ou de colite sévère, le recours à la vancomycine *per os* (500 mg à 2 g/j en 4 prises orales) est indiqué. En cas d'échec et de menace du pronostic vital, une colectomie en urgence peut être nécessaire.

Environ 20 % des infections à *Clostridium difficile* rechutent, à la faveur ou non d'une nouvelle antibiothérapie, du fait d'une réponse immunitaire insuffisante n'ayant pu aboutir à une élimination définitive du germe. La reprise de l'antibiothérapie (métronidazole ou vancomycine orale) est en général efficace (pas ou peu de résistance acquise). Le risque d'une rechute ultérieure est réduit par la coprescription de *Saccharomyces boulardii*. La fidaxomicine est associée avec un risque de rechute plus faible que la vancomycine. Enfin, dans les formes multirécidivantes, la transplantation de flore doit être envisagée.

Les colites hémorragiques à *Klebsiella oxytoca* régressent en général rapidement à l'arrêt de l'antibiothérapie responsable. Si ce n'est pas le cas, un traitement par quinolones est indiqué.

Points clés

- Une diarrhée aiguë se définit par l'évacuation d'au moins 3 selles molles à liquides par jour, de survenue brutale, évoluant depuis moins de 2 semaines.
- Les cas de diarrhée aiguë sont très fréquents (3 millions de cas par an vus en médecine générale en France) et le plus souvent de nature présumée infectieuse. Ils sont pour la plupart bénins, régressant sous traitement symptomatique en moins de 3 jours.
- Des examens biologiques et un traitement antibiotique probabiliste ne sont nécessaires que dans des cas restreints (diarrhée hémorragique, terrain très vulnérable, déshydratation sévère, syndrome septicémique).
- Devant toute diarrhée, il faut rechercher des signes de déshydratation car ils impliquent la gravité de la situation.
- Un syndrome dysentérique avec des évacuations afécales dysentériques témoigne d'une lésion organique colique distale.

- Devant un syndrome dysentérique il faut prescrire numération-formule sanguine, protéine C-réactive, coproculture, examen parasitologique des selles et une recto-sigmoïdoscopie (voire une coloscopie totale).
- Le traitement d'une diarrhée aiguë comporte toujours des recommandations d'hygiène, d'hydratation et d'alimentation, en plus du traitement symptomatique de la diarrhée et des signes digestifs et généraux associés.
- Une diarrhée survenant pendant un traitement antibiotique et dans les 2 mois après son arrêt est par définition une « diarrhée des antibiotiques ».
- La diarrhée des antibiotiques est le plus souvent bénigne, liée à une dysbiose. Plus rarement, il s'agit d'une infection ou d'une colite à *Clostridium difficile*, à traiter en première intention par métronidazole (ou par vancomycine orale en cas de forme sévère) ou d'une colite à *Klebsiella oxytoca*, habituellement régressive à l'arrêt de l'antibiothérapie.
- La conduite à tenir en cas de diarrhée aiguë apparue pendant un voyage ou au retour doit prendre en compte l'hypothèse de parasitoses (en particulier amibiase).

Complément en ligne

Un complément numérique est associé à ce chapitre. Il est indiqué dans la marge par un flashcode.

Pour accéder à ce complément, connectez-vous sur **www.em-consulte.com/e-complement/474227** et suivez les instructions pour activer votre accès.

CHAPITRE

23

Item 284 – UE 8 – Diverticulose colique et diverticulite aiguë du sigmoïde

Objectifs pédagogiques

- Diagnostiquer une diverticulose colique et une sigmoïdite.
- Identifier les situations d'urgence et planifier leur prise en charge.
- Argumenter l'attitude thérapeutique et planifier le suivi du patient.

I. Définitions – Anatomie

- Un diverticule colique est une hernie acquise de la muqueuse et de la sous-muqueuse à travers une zone de faiblesse de la paroi musculaire du côlon.
- Localisation prédominante dans le côlon sigmoïde.
- La sigmoïdite ou diverticulite sigmoïdienne correspond à l'inflammation s'étendant au voisinage d'un ou plusieurs diverticules sigmoïdiens.

II. Épidémiologie – Physiopathologie

- Prédominance dans les pays à mode de vie de type occidental.
- Très rare avant 30 ans, augmente en fréquence avec l'âge.

III. Prise en charge de la diverticulose non compliquée

La diverticulose colique non compliquée est par définition asymptomatique, découverte le plus souvent lors d'une coloscopie réalisée pour des symptômes digestifs d'autre origine ou un dépistage (fig. 23.1 cahier quadri, planche 6).

Aucun traitement n'est nécessaire (vidéo 23.1).

IV. Complications de la diverticulose

Les 2 complications possibles sont :
- la diverticulite (inflammation/infection d'origine diverticulaire) et ses complications (péritonite, abcès, fistules, sténoses);
- l'hémorragie diverticulaire.

A. Diverticulites

- Rare avant 30 ans, le risque augmente pour être maximal entre 60 et 70 ans.
- Aucun traitement ou mesure diététique n'a été démontré en prévention d'un premier épisode.

1. Forme habituelle

- Douleurs en fosse iliaque gauche ou hypogastre.
- Troubles du transit (plutôt une constipation qu'une diarrhée).
- Fièvre.
- Défense de la fosse iliaque gauche.
- Douleur à la décompression abdominale brutale (traduit une irritation péritonéale).
- Élévation du taux sérique de la protéine C-réactive (CRP).
- Hyperleucocytose avec polynucléose neutrophile.

La tomodensitométrie abdomino-pelvienne est l'examen clé :
- réalisée en urgence;
- idéalement effectuée avec injection (si le taux de créatinine le permet);
- permet le diagnostic de diverticulite qui repose sur 3 signes associés :
  - épaississement de la paroi colique à plus de 4 mm,
  - infiltration de la graisse péricolique,
  - présence de diverticules (fig. 23.2);
- élimine les diagnostics différentiels;
- cherche une complication (fuite extradigestive d'air ou de produit de contraste traduisant une perforation, abcès).

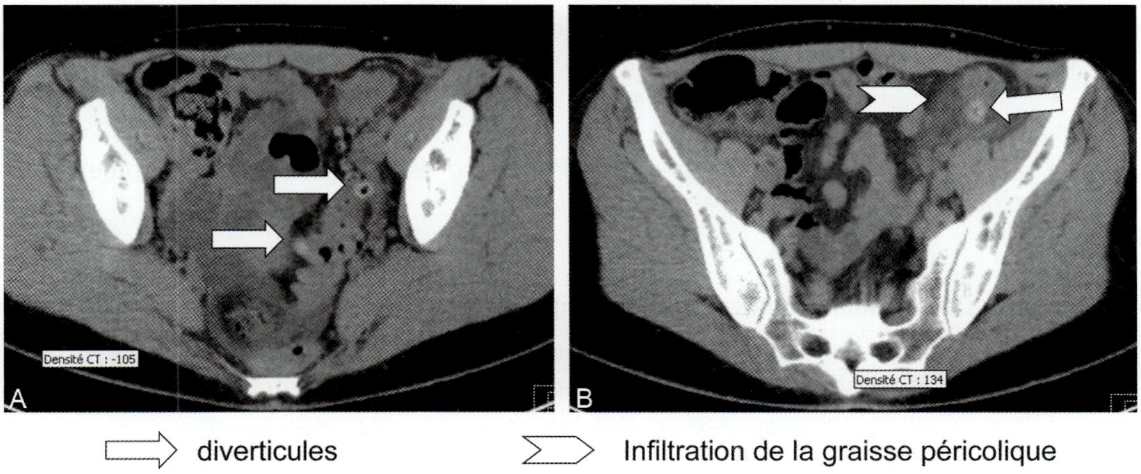

Fig. 23.2. Sigmoïdite diverticulaire (scanographie).

L'échographie, l'abdomen sans préparation, l'IRM et le lavement opaque ne sont pas indiqués. **Attention** : le lavement baryté, la coloscopie conventionnelle et la coloscopie virtuelle sont contre-indiqués dans ce contexte aigu.

L'hospitalisation ne s'impose que dans les cas suivants :

- signes d'irritation péritonéale ;
- impossibilité de maintenir une hydratation orale ;
- absence d'amélioration après 48–72 heures de traitement ambulatoire ;
- impossibilité de surveillance ambulatoire ;
- terrain fragilisé ;
- signes de gravité tomodensitométriques (fuite extradigestive d'air ou de produit de contraste, abcès).

Le traitement repose sur les antibiotiques actifs sur les bactéries aérobies (bacilles Gram négatif et entérocoques) et anaérobies du côlon :

- en ambulatoire, antibiothérapie orale de première intention associant une pénicilline A et un inhibiteur de bêta-lactamase (type amoxicilline-acide clavulanique) ou, en cas d'allergie, une fluoroquinolone (type ofloxacine) et un dérivé nitro-imidazolé (type métronidazole), pendant une durée prévisionnelle de 7 à 10 jours ;
- en hospitalisation :
  - antibiothérapie, initialement intraveineuse ⇒ en l'absence de contre-indication aux bêta-lactamines : association pénicilline A-inhibiteur de bêta-lactamase, ou association d'une céphalosporine de 3e génération (type céfotaxime ou ceftriaxone) à un nitro-imidazolé,
  - en cas d'allergie aux bêta-lactamines, une association fluoroquinolone-nitro-imidazolé ou une association aminoside et (nitro-imidazolé ou lincosamide),
  - lors du relais oral, on peut utiliser soit une pénicilline A-inhibiteur de bêta-lactamase, soit l'association fluoroquinolone et nitro-imidazolé.

Un régime alimentaire sans résidu est justifié pendant l'épisode de diverticulite.

2. Diverticulite compliquée – Abcès, péritonites, fistules

La prise en charge est conditionnée par l'état général du patient et par la gravité de l'infection péritonéale évaluée selon la classification de Hinchey (tableau 23.1).

a. Abcès

- Un tiers des diverticulites sigmoïdiennes se compliquent d'abcès (fig. 23.3).
- Si abcès de petite taille ou non drainable sous scanner du fait de sa localisation, seul un traitement antibiotique intraveineux est prescrit.
- Si l'abcès est accessible et de taille suffisante (habituellement plus de 5 cm), son drainage par voie radiologique est indiqué.
- En cas d'impossibilité ou d'échec du drainage, une résection-anastomose, éventuellement protégée par une stomie d'amont, est indiquée.

Tableau 23.1. Classification des infections intrapéritonéales au cours des diverticulites selon Hinchey.

Stade	Infections intrapéritonéales
Stade I	Phlegmon ou abcès péricolique
Stade II	Abcès pelvien, abdominal ou rétropéritonéal (péritonite localisée)
Stade III	Péritonite généralisée purulente
Stade IV	Péritonite fécale

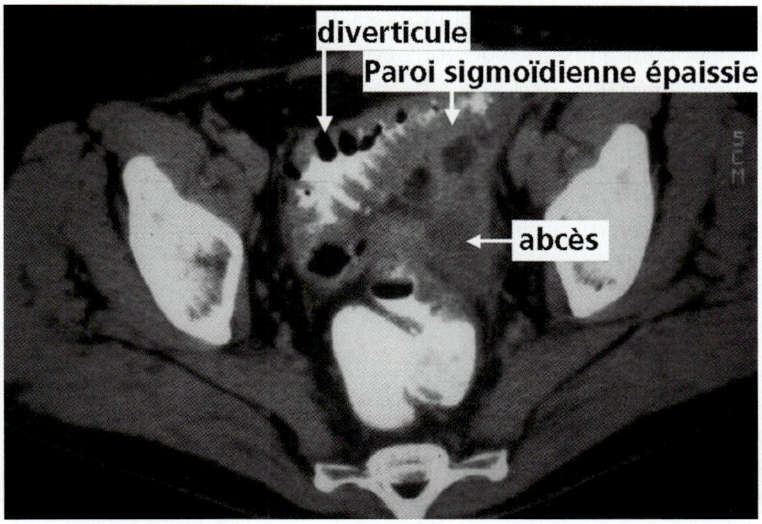

Fig. 23.3. Abcès compliquant une sigmoïdite diverticulaire (scanographie avec lavement opaque).

b. Péritonite purulente ou fécale

Une résection sigmoïdienne est indiquée en un ou deux temps avec réalisation d'une stomie de protection.

c. Fistules

- Les fistules surviennent dans moins de 10 % des cas.
- Les plus fréquentes vont vers la vessie ou le vagin (chez la femme hysterectomisée).
- Les fistules colo-vésicales sont révélées le plus souvent au décours de l'accès de diverticulite par des signes fonctionnels urinaires (pollakiurie, parfois pneumaturie ou fécalurie pathognomoniques) et/ou des infections urinaires polymicrobiennes récidivantes :
  - l'examen tomodensitométrique révèle la présence d'air dans la vessie, parfois la fuite du produit de contraste digestif dans la vessie ;
  - le traitement chirurgical recommandé est une résection-anastomose en un temps, la voie laparoscopique étant envisageable.
- Les fistules colo-vaginales sont plus rares, provoquant des infections vaginales récidivantes et/ou l'émission de gaz/matières par le vagin.

3. Sténoses

- Les sténoses inflammatoires sigmoïdiennes régressent habituellement sous antibiotiques.
- La forme de pseudo-tumeur inflammatoire réalisant des sténoses symptomatiques (subocclusion) est parfois difficile à différencier d'un cancer par examen tomodensitométrique :
  - la sténose de la diverticulite sigmoïdienne est typiquement centrée, progressive, à bords réguliers, s'opposant à la sténose cancéreuse, excentrée et à bords irréguliers, se raccordant à angle aigu avec le côlon sain ;
  - la coloscopie au stade aigu est en général non contributive en raison du caractère non franchissable de la sténose (risque de perforation en cas de tentative de franchissement). Elle peut être réalisée à distance après refroidissement médical de la poussée et chez les sujets dont le diagnostic était douteux ou nécessitant un dépistage colique du fait de leur âge et d'antécédents personnels ou familiaux de cancers ou d'adénomes du côlon.

- Plus rarement sténoses sigmoïdiennes « sèches » :
  - se développent à distance de poussées itératives de diverticulite ;
  - responsables d'une occlusion d'abord incomplète (syndrome de Kœnig), qui peut ensuite devenir complète ;
  - le diagnostic différentiel est celui du cancer colique, mais le scanner et la coloscopie permettent en général le diagnostic ;
  - l'intervention chirurgicale est indiquée avec analyse histologique de la pièce opératoire pour ne pas méconnaître un cancer associé.

4. Prise en charge thérapeutique après une diverticulite sigmoïdienne

La résection élective sigmoïdienne, destinée à supprimer les risques de récidive est :

- recommandée après une poussée de diverticulite avec signes de gravité tomodensitométriques (abcès, fuite extradigestive d'air et/ou de produit de contraste) ;
- discutée au cas par cas dans tous les autres cas, même après plusieurs poussées et chez les personnes de moins de 50 ans (l'âge jeune augmentant le risque de récidive de la diverticulite) ;
- réalisée au moins deux mois après l'épisode de diverticulite le plus récent ;
- réalisée au mieux sous laparoscopie par un opérateur entraîné.

Après une poussée de diverticulite :

- aucune mesure médicale (régime, antiseptiques intestinaux…) n'a fait la preuve de son efficacité préventive sur le risque de poussée ultérieure ;
- l'utilisation de corticoïdes et d'anti-inflammatoires non stéroïdiens est déconseillée, car elle aggrave le risque de lésions infectieuses sévères si un épisode de diverticulite survient.

B. Hémorragies d'origine diverticulaire

1. Caractéristiques

Les hémorragies diverticulaires sont :

- souvent brutales, par érosion d'artérioles du collet ou du fond du diverticule ;
- la cause d'un tiers des hémorragies basses soudaines de sang rouge ;
- indépendantes d'une poussée de diverticulite ;
- cessent spontanément dans plus de 80 % des cas ;
- et récidivent après un premier épisode hémorragique dans 15 % des cas et après un second épisode dans 50 %.

2. Traitement

La chirurgie prophylactique se discute en cas d'épisode récidivant.

En cas d'hémorragie basse abondante, le diagnostic étiologique du saignement est difficile :

- une recherche d'autres causes de saignement digestif nécessite en urgence une endoscopie digestive haute et une rectoscopie ;
- selon disponibilité locale du centre de prise en charge, le siège et la cause de l'hémorragie peuvent être précisés par :
  - une coloscopie totale en urgence, après lavage intensif du côlon par polyéthylène glycol,
  - un angio-scanner.

La stratégie thérapeutique dépend du retentissement hémodynamique, des besoins transfusionnels (plus ou moins de 6 culots dans les 24 dernières heures) et de la disponibilité et des habitudes des équipes :

- geste d'hémostase par électro-coagulation, injection adrénalinée et/ou clip au cours de la coloscopie en cas de saignement actif;
- embolisation radiologique en cas d'état hémodynamique instable ou de dépendance transfusionnelle;
- en cas d'inefficacité ou d'impossibilité de ces traitements et de nécessité de transfusions massives ou répétées une intervention chirurgicale est indiquée :
  - si localisation préopératoire du site hémorragique, colectomie segmentaire,
  - si le siège de l'hémorragie n'est pas connu, et s'il existe des diverticules coliques diffus, une colectomie totale.

Points clés

- La diverticulose du côlon, très fréquente, est un état asymptomatique correspondant à la présence de diverticules acquis du côlon et ne nécessitant aucun traitement.
- La diverticulite est une inflammation/infection d'origine diverticulaire.
- Le diagnostic de diverticulite est en général suspecté devant des douleurs en fosse iliaque gauche accompagnées de troubles du transit, de fièvre, d'une élévation du taux sérique de la protéine C-réactive et d'une hyperleucocytose.
- La tomodensitométrie abdomino-pelvienne demandée en urgence affirme le diagnostic de diverticulite (infiltration péricolique, épaississement pariétale colique et présence locale de diverticules). Elle élimine les diagnostics différentiels, cherche une complication (notamment un abcès ou une fuite extradigestive de produit de contraste ou d'air).
- La diverticulite, dans sa forme habituelle, est traitée par antibiotiques pendant 7 à 10 jours.
- En cas de diverticulite compliquée d'abcès, péritonite, ou fistule, la prise en charge est conditionnée par l'état général du patient et par la gravité de l'infection péritonéale évaluée selon la classification de Hinchey.
- Un abcès accessible de plus de 5 cm doit être drainé par voie radiologique.
- L'indication d'un traitement chirurgical prophylactique n'est pas systématique et se discute en fonction du terrain et de la présentation anatomique de la poussée (forme compliquée ou non et nombre de poussées).
- Le traitement prophylactique chirurgical consiste en une résection sigmoïdienne emportant la charnière recto-sigmoïdienne, au mieux réalisée sous laparoscopie.

Complément en ligne

Un complément numérique est associé à ce chapitre. Il est indiqué dans la marge par un flashcode.

Pour accéder à ce complément, connectez-vous sur **www.em-consulte.com/e-complement/474227** et suivez les instructions pour activer votre accès.

Vidéo 23.1 Diverticules coliques vus au cours d'une coloscopie.

CHAPITRE

24

Item 285 – UE 8 – Pathologie hémorroïdaire

Objectifs pédagogiques

- Diagnostiquer une pathologie hémorroïdaire.
- Argumenter l'attitude thérapeutique et planifier le suivi du patient.

Les *hémorroïdes* sont des structures anatomiques normalement présentes chez l'individu sain. Elles sont composées de lacs veineux, de petites artérioles sous-muqueuses et d'un intense réseau anastomotique. Elles s'organisent en plexus hémorroïdaire interne (au-dessus de la ligne pectinée) et en plexus hémorroïdaire externe (immédiatement sous-cutané dans les plis radiés de l'anus). Les plexus participent pour partie à la continence anale. Le vieillissement s'accompagne parfois d'une plus grande laxité du matériel « d'ancrage » (fibres musculaires lisses et tissu de revêtement), induisant progressivement une saillie (procidence) des hémorroïdes.

La maladie hémorroïdaire est l'affection la plus fréquemment rencontrée en proctologie. Il n'existe aucun parallélisme entre l'importance de la maladie anatomique hémorroïdaire et les symptômes. En d'autres termes, certains patients souffrent de lésions anatomiques non procidentes et d'autres ont une procidence hémorroïdaire interne importante sans symptôme.

La pathogénie de la maladie hémorroïdaire repose sur des théories vasculaires et mécaniques qui constituent la base de l'approche thérapeutique actuelle (diminution de la composante vasculaire et inflammatoire quand elle existe [théorie vasculaire] et renforcement des moyens mécaniques nécessaires à maintenir ou repositionner le tissu hémorroïdaire en sa position anatomique [traitements instrumentaux et certains traitements chirurgicaux]).

I. Données épidémiologiques et facteurs de risque

A. Épidémiologie et filières de soins

- 1/3 des adultes déclarent avoir souffert au moins une fois d'un problème hémorroïdaire et plus d'un tiers d'entre eux au cours des douze derniers mois.
- 1/3 des personnes ayant décrit un problème hémorroïdaire ont consulté un praticien pour ce problème et la moitié ont pris des médicaments (1/3 d'entre elles sur prescription médicale).
- 3/4 des malades consultent un médecin généraliste et 1/4 un gastroentérologue.

B. Facteurs de risque

Les facteurs de risque de survenue de symptômes hémorroïdaires sont :
- le troisième trimestre de la grossesse;
- l'accouchement et le post-partum immédiat;
- les troubles du transit intestinal en particulier la dyschésie.

C. Implication symptomatique au plan du dépistage du cancer colo-rectal

La maladie hémorroïdaire est une maladie bénigne, qui ne menace pas par elle-même le pronostic vital et ne dégénère pas.

Quoique le saignement hémorroïdaire survienne classiquement à la fin de la selle et n'est pas mélangé aux matières, il est difficile de faire la part des choses avec un cancer du côlon ou du rectum. Ainsi, la présence d'un saignement à l'occasion d'une défécation constitue un signe d'alarme nécessitant une exploration colo-rectale de dépistage. Cette attitude pragmatique doit être nuancée notamment par l'âge du malade, l'ancienneté de la plainte et de la dernière exploration colique.

II. Expression symptomatique

A. À un stade précoce

Les hémorroïdes peuvent être un motif de consultation parce qu'elles sont douloureuses, parce qu'elles saignent ou parce qu'elles réalisent une procidence ou un prolapsus hémorroïdaire lors de la défécation.

1. Douleurs

Elles peuvent être de plusieurs types. Elles devraient rendre l'examen proctologique nécessaire.

a. Gêne

Gêne, plus que des douleurs, à type de prurit, tiraillement et ou brûlure anale doivent évoquer un remaniement inflammatoire anal et/ou une stase vasculaire et indiquer l'anuscopie. L'imputabilité de ces symptômes mineurs à la maladie hémorroïdaire est difficile à établir.

b. Crise hémorroïdaire

Les crises hémorroïdaires sont parfois consécutives à un épisode diarrhéique ou de constipation, le plus souvent à des efforts de type dyschésie, à un excès de table (alcool, plats épicés). Elles se traduisent par :
- une sensation de chaleur ou de pesanteur périnéale accentuée lors du passage de la selle ou de l'exercice physique;
- des crises qui durent habituellement deux à quatre jours;
- lors de l'examen endoscopique par un aspect congestif, œdémateux et parfois un semis de microthromboses.

c. Thrombose

Elles se traduisent par :
- des douleurs beaucoup plus intenses, de survenue brutale, parfois déclenchées par un exercice physique (cyclisme), une contrainte mécanique ou un traumatisme (accouchement);

- une tuméfaction bleutée, douloureuse, siégeant dans les plis radiés de l'anus, s'accompagnant rapidement d'une réaction œdémateuse et inflammatoire.

On distingue habituellement les thromboses hémorroïdaires externes, les plus fréquentes (plis radiés), des thromboses hémorroïdaires internes qui sont des tuméfactions plus importantes irréductibles véritablement, « accouchées » par l'anus.

La crise est lentement régressive (5 à 15 jours), parfois au prix d'une petite cicatrice représentée par un repli muco-cutané résiduel appelé marisque.

Le traitement repose sur la simple incision ou excision de la zone thrombosée qui soulage immédiatement le malade lorsque le patient est vu dans les suites rapides de la constitution de la thrombose (fig. 24.1 cahier quadri, planche 7).

2. Hémorragies hémorroïdaires

Elles se traduisent par l'émission de sang rouge rutilant au décours immédiat d'un épisode défécatoire habituellement non mélangé aux matières.

Ce symptôme n'est pas spécifique et aucun élément symptomatique ne permet d'attribuer avec certitude le saignement à une origine hémorroïdaire.

3. Prolapsus ou procidences hémorroïdaires

Ils sont dus à la laxité du tissu conjonctif sous-muqueux des hémorroïdes internes. Cette laxité excessive se traduit par la procidence des hémorroïdes internes lors de la défécation ou parfois en permanence, responsable d'une gêne mécanique, de suintements et de brûlures anales.

B. À un stade tardif

Lorsque la maladie hémorroïdaire évolue depuis plusieurs années, les plaintes proctologiques peuvent être plus prononcées. Les douleurs peuvent être quotidiennes, les saignements sont parfois abondants et responsables d'une anémie, la procidence peut également être permanente. Dans cette situation, d'autres symptômes peuvent se surajouter comme les suintements muco-glaireux tachant les sous-vêtements et les démangeaisons (prurit).

C. Maladies associées

1. Locales

La maladie hémorroïdaire s'accompagne parfois de symptômes qui doivent faire évoquer une affection associée comme par exemple le caractère durable post-défécatoire de la douleur (fissure anale) (fig. 24.2 cahier quadri, planche 7) et la présence de pus dans les sous-vêtements (fistule anale). La présence d'une tuméfaction permanente péri-anale peut être séquellaire (marisque) mais doit faire évoquer une affection associée bénigne (fistule, abcès) ou non (cancer).

2. Générales

Il est de règle d'éliminer une anomalie de la coagulation constitutionnelle (Willebrand, hémophilie) ou acquise (cirrhose, néoplasie, chimiothérapie, etc.) dont l'identification est indispensable à la stratégie thérapeutique.

III. Examen clinique

L'exploration clinique de la maladie hémorroïdaire repose sur l'inspection et l'exploration visuelle endocanalaire. Cette affection n'est pas accessible à la seule palpation. Le praticien doit avoir recours à des éléments simples et mener son examen dans de bonnes conditions (fig. 24.3 à 24.5 cahier quadri, planche 7). Ces éléments et les étapes du diagnostic sont rapportés dans le tableau (tableau 24.1).

L'examen péri-anal peut montrer :

- une ou plusieurs tuméfactions douloureuses et bleutées qui caractérisent les thromboses hémorroïdaires externes (fig. 24.1 cahier quadri, planche 7);
- une procidence spontanée ou intermittente des plexus hémorroïdaires internes, lors de la poussée;
- éventuellement des affections associées à la maladie hémorroïdaire comme la présence de marisques ou d'une fissure anale.

L'examen endocanalaire s'effectue par :

- un toucher doux (lubrification préalable et effort de poussée limitée);
- puis par une exploration anuscopique dont l'analyse se fait au retrait de l'appareil (fig. 24.4 à 24.5, planche 7).

Les plexus hémorroïdaires internes sont au mieux examinés dans la partie haute du canal anal sous forme de coussinets vasculaires dont on précisera le nombre, le caractère œdémateux et inflammatoire et le degré de procidence. Le degré de procidence guide le choix des traitements notamment instrumentaux (fig. 24.6 cahier quadri, planche 7). La classification de la procidence est illustrée dans le tableau 24.2.

Pour le praticien, le diagnostic d'hémorroïdes est facile lors de l'inspection de la région péri-anale (procidence hémorroïdaire interne spontanée, thrombose hémorroïdaire externe) et par l'examen anuscopique (hémorroïdes internes).

L'examen clinique doit systématiquement inclure une palpation de l'abdomen et des aires inguinales à la recherche d'adénopathies.

Tableau 24.1. Conditions et attentes de l'examen clinique dans le diagnostic de la maladie hémorroïdaire*.

Conditions	Pourquoi ?	Que faire ?	Que voir ?
Atmosphère intime et calme	Vécu pénible d'un examen « intrusif »	Respecter l'intimité de la personne examinée	L'exploration de l'anus et de la région péri-anale
Bon éclairage	Aspect anatomique péri- et endocanalaire	Sur une table ou un lit dur, sous bon éclairage (lumière frontale, source de lumière froide)	Érosions péri-anales Œdème Tuméfaction anale Couleur tégumentaire et canalaire
Une paire de gants à usage unique	Déplisser Palper	Déplisser les plis radiés Palper une tuméfaction sensible Réaliser un toucher pelvien	
Un anuscope à usage unique	Le plexus hémorroïdaire interne n'est le plus souvent pas accessible à un examen externe	Introduction « aveugle » et non traumatique de l'anuscope Exploration au retrait	Aspect des hémorroïdes internes Taille des hémorroïdes Degré de procidence anale

* Cet examen doit s'effectuer au mieux en position genu pectorale, coudes, épaules, pieds en surface au même niveau et cuisses perpendiculaires et le dos rectiligne à 45° d'angulation avec la surface; les positions de décubitus latéral ou gynécologique peuvent être acceptées.

Tableau 24.2. Classification de la maladie hémorroïdaire anatomique en fonction du degré de procidence des hémorroïdes internes.

Grade anatomique	Degré de procidence du tissu hémorroïdaire interne
Grade 1	Pas de procidence dans la lumière de l'anuscope
Grade 2	Procidence dans la lumière de l'anuscope
Grade 3	Procidence anale extériorisée en poussée mais réductible
Grade 4	Procidence anale extériorisée non réductible

IV. Explorations complémentaires

Le diagnostic de la maladie hémorroïdaire repose sur les seules données de l'interrogatoire et de l'examen clinique.

Il n'existe pas d'exploration supplémentaire utile au diagnostic positif de maladie hémorroïdaire. Il peut être utile d'envisager des explorations pour éliminer un diagnostic général associé ou un diagnostic différentiel.

V. Critères du diagnostic et principaux cadres étiologiques différentiels des douleurs anales aiguës

Les critères du diagnostic d'affection hémorroïdaire reposent principalement sur une présentation clinique polymorphe, non spécifique mais évocatrice (douleurs, saignement, procidence) et les données de l'examen clinique.

Lorsque les symptômes sont isolés, les critères du diagnostic peuvent être plus délicats et imposer la recherche d'autres causes avant de conclure à une origine hémorroïdaire du symptôme.

Ainsi, en cas de saignement isolé, l'origine hémorroïdaire peut être affirmée après s'être assuré qu'il n'existe pas d'autre cause colo-rectale au saignement décrit (endoscopie colique).

Lorsque la douleur est la principale expression symptomatique, il convient de chercher d'autres causes classiques de douleurs aiguës dont les principales caractéristiques sont rapportées dans le tableau 24.3. Cette démarche du diagnostic différentiel des douleurs anales aiguës repose principalement sur les données de l'anamnèse et de l'examen clinique (tableau 24.3). Le recours à des explorations complémentaires est rare.

VI. Principes thérapeutiques

A. Traitement médical[2]

Le traitement médicamenteux repose sur les règles hygiéno-diététiques, le contrôle des troubles du transit et les topiques locaux. Ils sont principalement recommandés dans le contrôle des crises hémorroïdaires plus ou moins inflammatoires.

2 Selon la SNFCP (Société nationale française de coloproctologie). Recommandations pour la pratique clinique du traitement de la maladie hémorroïdaire.

Tableau 24.3. Principaux signes d'orientation qui facilitent la démarche du diagnostic étiologique d'une douleur anale aiguë.

Nature de la douleur	Rythme	Durée	Signes associés	Étiologie la plus probable
Cuisson	Per- et post-défécatoire	24 à 72 heures	Œdème procidence et saignement	Crise hémorroïdaire
Brûlure	Per- et post-défécatoire durable	Périodes de plusieurs semaines	Saignement	Fissure anale
Douleur intense (« exquise »)	Non rythmée par la selle	Quelques heures à quelques jours	Tuméfaction anale douloureuse bien limitée	Thrombose hémorroïdaire
Tension et douleur pongitive	Positionnelle de contact	Récente et continue	Tuméfaction péri-anale mal limitée et douloureuse Dysurie	Abcès
Épreintes et douleurs expulsives	Pré- et per-défécatoires ou permanentes	Plusieurs jours	Suintements et incontinence	Fécalome
Brûlures intenses	Péri-anale en quadrant	Quelques jours	Dysurie hyperesthésie régionale Lésions ulcérées et érosives péri-anales	Herpès
Crampe intense	À début brutal sans facteur déclenchant franc	Peu durable (quelques minutes), parfois nocturne	Aucun	Proctalgie fugace

1. Règles hygiéno-diététiques

« La prescription d'un mucilage et/ou l'augmentation de la ration quotidienne en fibres alimentaires est conseillée pour le traitement à moyen terme des symptômes de la maladie hémorroïdaire interne (essentiellement la douleur et les saignements) (grade A) et pour leur prévention (grade C) » (Recommandations pour la pratique clinique du traitement de la maladie hémorroïdaire).

Le traitement des troubles du transit par la prise régulière de fibres alimentaires (naturelles ou de synthèse) et de laxatifs doux permet de diminuer les saignements et la fréquence des crises hémorroïdaires chez 4 patients sur 10.

2. Médicaments antihémorroïdaires

Ils ont pour but de diminuer la composante inflammatoire de la crise hémorroïdaire (topiques locaux à base d'héparine et/ou d'hydrocortisone), de jouer sur la composante œdémateuse de la crise et de favoriser la cicatrisation (oxyde de zinc, oxyde de titane). Certains topiques ont également des propriétés antalgiques par le biais d'anesthésiques locaux.

a. Médicaments dits veino-toniques

Ces médicaments sont largement commercialisés dans plus de 50 pays. Le niveau de preuve de leur efficacité est bas et leur usage peut se compliquer de colites microscopiques. Certains arguments plaident en faveur d'un mécanisme d'action complexe qui associerait une augmentation du tonus pariétal veineux, une diminution de la perméabilité capillaire et un effet anti-inflammatoire.

La diosmine micronisée à forte dose (2 à 3 g) peut être utilisée en cure courte dans le traitement des manifestations de la maladie hémorroïdaire interne (douleurs, prolapsus, saignement). Son utilisation n'est pas justifiée au long cours (grade B).

b. Topiques locaux

Il n'existe pas de donnée dans la littérature validant l'utilisation des topiques locaux au cours de la maladie hémorroïdaire externe ou interne. Compte tenu de leur mode d'action supposé, les traitements locaux contenant un dérivé corticoïde ou incluant un excipient lubrifiant ou un protecteur mécanique peuvent être proposés en cure courte dans le traitement des manifestations fonctionnelles (douleurs, saignements) des hémorroïdes internes et/ou externes (grade C). Ils ne doivent pas être utilisés à long terme, ni à titre préventif (accord professionnel).

B. Traitement endoscopique

Il fait appel à des méthodes très diverses :

- injections sclérosantes ;
- ligature élastique ;
- photo-coagulation infrarouge ;
- cryothérapie ;
- électro-coagulation bipolaire (fig. 24.7 cahier quadri, planche 7).

Ces méthodes ont toutes pour but de retendre le tissu de soutien de la muqueuse hémorroïdaire interne en réalisant une fibrose rétractile de la muqueuse au sommet des paquets hémorroïdaires internes (*cf. infra*). Elles se pratiquent en ambulatoire, sans anesthésie (la muqueuse du bas rectum n'est pas sensible à la douleur) et sont bien tolérées (10 à 15 % d'effets secondaires indésirables habituellement minimes). Elles sont réservées aux malades souffrant de façon régulière d'une procidence ou de saignement en rapport avec des hémorroïdes de taille moyenne. Les résultats sont bons à court terme dans 75 % des cas mais se dégradent avec le temps.

La méthode instrumentale qui semble offrir aujourd'hui le meilleur rapport bénéfice/risque est la ligature élastique (fig. 24.8 cahier quadri, planche 7). C'est aussi celle qui expose aux complications les plus graves (infection, hémorragie sur chute d'escarres, douleurs post-thérapeutiques intenses). L'ensemble de ces données doit être apporté et expliqué à la personne traitée (*cf. infra*).

Les techniques sont habituellement bien tolérées mais elles imposent plusieurs précautions : une antibioprophylaxie peut être recommandée pour certains gestes et elle est indispensable chez les malades à risque d'accidents infectieux (affections valvulaires, prothèses vasculaires). Les malades traités doivent être informés des phénomènes douloureux qui suivent le geste (perception d'une envie défécatoire douloureuse), parfois intenses, du risque de saignement (chute d'escarres) ou de complication suppurative. Les gestes peuvent être répétés sur différents secteurs anatomiques lors de la même séance ou à l'occasion de plusieurs séances. La multiplication des gestes à l'occasion de la même séance augmente l'efficacité thérapeutique de la méthode mais expose à une prévalence accrue de complications. Le traitement endoscopique doit être réservé aux manifestations hémorragiques de grande abondance ou avec retentissement général ou à la procidence de la maladie hémorroïdaire. Leur meilleure efficacité est obtenue dans les hémorroïdes peu procidentes et responsables de saignements répétés lors de la selle.

Ce qu'il faut dire au malade sur les traitements instrumentaux

- Les traitements instrumentaux n'enlèvent pas les hémorroïdes.
- Ils occasionnent parfois des effets secondaires préoccupants qui doivent faire consulter dans l'urgence (douleurs importantes, fièvre, rétention urinaire, saignements).
- Ils occasionnent souvent des signes modérés pendant 24 à 72 heures à type de pesanteur, brûlure, tiraillement.
- Leur efficacité diminue au cours du temps.

C. Le traitement chirurgical

Le traitement chirurgical traditionnel de la maladie hémorroïdaire repose sur une excision et/ou une résection pédiculaire du tissu vasculaire et de soutien des plexus hémorroïdaires. Cette méthode constitue le traitement de référence de la maladie hémorroïdaire parce que c'est celui pour lequel on dispose du recul le plus long, celui qui est le plus universellement enseigné et pratiqué.

On propose habituellement le traitement chirurgical après échec des traitements instrumental ou parce que la maladie anatomique est trop importante (hémorroïdes en permanence extériorisées), ou encore devant des maladies générales (troubles de la coagulation, prise à vie d'anticoagulant, etc.) rendant à très grand risque les hémorragies imprévisibles, répétées et de grande abondance. Dans ces derniers cas, on préfère une cure radicale sous surveillance médicale et contrôle hémostatique pour minimiser les risques hémorragiques au long cours. La technique de référence reste l'hémorroïdectomie pédiculaire même si de nouvelles alternatives sont mises au point.

1. Hémorroïdectomie pédiculaire

Le type d'intervention réalisé, en France, est celui d'une hémorroïdectomie pédiculaire visant à enlever les plexus hémorroïdaires externes et internes en trois paquets séparés sous anesthésie générale (hémorroïdectomie de type Milligan-Morgan) (fig. 24.9 cahier quadri, planche 7) :

- le délai moyen de cicatrisation est long : il varie selon les séries de 42 à 70 jours;
- les suites post-opératoires sont douloureuses : l'intensité de la douleur est supérieure à 5 cm (sur une échelle visuelle analogique de 10 cm) dans deux tiers des cas. Elle impose le recours aux dérivés morphiniques et aux anti-inflammatoires non stéroïdiens dans la plupart des cas.

2. Autres techniques

Le développement d'alternatives chirurgicales moins invasives et mieux tolérées que l'hémorroïdectomie classique est souhaitable.

a. Anopexie

L'amélioration technique apportée par les agrafeuses mécaniques circulaires pour anastomose digestive offre la possibilité de réaliser une résection de la muqueuse rectale à la partie haute des hémorroïdes internes, de leur tissu de soutien et une suture muco-muqueuse circulaire en un temps (anopexie) (fig. 24.10 cahier quadri, planche 7). L'avantage théorique de cette méthode est qu'elle ne réalise pas de plaie endocanalaire basse en zone cutanée sensible et qu'elle respecte habituellement l'appareil sphinctérien. Cette méthode est mieux tolérée que la chirurgie classique et ses suites opératoires sont plus courtes.

b. Ligatures sous contrôle Doppler

L'approche vasculaire du traitement chirurgical vise à effectuer plusieurs ligatures artérielles des pédicules hémorroïdaires. Le contrôle est obtenu par un guidage Doppler et le recours à des points de suture en «X» sur les zones où le signal est le mieux visible : 5 à 8 ligatures peuvent être positionnées à l'occasion d'une courte sédation. Cette méthode peut être associée à un surfilage de la muqueuse en dessous de la ligature artérielle afin de fixer la muqueuse sus-anale et anale haute : on parle alors de mucopexie.

VII. Critères utiles à la prise en charge thérapeutique

Les hémorroïdes ne représentent en elles-mêmes aucun risque de dégénérescence ou de complications engageant le pronostic vital.

Seules les hémorroïdes symptomatiques sont à traiter et ce n'est pas devant la constatation d'une maladie anatomique qu'on décidera d'un traitement. Ce sont donc les symptômes et la demande de prise en charge thérapeutique émanant du patient qui doivent dicter l'attitude du thérapeute.

Préambule thérapeutique : 4 règles simples

- Le traitement des hémorroïdes doit être réservé aux formes symptomatiques.
- Le traitement des hémorroïdes est, dans la majorité des cas, un traitement de confort.
- Les traitements médicamenteux sont habituellement réservés aux symptômes aigus et proposés en cure courte.
- Les procédés instrumentaux et chirurgicaux constituent, à l'inverse, le traitement de fond de la maladie hémorroïdaire interne et sont réservés au spécialiste.

Les modalités thérapeutiques peuvent faire appel à un traitement médical simple, à un traitement endoscopique ou à un traitement chirurgical dont le choix dépend de l'aspect anatomique de la maladie hémorroïdaire, du type de symptômes et des habitudes du thérapeute.

Une procidence hémorroïdaire localisée et des symptômes peu fréquents sont de bonnes indications du traitement instrumental de première intention.

Les saignements issus d'hémorroïdes de petite taille relèvent d'injections sclérosantes et de la photo-coagulation infrarouge.

Devant des hémorroïdes de plus grande taille et une procidence marquée, il faut recourir à une ou plusieurs ligatures élastiques.

Lorsque les hémorroïdes sont de grande taille, multiples et la procidence habituelle, lorsque les plaintes sont plurihebdomadaires et *a fortiori* si un traitement instrumental a échoué, un traitement chirurgical doit être proposé. L'aspect des hémorroïdes et la préférence du malade guident le choix de la méthode chirurgicale à privilégier.

Le bénéfice des méthodes chirurgicales alternatives à la résection hémorroïdaire pédiculaire classique est indiscutable en termes de tolérance post-thérapeutique immédiate. En dépit d'un niveau de satisfaction des malades assez élevé, les résultats à moyen terme sont en revanche moins bons parce que la prévalence des symptômes résiduels reste élevée.

Ces données doivent pouvoir être apportées et expliquées à la personne traitée avant le geste chirurgical (*cf. infra*).

Traitement chirurgical des hémorroïdes – Ce qu'il faut dire au malade

- La chirurgie des hémorroïdes est le traitement le plus efficace des hémorroïdes.
- Quelle que soit la méthode adoptée, elle ne permet cependant pas un traitement radical des hémorroïdes.
- Elle peut être responsable de complications qui doivent faire consulter en urgence (saignement abondant, douleur intense, fièvre, rétention urinaire) ou rapidement (constipation d'évacuation).
- Elle peut être responsable de séquelles fonctionnelles (troubles de la discrimination des gaz, impériosité, prurit).

VIII. Suivi et surveillance

Le contrôle symptomatique efficace de la maladie hémorroïdaire n'impose pas de suivi particulier parce que l'évolution de la maladie hémorroïdaire ne représente pas un facteur de risque mettant en jeu le pronostic vital de la personne.

Points clés

- Les symptômes de la maladie hémorroïdaire ne sont pas spécifiques.
- Il n'existe aucun parallélisme entre l'importance de la maladie anatomique hémorroïdaire et les symptômes.
- Certains symptômes isolés comme les saignements ne peuvent être attribués à une maladie hémorroïdaire sans avoir éliminé d'autres hypothèses diagnostiques.
- Une anuscopie doit être faite chez tout malade ayant une symptomatologie hémorroïdaire.
- La thrombose hémorroïdaire se traduit par des douleurs intenses, brutales, une tuméfaction bleutée, douloureuse, siégeant dans les plis radiés de l'anus, s'accompagnant rapidement d'une réaction œdémateuse et inflammatoire. Le traitement repose sur la simple incision ou excision de la zone thrombosée qui soulage immédiatement le malade.
- Le traitement des hémorroïdes doit être réservé aux formes symptomatiques. Il consiste dans la majorité des cas en un traitement médical de confort.
- Les procédés instrumentaux et chirurgicaux constituent le traitement de fond le plus efficace de la maladie hémorroïdaire interne. Ils n'enlèvent pas les hémorroïdes et occasionnent parfois des effets secondaires gênants (douleurs importantes, fièvre, rétention urinaire, saignements).
- Le traitement chirurgical est habituellement proposé en cas d'efficacité insuffisante des traitements instrumentaux ou lorsque les hémorroïdes sont très volumineuses.
- Le malade doit être informé des risques de récidive de la maladie hémorroïdaire après traitement instrumental ou chirurgical y compris après réalisation d'une hémorroïdectomie pédiculaire.
- Il doit également être informé que les effets délétères de la chirurgie peuvent laisser à long terme des séquelles (troubles de la continence) et induire une altération de la qualité de vie.

Pour en savoir plus

	Recommandations pour la pratique clinique du traitement de la maladie hémorroïdaire (SNFCP) http://www.snfcp.org/rc/org/snfcp/htm/Article/2011/20111201-144358-073/src/htm_fullText/fr/RPC-MALADIE-HEMORROIDAIRE.pdf

CHAPITRE

25

Item 286 – UE 8 – Hernie pariétale chez l'enfant et l'adulte

Objectifs pédagogiques

- Diagnostiquer une hernie inguinale de l'enfant et de l'adulte.
- Argumenter l'attitude thérapeutique et planifier le suivi du patient.

I. Anatomie – Définitions

Une hernie est le passage d'une partie du contenu abdominal au travers d'un orifice musculo-aponévrotique naturel.

On parle de hernie pariétale lorsqu'un sac péritonéal franchit le *fascia transversalis*. C'est le cas des hernies ombilicales ou des hernies de l'aine (inguinales et crurales).

La région inguinale est située à la jonction entre l'abdomen et la cuisse et est séparée en deux par l'arcade crurale (fig. 25.1 cahier quadri, planche 8). La ligne de Malgaigne allant de l'épine iliaque antéro-supérieure au pubis correspond à la projection cutanée de l'arcade crurale. Les hernies dont le collet est situé au-dessus de l'arcade crurale sont des hernies inguinales ; celles dont le collet est situé au-dessous sont dites crurales.

Les hernies inguinales peuvent être acquises ou congénitales.

Les hernies congénitales représentent plus de 95 % des hernies de l'enfant. Elles sont obliques externes et secondaires à une absence d'oblitération du canal péritonéo-vaginal chez le garçon (90 % des cas) ou du canal de Nück chez la fille.

Les hernies inguinales acquises peuvent être directes (la hernie passe par le *fascia transversalis*) ou indirectes – obliques externes (le sac herniaire passe par l'orifice inguinal profond et longe le cordon spermatique ou le ligament rond) (fig. 25.2 cahier quadri, planche 8).

II. Diagnostic d'une hernie de l'aine

A. Diagnostic positif

La hernie est souvent responsable d'une gêne de la région inguinale qui apparaît ou augmente lors des efforts ou de la toux ou en fin de journée. Elle peut être asymptomatique.

Il existe une tuméfaction de la région inguinale apparaissant à la station debout prolongée. Cette tuméfaction peut descendre dans la bourse homolatérale en cas de hernie oblique externe.

L'examen doit être réalisé couché, sans puis avec efforts de poussée, puis +++ debout. Il doit être bilatéral. Le diagnostic de hernie de l'aine non compliquée est clinique par la palpation d'une tuméfaction indolore, impulsive et expansive à la toux et surtout réductible. Tous les orifices herniaires doivent être palpés : controlatéral et ombilical.

Il faut chercher des facteurs de risque de hernie : broncho-pneumopathie chronique obstructive, toux chronique, constipation, dysurie.

Aucun examen complémentaire n'est nécessaire.

1. Hernie inguinale

La tuméfaction est située au-dessus de la ligne de Malgaigne joignant l'épine du pubis à l'épine iliaque antéro-supérieure. En cas de hernie oblique externe, le doigt recouvert du scrotum réduit la hernie en décrivant un trajet oblique en haut et en dehors. Les battements des vaisseaux épigastriques sont perçus en dedans. En cas de hernie directe, la hernie se réduit par un trajet direct antéro-postérieur et les battements des vaisseaux épigastriques sont perçus en dehors.

2. Hernie crurale

- 10 % des hernies de l'aine.
- Survient presque toujours chez la femme.
- Diagnostic difficile en cas de surcharge pondérale.

La tuméfaction est située dans la région inguinale mais en dessous de la ligne de Malgaigne et en dedans des vaisseaux iliaques externes, à la racine de la cuisse.

B. Diagnostic différentiel

Lipome et adénopathies inguinales sont d'autres causes de tuméfaction inguinale mais qui à la différence des hernies non étranglées sont irréductibles.

L'éventration est une complication pariétale consécutive à une plaie, le plus souvent d'origine chirurgicale. On note une cicatrice en regard.

Une hydrocèle ou un kyste volumineux du cordon peuvent parfois être confondus avec une hernie oblique externe. La transillumination et le caractère non réductible permettent le diagnostic différentiel. Le recours à l'échographie doit être exceptionnel.

C. Hernie étranglée

Toutes les hernies peuvent se compliquer d'étranglement. Cette complication est plus fréquente en cas de hernie crurale qu'en cas de hernie inguinale (fig. 25.3).

Le tableau clinique est dominé par une douleur de survenue brutale de l'aine permanente et parfois associée à des signes occlusifs : nausées, vomissements, arrêt des gaz et des matières, ballonnement abdominal. Ces signes digestifs peuvent manquer en cas d'incarcération isolée d'une frange épiploïque.

Le diagnostic clinique est évident devant la présence d'une tuméfaction inguinale douloureuse, non expansive et non impulsive à la toux et surtout irréductible, les tentatives de réduction augmentant la douleur spontanée.

En raison du risque de nécrose digestive, il s'agit d'une urgence chirurgicale.

Aucun examen complémentaire n'est nécessaire en dehors de ceux demandés par l'anesthésiste pour l'intervention.

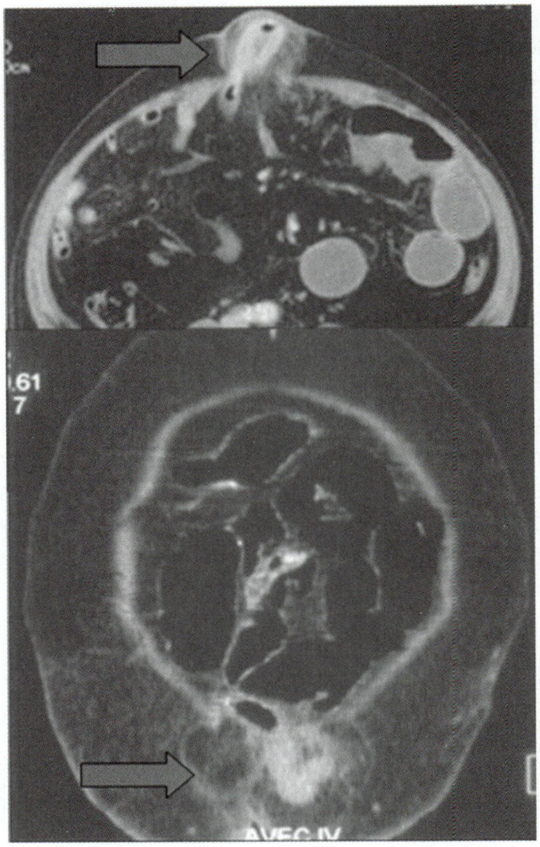

Fig. 25.3. Hernie ombilicale étranglée. En haut : vue axiale. En bas : vue coronale antérieure.

III. Argumenter l'attitude thérapeutique

A. Moyens

Le traitement des hernies inguinales est chirurgical. Chez l'adulte, l'intervention consiste à réduire la hernie et à réparer la paroi abdominale alors que chez l'enfant seule la réduction de la hernie avec résection du sac est nécessaire.

De nombreux procédés de réparation ont été décrits. La voie d'abord peut être inguinale ou cœlioscopique. En cas d'abord inguinal, l'intervention peut être réalisée sous anesthésie locale, loco-régionale (rachianesthésie ou péridurale) ou générale. La réparation peut être directe par suture musculo-aponévrotique par exemple en plicaturant le *fascia transversalis* puis abaissant le tendon conjoint à l'arcade crurale par plusieurs surjets aller-retour comme dans l'intervention de Shouldice. Elle peut également se faire par interposition d'une prothèse en tissu synthétique non résorbable comme dans l'intervention de Lichtenstein. Les interventions par voie cœlioscopique se font sous anesthésie générale et la réparation se fait toujours avec une prothèse.

B. Indications

En raison d'un risque d'étranglement élevé, les hernies crurales doivent être opérées.

L'indication opératoire est également formelle en cas de hernie inguinale chez un enfant de plus de 6 mois

Ou, chez l'adulte, en cas de hernie inguinale douloureuse et/ou difficile à réduire si le risque anesthésique est acceptable.

En cas de hernie inguinale totalement asymptomatique, le risque d'étranglement est extrêmement faible (0,002 événement par année-patient). En cas d'étranglement, le risque opératoire chez des patients de plus de 70 ans est majoré avec une mortalité variant de 3 à 13 % contre moins de 0,3 % en cas de cure de hernie en dehors de l'urgence.

En dehors des patients ayant des comorbidités importantes ou ayant une espérance de vie courte, la cure chirurgicale d'une hernie inguinale doit être réalisée chez les patients qui le souhaitent.

C. Résultats

L'intervention est le plus souvent réalisée en hôpital de jour (chirurgie ambulatoire). Elle dure environ une heure. La douleur post-opératoire est modérée et n'excède en général pas quelques jours. Les efforts abdominaux doivent être évités pendant près d'un mois.

Les complications peropératoires sont rares :

- hémorragie par plaie d'un vaisseau épigastrique ou fémoral ;
- section du canal déférent ;
- lésion d'un nerf inguinal ou crural ;
- plaie du contenu de la hernie (grêle, vessie, côlon).

Les complications post-opératoires les plus fréquentes sont :

- l'hématome qui doit être immédiatement évacué s'il est important ;
- l'infection qui peut être grave après pose d'une prothèse et nécessiter l'ablation du matériel.

Les complications tardives sont rares hormis les douleurs résiduelles dont se plaignent près de 5 % des patients. Ces douleurs sont souvent minimes, dues à une lésion nerveuse ou à une tension excessive sur les muscles.

Le risque de récidive est inférieur à 5 %. Les taux de récidive sont plus bas et la douleur post-opératoire moins importante en cas d'intervention avec prothèse.

Points clés

- Pathologie fréquente : 150 000 cures de hernies chaque année en France.
- Diagnostic clinique : tuméfaction réductible par un orifice naturel.
- L'examen doit être réalisé couché, sans puis avec efforts de poussée, puis ++ debout. Il doit être bilatéral.
- Risque = étranglement : tuméfaction douloureuse, irréductible, parfois associée à une occlusion. Urgence chirurgicale.
- Le traitement des hernies est chirurgical et réalisé en général en ambulatoire. L'intervention consiste à réduire la hernie et à réparer la paroi abdominale.
- Les complications post-opératoires les plus fréquentes sont : l'hématome qui doit être immédiatement évacué s'il est important ; l'infection qui peut être grave après pose d'une prothèse et nécessiter l'ablation du matériel.
- En raison du risque d'étranglement élevé, les hernies crurales doivent toutes être opérées.
- L'indication opératoire est également formelle en cas de hernie inguinale chez un enfant de plus de 6 mois.
- Ou, chez l'adulte, en cas de hernie inguinale douloureuse si le risque anesthésique est acceptable.
- En cas de hernie inguinale totalement asymptomatique, le risque d'étranglement est extrêmement faible.

CHAPITRE

26

Item 298 – UE 9 – Tumeurs du côlon et du rectum

Objectifs pédagogiques

- Diagnostiquer une tumeur du côlon et une tumeur du rectum.
- Planifier le suivi du patient.

Ce chapitre est conforme à la conférence de consensus de 1998 (prévention, dépistage), au Thésaurus de cancérologie digestive (traitement, actualisation de juillet 2011) et aux recommandations de la SFED (Société française d'endoscopie digestive).

- En France, avec plus de 40 000 nouveaux cas par an, le cancer colo-rectal (adéno-carcinome) est le troisième cancer le plus fréquent après le cancer du sein et de la prostate.
- Son incidence a augmenté ces vingt dernières années.
- Il représente la deuxième cause de mortalité par cancer après le cancer du poumon.
- La réduction de la mortalité par cancer colo-rectal grâce au dépistage et au traitement des lésions précancéreuses et des lésions cancéreuses à un stade curable représente actuellement un objectif majeur de santé publique.

Le cas des tumeurs endocrines et des lymphomes coliques n'est pas développé ici car ils sont exceptionnels.

I. Tumeurs bénignes du côlon et du rectum

Les tumeurs bénignes faisant saillie dans la lumière intestinale, que l'on regroupe sous le terme de polypes, sont très fréquentes et représentent pour certaines d'entre elles, le stade précoce habituel de développement des cancers colo-rectaux. La transformation de l'épithélium colique suit dans la majorité des cas la filiation cryptes aberrantes-adénome-dysplasie-cancer.

A. Définition des polypes et polyposes

Le terme de polype colo-rectal désigne une tumeur de petite dimension faisant saillie dans la lumière du côlon ou du rectum sans préjuger de sa nature histologique. Le polype peut être sessile (comme un verre de montre ou le sommet d'une colline posé sur la paroi, dans sa continuité) (fig. 26.1 et 26.2, cahier couleur, planche 6), pédiculé (comme un champignon ou un battant de cloche, avec une tige et une tête) (fig. 26.3 cahier quadri, planche 6), ou plan (relief peu ou pas perceptible en endoscopie standard), de nature bénigne ou maligne. Lorsqu'il existe de nombreux polypes (> 10), on parle de polypose.

Hépato-gastro-entérologie

B. Histologie des polypes

Il existe 4 variétés histologiques de polypes colo-rectaux bénins, dont seuls les polypes adénomateux peuvent se transformer en cancers :

- les polypes adénomateux (ou polyadénome ou adénome) résultent de la prolifération des cellules des glandes de Lieberkühn. La classification OMS distingue 4 sous-types histologiques :
  - l'adénome tubuleux (75 %) (fig. e26.4A),
  - l'adénome tubulo-villeux (20 %),
  - l'adénome villeux (5 %),
  - l'adénome festonné.
  - La prévalence des adénomes est élevée, augmentant avec l'âge à partir de 30–40 ans pour atteindre 30 % des sujets de 65 ans. Le sex-ratio hommes/femmes des adénomes est de 2. Les adénomes peuvent se transformer en cancer et ce d'autant plus qu'ils ont un contingent villeux (*cf. infra*). Les adénomes festonnés sont essentiellement trouvés dans le côlon droit et présentent un haut risque de dégénérescence. Le cancer invasif est précédé par une dysplasie. On décrit 2 degrés de dysplasie : bas grade et haut grade. Tout adénome bénin est par définition en dysplasie de bas grade. La dysplasie de haut grade correspond au premier stade du cancer (cancer intra-épithélial) ;
- les polypes hyperplasiques se présentent comme un simple allongement des cryptes glandulaires. Ils prédominent dans le côlon distal et le rectum. La prévalence des polypes hyperplasiques sporadiques augmente avec l'âge ; elle est de l'ordre de 20–30 % à 50 ans. Ils ne dégénèrent pas en cancer mais pourraient être associés à un risque plus important d'adénome ;
- les polypes juvéniles sont formés de tubes kystiques développés dans un chorion souvent inflammatoire. Ils s'observent dans les polyposes juvéniles ;
- les pseudo-polypes inflammatoires sont formés de muqueuse et de tissu de granulation. Ils représentent un îlot résiduel isolé après cicatrisation d'ulcérations de recto-colite hémorragique ou de maladie de Crohn.

C. Filiation adénome-cancer

Le type histologique largement majoritaire des cancers colo-rectaux, l'adéno-carcinome, se développe le plus souvent à partir d'un adénome. Celui-ci peut être pédiculé, sessile ou même être à peine en relief dans le cas de l'adénome plan. Le risque de cancer croît avec le nombre, la taille de l'adénome (> 1 cm) et la proportion du contingent villeux. La présence de foyers cancéreux dans un adénome est de l'ordre de 1 % dans les adénomes tubuleux, de 12 % dans les adénomes tubulo-villeux et de 15 % dans les adénomes villeux. Dans un adénome de moins de 1 cm, cette éventualité est très peu probable (0,3 %). On estime que sur 1 000 adénomes, 100 atteindront la taille de 1 cm et 25 d'entre eux deviendront des cancers dans un délai de 10 à 20 ans (fig. 26.5).

La probabilité cumulative de transformation cancéreuse d'un adénome de diamètre supérieur ou égal à 1 cm est de 2,5 % à 5 ans, 8 % à 10 ans et 24 % à 20 ans. Certains cancers se développent à partir d'adénomes plans et de petite taille ou de polypes festonnés, principalement dans le côlon droit, en particulier au cours du syndrome de Lynch (également appelé syndrome HNPCC [*hereditary non-polyposis colorectal cancer*]).

D. Circonstances de découverte et moyens diagnostiques

En règle générale, les polypes sont asymptomatiques et diagnostiqués par coloscopie :

- réalisée individuellement pour des symptômes digestifs (troubles du transit, douleurs abdominales) qui ne peuvent pas être attribués aux polypes ; ils doivent être considérés de découverte fortuite ;
- réalisée dans le but de détecter des lésions néoplasiques :
  - en suivant les recommandations de détection individuelle spécifiques des personnes à risque élevé et très élevé (*cf. supra*.) de cancer colo-rectal,
  - devant la positivité d'un test de dépistage de sang occulte dans les selles, lui-même proposé dans le cadre du dépistage organisé du cancer colo-rectal dans la population générale à risque moyen ;
- certains polypes, surtout volumineux, peuvent saigner et motiver une coloscopie pour rectorragies (polypes du côlon distal) ou anémie par carence martiale suite à un saignement occulte.

Les examens endoscopiques du côlon et du rectum sont les suivants, par ordre de complexité :

- la rectoscopie au tube rigide qui n'exige aucune préparation ou seulement l'évacuation rectale par lavement ou microlavement ; elle explore le rectum et peut atteindre le bas sigmoïde ;
- la recto-sigmoïdoscopie avec un coloscope (appelée aussi coloscopie gauche, ou coloscopie courte) qui se fait après un ou deux lavements évacuateurs et explore le rectum et tout ou partie du sigmoïde. Elle est interrompue lorsqu'elle est gênée par des matières ou lorsqu'elle provoque des douleurs abdominales ;
- la coloscopie totale qui est réalisée habituellement sous anesthésie générale ou sédation simple. Elle doit être précédée par un lavage colique complet par 3 à 4 litres d'une solution hydro-électrolytique contenant du PEG-4000 ou du phosphate de sodium. Elle explore tout le côlon. Le patient doit être informé par le prescripteur des risques de la coloscopie et de l'anesthésie générale. Le risque de transmission d'agents infectieux bactériens et viraux lié à la réalisation des coloscopies est présumé nul grâce au respect d'une réglementation stricte de décontamination et de désinfection. Le risque de transmission d'agents transmissibles non conventionnels (dont les prions) est pris en compte réglementairement. Le risque de perforation colique est d'environ 1 sur 1 000 examens. La coloscopie virtuelle ou colo-scanner (technique spécifique de scanographie après préparation colique) est validé pour la détection des polypes et équivalent à la coloscopie pour la détection des polypes de plus de 6 mm. Le colo-scanner doit être réservé aux patients avec un risque anesthésique important mais qui pourrait bénéficier d'une coloscopie ou d'une chirurgie si une anomalie est découverte. La vidéocapsule colique est en phase d'évaluation pour la détection des polypes. Ces techniques, dont l'utilisation à large échelle ne peut pas être recommandée actuellement, ne dispenseront pas en cas de positivité d'une coloscopie ultérieure pour assurer le diagnostic histologique et l'ablation des polypes.

E. Conduite à tenir en cas de découverte de polypes

Tout polype découvert doit être traité au cours d'une coloscopie par ablation (fig. 26.6 cahier quadri, planche 6). Les polypes pédiculés peuvent presque tous être retirés par polypectomie endoscopique. La technique de la mucosectomie (injection de sérum salé entre la musculeuse et un polype sessile, permettant de décoller le polype et rendre son ablation plus facile et moins à risque de perforation) a permis d'accroître la proportion des polypes sessiles qui peuvent être retirés par voie endoscopique. Les risques essentiels de la polypectomie endoscopique sont l'hémorragie et la perforation. Quand l'exérèse d'un polype n'est pas possible par voie endoscopique, l'exérèse chirurgicale (colectomie segmentaire) est nécessaire (vidéos 26.1 et 26.2).

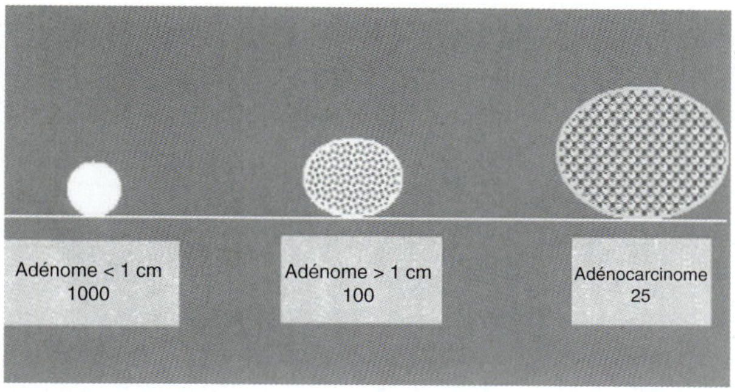

Fig. 26.5. Séquence adénome-cancer.

L'étude anatomo-pathologique systématique de la pièce de polypectomie, ou à défaut des biopsies, permet d'établir le type histologique du polype, le degré de dysplasie s'il s'agit d'un adénome et, en cas de transformation maligne, le degré d'envahissement de la sous-muqueuse, en particulier du pédicule. Une résection colique segmentaire complémentaire peut être indiquée en cas d'histologie défavorable ou d'envahissement des marges de section (fig. e26.4A, e26.4B et e26.7).

F. Surveillance après exérèse de polypes

Seuls les polypes adénomateux ou festonnés justifient une surveillance coloscopique. La coloscopie de contrôle doit être faite au bout de 3 ans s'il existait un adénome de taille supérieure à 1 cm ou s'il y avait plus de 2 adénomes ou une dysplasie de haut grade. Dans les autres cas, une coloscopie de contrôle doit être faite au bout de 5 ans.

En cas de transformation cancéreuse limitée, une exérèse chirurgicale est inutile si toutes les conditions suivantes sont remplies :

- pas d'atteinte de la sous-muqueuse ;
- exérèse complète certaine et marge de sécurité supérieure à 1 mm ;
- cancer bien ou moyennement différencié ;
- absence d'embole lymphatique dans la sous-muqueuse du pédicule.

La surveillance des polypes adénomateux doit être interrompue quand il paraît improbable qu'elle prolonge l'espérance de vie.

G. Polyposes

1. Polypose adénomateuse familiale

La polypose adénomateuse familiale (PAF) est une maladie héréditaire, autosomique dominante, dont la pénétrance est complète (la présence de la mutation entraîne quasi constamment l'apparition du phénotype) (fig. 26.8 cahier quadri, planche 3). La PAF est à l'origine de 1 % des CCR. Le gène *APC*, dont la mutation constitutionnelle est responsable de la maladie, siège sur le bras long du chromosome 5. Le risque de transmission à la descendance est de 50 % pour chaque enfant. La prévalence de la maladie est d'environ 1/10 000.

Dans la forme classique, il y a plus de 100 polypes (jusqu'à plus de 1 000) et, en l'absence de colectomie préventive, la cancérisation est inéluctable, en général avant 40 ans. Une colectomie totale (avec anastomose iléo-rectale) ou une coloproctectomie (avec anastomose iléo-anale) préventive vers 15–25 ans (selon le nombre de polypes) est indiquée.

D'autres tumeurs, digestives et extradigestives, sont fréquemment associées. Les adénomes duodénaux, en particulier péri-ampullaires, sont fréquents et peuvent dégénérer. Ils doivent être dépistés et réséqués. Les tumeurs desmoïdes (mésenchymateuses) touchent jusqu'à un

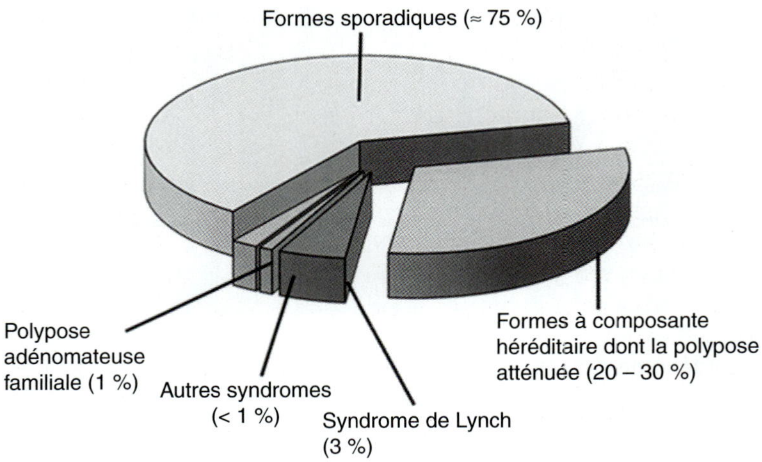

Fig. 26.9. Formes héréditaires de CCR.

quart des patients. Même en l'absence de potentiel malin, la croissance de ces tumeurs, en particulier dans le mésentère, est source de mortalité, notamment par compression des organes avoisinants.

Une enquête familiale et la recherche de la mutation du gène *APC* sont nécessaires dès qu'un cas de PAF est suspecté.

Le syndrome MAP (*MUTYH associated polyposis*) ou polypose familiale atténuée est une forme atténuée de polypose au cours de laquelle les polypes sont moins nombreux (entre 15 et 100) et d'apparition plus tardive (fig. 26.9). La transmission est autosomique récessive avec une pénétrance quasi complète des sujets homozygotes mutés pour le gène *MUTYH*. Compte tenu du mode de transmission, le risque de développer la maladie est de 25 % pour la fratrie et quasi nul pour la descendance (sauf consanguinité). Le risque cumulé de cancer semble de l'ordre de 50 %. Une chirurgie prophylactique colique est discutée selon le nombre de polypes coliques. Des polypes duodénaux peuvent être observés et doivent être dépistés.

2. Autres polyposes

Elles sont encore plus rares que la PAF. Ce sont :

- 3 autres polyposes à transmission dominante avec risque accru de cancer colo-rectal :
  - le syndrome de Peutz-Jeghers (mutations du gène *LKB1/STK11*, polypes hamartomateux de l'intestin grêle et du côlon, lentiginose péri-orificielle); les risques de cancers portent sur le côlon, l'intestin grêle, le pancréas et l'ovaire,
  - la maladie de Cowden (mutations du gène *PTEN*, hamartomes de la peau, de la thyroïde, du côlon, de l'endomètre); les cancers du sein et de la thyroïde sont plus fréquents que les cancers intestinaux,
  - la polypose juvénile (mutations des gènes *SMAD4* ou *BMPRA1*); les hamartomes colorectaux sont très fréquents. Le risque cumulé de cancer colo-rectal est de l'ordre de 40 %.

II. Cancers du côlon et du rectum

A. Épidémiologie

Environ 40 000 nouveaux cas de cancers colo-rectaux surviennent chaque année en France (40 500 en 2011 dont 21 500 hommes et 19 000 femmes), avec 17 500 décès par an (deuxième cause de décès par cancer, après le cancer du poumon). Les taux d'incidence (standardisé monde) en 2011 sont de 36,3 pour 100 000 hommes et 24,7 pour 100 000 femmes. Les taux de mortalité (standardisé monde) en 2011 sont de 13,8 pour 100 000 hommes et 8,2 pour 100 000 femmes. La France se situe, comme d'autres pays industrialisés, parmi les régions à risque élevé de cancer colo-rectal. Environ, *5 % de la population aura un CCR*. Environ 40 % de ces cancers touchent le rectum, 60 % le côlon où la localisation principale est le sigmoïde. Le sex-ratio hommes/femmes du cancer du côlon est de 1 ; celui du cancer du rectum est de 2. Le cancer colo-rectal, rare avant 50 ans, voit sa fréquence régulièrement augmenter après cet âge. L'âge moyen au diagnostic est de 70 ans. L'incidence du cancer colo-rectal a augmenté ces dernières années, mais parallèlement la mortalité diminue grâce aux progrès de la prise en charge et à la mise en place des stratégies de dépistage (diagnostic à des stades précoces) (fig. 26.10 et 26.11).

Le taux de survie global actuel est d'un peu moins de 60 % 5 ans après le diagnostic ; il passe à plus de 90 % pour les cancers de stade I.

B. Facteurs de risque et stratégie de dépistage en fonction du niveau de risque

1. Personnes à risque moyen (cas général) : dépistage généralisé par recherche d'un saignement occulte dans les selles (+++)

Ce sont les hommes et les femmes de plus de 50 ans (94 % des cancers colo-rectaux surviennent après 50 ans) de la population générale qui ne sont ni à risque élevé ni à risque très élevé (*cf. infra*).

Dans cette population, les pouvoirs publics ont décidé en France de mettre en place un test de recherche d'un saignement occulte dans les selles (anciennement Hémoccult® et désormais tests immunologiques). Il est proposé tous les deux ans entre 50 et 74 ans, suivi d'une

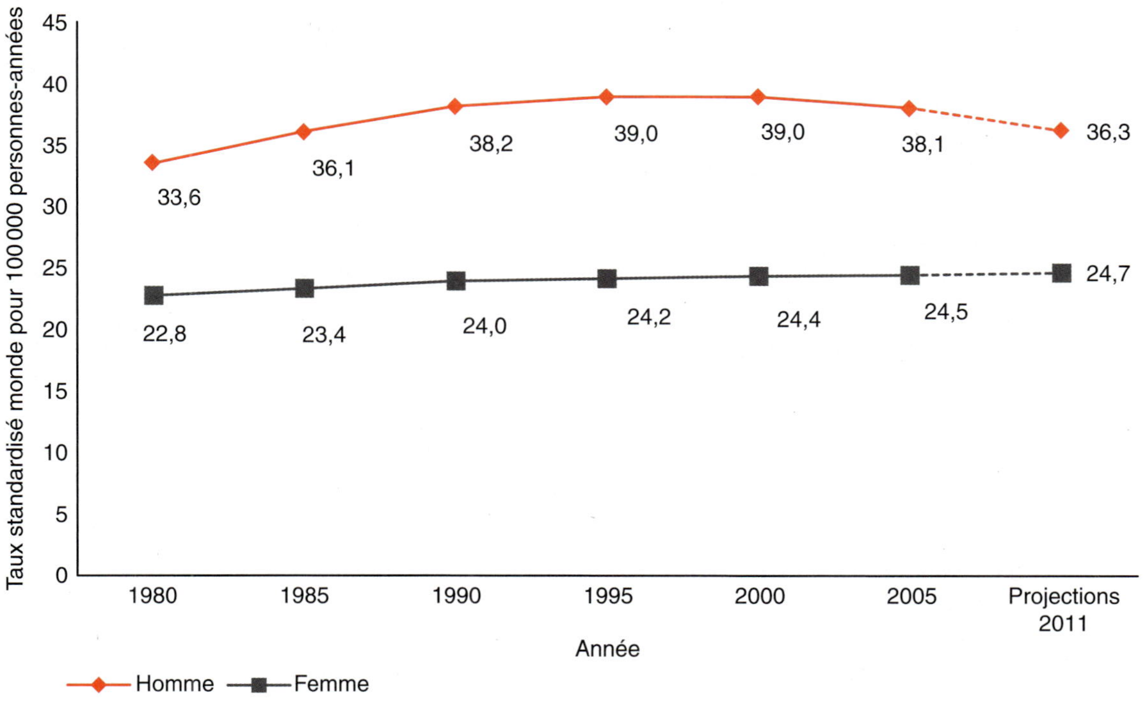

Fig. 26.10. Évolution de l'incidence (taux standardisé monde estimé) du cancer du côlon-rectum de 1980 à 2005 selon le sexe.

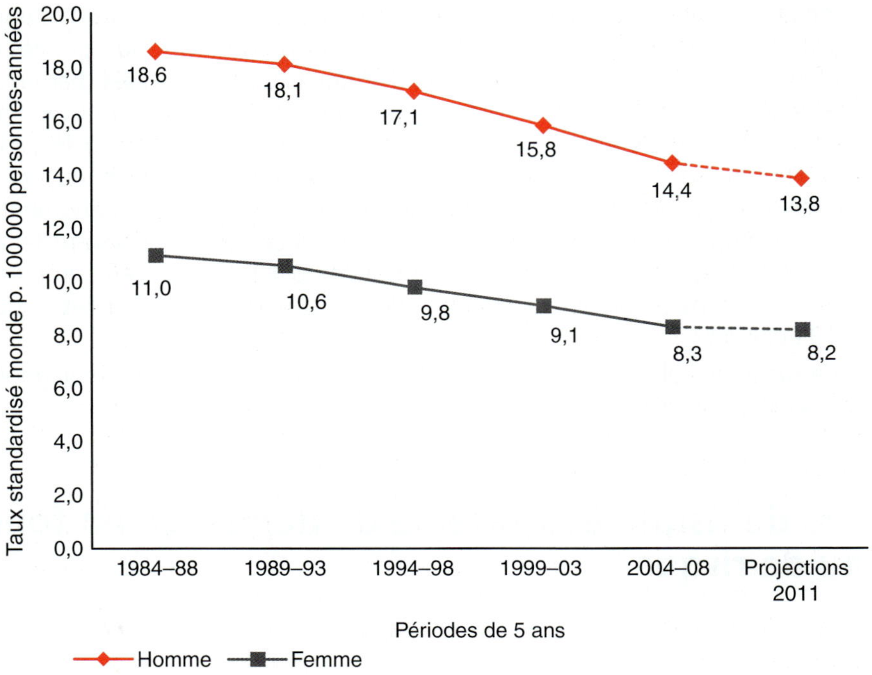

Fig. 26.11. Évolution de la mortalité observée (taux standardisé monde) par cancer du côlon-rectum selon le sexe de 1984-88 à 2004-08.

coloscopie en cas de positivité. Il n'y a pas de régime particulier pour réaliser le test mais il faut éviter l'aspirine à plus d'un gramme/j et la vitamine C dans les jours précédents. Il est ainsi théoriquement possible de diminuer la mortalité par cancer colo-rectal de 15 à 20 % si la participation de la population atteint 50 %. En cas de test positif, un adénome de taille supérieure à 1 cm ou un cancer est diagnostiqué par la coloscopie quatre fois sur dix. Les trois quarts des cancers dépistés par cette méthode sont de bon pronostic car limités à la paroi (stades I et II de la classification TNM).

Il faut encourager les patients à se soumettre à cette procédure de dépistage de masse pour qu'elle soit utile.

L'Hémoccult® (très prochainement le test immunologique fécal) n'est pas indiqué en cas de symptôme digestif ou d'une personne à risque élevé ou très élevé (indication de coloscopie).

2. Personnes à risque élevé (15 à 20 % de la population générale)

Ce sont les personnes qui ont :

- déjà eu un adénome ou un cancer colo-rectal. Une coloscopie de surveillance est effectuée entre 2 et 5 ans en fonction du nombre, de la taille et de l'histologie des polypes, et, si la coloscopie est normale, ensuite tous les 5 ans ;
- un parent du premier degré (père, mère, frère, sœur, enfant) qui a eu un cancer colo-rectal diagnostiqué avant l'âge de 60 ans, ou deux parents du premier degré, quel que soit l'âge. La première coloscopie est faite à partir de 45 ans ou 5 ans avant l'âge du diagnostic du cas index, puis tous les 5 ans après une coloscopie normale ;
- une maladie de Crohn colique ou une recto-colite hémorragique (RCH soit étendue et évoluant depuis plus de 7 à 10 ans, soit associée à une cholangite sclérosante). La prise en compte du risque repose sur les coloscopies itératives ;
- patient atteint d'acromégalie.

3. Personnes à risque très élevé (1 à 3 % de la population générale)

Ce sont les personnes qui ont :

- une polypose adénomateuse familiale ;
- un syndrome de Lynch ou HNPCC (*hereditary non-polyposis colorectal cancer*). C'est un syndrome de transmission autosomique dominant par mutation constitutionnelle d'un des gènes du système MMR (principalement *hMLH1* et *hMSH2*) impliqué dans la réparation des erreurs de mésappariement de l'ADN et ayant donc une fonction suppressive de tumeurs. Le syndrome de Lynch est responsable d'environ 4 % des cancers colo-rectaux.

Lorsqu'il existe une mutation constitutionnelle sur un allèle d'un des gènes MMR, la survenue d'un événement somatique inactivant le second allèle du gène (et donc le système MMR) conduit à une instabilité génétique qui accélère indirectement la tumorigenèse en augmentant le taux de mutations sur l'ensemble du génome dans des zones de répétition de l'ADN appelées microsatellites. La recherche de cette instabilité des microsatellites, visible au niveau de l'ADN tumoral et appelée phénotype MSI (*microsatellites instability*), permet la sélection des patients auxquels on proposera une analyse génétique constitutionnelle. Un complément au phénotypage MSI est l'immuno-histochimie avec des anticorps spécifiques (MLH1, PMS2, MSH2 et MSH6) qui peut montrer une perte d'expression protéique au niveau des cellules tumorales et orienter ainsi la recherche de la mutation causale dans le sang. Tous les CCR dans le cadre d'un syndrome de Lynch et 15 % des CCR sporadiques présentent une instabilité microsatellitaire.

La pénétrance de ce syndrome est élevée avec 70 % de risque cumulé de cancer colo-rectal pour les hommes et 40 à 60 % pour les femmes. Le risque ne se limite pas au côlon puisque les femmes ont également un risque cumulé de cancer de l'endomètre de plus de 40 %. D'autres localisations plus rares peuvent être observées. On retient comme faisant partie du spectre étroit, en plus du côlon et de l'endomètre, les voies urinaires et l'intestin grêle. Le spectre large inclut également les cancers de l'estomac, des voies biliaires, des ovaires, les glioblastomes, les adénomes sébacés et les kérato-acanthomes. Les critères historiques pour suspecter cliniquement un syndrome HNPCC sont les critères d'Amsterdam (au moins 3 cancers du spectre HNPCC dont un cas lié au premier degré avec les deux autres, deux générations successives touchées, et au moins un cas diagnostiqué avant 50 ans). D'autres critères, plus récents et plus larges, dits de Bethesda, associent des critères cliniques et la recherche du phénotype MSI sur la tumeur. La confirmation repose sur l'identification longue et délicate de la mutation constitutionnelle sur l'un des gènes du système MMR.

La détection des cancers colo-rectaux en cas de risque très élevé repose sur les coloscopies itératives (en général annuelles ou biennales), idéalement avec technique de chromoendoscopie (coloration de la muqueuse avec de l'indigo carmin pour détecter des polypes plans), à un rythme suggéré par les consensus d'experts. Cette surveillance concerne les patients à risque avéré et les apparentés porteurs d'une mutation ou susceptibles de la porter. Les seuls membres potentiellement à risque exclus de la surveillance sont ceux chez lesquels on sait avec certitude à l'issue d'une enquête génétique familiale qu'ils n'ont pas la mutation identifiée dans la famille.

C. Circonstances de diagnostic (en dehors de la découverte fortuite et du dépistage)

1. Cancer du côlon

Très longtemps asymptomatique, ce cancer peut se révéler par :

- des douleurs abdominales d'apparition récente ;
- un trouble du transit intestinal d'apparition récente (ou la modification récente de troubles anciens du transit intestinal) ;

- une anémie ferriprive (cancers du côlon droit surtout);
- un méléna ou des rectorragies;
- une altération de l'état général;
- une tumeur abdominale ou un foie métastatique;
- une complication (occlusion intestinale ou perforation);
- une endocardite ou une septicémie à germes digestifs (notamment à *Streptococcus bovis*);
- une symptomatologie évoquant une sigmoïdite (tout premier épisode de sigmoïdite justifie d'une coloscopie à distance pour ne pas méconnaître une tumeur surinfectée).

2. Cancer du rectum

Les circonstances révélatrices peuvent être :

- des rectorragies;
- un syndrome rectal (faux besoins impérieux et fréquents avec émission afécales de glaires et de sang, épreintes, ténesme);
- une constipation ou une diarrhée récentes;
- plus rarement une occlusion, une anémie, la découverte de métastases.

Le diagnostic peut être fait cliniquement par le toucher rectal en cas de cancer développé dans la partie moyenne ou basse du rectum.

D. Examens utiles au diagnostic

Le diagnostic du cancer du côlon repose sur la coloscopie qui permet de visualiser la tumeur et de réaliser des biopsies (fig. 26.12 cahier quadri, planche 6). Avant sa confirmation par coloscopie, le diagnostic peut être évoqué par d'autres examens morphologiques (scanographie abdomino-pelvienne, coloscopie virtuelle).

Le diagnostic de cancer du rectum peut être fait au toucher rectal, à la rectoscopie au tube rigide et par coloscopie courte (vidéo 26.3, fig. e26.13A et e26.13B).

E. Bilan préthérapeutique

1. Cancer du côlon

Le bilan préthérapeutique d'un cancer du côlon doit comporter, après un examen clinique complet, la recherche :

- de lésions synchrones du rectum et du côlon par une coloscopie totale. En cas de sténose infranchissable, une coloscopie devra être réalisée dans les 6 mois suivant la résection;
- de métastases viscérales par une scanographie thoraco-abdomino-pelvienne ou au minimum par l'association d'une radiographie pulmonaire de face et de profil et d'une échographie abdominale, complétée par une scanographie si les images échographiques sont difficilement interprétables (fig. 26.14);
- d'une élévation de l'antigène carcinoembryonnaire (ACE) en préopératoire qui n'est pas indispensable, mais qui a une valeur pronostique et de suivi.

2. Cancer du rectum

Le bilan est identique au cancer colique avec plusieurs examens supplémentaires.

Le toucher rectal permet d'apprécier le siège de la tumeur par rapport au sphincter, son extension endoluminale et le caractère mobile ou fixé de la lésion.

L'extension de la tumeur dans la paroi rectale et l'atteinte ganglionnaire sont précisées par l'écho-endoscopie et l'IRM pelvienne. Pour les tumeurs volumineuses ou circonférentielles qui ont franchi

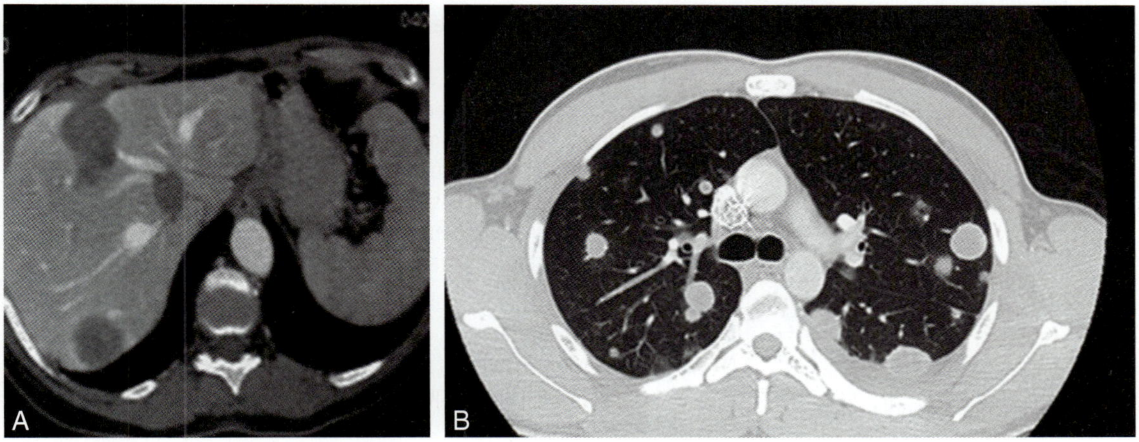

Fig. 26.14. Métastases hépatiques (A) et pulmonaires (B) d'un cancer colo-rectal.

la paroi rectale, l'extension locorégionale est mieux appréciée par l'IRM qui montre l'extension de la tumeur dans le méso-rectum et la distance qui la sépare de la limite externe de la loge rectale et visualise d'éventuelles adénopathies de voisinage. L'écho-endoscopie est plus performante pour les petites tumeurs. Si cela ne retarde pas la prise en charge, les 2 examens sont réalisés.

F. Classification histo-pronostique des cancers colo-rectaux

Elle concerne les adéno-carcinomes, qui représentent le type histologique très majoritaire des cancers colo-rectaux. Elle repose sur la classification TNM et AJCC 7e édition (tableau 26.1). Les classifications de Dukes et d'Astler-Coller doivent être abandonnées.

L'examen d'au moins 12 ganglions régionaux sur la pièce de colectomie est nécessaire à l'évaluation correcte du statut ganglionnaire.

Une demande de recherche d'instabilité microsatellitaire sur la tumeur est indispensable chez les patients de moins de 60 ans et/ou en cas d'antécédents familiaux ou personnels de cancer pour ne pas méconnaître un syndrome de Lynch.

Une demande de recherche de mutation *RAS* (*KRAS* et *NRAS*) sur la tumeur est indispensable en cas de métastases pour définir le type de chimiothérapie (prescription d'anti-*Epidermal Growth Factor Receptor* possible que si absence de mutation *RAS*).

G. Traitement à visée curative du cancer du côlon non métastasé

Le côlon est défini anatomiquement comme étant situé en amont de la jonction recto-sigmoïdienne, située à plus de 15 cm de la marge anale en rectoscopie et au-dessus du corps de la 3e vertèbre sacrée (de profil au-dessus du promontoire).

Le traitement chirurgical des cancers du côlon non métastasés repose sur l'exérèse de la tumeur primitive avec des marges de côlon sain (minimum 5 cm), associée à l'exérèse des vaisseaux et du méso-côlon contenant les ganglions lymphatiques.

Le type de l'intervention, qui peut être réalisée par laparoscopie, dépend du siège tumoral : hémicolectomie (droite ou gauche), sigmoïdectomie éventuellement étendue au haut rectum, avec rétablissement en général immédiat de la continuité.

Dans le cancer du côlon, une chimiothérapie adjuvante à base d'oxaliplatine, de 5-fluorouracile (5-FU) et d'acide folinique (type FOLFOX) pendant 6 mois est indiquée après une exérèse jugée complète des cancers du côlon au stade III (c'est-à-dire avec atteinte ganglionnaire) de la classification TNM.

Tableau 26.1. Classification TNM et AJCC (7e édition) des tumeurs colo-rectales.

Classification TNM	
T : envahissement tumoral	Tis : tumeur intra-épithéliale ou envahissant la lamina propria T1 : tumeur envahissant la sous-muqueuse T2 : tumeur envahissant la musculeuse T3 : tumeur envahissant la sous-séreuse T4a : tumeur envahissant la séreuse T4b : tumeur envahissant un organe de voisinage
N : envahissement ganglionnaire	N0 : pas de métastase ganglionnaire Nx : ganglions non évalués N1a : 1 ganglions métastatiques régionaux N1b : 2 à 3 ganglions métastatiques régionaux N1c : dépôts tumoraux à distance de la tumeur et en dehors d'une structure ganglionnaire N2a : 4 à 6 ganglions métastatiques régionaux N2b : 7 ou plus
M : dissémination métastatique	M0 : pas de métastase M1 : métastases à distance (dont ganglions sus-claviculaires) M1a : une seule localisation M1b : plusieurs localisations métastatiques ou métastases péritonéales
Stades	
Stade 0 = pTis N0 M0 Stade I = pT1-T2 N0 M0 Stade IIA = pT3 N0 M0 Stade IIB = pT4a N0 M0 Stade IIC = pT4b N0 M0 **Stade III = métastases ganglionnaires** Stade IIIA = pT1/2 N1 et T1N2a M0 Stade IIIB = T1/2N2b, T2/3N2a et pT3/4aN1 M0 Stade IIIC = pT4aN2a, pT3/4aN2b ; T4bN1/2 M0 **Stade IV = métastases à distance** Stade IVA = tous T, tous N, M1a Stade IVB = tous T, tous N, M1b	

En revanche, l'utilisation d'une chimiothérapie adjuvante ne fait pas l'objet d'un consensus pour les stades II de la classification TNM. Elle doit être discutée au cas par cas en réunion de concertation pluridisciplinaire en fonction du stade IIA, B ou C, du nombre de ganglions examinés, de l'âge du patient, des facteurs de bon (par exemple, MSI) ou de mauvais (par exemple, tumeur peu différenciée) pronostic associés.

H. Traitement à visée curative du cancer du rectum non métastasé

Le bilan préthérapeutique doit apporter des éléments de réponse à 2 questions importantes : peut-on conserver le sphincter anal ? Doit-on faire une radiothérapie préopératoire ?

La réponse à ces questions nécessite une approche pluridisciplinaire.

Le choix entre intervention conservatrice ou amputation du rectum et de l'anus, difficile dans les cas limites, repose sur les facteurs suivants :

- le siège de la tumeur : au niveau du haut et moyen rectum (5 à 15 cm de la marge anale), l'intervention consiste en une exérèse de la tumeur et du méso-rectum jusqu'à

5 cm sous le pôle inférieur de la tumeur et une anastomose colo-rectale ou colo-anale; dans les cancers du bas rectum (0 à 5 cm de la marge anale), les indications de la conservation sphinctérienne doivent être aussi larges que possible, en respectant les règles de sécurité carcinologique (marge rectale distale de 2 cm au minimum, exérèse totale du méso-rectum); dans les lésions très basses qui envahissent le sphincter ou qui en sont distantes de moins de 1 cm (moins de 4 cm de la marge anale), l'amputation abdomino-périnéale du rectum avec exérèse totale du méso-rectum (ETM) est habituellement la seule solution;

- l'extension loco-régionale : dans le cancer du bas et du moyen rectum, l'intérêt d'une radio-chimiothérapie néoadjuvante (préopératoire) a été démontré pour les tumeurs T3 ou T4 et/ou N+. Elle est composée d'une chimiothérapie par 5-FU oral (capécitabine) et d'une radiothérapie de 45 Grays.

Le bénéfice d'une chimiothérapie adjuvante post-opératoire dans le cancer du rectum n'est pas formellement démontré comme il l'est pour le cancer du côlon, néanmoins il est habituel de la réaliser chez les patients porteurs d'une tumeur N+ lors de l'analyse de la pièce opératoire (FOLFOX).

I. Traitement chirurgical des cancers colo-rectaux compliqués

Le traitement repose sur le principe d'une intervention le plus souvent en urgence.

En cas d'occlusion, l'intervention de choix est une résection de la tumeur primitive, le plus souvent sans rétablissement immédiat de la continuité. Les alternatives peuvent être :

- une colostomie première, faite le plus près possible en amont de la tumeur, suivie après 8–15 jours d'une résection avec anastomose emmenant la colostomie;
- la mise en place d'une prothèse colique transtumorale sous contrôle radiologique ou endoscopique à titre provisoire peut être également proposée. Elle permet ensuite quelques jours après, une chirurgie avec rétablissement immédiat de la continuité.

En cas de métastases non résécables, l'obstruction due à une tumeur du côlon sigmoïde ou du côlon iliaque peut être levée par la mise en place définitive d'une prothèse (si soins de support exclusif) sinon une stomie de décharge ou une résection doit être proposée (si chimiothérapie envisagée).

En cas de perforation, l'intervention de choix est la résection de la tumeur primitive et de la zone perforée sans rétablissement immédiat de la continuité.

J. Surveillance après un traitement à visée curative d'un cancer colo-rectal

Le schéma suivant est proposé :

- un examen clinique tous les 3 mois pendant 2 ans, puis tous les 6 mois pendant 3 ans;
- une échographie abdominale tous les 3 mois durant les 2 premières années, puis tous les 6 mois les 3 années suivantes;
- une radiographie pulmonaire annuelle pendant 5 ans;
- un examen tomodensitométrique thoraco-abdomino-pelvien est une alternative à l'association radio pulmonaire-échographie abdominale;
- une coloscopie 2 à 3 ans après l'intervention puis tous les 5 ans si elle est normale;
- un dosage de l'ACE tous les 3 mois pendant 2 ans, puis tous les 6 mois pendant 3 ans.

Si la tumeur est associée à au moins 3 adénomes ou à un adénome avancé (taille > 1 cm ou contingent villeux ou dysplasie sévère ou carcinome *in situ*), il faut refaire une coloscopie après 1 an.

Arrêt de la surveillance endoscopique si le bénéfice devient incertain (comorbidités sévères, plus de 80 ans...).

K. Principes thérapeutiques des cancers colo-rectaux métastasés

1. Traitement à visée curative

Vingt à 30 % des patients ont des métastases hépatiques présentes au moment du diagnostic (métastases dites synchrones). Chez les patients indemnes de métastases au moment du diagnostic, le risque de survenue ultérieure de métastases (dites métachrones) est de l'ordre de 30 à 40 %.

L'exérèse chirurgicale de métastases hépatiques découvertes lors du bilan initial (métastases synchrones) ou développées lors du suivi du malade opéré (métastases métachrones) est réalisable dans 10 à 25 % des cas environ en fonction de critères anatomiques, techniques et carcinologiques. La résection n'est indiquée que si une exérèse macro- et microscopiquement complète (R0) est possible (en 1 ou 2 temps). Le nombre de métastases n'est pas en soi un facteur limitant. En cas de métastases hépatiques résécables, une IRM hépatique (recherche d'autres lésions hépatiques) et un TEP-scan (recherche d'autres métastases à distance) doivent être réalisés.

La destruction complémentaire de certaines des métastases par radiofréquence percutanée ou peropératoire peut être discutée dans certains cas. Le traitement chirurgical permet d'obtenir un taux de survie à 5 ans de l'ordre de 30 %.

Une chimiothérapie avant ou après l'exérèse des métastases améliore la survie en diminuant le risque de récidive. À noter que les progrès actuels de la chimiothérapie permettent également de rendre résécables des métastases jugées initialement non résécables du fait de leur volume ou de leur localisation.
En cas de métastase(s) pulmonaire(s) isolée(s) ou associée(s) à des métastases hépatiques résécables, une chirurgie d'exérèse des métastases pulmonaires doit être discutée.
En cas de carcinose péritonéale isolée, une chirurgie d'exérèse quand elle est possible doit être faite, éventuellement associée à une chimio-hyperthermie intrapéritonéale (CHIP).

2. Traitement palliatif

Le traitement palliatif des cancers métastatiques par chimiothérapie ± thérapie ciblée entraîne des réponses (réduction de la masse tumorale) dans plus de 50 % des cas, et allonge la survie. Ces traitements permettent maintenant une médiane de survie supérieure à 2 ans en cas de métastases non résécables. Ceci a été démontré par plusieurs essais randomisés contre traitement symptomatique seul ou comparant deux traitements entre eux. La qualité de la vie est aussi améliorée sous chimiothérapie palliative. Ces traitements sont discutés en réunion de concertation pluridisciplinaire en fonction de l'extension de la maladie et du terrain du patient. Un plan personnalisé de soins est remis au patient.

En cas d'échec d'une première chimiothérapie, il est habituel de prescrire des traitements de 2e voire de 3e ligne si l'état général du patient reste satisfaisant.

La chimiothérapie peut être continuée jusqu'à progression. Une pause thérapeutique, lorsque la tumeur est stable ou en réponse, peut être proposée au patient en fonction de la tolérance du traitement.

Les chimiothérapies utilisées associent aux cours de ces différentes lignes des dérivées du 5-FU (5-FU ou fluoropyrimidines orales comme la capécitabine), l'oxaliplatine et l'irinotécan plus ou moins associés à des thérapeutiques ciblées (anticorps monoclonaux), soit anti-angiogéniques (anti-*vascular endothelial growth factor* : bévacizumab et aflibercept) soit antiprolifératif (anti-*epidermal growth factor receptor* : cétuximab, panitumumab).

Le traitement de la tumeur primitive dépend de la possibilité ou non d'un traitement curatif des métastases hépatiques, c'est-à-dire une résection chirurgicale. Si c'est le cas, une double résection chirurgicale du cancer du côlon et des métastases hépatiques est indiquée (en un ou deux temps opératoires). En situation palliative (c'est-à-dire sans possibilité de résection des métastases hépatiques), le traitement chirurgical de la tumeur primitive colo-rectale est optionnel et surtout envisagé lorsque la tumeur est symptomatique (syndrome rectal pour un cancer rectal, syndrome obstructif ou tumeur hémorragique pour un cancer colique ou rectal). Le geste peut être une chirurgie classique ou une chirurgie palliative non carcinologique. Un geste de traitement local palliatif hémostatique endoscopique (thermocoagulation, injections hémostatiques) ou de désobstruction (thermo-coagulation endoscopique, pose d'une endoprothèse avec repérage endoscopique ou radiologique) peut aussi être discuté s'il est techniquement possible (vidéo 26.4).

Points clés

- Le cancer colo-rectal est le troisième cancer en France ; 5 % des personnes en sont un jour atteintes.
- Les cancers colo-rectaux apparaissent essentiellement après 50 ans. Ils sont pour la plupart issus de la lente transformation cancéreuse de polypes adénomateux.
- Quand il est diagnostiqué à un stade précoce (ou au stade de lésion précancéreuse) il est dans la majorité des cas curable. Il justifie donc d'un dépistage qui réduit la mortalité.
- Dans la population générale (dite à risque moyen), le dépistage consiste en un test de recherche d'un saignement occulte dans les selles tous les deux ans entre 50 et 74 ans et suivi d'une coloscopie en cas de positivité.
- La coloscopie est le seul examen validé permettant un inventaire précis des polypes colo-rectaux, leur ablation par voie endoscopique et leur analyse histologique. La plupart des polypes sont des adénomes, dont 5 % se transformeront un jour en cancer.
- Les sujets à risque très élevé ou élevé de cancer colo-rectal se voient proposer des coloscopies de surveillance à un rythme suggéré par des groupes d'experts. Les sujets à risque très élevé sont ceux atteints de polypose adénomateuse familiale ou de syndrome de Lynch. Les sujets à risque élevé sont ceux ayant déjà eu un adénome ou un cancer colo-rectal ; ceux ayant un parent du premier degré atteint avant l'âge de 60 ans et ceux porteurs d'une maladie de Crohn colique ou une recto-colite hémorragique.
- Le syndrome de Lynch est dû à une mutation constitutionnelle d'un des gènes du système MMR (principalement *hMLH1* et *hMSH2*) impliqué dans la réparation des erreurs de mésappariement de l'ADN. De transmission autosomique dominante, il est responsable d'environ 4 % des cancers colo-rectaux. Il faut le suspecter quand il existe des antécédents familiaux et/ou un phénotype MSI sur la tumeur. La confirmation repose sur l'identification de la mutation constitutionnelle.
- Très longtemps asymptomatique, le cancer colo-rectal peut se révéler par une anémie ferriprive, un méléna ou des rectorragies, des douleurs, des troubles du transit intestinal d'apparition récente (ou la modification récente de troubles anciens du transit intestinal), une complication (occlusion intestinale ou perforation) ou des métastases. Son diagnostic repose sur la coloscopie avec biopsies.
- Le bilan préthérapeutique d'extension inclut un examen clinique, une TDM thoraco-adomino-pelvienne, une coloscopie et pour le rectum également une IRM pelvienne et une écho-endoscopie rectale. Les lésions sont classées selon la classification TNM.
- Le traitement chirurgical des tumeurs colo-rectales constitue la base du traitement curatif des cancers colo-rectaux ; il est éventuellement complété par une radio-chimiothérapie préopératoire (cancers du moyen et bas rectum localement avancés) et par une chimiothérapie adjuvante post-opératoire (cancers coliques et rectaux avec envahissement ganglionnaire).
- Le traitement des formes métastatiques repose sur la chirurgie si toutes les lésions sont résécables, la chimiothérapie et les thérapies ciblées.
- Les traitements curatifs ou palliatifs des situations localisées ou métastasées sont discutés en réunion de concertation pluridisciplinaire.

Compléments en ligne

Des compléments numériques sont associés à ce chapitre. Ils sont indiqués dans la marge par des flashcodes.

Pour accéder à ces compléments, connectez-vous sur **www.em-consulte.com/e-complement/474227** et suivez les instructions pour activer votre accès.

Vidéo 26.1 Polypectomie endoscopique d'un polype colique pédiculé (à l'anse diathermique).

Vidéo 26.2 Exérèse endoscopique d'un polype colique sessile par méthode de mucosectomie (le polype préalablement coloré en surface par l'indigo carmin est surélevé par une injection sous-muqueuse puis la zone est retirée en bloc au moyen d'une anse diathermique).

Vidéo 26.3 Tumeur ulcéro-végétante du rectum vue en endoscopie (histologie : adéno-carcinome).

Vidéo 26.4 Pose d'une prothèse colique pour pallier une occlusion due à un cancer. La prothèse est glissée dans la sténose tumorale, larguée et s'ouvrira progressivement dans les heures suivantes.

Pour en savoir plus

	Tenue du dossier dans le cancer colorectal (PDF 16 pages) - 2005 - (HAS) http://www.has-sante.fr/portail/jcms/c_272452/fr/dossier-dans-le-cancer-colorectal-en-gastroenterologie
	Coloscopie virtuelle. Méta-analyse des performances diagnostiques, indications et conditions de réalisation (PDF 24 pages) - 2010 - (HAS) http://www.has-sante.fr/portail/jcms/c_1194475/fr/coloscopie-virtuelle
	Maladie de Lynch (PDF 2 pages) - 2009 - (FSMAD-Genmad) http://www.snfge.org/recommandations?field_reco_annee_value%5Bvalue%5D%5Byear%5D=&field_reco_themes_tid=All&field_reco_auteurs_tid=All&field_reco_type_tid=All&title=lynch
	Cancer du côlon non métastatique (Thésaurus national de cancérologie digestive) Cancer du côlon métastatique (Thésaurus national de cancérologie digestive) Cancer du rectum (Thésaurus national de cancérologie digestive) http://www.tncd.org/
	La réunion de concertation pluridisciplinaire en cancérologie (RCP) (PDF 4 pages) - 2006 - (HAS) http://www.has-sante.fr/portail/upload/docs/application/pdf/2013-02/reunion_de_concertation_pluridisciplinaire_fiche_technique_2013_01_31.pdf

CHAPITRE

27

Item 300 – UE 9 – Tumeurs de l'estomac

Objectif pédagogique

- Diagnostiquer une tumeur de l'estomac.

I. Définitions

Les tumeurs de l'estomac sont classées en fonction de leur type histologique et de leur siège.

On distingue 3 sièges :

- tumeur du cardia (située à moins de 2 cm de la jonction œso-gastrique) ;
- tumeur du corps (fundus) ou de la grosse tubérosité ;
- tumeur de l'antre (distale).

Les types histologiques sont :

- tumeur épithéliale maligne (adéno-carcinome) ;
- tumeur épithéliale bénigne (hyperplasique, adénome, polype glandulo-kystique) ;
- tumeur endocrine ;
- lymphome malin non hodgkinien ;
- tumeur sous-muqueuse (dont les tumeurs stromales ou GIST).

Les tumeurs épithéliales malignes sont les plus fréquentes (90 %). Ce chapitre traite donc principalement de l'adéno-carcinome gastrique ; les autres tumeurs de l'estomac sont traitées au paragraphe VIII. Formes particulières.

II. Épidémiologie de l'adéno-carcinome gastrique

L'incidence du cancer de l'estomac est en diminution depuis 50 ans dans les pays occidentaux, mais ce cancer reste fréquent et grave. C'est la deuxième cause de mortalité par cancer dans le monde.

Il existe de grandes variations géographiques :

- zones à haut risque : Asie, Amérique du Sud et Amérique centrale ;
- zones à bas risque : Europe de l'Ouest et Amérique du Nord.

En France, le cancer de l'estomac se situe au cinquième rang des cancers (deuxième rang des cancers digestifs après le cancer colo-rectal), avec environ 7 000 nouveaux cas et 5 000 décès par an en 2000.

L'âge moyen de survenue est de 70 ans avec une prédominance masculine (sex-ratio : 1,7).

La classification histologique la plus utilisée est celle de Lauren qui distingue 2 types d'adéno-carcinome :

- type intestinal glandulaire (prédomine chez les sujets âgés) ;
- type diffus à prédominance de cellules indépendantes muco-sécrétantes (dites « en bague à chaton ») incluant les linites.

L'épidémiologie du cancer gastrique évolue différemment en fonction de la localisation et du type histologique :

- augmentation de l'incidence des cancers du cardia et des types diffus (linite) ;
- diminution de l'incidence des formes distales et de l'adéno-carcinome de type intestinal, en rapport avec :
  - la diminution de la prévalence de l'infection à *H. pylori*,
  - la meilleure conservation des aliments,
  - la réduction de la consommation de sel.

III. Facteurs de risque

A. *Helicobacter pylori* (*H. pylori*)

H. pylori est un bacille à gram négatif dont la transmission se fait principalement dans l'enfance (contact avec des vomissures ou oro-fécal). Il a été reconnu comme facteur étiologique de l'adéno-carcinome et de lymphomes gastriques par l'OMS.

La gastrite (inflammation de la muqueuse) induite par *H. pylori* peut évoluer vers la gastrite chronique atrophique, la métaplasie puis la dysplasie et le cancer.

L'adéno-carcinome distal de type intestinal fait suite à l'évolution de cette gastrite chronique (vidéo 27.1).

Toutefois, moins de 1 % des patients infectés par *H. pylori* développeront un cancer gastrique. Le fait de ne pas mettre en évidence *H. pylori* sur les biopsies gastriques lors du diagnostic de cancer ne signifie pas que l'infection n'est pas en cause dans la genèse de celui-ci, car la bactérie a pu être éliminée de l'estomac (l'atrophie et l'achlorhydrie secondaires à l'infection sont peu propices à la survie de la bactérie).

B. Facteurs génétiques

La recherche de prédispositions familiales est recommandée (antécédents familiaux, survenue avant 40 ans) afin de poser l'indication d'une consultation d'onco-génétique.

1. *Adéno-carcinomes gastriques diffus héréditaires*

Un à 3 % des cancers gastriques sont associés à des formes héréditaires. Dans 30 % des cas de cancers gastriques diffus héréditaires on trouve une mutation germinale du gène *CDH1* (de transmission autosomique dominante) responsable de la perte de fonction de la E-cadhérine.

Le diagnostic doit être évoqué quand, dans une même famille et sur au moins deux générations successives, il existe 2 cas avec l'un d'entre eux découvert avant 50 ans, ou 3 cas indépendamment de l'âge de découverte.

En cas de suspicion d'une forme héréditaire, le patient sera adressé en consultation d'onco-génétique. Si la mutation est trouvée, une gastrectomie prophylactique doit être discutée chez les porteurs sains à partir de 20 ans du fait d'une pénétrance élevée et de la découverte quasi constante de tumeurs à un stade précoce sur les pièces de gastrectomie. En cas de refus de gastrectomie prophylactique, un suivi par endoscopies gastriques avec chromoendoscopie et biopsies est recommandé à partir de l'âge de 20 ans ou dix ans avant le premier cas de cancer dans la famille. Les femmes porteuses de la mutation ont aussi un risque accru de cancer du sein.

2. Adéno-carcinomes gastriques survenant dans le cadre de syndromes familiaux

Le risque de cancer gastrique est également augmenté chez :

- les apparentés au premier degré de malades ayant un cancer de l'estomac ;
- les patients ayant un syndrome de Lynch ou HNPCC (*hereditary non-polyposis colorectal cancer*), cancer colo-rectal non polyposique familial (*cf.* chapitre 26) ;
- les patients atteints de polypose adénomateuse familiale (PAF) (*cf.* chapitre 26).

Il est recommandé dans ces 3 situations de chercher systématiquement *H. pylori* et de traiter cette infection quand elle est présente.

C. Facteurs environnementaux

Les facteurs les mieux établis exposant au risque d'adéno-carcinome gastrique sont :

- le tabagisme ;
- la consommation élevée de sel ;
- le niveau socio-économique bas ;
- la faible consommation de fruits et légumes ;
- la surcharge pondérale (pour les adéno-carcinomes de la jonction œso-gastrique).

L'interaction entre ces facteurs et l'infection par *H. pylori* est probable.

D. Lésions précancéreuses

Les principales conditions précancéreuses à l'origine des cancers gastriques sont indiquées dans le tableau 27.1.

Tableau 27.1. Facteurs de risque d'adéno-carcinome gastrique.

Lésions précancéreuses	– Gastrite chronique atrophique et métaplasie intestinale par infection à *Helicobacter pylori* – Maladie de Biermer – Gastrectomie partielle pour affection bénigne – Ulcère gastrique – Maladie de Ménétrier – Polypes gastriques adénomateux
Facteurs génétiques	– Cancer gastrique diffus héréditaire – Syndrome de Lynch (HNPCC) – Polypose adénomateuse colo-rectale familiale
Facteurs environnementaux	– Faible niveau socio-économique – Faible consommation de fruits et légumes – Forte consommation de nitrites et de sel – Forte consommation de tabac

La maladie de Biermer (gastrite atrophique fundique auto-immune) peut aussi favoriser la survenue de tumeurs endocrines gastriques.

Le risque d'adéno-carcinome sur moignon gastrique après gastrectomie partielle devient significatif après 12 ans et peut survenir jusqu'à 25 ans après.

Une endoscopie de contrôle doit être réalisée à la fin du traitement de tout ulcère gastrique, afin de faire de nouvelles biopsies sur la cicatrice pour ne pas méconnaître un cancer.

IV. Diagnostic

Le diagnostic d'adéno-carcinome gastrique repose sur l'examen endoscopique.

A. Circonstances de découverte

Les signes d'appel sont peu spécifiques et souvent tardifs :

- syndrome ulcéreux, syndrome dyspeptique, anorexie, syndrome obstructif si le cancer est situé au niveau des orifices (dysphagie pour le cardia et vomissements pour le pylore) ;
- altération de l'état général, amaigrissement, asthénie, anémie ;
- complication : hémorragie digestive occulte ou extériorisée (anémie ferriprive, hématémèse ou méléna), péritonite par perforation ;
- métastase révélatrice : hépatique, ganglionnaire (Troisier), ovarienne (tumeur de Krukenberg), carcinose péritonéale ;
- syndrome paranéoplasique : phlébite, *acanthosis nigricans*.

B. Clinique

L'examen clinique est le plus souvent pauvre. On cherche une masse épigastrique, une hépatomégalie métastatique, un ganglion de Troisier, une ascite, des signes d'hémorragie digestive et d'autres signes liés à une carcinose péritonéale perceptibles au toucher rectal.

Ces symptômes sont aspécifiques et doivent faire faire une endoscopie œso-gastro-duodénale.

C. Diagnostic positif

L'examen de référence est l'endoscopie œso-gastro-duodénale avec biopsies multiples pour examen anatomo-pathologique (vidéo 27.2).

On doit réaliser 5 à 8 biopsies de la lésion sur les anomalies de relief muqueux et qui doivent atteindre si possible la sous-muqueuse (fig. 27.1 cahier quadri, planche 3). Cet examen précise :

- le siège de la lésion et son étendue : antre (40 %), corps (20 %), grosse tubérosité (20 %), cardia (20 %) ;
- la distance par rapport au cardia et au pylore ;
- l'aspect macroscopique : ulcéro-végétant, végétant, ulcéré, infiltrant ;
- le type histologique diagnostiqué par les biopsies (adéno-carcinome dans 90 % des cas) (fig. e27.2).

Tout ulcère gastrique, quel que soit son aspect, doit faire l'objet de multiples biopsies sur ses berges et son fond.

La sensibilité des biopsies en cas de forme linitique est de 50 % seulement car l'infiltration tumorale est souvent plus profonde.

D. Diagnostic différentiel

Le piège est de ne pas évoquer le diagnostic devant des symptômes aspécifiques et de ne pas faire d'endoscopie gastrique.

En endoscopie, certains diagnostics peuvent se discuter :

- ulcère gastrique : le risque est de méconnaître un cancer en cas de biopsies insuffisantes ou d'absence de contrôle après traitement ;
- tumeurs non adéno-carcinomateuses : lymphome, tumeur stromale, tumeurs endocrines, métastase gastrique d'un autre cancer.

V. Bilan d'extension

La prise en charge thérapeutique dépend de la résécabilité du cancer et de l'opérabilité du malade.

La tomodensitométrie thoraco-abdomino-pelvienne est indispensable pour évaluer la résécabilité et rechercher des métastases hépatiques, ganglionnaires et pulmonaires.

Les examens optionnels sont :

- l'écho-endoscopie, qui évalue l'extension pariétale et ganglionnaire, peut être utile en cas de suspicion de linite (en cas de biopsies négatives, ou pour évaluer son extension vers l'œsophage, le pylore ou le duodénum), de tumeur superficielle pour déterminer les indications de la mucosectomie ou avant un traitement néoadjuvant ;
- la laparoscopie exploratrice peut être utile en cas de tumeur volumineuse dont la résécabilité est douteuse (afin d'éviter la laparotomie en cas d'extension importante de la maladie notamment carcinose péritonéale).

L'utilité du dosage des marqueurs tumoraux n'est pas démontrée.

Il faut aussi apprécier :

- l'état nutritionnel (indice de masse corporelle, pourcentage d'amaigrissement, albuminémie) ;
- l'âge physiologique avec éventuelle évaluation cardiologique (ECG, écho-cardiographie) et pulmonaire (EFR) en fonction du terrain.

Le stade TNM est établi de façon définitive après la chirurgie (p = envahissement tumoral établi sur la pièce opératoire après examen anatomo-pathologique) (tableau 27.2).

Tableau 27.2. Classification TNM 2009.

T : envahissement tumoral	T1a : la tumeur s'étend au chorion sans atteindre la lamina propria T1b : la tumeur s'étend à la sous-muqueuse en respectant la musculeuse T2 : tumeur envahissant la musculeuse T3 : tumeur envahissant la sous-séreuse T4a : tumeur envahissant la séreuse (péritoine viscéral) sans envahissement des structures adjacentes T4b : tumeur envahissant les structures adjacentes
N : envahissement ganglionnaire*	N1 : envahissement de 1 à 2 ganglions lymphatiques régionaux N2 : envahissement de 3 à 6 ganglions lymphatiques régionaux N3a : envahissement de 7 à 15 ganglions lymphatiques régionaux N3b : envahissement de plus de 15 ganglions lymphatiques régionaux
M : dissémination métastatique	M0 : pas de métastase M1 : métastase à distance

* Les ganglions lymphatiques régionaux sont les ganglions périgastriques le long de la petite et de la grande courbure et les ganglions situés le long de l'artère gastrique gauche (coronaire stomachique), de l'artère hépatique commune, de l'artère splénique et du tronc cœliaque. Les ganglions régionaux de la *jonction gastro-œsophagienne* sont les ganglions paracardiaux, gastriques gauches, cœliaques, diaphragmatiques et para-œsophagiens médiastinaux inférieurs.

VI. Principes du traitement

A. Traitement à visée curative

Le traitement à visée curative repose sur l'exérèse chirurgicale plus ou moins associée à un traitement par chimiothérapie ou radio-chimiothérapie.

1. Traitement chirurgical

Le principe est l'exérèse complète de la tumeur associée à un curage ganglionnaire (sans spléno-pancréatectomie avec au minimum 15 ganglions).

L'étendue de l'exérèse dépend de la localisation initiale de la tumeur :

- gastrectomie des 4 cinquièmes avec anastomose gastro-jéjunale pour les cancers de l'antre ;
- gastrectomie totale avec anse grêle montée en Y pour les autres localisations ;
- gastrectomie totale pour les linites.

2. Traitement néoadjuvant

Une chimiothérapie péri-opératoire (pré- et post-opératoire) par épirubicine, 5-fluorouracile et cisplatine doit être proposée à tous les malades de stade supérieur à I (*cf. infra*).

3. Traitement adjuvant

Une radio-chimiothérapie post-opératoire à base de 5-fluorouracile doit être proposée aux malades n'ayant pas eu de chimiothérapie préopératoire :

- si le curage est insuffisant et que la tumeur est de stade supérieur à I ;
- en cas d'envahissement ganglionnaire pN2 ou N3, quel que soit le type de curage réalisé ;
- en cas d'envahissement ganglionnaire pN1 avec un curage ganglionnaire suffisant à discuter au cas par cas selon l'état général, nutritionnel du malade et son avis après information claire.

B. Traitement palliatif

Il comporte la chirurgie, la chimiothérapie et la radiothérapie, et s'applique aux cancers gastriques non résécables et/ou métastatiques.

La chirurgie d'exérèse palliative est indiquée pour les tumeurs symptomatiques (hémorragie nécessitant des transfusions itératives, sténose) ; elle est préférable à la chirurgie de dérivation.

La chimiothérapie permet d'améliorer la survie et la qualité de vie par rapport au simple traitement symptomatique chez des patients sélectionnés à l'état général conservé.

La radiothérapie est parfois indiquée dans les tumeurs hémorragiques à visée hémostatique.

La pose d'une prothèse métallique expansive par voie endoscopique permet dans certains cas de lever un obstacle tumoral responsable d'une occlusion haute.

VII. Pronostic et surveillance

Le pronostic dépend de l'extension tumorale pariétale et ganglionnaire qui est à la base de la classification TNM et du stade (tableau 27.3). Le nombre de ganglions examinés sur la pièce opératoire est primordial, en effet un ratio nombre de ganglions envahis/nombre total prélevé élevé a une valeur pronostique péjorative.

Tableau 27.3. Stades UICC – Classification en stades.

Stades	
Stade 0	= Tis N0 M0
Stade I	= T1 N0 M0
Stade IA	= T2 N0 M0
Stade IB	= T1 N1 M0
Stade IIA	= T1 N2 M0
	= T2 N1 M0
	= T3 N0 M0
Stade IIB	= T4a N0 M0
	= T3 N1 M0
	= T2 N2 M0
	= T1 N3 M0
Stade IIIA	= T4a N1 M0
	= T3 N1 M0
	= T3 N2a M0
	= T2 N3 M0
Stade IIIB	= T3 N2b M0
Stade IV	= T4 N1, 2, 3 M0
	= Tous T Tous N M1

Tous stades confondus, le pronostic est mauvais avec une survie à 5 ans de 15 %.

Après exérèse chirurgicale à visée curative, le pronostic dépend surtout de l'envahissement ganglionnaire :

- en l'absence de ganglions envahis, la survie à 5 ans est de 60 % ;
- si N1, la survie à 5 ans est de 35 % ;
- si N2 la survie à 5 ans est de 10 %.

Après un traitement à visée curative et chez les patients susceptibles de supporter une réintervention ou une chimiothérapie, on propose une surveillance pendant 5 ans par :

- un examen clinique tous les 6 mois (signe de récidive et/ou de dénutrition) ;
- une numération sanguine tous les ans (possibilité d'anémie post-gastrectomie liée à une carence martiale ou en vitamine B12) ;
- une échographie abdominale tous les 6 mois ;
- une radiographie thoracique annuelle (pouvant être remplacés par une TDM).

En cas de gastrectomie partielle, l'endoscopie pour surveillance du moignon n'est conseillée qu'après 10 à 15 ans.

Une prise en charge thérapeutique spécifique est nécessaire en cas de :

- gastrectomie totale : supplémentation intramusculaire en vitamine B12 ;
- splénectomie : antibioprophylaxie par pénicilline G et vaccinations contre le pneumocoque, l'*Haemophilus influenzae b*, le méningocoque et la grippe.

VIII. Formes particulières

A. Adéno-carcinome du cardia

C'est un cancer de la jonction œso-gastrique (centre de la tumeur à moins de 2 cm de la jonction œsogastrique). Son incidence est en augmentation. Il est souvent révélé par une dysphagie.

B. Adéno-carcinome superficiel

L'adéno-carcinome superficiel de l'estomac se définit comme un cancer ne dépassant pas la sous-muqueuse.

Il se manifeste souvent sous une forme pseudo-ulcéreuse avec, en endoscopie, l'aspect d'ulcères superficiels plus ou moins étendus.

Le pronostic après le traitement chirurgical des formes superficielles est bon et la survie à 5 ans supérieure à 90 %.
La mucosectomie endoscopique est un traitement alternatif pour les cancers superficiels respectant la *muscularis mucosae* (T1). Elle impose une évaluation par écho-endoscopie avec minisonde et une discussion multidisciplinaire pour évaluer le rapport bénéfice/risque de cette technique par rapport à une exérèse chirurgicale.

C. Linite gastrique

Il s'agit d'un adéno-carcinome peu différencié, constitué le plus souvent de cellules indépendantes (dites « en bague à chaton ») envahissant les différentes couches de la paroi sans les détruire, associées à un stroma fibreux. Elle représente 10 % des cancers gastriques et survient chez des sujets plus jeunes avec une prédominance féminine.

Elle se révèle souvent par une altération de l'état général avec amaigrissement, et parfois des signes d'occlusion haute.

À l'endoscopie, il existe des gros plis rigides (fig. 27.3 cahier quadri, planche 3). L'insufflation complète de l'estomac n'est pas obtenue. Les biopsies sont souvent négatives compte tenu du respect fréquent de la muqueuse. Le diagnostic peut être facilité par :

- TDM ou TOGD : aspect figé et rétréci de l'estomac ;
- l'écho-endoscopie : épaississement de la paroi gastrique prédominante au niveau de la sous-muqueuse (fig. 27.4).

L'extension tumorale est essentiellement lymphatique et péritonéale.

L'exérèse chirurgicale est rarement curative et ce type de cancer est très peu chimio-sensible. Le pronostic est généralement mauvais.

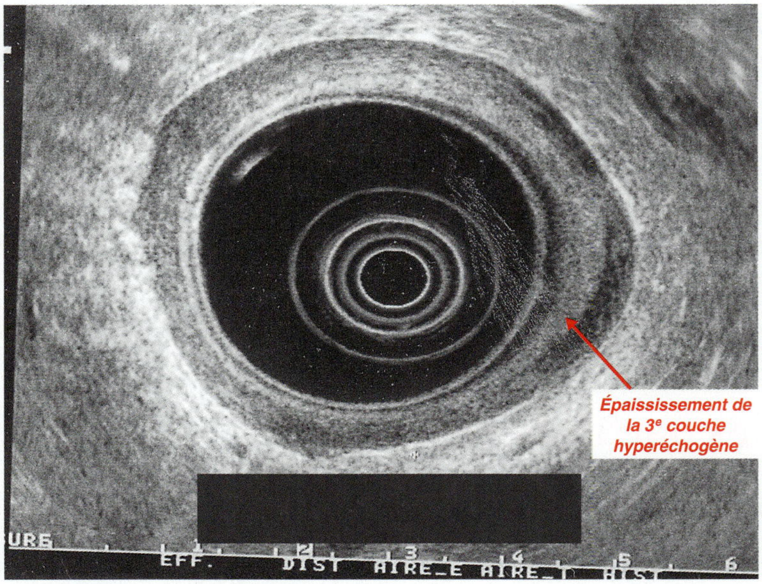

Fig. 27.4. **Aspect écho-endoscopique d'une linite.**

D. Lymphomes gastriques primitifs

Les lymphomes gastriques représentent 3 % des tumeurs gastriques, mais sont les plus fréquents des lymphomes non hodgkiniens non ganglionnaires. Ils peuvent être de 2 types : lymphomes gastriques du MALT (*mucosa associated lymphoid tissue*) à petites cellules de bas grade de malignité et lymphomes à grandes cellules de haut grade de malignité.

Les lymphomes gastriques de type MALT sont souvent peu symptomatiques. Le diagnostic repose sur l'endoscopie (lésions pseudo-inflammatoires ou tumorales) avec biopsies multiples. Ce lymphome est lié à l'infection chronique à *H. pylori*, avec une évolution très lente. Le traitement des formes localisées (sans atteinte ganglionnaire) repose sur l'éradication de *H. pylori* qui permet la régression du lymphome dans 70 % des cas.

Les lymphomes gastriques à grandes cellules sont plus rares. Ils se présentent sous la forme d'une tumeur volumineuse et ulcérée (fig. 27.5 cahier quadri, planche 3). Leur traitement repose sur la polychimiothérapie.

E. Tumeurs stromales gastro-intestinales (GIST)

Les tumeurs stromales gastro-intestinales sont des tumeurs mésenchymateuses rares se développant dans les 2 tiers des cas aux dépens de la couche musculeuse de l'estomac. Elles sont caractérisées par l'expression positive en immuno-histochimie du récepteur transmembranaire c-kit.

Elles sont souvent asymptomatiques de découverte fortuite. Parfois on les découvre à l'occasion d'une hémorragie digestive, d'une masse palpable ou d'une perforation.

Le diagnostic repose sur l'endoscopie, l'écho-endoscopie et la tomodensitométrie qui mettent en évidence une masse ronde sous-muqueuse, parfois ulcérée, avec développement exogastrique fréquent (fig. 27.6 cahier quadri, planche 3).

> Le traitement de base est l'exérèse chirurgicale monobloc sans curage ganglionnaire extensif. Pour les tumeurs non résécables et/ou métastatiques, un traitement par l'imatinib (Glivec®) est indiqué (inhibiteur enzymatique de l'activité du récepteur c-kit).
> Un traitement adjuvant par imatinib est également indiqué après chirurgie complète (dite R0) dans des formes avec risque significatif de rechute.

F. Tumeurs endocrines

Les tumeurs endocrines gastriques surviennent dans la majorité des cas sur un terrain de gastrite atrophique fundique auto-immune (maladie de Biermer). Elles sont alors multiples, de petite taille, d'évolution lente et métastasent exceptionnellement.

Il existe aussi des tumeurs endocrines sporadiques, notamment des carcinomes peu différenciés de mauvais pronostic.

Points clés

- Les tumeurs épithéliales malignes de l'estomac sont le plus souvent des adéno-carcinomes.
- Les tumeurs de l'estomac non épithéliales sont rares : lymphomes, tumeurs endocrines, tumeurs stromales.
- L'incidence de l'adéno-carcinome gastrique distal diminue dans les pays développés.
- L'adéno-carcinome de l'estomac reste un cancer fréquent (2e cause de mortalité par cancer dans le monde).
- L'infection à *Helicobacter pylori* est un facteur reconnu dans la cancérogenèse gastrique (*via* la gastrite chronique).

- Les autres conditions précancéreuses sont : antécédent de gastrectomie partielle, antécédent d'ulcère gastrique, maladie de Biermer, maladie de Ménétrier et adénomes gastriques.
- Le diagnostic de cancer gastrique repose sur l'endoscopie gastrique avec biopsies multiples. Il faut toujours biopsier les berges d'un ulcère gastrique au moment du diagnostic et lors du contrôle pour ne pas méconnaître un cancer.
- Le bilan préthérapeutique comporte l'examen clinique et tomodensitométrique thoraco-abdominal (écho-endoscopie et transit baryté optionnels).
- Ne pas oublier de chercher et d'éradiquer *Helicobacter pylori* chez les apparentés au 1er degré de patient atteint de cancer gastrique.
- Le facteur pronostique le plus important est l'envahissement ganglionnaire.

Compléments en ligne

Des compléments numériques sont associés à ce chapitre. Ils sont indiqués dans la marge par des flashcodes.

Pour accéder à ces compléments, connectez-vous sur **www.em-consulte.com/e-complement/474227** et suivez les instructions pour activer votre accès.

Vidéo 27.1 Adéno-carcinome ulcéré de l'estomac (endoscopie).

Vidéo 27.2 Gastroscopie : aspect normal de l'estomac et biopsies de l'antre.

Pour en savoir plus

Cancer de l'estomac (Thésaurus national de cancérologie digestive)
http://www.tncd.org/

CHAPITRE

28

Item 301 – UE 9 – Tumeurs du foie, primitives et secondaires

Objectif pédagogique

- Diagnostiquer une tumeur du foie primitive et secondaire.

Connaissances

I. Définition

Dans le foie, une tumeur se caractérise le plus souvent par un nodule de texture différente de celle du parenchyme normal. Rarement, le tissu tumoral infiltre le parenchyme normal sans prendre un aspect nodulaire ; dans ce dernier cas sa nature est presque toujours maligne. Ce chapitre sera donc principalement centré sur la discussion des lésions nodulaires du foie, bénignes ou malignes, néoplasiques ou non néoplasiques.

II. Épidémiologie

Les tumeurs du foie les plus fréquentes sont listées dans l'encadré 28.1, par ordre de fréquence décroissante dans la population générale française.

Certaines de ces tumeurs doivent être évoquées dans des circonstances particulières :

- métastases de tumeurs solides : cancer extrahépatique, connu ou non ;
- carcinome hépato-cellulaire (CHC) : hépatopathie chronique au stade de cirrhose ou de fibrose avancée ;
- carcinome cholangio-cellulaire (cholangio-carcinome) : maladie chronique du foie ou maladie chronique des voies biliaires, en particulier cholangite sclérosante primitive ;
- kyste hydatique : sujets exposés par contact avec des chiens en zone d'endémie (sud de la France jusqu'au Massif central, Afrique du Nord) ;
- échinococcose alvéolaire : habitants des zones rurales de Franche-Comté, des Alpes, du Massif central, des Vosges et des Ardennes ;
- abcès à pyogènes : foyer infectieux intra-abdominal (par exemple sigmoïdite, appendicite, pancréatite, maladie inflammatoire chronique de l'intestin, obstruction biliaire), foyer infectieux extra-abdominal, diabète ;
- abcès amibien : antécédent même lointain, même inapparent d'amibiase digestive ;
- tumeur bénigne primitive hépatocytaire : sexe féminin, et, pour l'adénome, prise prolongée de contraceptifs oraux.

Hépato-gastro-entérologie

Encadré 28.1

Tumeurs du foie les plus fréquentes

- Kyste biliaire simple.
- Hémangiome bénin.
- Métastase d'adéno-carcinome de l'appareil digestif.
- Autres métastases de tumeurs solides.
- Carcinome hépato-cellulaire (CHC).
- Tumeurs bénignes hépatocytaires (hyperplasie nodulaire focale et adénome).
- Abcès du foie (bactérien ou amibien).
- Kyste hydatique.
- Échinococcose alvéolaire.
- Autres tumeurs malignes (en particulier, le cholangio-carcinome).

Chez un patient pris en charge pour tumeur du foie, la mise en évidence de ces facteurs de risque influence fortement la démarche diagnostique.

Pour certains de ces facteurs de risque, des programmes de dépistage doivent être mis en place.

C'est le cas :
- du dépistage semestriel du carcinome hépato-cellulaire en cas de cirrhose ;
- des métastases hépatiques chez les patients atteints de cancer, et en particulier de cancer de l'appareil digestif, du sein, ou de l'ovaire ;
- des abcès du foie au cours d'un syndrome septique d'origine indéterminée ou suspecté.

III. Circonstances de découverte

Elles sont très variées.

La plupart du temps, il n'y a aucun signe clinique ou fonctionnel :
- mise en évidence d'une hépatomégalie par l'examen clinique ;
- examen d'imagerie abdominale réalisé devant des manifestations qui ne sont pas liées à la tumeur (douleurs abdominales fonctionnelles par exemple) ;
- dépistage systématique dans une population à risque.

Souvent, les signes sont en rapport avec la maladie associée à la tumeur hépatique :
- manifestations d'un cancer extrahépatique ;
- complication, révélatrice ou non, d'une cirrhose ;
- syndrome infectieux d'un abcès du foie ;
- syndrome paranéoplasique (rare).

Parfois, les signes sont directement en rapport avec la tumeur :
- sensation de gêne ou de pesanteur, ou franche douleur de l'hypochondre droit ou de l'épigastre ;
- perception d'une masse de l'hypochondre droit ou de l'épigastre par le patient ou le médecin ;
- altération de l'état général ou syndrome inflammatoire (clinique ou biologique) ;
- ictère ou syndrome de cholestase biologique pouvant se limiter à une augmentation de la γ-GT ;
- hémopéritoine (rupture d'un CHC).

IV. Éléments de caractérisation

A. Tumeurs bénignes

Les tumeurs bénignes du foie non infectieuses (en particulier les plus fréquentes : kyste biliaire simple, hémangiome bénin) :

- ne donnent pas de manifestations cliniques, d'anomalies des tests hépatiques, ou de syndrome inflammatoire;
- excepté dans les rares cas où elles sont très volumineuses (plus de 5 cm de diamètre) ou compliquées (nécrose, hémorragie pour les adénomes ou les kystes).

Deux situations difficiles sont fréquentes :

- la tumeur bénigne est découverte par un examen fait pour élucider la cause de manifestations cliniques ou biologiques qui, en fait, ne lui sont pas liées;
- la tumeur bénigne est découverte dans le contexte d'un programme de dépistage d'une tumeur maligne.

Dans tous les cas, il convient de poser un diagnostic de certitude :

- en réunion de concertation spécialisée (RCP) de tumeurs primitives du foie;
- afin de définir quelles lésions bénignes nécessitent un traitement et une surveillance;
- et d'apporter toute la réassurance nécessaire au patient et d'éviter de multiplier les avis et examens inutilement.

1. Kyste biliaire simple

Définition : c'est une cavité liquidienne pure dont la paroi, faite d'une couche unicellulaire d'épithélium biliaire, est invisible à l'imagerie avec ou sans injection de produit de contraste vasculaire. La cavité ne communique pas avec l'arbre biliaire. Le liquide kystique est parfaitement limpide : il ne contient ni cellule ni bilirubine.

Les kystes biliaires simples sont parfois multiples bien qu'en nombre limité (< 5). Lorsqu'ils sont nombreux, il s'agit d'une polykystose hépatique ou d'une polykystose hépato-rénale, qui sont des affections héréditaires (contexte familial, tests génétiques possibles).

Le diagnostic est établi sur les données de l'imagerie et, en cas de possible exposition à l'hydatidose, sur les résultats négatifs des tests sérologiques correspondants :

- le contenu du kyste apparaît (fig. e28.1) :
  - parfaitement homogène (fig. 28.2 et 28.3),
  - parfaitement anéchogène avec un renforcement postérieur des échos (fig. 28.2),
  - hypodense sur les images de tomodensitométrie sans injection,
  - fortement hyperintense sur les séquences d'IRM pondérées en T2 (fig. 28.3);
- il n'y a pas de paroi ni de cloisons ou de nodules muraux décelables avant ou après injection de produit de contraste et la limite avec le parenchyme hépatique est parfaitement régulière.

Les kystes biliaires ne nécessitent aucun traitement ni aucune surveillance.

2. Hémangiome bénin

Cette tumeur bénigne est fréquente (5 % de la population générale). Elle est faite d'une prolifération de capillaires vasculaires dilatés. Elle est homogène, hyperéchogène et hypodense sur les images de tomodensitométrie sans injection, fortement hyperintense en T2 sur les images d'IRM (fig. 28.4 et e28.5). Cette tumeur se rehausse de façon très particulière après injection de produit de contraste par des « mottes » périphériques progressant vers le centre de la tumeur après injection et finissant par la remplir totalement (fig. 28.6 à 28.9). Les hémangiomes bénins

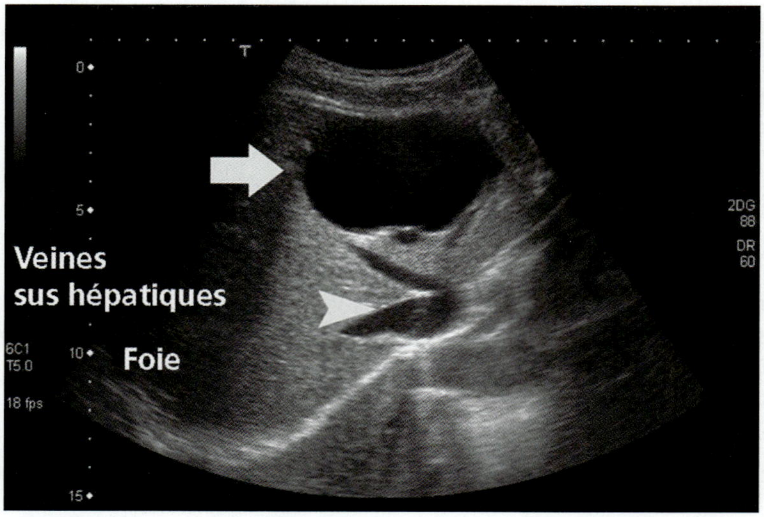

Fig. 28.2. Échographie d'un kyste biliaire (indiqué par la flèche).

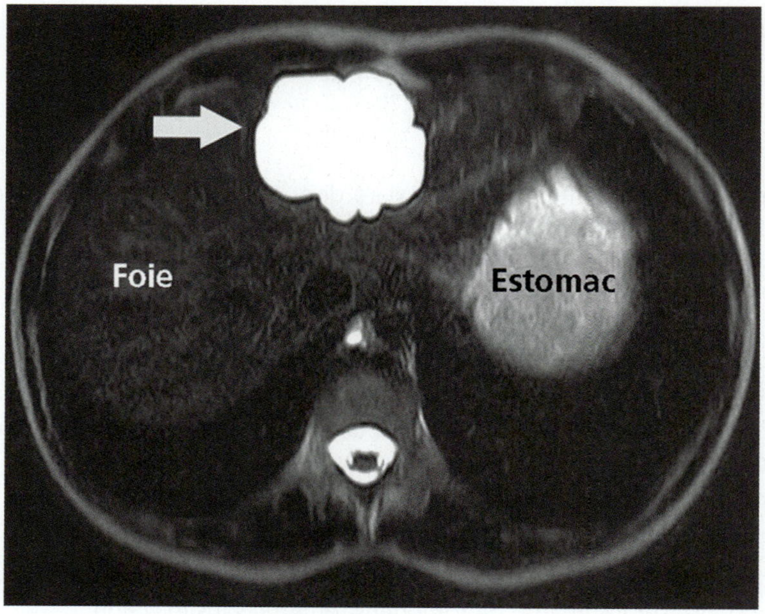

Fig. 28.3. Kyste biliaire (flèche) en IRM pondérée T2.

sont parfois multiples bien qu'en nombre limité (<5). Les hémangiomes ne nécessitent ni traitement ni surveillance particulière.

Les hémangiomes ne nécessitent aucun traitement ni aucune surveillance.

3. Hyperplasie nodulaire focale

Cette tumeur est rare (prévalence estimée à 1 %). Il s'agit d'une tumeur bénigne non néoplasique (polyclonale), correspondant à une réorganisation nodulaire d'une zone de parenchyme hépatique recevant uniquement du sang artériel (et donc privée d'apport portal). C'est une tumeur atteignant presque électivement la femme en période d'activité génitale et presque toujours de découverte fortuite. Son diagnostic peut être fait sur la base d'images caractéristiques après injection de produit de contraste vasculaire (rehaussement au temps artériel,

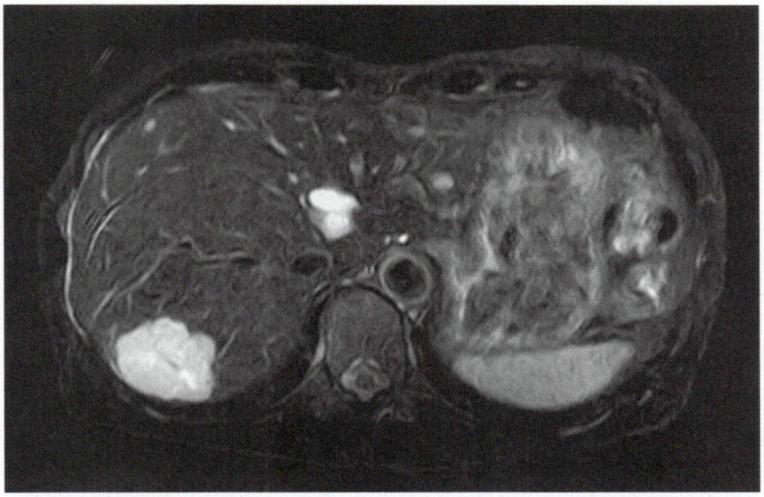

Fig. 28.4. **Angiome en IRM pondérée T2 (dans la partie postérieure et droite du foie).**

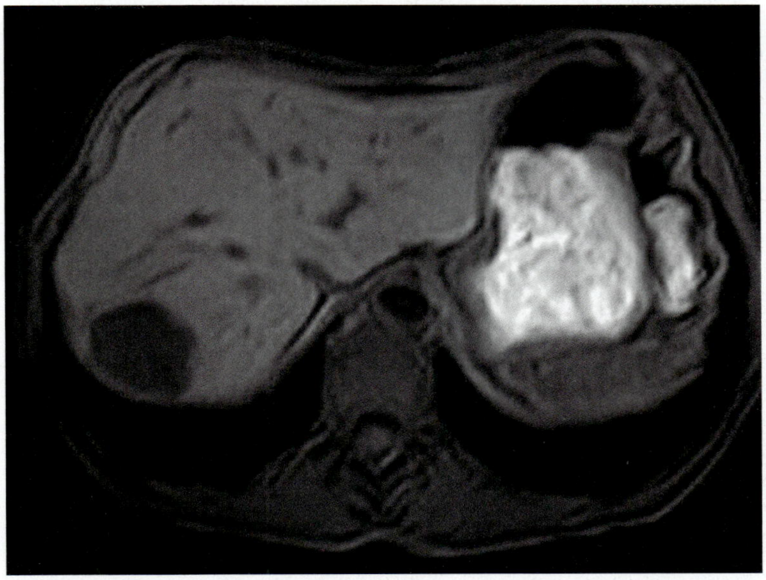

Fig. 28.6. **Angiome en IRM pondérée T1.**

lavage progressif au temps portal, avec un aspect de cicatrice centrale témoignant de la présence d'une artère centrale). Il n'y a aucun risque de transformation maligne. Une biopsie peut être proposée en cas d'aspect atypique en imagerie (doute avec un adénome).

L'hyperplasie nodulaire focale ne nécessite aucun traitement ni aucune surveillance.

4. Adénome hépato-cellulaire

Cette tumeur est également rare (prévalence estimée à 0,1 %). Il s'agit d'une tumeur bénigne néoplasique (monoclonale) d'origine hépatocytaire, essentiellement rencontrée chez la femme, et favorisée par la prise prolongée de contraceptifs oraux. Lorsque sa taille dépasse 5 cm de diamètre, des complications sont possibles (hémorragie, nécrose, rupture ou transformation maligne). C'est une tumeur typiquement hypervasculaire en imagerie. La biopsie permet de

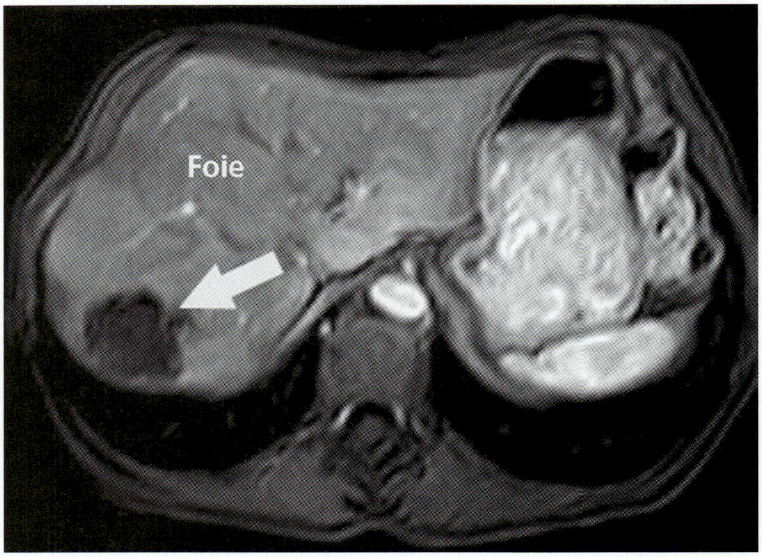

Fig. 28.7. **Angiome en IRM pondérée T1 au temps artériel.**

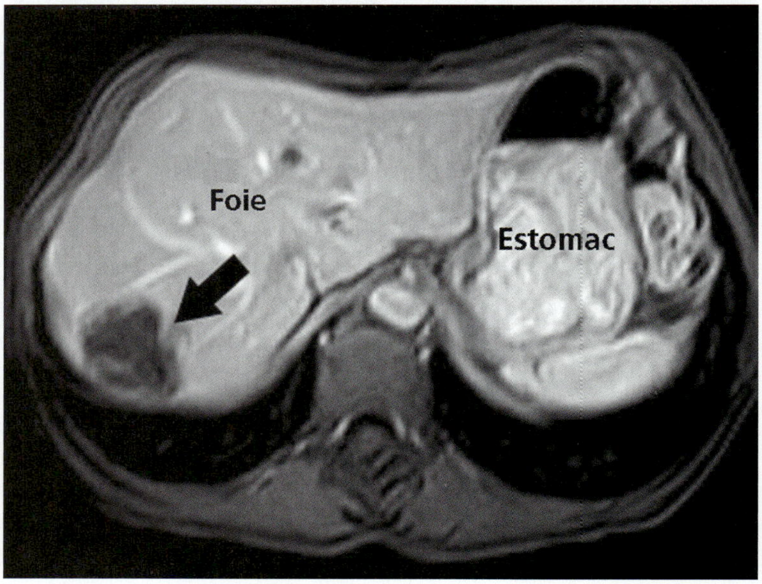

Fig. 28.8. **Angiome en IRM pondérée T1 au temps portal.**

confirmer le diagnostic (éliminer un CHC +++) et de classer la lésion par marquage immuno-histochimique (pour en particulier évaluer le risque de transformation). Quoi qu'il en soit, les tumeurs <50 mm non compliquées peuvent être surveillées. Il est recommandé de réséquer les tumeurs >50 mm en raison du risque de transformation maligne. Dans tous les cas, l'arrêt des contraceptifs oraux sera proposé.

B. Tumeurs infectieuses et parasitaires (abcès et kystes)

1. Abcès amibien ou bactérien (pyogène)

Il s'agit d'une collection purulente dont l'origine est un embole septique d'origine portale (amibienne ou bactérienne), d'origine artérielle hépatique (bactérienne) ou biliaire (bactérienne).

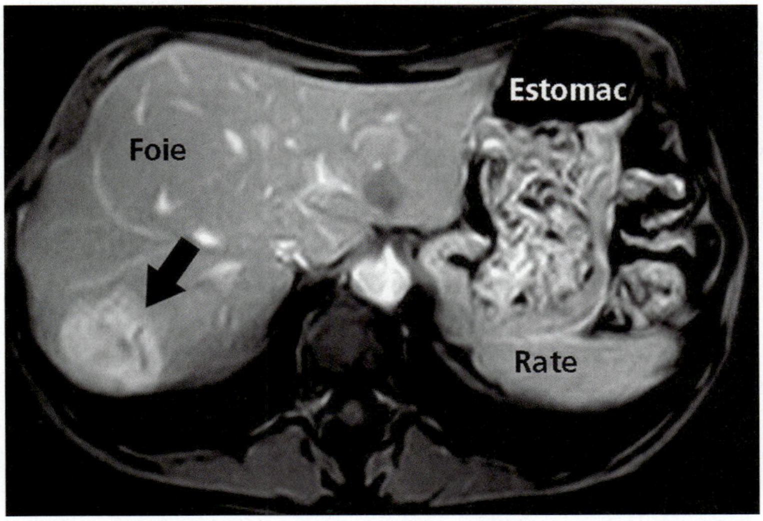

Fig. 28.9. Angiome en IRM pondérée T1 au temps tardif.

La porte d'entrée n'est pas toujours cliniquement manifeste. Elle doit être cherchée par l'analyse des antécédents, la recherche de signes fonctionnels et de facteurs de risque, l'examen clinique et les examens d'imagerie. En l'absence d'orientation particulière, il convient de commencer par la recherche d'un foyer intra-abdominal biliaire ou extrabiliaire.

Un syndrome septique marqué et des douleurs hépatiques, spontanées ou provoquées par la palpation, sont habituels.

Ils apparaissent sous la forme d'images de petite ou grande taille, uniques ou multiples, généralement homogènes, hypoéchogènes, hypodenses au scanner. Un rehaussement périphérique après injection de produit de contraste traduit l'état inflammatoire du parenchyme avoisinant.

La ponction guidée par échographie permet de confirmer le diagnostic, de prélever du matériel pour examen bactériologique et antibiogramme, et de vider la collection. La sérologie d'amibiase doit être effectuée en fonction du contexte.

2. Kyste hydatique

Il est dû au cestode *Echinococcus granulosus*.

Il s'agit d'une formation parasitaire à contenu liquidien, limitée par une membrane parasitaire et par une coque. Sur la membrane parasitaire se développent les scolex, source de la contamination de l'hôte définitif (principalement le chien). L'homme est un hôte intermédiaire accidentel et le mouton l'hôte intermédiaire habituel.

Le diagnostic est établi par :

- un contexte épidémiologique de contact avec un chien vivant en zone d'endémie (Afrique du Nord, sud de la France jusqu'au Massif central);
- l'aspect en imagerie;
- les résultats des tests sérologiques.

À l'imagerie, il s'agit de tumeurs de petite ou grande taille, uniques ou multiples pouvant prendre différents aspects d'un patient à l'autre et, chez le même patient, d'un kyste à l'autre, notamment :

- un aspect identique à celui d'un kyste biliaire simple;
- un aspect typique lorsque la membrane est décollée de la coque, ou flotte dans le liquide du kyste, ou forme des cloisons mieux visualisées par l'échographie ou l'IRM que par la tomodensitométrie;
- un aspect très classique, lorsque la paroi du kyste est calcifiée, totalement (le kyste est alors mort) ou partiellement (fig. e28.10).

Les tests sérologiques consistent en la mise en évidence d'anticorps dirigés contre des antigènes parasitaires. Leur sensibilité approche 90 %. La plupart des tests ne permettent pas de différencier une infection par *Echinococcus multilocularis* d'une infection par *Echinococcus granulosus* (*cf. infra*). Lorsque les kystes sont morts, les tests sérologiques peuvent se négativer.

La ponction du kyste expose au risque de dissémination intrapéritonéale, extrêmement grave. C'est pourquoi aucune image kystique intrahépatique ne peut être ponctionnée sans avoir éliminé au préalable un kyste hydatique par des tests sérologiques et l'anamnèse.

3. Échinococcose alvéolaire

Elle est due au cestode *Echinococcus multilocularis*.

Elle consiste en une formation parasitaire à contenu liquidien, constituée de vésicules de très petite taille (quelques mm).

L'hôte définitif est le renard ou le chien. L'homme est un hôte intermédiaire accidentel. Les petits rongeurs sont les hôtes intermédiaires habituels.

Une profession rurale ou un contact permanent avec un chien, pour les habitants des zones d'endémie (habitants des zones rurales de Franche-Comté, des Alpes, du Massif central, des Vosges et des Ardennes) sont des éléments forts d'orientation.

Le diagnostic est établi par l'association d'un aspect compatible en imagerie et d'un contexte épidémiologique compatible ou des résultats des tests sérologiques spécifiques.

Les images, mises en évidence par échographie, tomodensitométrie ou IRM, sont nodulaires ou infiltrantes, d'aspect solide en raison de la petite taille des vésicules, et simulent une tumeur maligne quand il y a invasion ou compression des vaisseaux sanguins et/ou des voies biliaires.

Les tests sérologiques consistent en la mise en évidence d'anticorps dirigés contre des antigènes parasitaires. Leur sensibilité approche 90 %. La plupart des tests ne permettent pas de différencier une infection par *Echinococcus multilocularis* d'une infection par *Echinococcus granulosus*.

C. Tumeurs malignes

Elles peuvent être :

- totalement asymptomatiques ;
- ou donner les manifestations suivantes, parfois sévères :
  - de syndrome tumoral (douleurs hépatiques, hépatomégalie, ictère),
  - de décompensation d'une maladie chronique du foie (ascite, ictère, hémorragie digestive par hypertension portale),
  - de nécrose tumorale (simulant un abcès du foie),
  - d'hémorragie (intrahépatique, sous-capsulaire ou intrapéritonéale).

1. Métastases hépatiques

Les cancers primitifs en cause en cas de métastases hépatiques sont, par ordre de fréquence décroissante :

- les adéno-carcinomes du tube digestif et du pancréas ;
- le cancer du sein ;
- les carcinomes anaplasiques (bronchiques en particulier) ;
- les mélanomes malins ;
- les tumeurs endocrines.

Les métastases hépatiques peuvent être uniques ou multiples. Leur aspect varie en fonction de la tumeur primitive. Tous les aspects sont possibles, y compris un aspect kystique. Toutefois, il est exceptionnel qu'une métastase kystique n'ait pas une paroi décelable en imagerie. La mise en évidence de cette paroi est donc un élément crucial du diagnostic différentiel avec un kyste simple.

L'aspect habituel d'une métastase d'adéno-carcinome digestif est celui de nodules hypoéchogènes, hypodenses avant injection de produit de contraste, ne se rehaussant pas au temps artériel après injection de produit de contraste vasculaire (fig. 28.11, 28.12 et e28.13). Le caractère multiple de ces lésions est un fort argument en faveur du diagnostic, *a fortiori* s'il existe d'autres métastases ailleurs (poumon, péritoine, ganglions).

Il n'est pas nécessaire d'effectuer de biopsie lorsque toutes les conditions suivantes sont réunies :

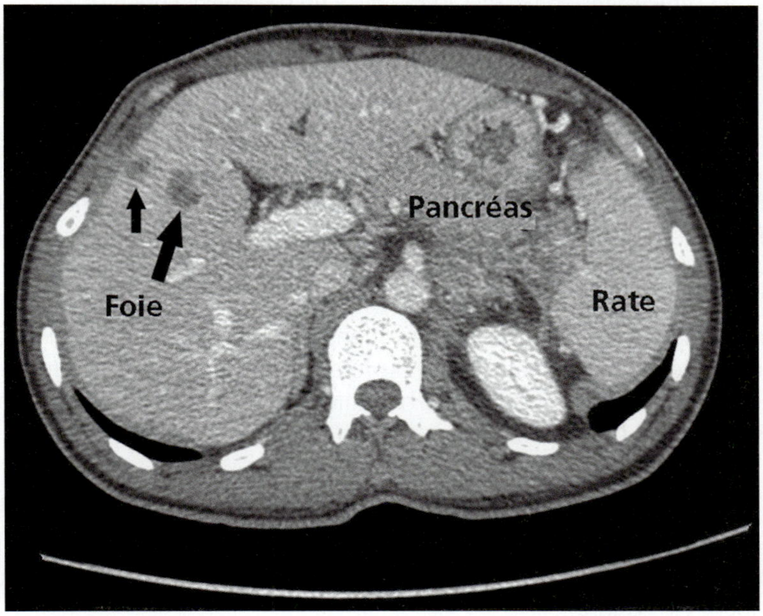

Fig. 28.11. Métastases d'adéno-carcinome (flèches noires). TDM au temps portal.

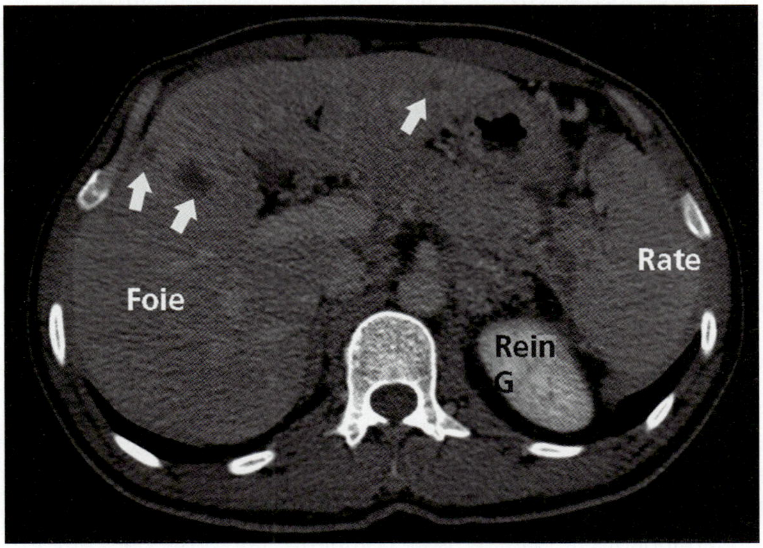

Fig. 28.12. Métastases d'adéno-carcinome (flèches blanches). TDM au temps tardif.

- la tumeur primitive est connue et récente (< 5 ans) ;
- les nodules hépatiques se sont clairement développés après le diagnostic de la tumeur primitive ;
- leur aspect est hautement compatible avec le diagnostic.

En revanche, lorsque toutes ces conditions ne sont pas réunies, une biopsie dirigée est nécessaire pour un diagnostic de certitude, en particulier si les conséquences pour la prise en charge sont notables (fig. e28.14A et e28.14B).

2. Carcinome hépato-cellulaire

Le dépistage systématique semestriel du CHC chez les malades atteints de cirrhose est indispensable afin de diagnostiquer des tumeurs de petite taille accessibles à un traitement curatif.

a. Facteurs de risque

Il se développe pratiquement toujours (90 % des cas en Occident) sur une maladie chronique du foie, habituellement au stade de cirrhose ou de fibrose avancée, quelle que soit la cause de l'hépatopathie. L'hépatite chronique B, au stade de cirrhose ou non, est une cause fréquente de carcinome hépato-cellulaire (intégration du virus au génome des hépatocytes). Au cours de la cirrhose l'incidence du carcinome hépato-cellulaire est de l'ordre de 2 à 5 % par an (fig. e28.15).

Les facteurs de risque de CHC chez les patients atteints de cirrhose sont le sexe masculin, l'âge, la durée d'évolution de la maladie du foie, l'association de plusieurs causes de maladie chronique du foie (par exemple alcool et hépatite C), la présence d'un syndrome métabolique, l'absence de contrôle de la maladie causale.

b. Manifestations cliniques et radiologiques, examens de laboratoire

Le carcinome hépato-cellulaire est habituellement révélé par une complication de la cirrhose, ou un syndrome tumoral, plus rarement au cours d'un examen systématique de dépistage chez un patient cirrhotique.

Cette tumeur est vascularisée exclusivement par l'artère hépatique, à la différence du parenchyme hépatique non tumoral, également vascularisé par la veine porte. Ces particularités expliquent les aspects caractéristiques en imagerie (tomodensitométrie, IRM ou échographie de contraste) : nodule qui après injection de produit de contraste vasculaire se rehausse plus que le parenchyme voisin au temps artériel de l'administration (fig. 28.16), mais devient moins dense que le parenchyme voisin au temps portal ou veineux (« wash-out ») (fig. 28.17 à 28.19).

L'augmentation de l'alphafœtoprotéine est un marqueur peu sensible (en particulier pour les tumeurs bien différenciées et de petite taille) bien que spécifique si > 500 ng/mL. Pour cette raison, son utilité dans le cadre du dépistage est discutée.

c. Diagnostic

Le diagnostic de carcinome hépato-cellulaire est au mieux porté par une ponction-biopsie hépatique dirigée par une échographie sur les images anormales. Toutefois, il y a de nombreuses limites à la ponction-biopsie dirigée, notamment des contre-indications et des complications du geste :

- le risque de saignement de la ponction hépatique. Ce risque est augmenté en cas de troubles de l'hémostase (thrombopénie < 60 000/mm^3, taux de prothrombine < 50 %), fréquents en cas de cirrhose sévère et qui contre-indiquent la biopsie ;
- une ascite abondante rendant le geste complexe ; la biopsie peut être effectuée après son évacuation ;

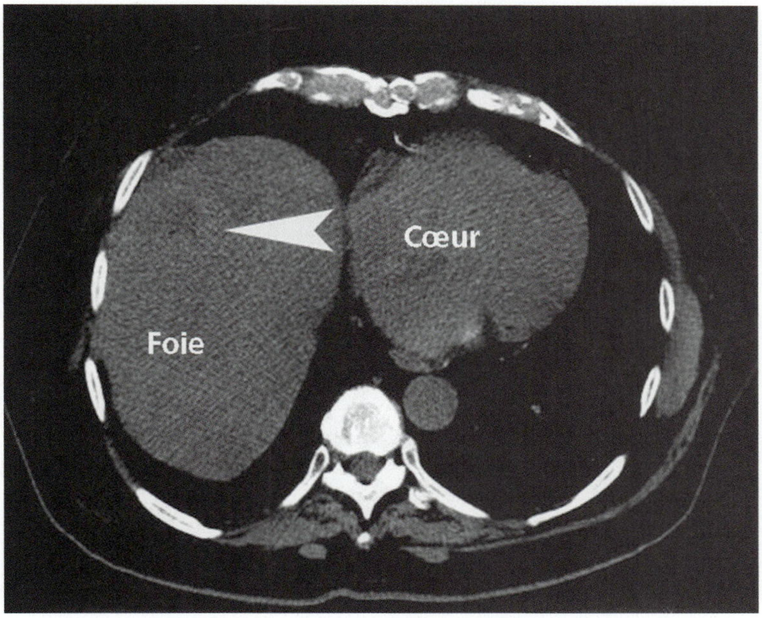

Fig. 28.16. Carcinome hépato-cellulaire. TDM sans injection (dans la partie antérieure et droite du foie).

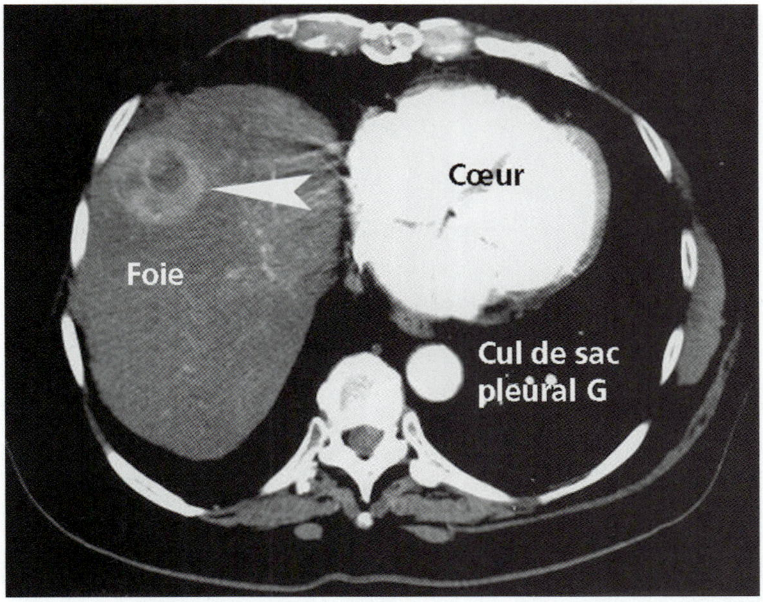

Fig. 28.17. Carcinome hépato-cellulaire. TDM au temps artériel (même malade que fig. 28.16).

- la possibilité que la zone anormale ne soit pas visible sur les images d'échographie ou soit inaccessible à la ponction;
- la possibilité que la ponction ramène du tissu non tumoral (faux négatif);
- le risque (faible) d'ensemencement du trajet de ponction par des cellules malignes.

Un diagnostic de carcinome hépato-cellulaire peut aussi être porté sans examen invasif lorsque *toutes* les conditions suivantes sont réunies :

- patient atteint de cirrhose ou de fibrose avancée prouvée histologiquement;
- nodule de plus de 1 cm de diamètre : un seul examen nécessaire (TDM ou IRM avec injection) montrant un rehaussement artériel net et « wash-out » au temps portal ou veineux;
- lésion de moins de 10 mm : l'imagerie doit être refaite à 3 mois;

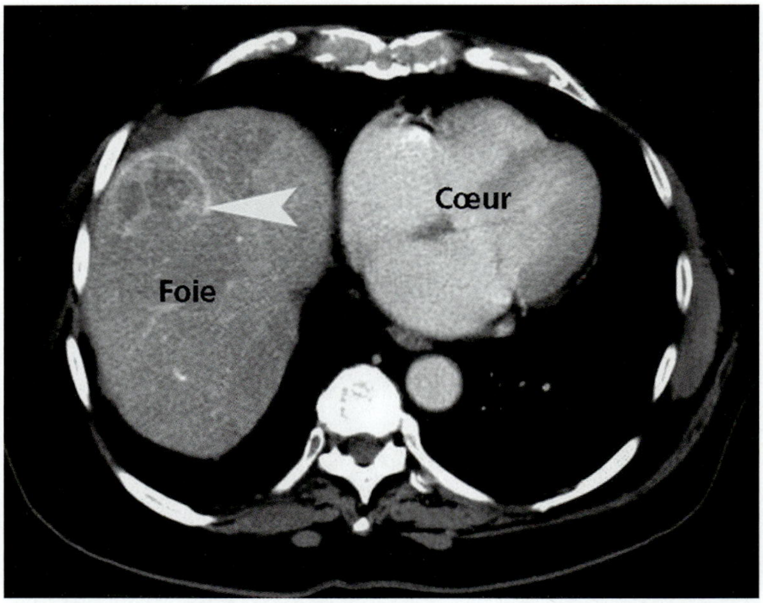

Fig. 28.18. **Carcinome hépato-cellulaire. TDM au temps portal.**

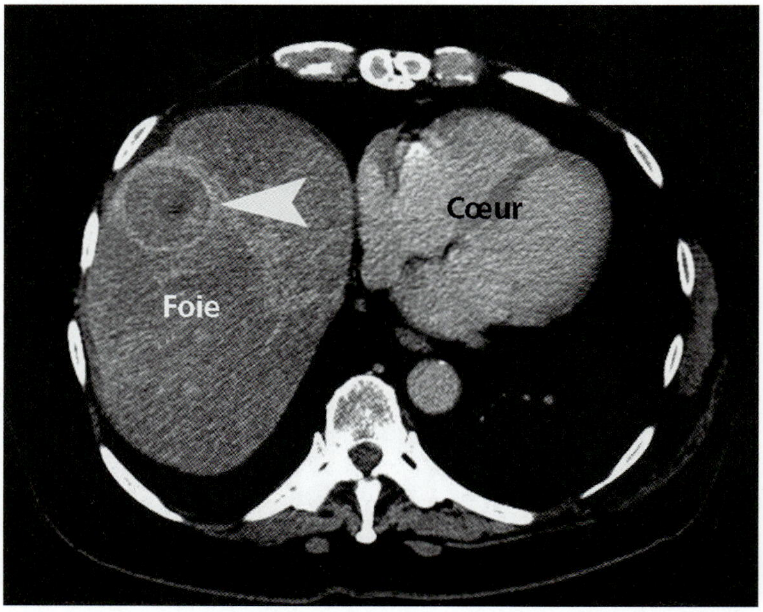

Fig. 28.19. **Carcinome hépato-cellulaire. TDM au temps tardif.**

- en cas d'imagerie atypique (ou si le foie est non cirrhotique) : une biopsie est requise (fig. e28.20).

L'échographie de contraste ne doit pas être utilisée pour faire le diagnostic non invasif de carcinome hépato-cellulaire.

d. Pronostic et traitement (milieu spécialisé)

Les facteurs pronostiques sont :

- l'état général du patient (index de performance) et les comorbidités ;
- la sévérité de la maladie chronique du foie (score de Child-Pugh ou MELD) et hypertension portale ;

- le nombre de nodules;
- la taille des plus gros nodules;
- l'invasion vasculaire macroscopique (veine porte et veines hépatiques);
- l'analyse histologique (différenciation, envahissement microvasculaire) si une PBH en foie tumoral est réalisée.

Les traitements curatifs sont :

- l'ablation percutanée de la tumeur par radiofréquence;
- la résection chirurgicale;
- la transplantation hépatique.

Les traitements palliatifs sont :

- la chimio-embolisation artérielle hépatique;
- les thérapies anticancéreuses ciblées.

Les indications de ces traitements seront dans tous les cas discutées en réunion de concertation pluridisciplinaire (RCP) de tumeurs primitives du foie.

e. Dépistage

Le dépistage semestriel du carcinome hépato-cellulaire chez les malades atteints de cirrhose est justifié par :

- le risque élevé dans cette population (incidence annuelle entre 2 et 5 %);
- le pronostic sombre en cas de tumeur évoluée;
- la possibilité d'un traitement curatif lorsqu'il est appliqué à un stade précoce;
- la possibilité d'une détection par échographie répétée.

Le dépistage du carcinome hépato-cellulaire chez ces patients est effectué par une échographie semestrielle à condition que l'état du patient permette d'envisager un traitement curatif si un carcinome hépato-cellulaire était trouvé.

3. Carcinome cholangio-cellulaire (cholangio-carcinome)

Cette tumeur prend parfois la forme d'une tumeur hépatique lorsqu'elle prend naissance dans les voies biliaires intrahépatiques. Elle se présente plus souvent sous forme d'une tumeur des voies biliaires extrahépatiques révélée par un ictère. Sa fréquence est augmentée en cas de maladie chronique du foie ou des grosses voies biliaires en particulier cholangite sclérosante, lithiase intrahépatique, kyste du cholédoque. Le bilan d'extension morphologique (scanner, IRM biliaire/vasculaire/parenchyme hépatique) est fondamental pour juger de la résécabilité de la lésion (seul traitement curatif). Dans le cas inverse, un drainage sera proposé en cas ictère puis une chimiothérapie sera discutée (en fonction de l'état général).

V. Démarche diagnostique

Elle est résumée figure 28.21.

A. Première étape : y a-t-il une maladie chronique du foie?

La première étape est de déterminer par des moyens simples s'il y a une maladie chronique du foie (facteurs de risque, signes cliniques, biologiques et échographiques). Dès cette étape, une biopsie hépatique écho-guidée ou par voie transjugulaire en foie non tumoral doit être réalisée

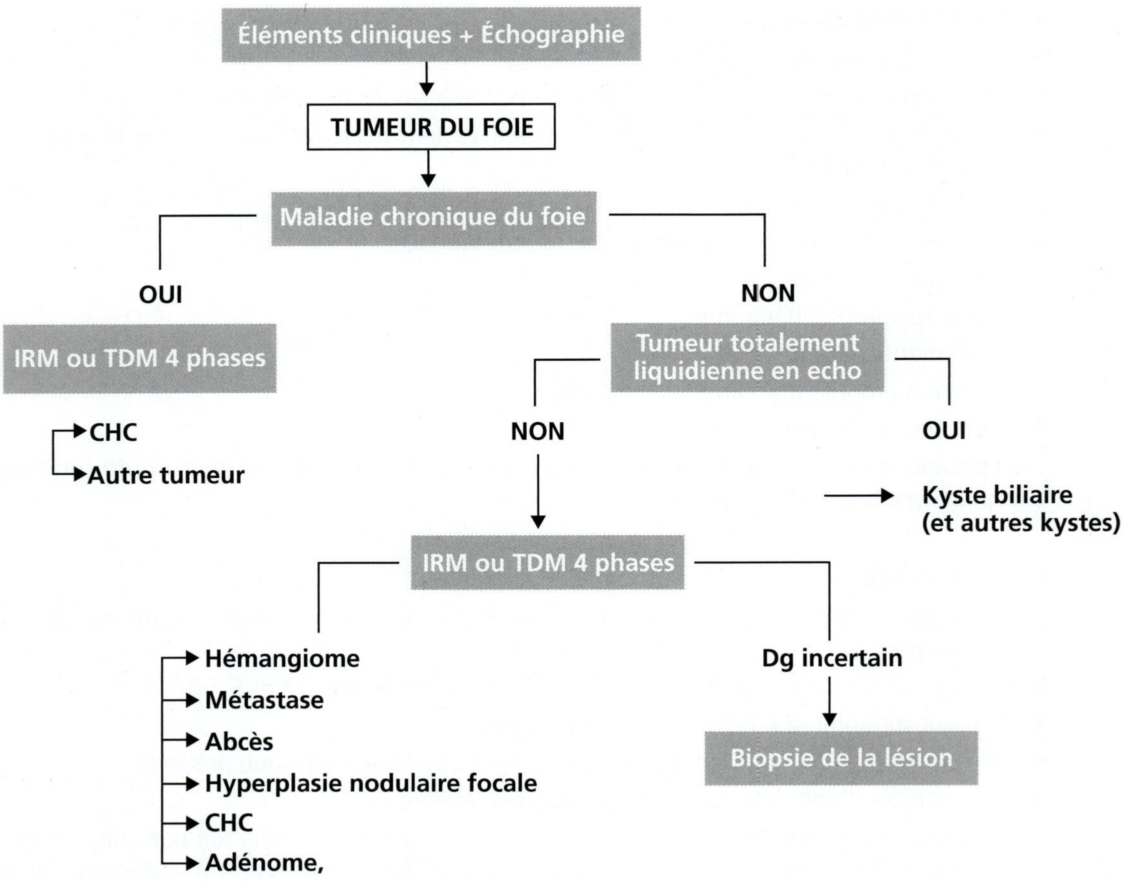

IRM et TDM 4 PHASES : analyse aux temps sans injection, artériel, portal, tardif
NB : – Une biopsie peut être proposée même si une lésion est d'aspect typique en imagerie pour en définir le traitement
– Chez un sujet jeune, on préfère l'IRM à la TDM (notamment pour des raisons d'irradiation)

Fig. 28.21. Discussion diagnostique d'une tumeur du foie.

B. En cas de maladie chronique du foie : est-ce un carcinome hépato-cellulaire ?

S'il y a des arguments pour une maladie chronique du foie, le patient doit être adressé en milieu spécialisé dont le rôle sera d'affirmer ou d'écarter le diagnostic le plus fréquent : celui de carcinome hépato-cellulaire, mais aussi de prendre en charge l'hépatopathie sous-jacente.

C. En l'absence de maladie chronique du foie documentée : l'échographie permet de déterminer la nature kystique ou solide

1. En cas de lésion kystique : est-elle parfaitement liquidienne et sans paroi ni cloison ?

Le point essentiel est de vérifier l'absence de toute paroi ou cloison interne et le caractère parfaitement liquidien. Dans ce cas, le diagnostic de kyste biliaire simple est établi. Même lorsque ces conditions sont réunies, des tests sérologiques d'hydatidose doivent être effectués chez les sujets ayant vécu en zone d'endémie au contact avec des chiens.

Lorsque l'échographie ne répond pas clairement à ces questions, la tomodensitométrie, l'IRM ou l'échographie de contraste sont contributifs. Lorsque ces conditions ne sont pas réunies, le patient doit être adressé en milieu spécialisé pour poursuite des investigations. *Il peut s'agir d'une tumeur bénigne à potentiel malin, ou d'une tumeur maligne, ou d'un kyste hydatique ou d'un kyste simple modifié par une hémorragie intrakystique.*

2. En cas de lésion solide, même partiellement liquidienne : quelle est la cinétique de rehaussement vasculaire ? Y a-t-il un contexte de cancer ?

Les points essentiels sont :

- de préciser la cinétique de prise du produit de contraste vasculaire par une échographie de contraste, une tomodensitométrie ou une IRM ;
- de confronter ces données avec le contexte clinique, et en particulier la notion de cancer extrahépatique, connu ou à préciser.

Schématiquement :

- rehaussement en mottes périphériques, progressif, de la périphérie vers le centre : parfaitement spécifique d'hémangiome bénin (qui est également très hyperintense et homogène sur les images d'IRM pondérées T2) ;
- rehaussement périphérique au temps artériel avec centre non rehaussé : abcès ou tumeur nécrosée (maligne ou bénigne). En cas de syndrome inflammatoire marqué, une ponction pour analyse microbiologique pourra être effectuée dans la zone nécrotique ;
- absence de rehaussement au temps artériel et portal (par comparaison au parenchyme voisin) : métastase surtout si notion d'un cancer extrahépatique ;
- rehaussement net au temps artériel avec lavage au temps portal : carcinome hépato-cellulaire, adénome, hyperplasie nodulaire focale (adresser en milieu spécialisé où une biopsie sera peut-être indiquée) :
- sans lavage au temps portal : certaines métastases, certaines tumeurs malignes primitives autres que le carcinome hépato-cellulaire (fig. e28.14B).

Points clés

- La discussion d'une tumeur du foie s'inscrit toujours dans une grande angoisse du patient. De ce fait, elle doit être menée avec célérité et tact.
- Des diagnostics formels concernant la tumeur et le foie sous-jacent doivent être posés après évaluation du dossier en réunion de concertation pluridisciplinaire de tumeurs primitives du foie.
- Les contextes de maladie chronique du foie (cirrhose) ou de cancer extrahépatique orientent fortement la démarche diagnostique pour tumeur du foie.
- Le contexte clinique ne permet pas à lui seul de déterminer la nature d'une tumeur du foie. En revanche, il permet de fixer des ordres de probabilité et donc de classer les examens complémentaires à effectuer par ordre croissant d'effets indésirables, et par ordre décroissant de rendement diagnostique.
- L'échographie a un excellent rapport bénéfice/risque et coût/bénéfice. Elle est donc l'examen initial indispensable de la démarche diagnostique. Son rendement est amélioré par l'expertise de l'opérateur et par la qualité des informations et des questions qui lui sont données par le clinicien.
- L'imagerie des 3 phases (artérielle, portale et tardive) après injection de produit de contraste vasculaire permet de caractériser bon nombre de tumeurs hépatiques. Pour cela, la tomodensitométrie et l'IRM injectées sont appropriées. La disponibilité locale détermine donc en partie le choix de ce type d'examen. La règle doit être qu'un seul de ces examens est suffisant sauf conclusion contraire argumentée (en particulier tumeur de 1 à 2 cm apparue dans un foie cirrhotique).

- La ponction ou la ponction-biopsie dirigée ne doit donc être effectuée qu'après évaluation de l'ensemble du dossier clinique et d'imagerie en RCP de tumeurs primitives du foie. Une biopsie en foie tumoral doit toujours être accompagnée d'une biopsie en foie non tumoral.
- Les plus fréquentes des formations nodulaires hépatiques sont bénignes : hémangiome bénin et kyste biliaire simple. Leur diagnostic doit être fait sans recourir à des examens vulnérants.
- Les principales tumeurs kystiques sont le kyste biliaire simple, les kystes parasitaires (hydatidose-échinococcose alvéolaire), les abcès amibiens ou à pyogènes et les tumeurs nécrosées.
- En cas de maladie chronique du foie, connue ou découverte à cette occasion, le diagnostic de carcinome hépato-cellulaire doit être considéré en premier lieu.
- Le dépistage systématique du carcinome hépato-cellulaire chez les malades atteints de cirrhose est justifié par le risque élevé dans cette population, la gravité spontanée, la possibilité d'un traitement curatif lorsqu'il est appliqué à un stade précoce ; il est effectué par une échographie semestrielle.

Compléments en ligne

Des compléments numériques sont associés à ce chapitre. Ils sont indiqués dans la marge par des flashcodes.

Pour accéder à ces compléments, connectez-vous sur **http://www.em-consulte.com/e-complement/474227** et suivez les instructions pour activer votre accès.

Pour en savoir plus

	Cancer primitif du foie : Guide affection de longue durée - 2010 - (HAS) http://www.has-sante.fr/portail/jcms/c_1005121/fr/ald-n-30-cancer-primitif-du-foie
	Carcinome hépato-cellulaire (Thésaurus national de cancérologie digestive) http://www.tncd.org/

CHAPITRE

29

Item 302 – UE 9 – Tumeurs de l'œsophage

Objectif pédagogique

- Diagnostiquer une tumeur de l'œsophage.

Les tumeurs bénignes représentent moins de 1 % des tumeurs de l'œsophage et sont le plus souvent asymptomatiques. Les tumeurs cancéreuses de l'œsophage sont très majoritairement des tumeurs cancéreuses primitives de la muqueuse œsophagienne soit malpighienne (épidermoïde) soit glandulaire (adéno-carcinome).

I. Incidence, prévalence

En France, l'incidence annuelle du cancer de l'œsophage est d'environ 5000 nouveaux cas. Il représente actuellement le 4e cancer digestif après le cancer colo-rectal et les cancers du pancréas et de l'estomac. Le cancer de l'œsophage atteint surtout les hommes (76 %). Il existe des variations régionales importantes avec une forte prévalence dans les départements du Nord-Ouest qui diminue cependant sans doute du fait d'une baisse des consommations d'alcool et de tabac. L'incidence a diminué de 3 % par an entre 1980 et 2012. Cependant, on observe une augmentation de la fréquence globale des adéno-carcinomes dont les principaux facteurs de risque sont le reflux gastro-œsophagien (RGO) et l'obésité.

Le pronostic reste grave avec une survie à 5 ans actuelle de 16 % pour les hommes, de 20 % pour les femmes. Cette survie faible est souvent liée au mauvais état général avec des comorbidités dues à l'alcool et au tabac pour les cancers épidermoïdes aussi bien qu'au fait que la symptomatologie typique avec dysphagie et perte de poids ne révèle souvent la maladie qu'à un stade avancé. Un suivi systématique des patients à risque devrait permettre un meilleur diagnostic de formes précoces avec possibilité de traitement curatif par voie endoscopique.

Hépato-gastro-entérologie

II. Facteurs de risque, conditions précancéreuses

A. Cancer épidermoïde

Le tabac et l'alcool sont des facteurs de risque impliqués dans plus de 90 % des cas. Plus rarement, les rôles des boissons chaudes, du papillomavirus humain et de facteurs de risque professionnels (hydrocarbure, particules métalliques) sont suspectés.

Certaines affections œsophagiennes rares voire exceptionnelles sont considérées comme précancéreuses :

- le syndrome de Plummer-Vinson (associant chez une femme, glossite, anémie microcytaire hypochrome, koïlonychie);
- l'œsophagite caustique après plusieurs décennies d'évolution;
- le rôle de l'achalasie reste discuté.

B. Adéno-carcinome

Pour les adéno-carcinomes, plusieurs facteurs de risque sont identifiés :

- le reflux gastro-œsophagien symptomatique chronique;
- la métaplasie de Barrett (endobrachyœsophage [EBO]), spécialement chez les patients avec un segment d'EBO de plus de 8 cm de longueur;
- le surpoids (IMC > 30 kg/m^2 : risque relatif = 2,5);
- le sexe masculin (risque relatif = 2 à 4);
- l'âge de plus de 50 ans;
- le tabac;
- la race blanche.

La condition précancéreuse est la métaplasie de Barrett (terme utilisé surtout dans la nomenclature internationale) ou endobrachyœsophage (expression surtout utilisée en France). Elle est définie par le remplacement (= métaplasie) de la muqueuse œsophagienne malpighienne (épidermoïde) par une muqueuse couleur saumon au niveau du bas œsophage qui correspond en histopathologie à un épithélium de type intestinal avec cellules caliciformes (les figures 8.3, 8.4 et 8.5 [cahier quadri, planche 2] montrent l'endobrachyœsophage avec métaplasie). La métaplasie de Barrett est la conséquence d'un reflux de liquide gastrique ou duodénal dans l'œsophage agressant la muqueuse locale.

La description macroscopique de l'extension d'une métaplasie suspecte de métaplasie de Barrett se fait aujourd'hui selon la classification de Prague qui décrit l'extension de cette plage couleur saumon sous la forme de languettes (M) en amont d'une extension circulaire (C) plus courte.

Au sein de la métaplasie intestinale la progression vers l'adéno-carcinome se fait par les étapes de néoplasie intra-épithéliale de bas grade (appelée dysplasie de bas grade avant la classification de Vienne), puis de néoplasie intra-épithéliale de haut grade (appelée dysplasie de haut grade avant la classification de Vienne) ou cancer *in situ*.

III. Prévention et dépistage

La première prévention contre les cancers épidermoïdes est la lutte contre le tabagisme et l'alcoolisme. Le dépistage et la surveillance systématique de l'œsophage de Barrett n'ont pas permis une diminution de la mortalité à l'échelle d'une population car la progression générale d'une métaplasie de Barrett vers un adéno-carcinome reste faible (entre 1–5 %).

Deux tiers des patients qui progressent vers un carcinome sont des patients obèses, fumeurs et avec une consommation d'alcool élevée. On est actuellement à la recherche de facteurs de risque pour les patients avec RGO chronique pour stratifier une surveillance différenciée.

Actuellement une surveillance endoscopique d'un œsophage de Barrett (dépistage des plages de métaplasie intestinale) est recommandée en l'absence de dysplasie tous les 5, 3 ou 2 ans selon la longueur de l'EBO (6 cm) avec un protocole de biopsies systématiques précis (ex. : 4 biopsies tous les 1–2 cm selon le protocole de Seattle) ou des biopsies ciblées avec un endoscope à haute résolution effectuées par un expert. L'apparition d'une dysplasie de bas grade impose un contrôle endoscopique 2 mois après un traitement par un inhibiteur de la pompe à protons à double dose. Si la dysplasie de bas grade est confirmée par un deuxième pathologiste de référence indépendant, un traitement est indiqué. La découverte d'une dysplasie de haut grade confirmée sur deux prélèvements et par deux anatomopathologistes implique aujourd'hui un traitement endoscopique dans un centre de référence (*cf. infra*).

IV. Symptômes

A. Au stade précoce

Les cancers précoces superficiels sont en général asymptomatiques, découverts par hasard lors d'une gastroscopie réalisée pour une autre pathologie comme un ulcère.

B. À un stade avancé

Une dysphagie progressive avec perte de poids impose de recherche un cancer œsophagien. Chez un malade avec facteurs de risque comme un tabagisme chronique et/ou une consommation d'alcool élevée, le cancer est le plus souvent épidermoïde. Avec la progression de la maladie la dysphagie s'aggrave et le malade peut être aphagique.

Peuvent s'associer :

- une dysphonie par envahissement du nerf récurrent ;
- une toux après la déglutition par fistule œso-bronchique ;
- une dyspnée inspiratoire par compression trachéale ;
- un amaigrissement parfois majeur ;
- des douleurs thoraciques ou dorsales qui traduisent un cancer évolué.

V. Examen clinique

Il a pour objectif d'évaluer l'état général, l'extension tumorale et de rechercher des affections associées liées au cancer de l'œsophage par des facteurs de risque communs (tabac et alcool).

Il note le poids le jour de l'examen et la perte de poids en pourcentage du poids normal. Poids et taille permettent le calcul de l'index de masse corporelle (IMC).

Le bilan clinique de l'extension tumorale se fonde sur la palpation des aires ganglionnaires sus-claviculaires et cervicales, la palpation abdominale (foie nodulaire dur marronné, masse épigastrique), la percussion et l'auscultation pulmonaire à la recherche d'un épanchement pleural.

La recherche des affections associées comporte :

- la mesure de la pression artérielle ;
- la palpation des pouls (recherche d'une artérite liée au tabagisme) ;
- l'inspection et la palpation abdominales à la recherche d'une hépatopathie liée à l'alcool (circulation veineuse collatérale porto-cave, angiomes stellaires, splénomégalie, hépatomégalie, ascite) ;
- l'examen ORL, stomatologique (présence d'un second cancer dans 10 % des cas) ;
- l'examen pneumologique à la recherche d'un cancer bronchique.

VI. Explorations complémentaires

A. Examen utile au diagnostic

Le diagnostic est fondé sur l'endoscopie œso-gastrique, *impérative devant toute dysphagie chez un adulte*, qui met en évidence la tumeur (fig. 29.1 cahier quadri, planche 2), permet des biopsies et mesure les distances par rapport aux arcades dentaires des pôles inférieur et supérieur de la tumeur et la position de la tumeur par rapport au cardia ainsi que l'existence d'un endobrachyœsophage (vidéo 29.1, fig. e29.2A, e29.2B, e29.3A et e29.3B).

Une coloration vitale (Lugol pour le cancer épidermoïde) est recommandée pour mieux apprécier les limites tumorales ou pour rechercher une deuxième localisation œsophagienne (fig. 29.4 cahier quadri, planche 2).

Le diagnostic doit être communiqué au patient en respectant la procédure du dispositif d'annonce d'une affection tumorale maligne.

B. Bilan préthérapeutique

Le bilan est réalisé en fonction de l'état général du patient. Le délai entre le diagnostic et la fin du bilan doit être le plus court possible avec présentation du cas en réunion de concertation pluridisciplinaire (RCP) et prise de décision de traitement (< 1 mois).

1. Évaluation tumorale

Bilan initial :

- vidéo-endoscopie à haute résolution ;
- échographie abdominale ;
- tomodensitométrie thoraco-abdominale systématique (fig. 29.5) ;
- en cas de carcinome épidermoïde : examen ORL pour rechercher un cancer ORL associé et/ou une paralysie récurrentielle dans les stades avancés.

En cas de stades avancés (> T1 en TNM) :

- fibroscopie bronchique (sauf en cas d'adéno-carcinome du 1/3 inférieur chez un non-fumeur) ;
- TDM cérébrale et scintigraphie osseuse uniquement en cas de signe d'appel.

En l'absence de métastase ou d'envahissement trachéal à ce premier bilan peuvent être également réalisées :

- une écho-endoscopie œsophagienne qui évalue l'infiltration en profondeur et permet éventuellement la ponction écho-guidée d'adénopathies d'aspect atypique ;
- une tomographie par émission de positons (TEP) au fluorodéoxyglucose (FDG), si cet examen est disponible rapidement (il ne doit pas retarder la mise en route du traitement) ; examen le plus sensible pour détecter l'extension métastatique à distance en cas de résection envisagée.

Ce bilan permet de classer la tumeur dans l'un des stades selon la classification TNM (tableau 29.1).

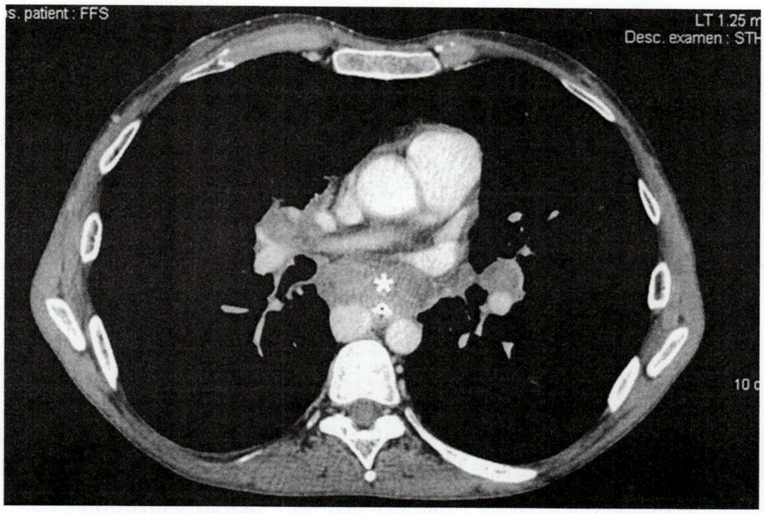

Fig. 29.5. **Scanner montrant une très volumineuse tumeur de l'œsophage (astérisque) envahissant les plans postérieurs et en avant, le péricarde.**

Tableau 29.1. **Classification TNM (UICC 2002).**

Classification TNM	
T = tumeur primitive	T0 : pas de signe de tumeur primitive Tis : carcinome *in situ* T1 : tumeur envahissant la lamina propria ou la sous-muqueuse (cancer précoce) (le stade T1a se limite à la muqueuse et le stade T1b inclut un envahissement de la sous-muqueuse) T2 : tumeur envahissant la musculeuse T3 : tumeur envahissant l'adventice T4 : tumeur envahissant les structures adjacentes
N = adénopathies régionales	Nx : ganglions non évalués N0 : pas de signe d'atteinte des ganglions lymphatiques régionaux : – ganglions cœliaques : toujours cotés M (métastase) – ganglions cervicaux : N pour les cancers de l'œsophage cervical, M pour les autres localisations.
M = métastases à distance	M0 : pas de métastase à distance M1 : présence de métastase(s) à distance
Stades définis par la classification TNM	
Stade 0 = pTis N0 M0 Stade I = pT1 N0 M0 Stade IIA = pT2-T3 N0 M0 Stade IIB = pT1-T2 N1 M0 Stade III = pT3N1 ou pT4 tous N M0 Stade IV = tous T tous N M1 Stade IVA = tous T tous N M1a Stade IVB = tous T tous N M1b	

2. Évaluation des comorbidités

Elle nécessite différents examens :

- bilan nutritionnel : IMC, albumine sérique ;
- NFS, plaquettes ;
- bilan hépatique (TP, ASAT, ALAT, phosphatases alcalines, γ-GT, bilirubine totale) ;
- créatinime ;
- ECG, échographie cardiaque ;
- mesure du volume expiratoire maximal par seconde (VEMS), gazométrie artérielle.

3. Situation à la fin de cette évaluation

À l'issue du bilan, plus de 50 % des patients ont une contre-indication à la résection chirurgicale soit du fait d'une extension de la maladie, soit à cause d'une comorbidité.

La stratégie thérapeutique est définie en réunion de concertation pluridisciplinaire (RCP) puis validée avec le patient en consultation. À l'issue de la consultation, il lui sera remis son programme personnalisé de soins (PPS).

VII. Traitement

A. Traitement à visée curative

1. Principes du traitement

Les bases de traitement sont clairement liées au stade de la tumeur et vont de la résection endoscopique locale des lésions précoces muqueuses à la chirurgie, radio-chimiothérapie, chimiothérapie palliative ou des soins purement palliatifs.

a. Traitements endoscopiques

Le traitement des tumeurs limitées à la muqueuse et des lésions précancéreuses est réalisé par endoscopie interventionnelle dans un centre expert. Le standard consiste en la « mucosectomie » locale pour les lésions surélevées avec analyse histopathologique complète de la pièce de résection.

Pour les lésions précancéreuses clairement visibles en endoscopie, une excision locale est souhaitable suivie en cas d'une métaplasie de Barrett de l'ablation de la couche de métaplasie par méthode électro-chirurgicale thermique par radiofréquence ou plasma argon.

Le deuxième rôle de l'endoscopie est dans le domaine palliatif pour permettre une nutrition entérale suffisante.

b. Chirurgie

L'intervention de choix est l'œsophagectomie transthoracique subtotale avec curage ganglionnaire (médiastinal et coronaire stomachique) et plastie gastrique. L'examen d'au moins 6 ganglions médiastinaux est nécessaire à l'évaluation correcte du statut ganglionnaire. C'est un geste chirurgical lourd nécessitant une double voie d'abord abdominale et thoracique gauche. Il sera au mieux fait en service spécialisé doté d'une réanimation chirurgicale.

c. Radio-chimiothérapie

Ce traitement consiste en une irradiation ne dépassant pas 50 Grays (en 5 semaines) associée à une chimiothérapie (5-fluorouracile + cisplatine), 2 cures pendant la radiothérapie puis 2 cures après la radiothérapie.

d. Le support nutritionnel

Il est suivi par un(e) diététicien(ne) pour définir l'apport calorique quotidien, l'administration de repas enrichis avec éventuellement des aliments mixés et si nécessaire (perte de poids ou dysphagie importante), alimentation par sonde naso-gastrique ou gastrostomie. Le support nutritionnel est essentiel en préopératoire si une intervention chirurgicale est envisagée, car la morbidité est directement corrélée à l'état de dénutrition.

2. Indications

a. Cancers stade I

Les traitements endoscopiques sont privilégiés (mucosectomie ± ablation). En cas de récidive ou d'échec du traitement endoscopique ou si l'examen de la pièce anatomo-pathologique montre un envahissement plus important que prévu, une résection chirurgicale doit être envisagée. La radio-chimiothérapie n'est indiquée qu'en cas de contre-indication opératoire.

b. Cancers stade II

La chirurgie doit être systématiquement envisagée. Elle est précédée d'une chimiothérapie ou d'une radio-chimiothérapie.

c. Cancers stade III

La radio-chimiothérapie de première intention est recommandée pour les cancers épidermoïdes, suivie (radio-chimiothérapie néoadjuvante) ou non (radio-chimiothérapie exclusive) d'une chirurgie programmée. Une chirurgie de rattrapage peut également être réalisée en cas de persistance tumorale prouvée après radio-chimiothérapie ou de récidive tumorale précoce après une réponse apparemment complète. Pour les adéno-carcinomes, la chirurgie précédée de chimiothérapie (2 cures de 5-FU + cisplatine) ou la radio-chimiothérapie de première intention sont réalisables.

3. Surveillance

La surveillance après traitement à but curatif comprend :

- un examen clinique tous les 6 mois pendant 3 ans;
- après radio-chimiothérapie exclusive : une endoscopie œsophagienne avec biopsies tous les 4 à 6 mois pendant la première année. Aucun autre examen systématique n'est recommandé en dehors d'un protocole de recherche;
- des examens à visée de dépistage d'un second cancer : une endoscopie œsophagienne tous les 1 à 2 ans apparaît justifiée en cas d'endobrachyœsophage persistant;
- un examen ORL, une endoscopie bronchique une fois par an, à la recherche d'un cancer métachrone, en cas de cancer épidermoïde chez les patients volontaires pour un programme de dépistage;
- une aide au sevrage d'alcool et de tabac doit être proposée.

B. Traitement à visée palliative

Les indications dépendent de l'état général et des symptômes.

En cas de dysphagie importante, la mise en place d'une endoprothèse œsophagienne autoexpansible (*stent*) permet de lever rapidement le symptôme (vidéo 29.2).

En cas de fistule œso-bronchique, la pose d'un *stent* œsophagien couvert et/ou trachéobronchique doit être envisagée en urgence.

Si l'état général est conservé (OMS < 2), il faut envisager une chimiothérapie ± radiochimiothérapie palliative dont l'efficacité est évaluée cliniquement et radiologiquement tous les 2 à 3 mois.

C. Points communs à l'ensemble des traitements

Il s'agit des soins de support en cancérologie :

- suivi nutritionnel ;
- prise en compte de la douleur ;
- prise en charge psychologique ;
- kinésithérapie respiratoire ;
- prise en charge sociale.

Points clés

- Les tumeurs de l'œsophage sont dominées par les cancers épidermoïdes et les adéno-carcinomes.
- Le facteur de risque commun est le tabac.
- Le symptôme révélateur est la dysphagie dans la majorité des cas. L'examen clinique doit chercher une extension tumorale principalement ganglionnaire (sus-claviculaire), évaluer la dénutrition et les comorbidités le plus souvent associées (insuffisance respiratoire, cardiaque, hépato-cellulaire, hypertension portale).
- Le diagnostic nécessite une endoscopie digestive haute avec biopsies. L'examen anatomo-pathologique précise la nature du processus tumoral.
- Le bilan est adapté à l'état général (grade OMS). Il comprend la tomodensitométrie thoraco-abdominale, l'écho-endoscopie, le PET-FDG, l'endoscopie bronchique (sauf adéno-carcinome du 1/3 inférieur), l'examen ORL (sauf adéno-carcinome), les explorations fonctionnelles respiratoires, l'ECG, le TP, l'albumine sérique, la créatininémie.
- La stratégie de traitement est définie en réunion de concertation pluridisciplinaire (RCP) en fonction du stade (TNM estimé en préthérapeutique) et du terrain (état général et nutritionnel, antécédents, comorbidités).
- Pour les tumeurs superficielles (T1 N0 M0) les traitements endoscopiques sont privilégiés, pour les T2N0M0 le traitement chirurgical est proposé en première intention, pour les T3-4 N+ M0 la radio-chimiothérapie exclusive est une alternative à la séquence radio-chimiothérapie puis chirurgie.
- Pour les tumeurs métastatiques, le traitement comporte une chimiothérapie palliative et la pose d'une endoprothèse œsophagienne en cas de dysphagie invalidante.
- Dans tous les cas, l'état nutritionnel doit être surveillé avec recours soit à une adaptation de l'alimentation (mixée) soit à un support nutritionnel (sonde de nutrition naso-gastrique, ou gastrostomie).
- Après un traitement à but curatif, la surveillance est clinique (×2/an). En cas de traitement médical par radio-chimiothérapie la surveillance de l'œsophage (endoscopie + biopsie) doit être réalisée au moins la première année. Le sevrage du tabac et de l'alcool est recommandé. L'inclusion dans un programme de dépistage des autres cancers (œsophage, ORL, buccal, poumon pour les épidermoïdes) peut être discutée.

Compléments en ligne

Des compléments numériques sont associés à ce chapitre. Ils sont indiqués dans la marge par des flashcodes.

Pour accéder à ces compléments, connectez-vous sur **www.em-consulte.com/e-complement/474227** et suivez les instructions pour activer votre accès.

Vidéo 29.1 Aspect endoscopique d'un cancer de l'œsophage (aspect ulcéro-végétant) ; on réalise des biopsies à la pince.

Vidéo 29.2 Pose d'une prothèse lors d'une endoscopie pour pallier une obstruction tumorale œsophagienne responsable d'aphagie.

Pour en savoir plus

	Cancer de l'œsophage (Thésaurus national de cancérologie digestive) http://www.tncd.org/

CHAPITRE

30

Item 305 – UE 9 – Tumeurs du pancréas

Objectif pédagogique

- Diagnostiquer une tumeur du pancréas.

I. Incidence et prévalence

Les tumeurs du pancréas peuvent être bénignes ou malignes, solides ou kystiques, développées à partir du tissu exocrine ou endocrine. Ces différentes caractéristiques sont associées à un pronostic et une présentation clinique très différents.

L'adéno-carcinome pancréatique est de loin la plus fréquente des tumeurs pancréatiques (fig. 30.1 à 30.3). L'âge moyen de survenue est situé entre 60 et 70 ans. Le sex-ratio est proche de 1. Il représente 90 % des tumeurs solides pancréatiques, le reste étant principalement les tumeurs endocrines et, beaucoup plus rarement, les métastases pancréatiques. En France,

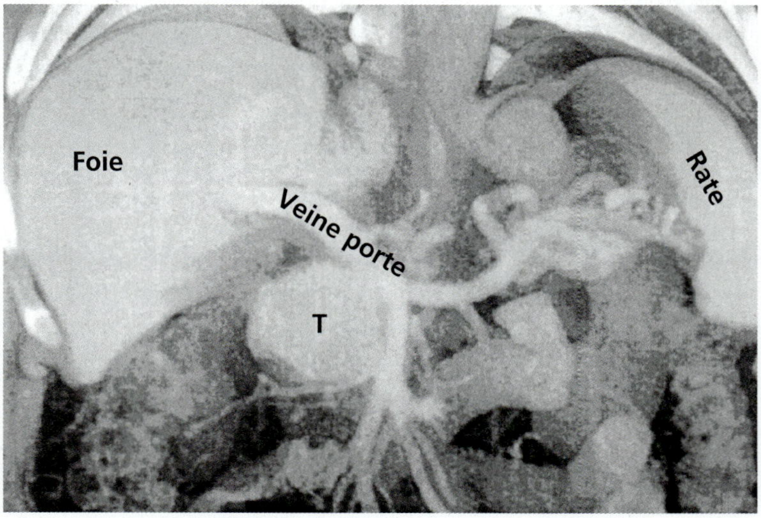

Fig. 30.1. **Adéno-carcinome (T) de la tête du pancréas (scanner injecté en coupe frontale).**

Hépato-gastro-entérologie

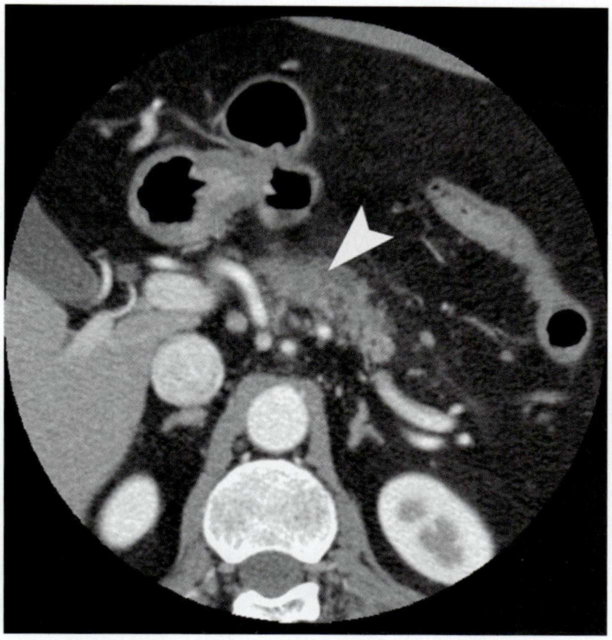

Fig. 30.2. **Adéno-carcinome mal limité du corps du pancréas (tête de flèche) (scanner injecté en coupe axiale).**

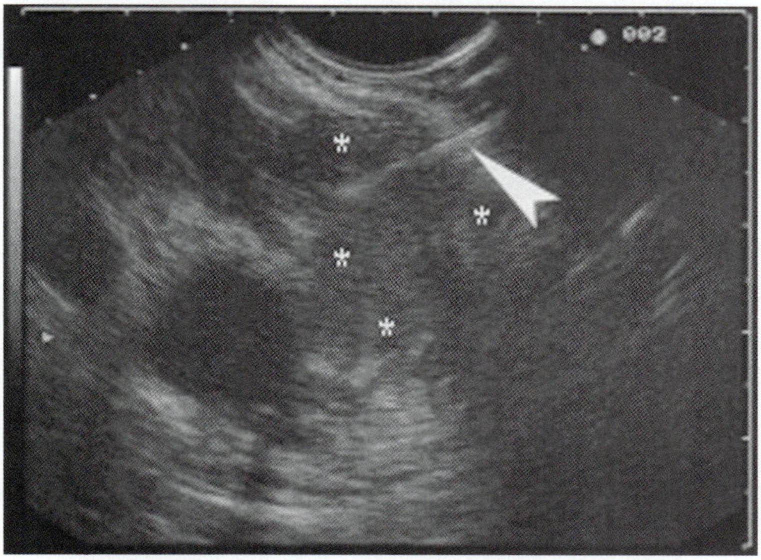

Fig. 30.3. **Ponction sous écho-endoscopie d'une tumeur (astérisques) de la tête du pancréas.**
L'aiguille à ponction est soulignée par la tête de flèche.

l'incidence de l'adéno-carcinome du pancréas a beaucoup augmenté au cours des 20 dernières années (11 662 nouveaux cas par an en 2012). Ce cancer est passé au deuxième rang des cancers digestifs. Son pronostic est mauvais avec une médiane de survie entre 6–9 mois si le cancer est métastatique et 18–24 mois s'il a pu être réséqué.

Les tumeurs endocrines du pancréas sont la deuxième cause de tumeur solide du pancréas (fig. 30.4). Leur incidence est de 4 cas/million d'habitants/an. Leur malignité est souvent difficile à apprécier mais fréquente lorsque la taille de la tumeur excède 2–3 cm. Elles peuvent être associées à des symptômes en rapport avec une hypersécrétion hormonale (le plus souvent l'insuline ou la gastrine) mais dans plus de 50 % des cas ces tumeurs sont non fonctionnelles (pas de symptômes endocriniens).

Les tumeurs kystiques pancréatiques sont de plus en plus souvent découvertes de façon fortuite par des examens d'imagerie de plus en plus performants. On en découvre une par échographie tous les 1 000 examens digestifs. Certaines sont toujours bénignes comme le cystadénome séreux. Les tumeurs comportant un contingent mucineux ont un potentiel de dégénérescence varié (10 à 50 %) et peuvent être diagnostiquées à un stade malin d'emblée. Parmi ces tumeurs kystiques, certaines ne communiquent pas avec le système canalaire pancréatique (cystadénome mucineux) alors que d'autres se développent dans les canaux pancréatiques secondaires et/ou le canal de Wirsung (tumeurs intracanalaires papillaires mucineuses pancréatiques [TIPMP]) (fig. 30.5).

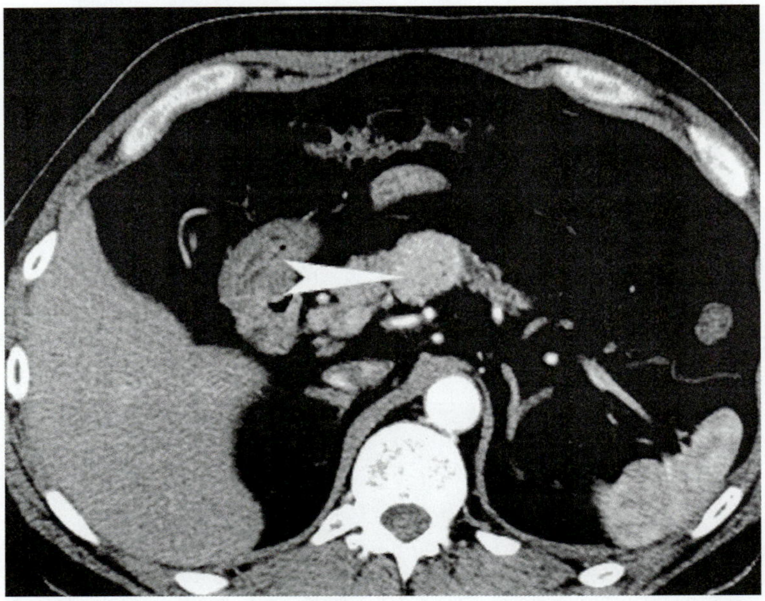

Fig. 30.4. Tumeur endocrine de la tête du pancréas (tête de flèche).
Noter la prise importante de contraste en rapport avec l'hypervascularisation habituelle de ce type de tumeur.

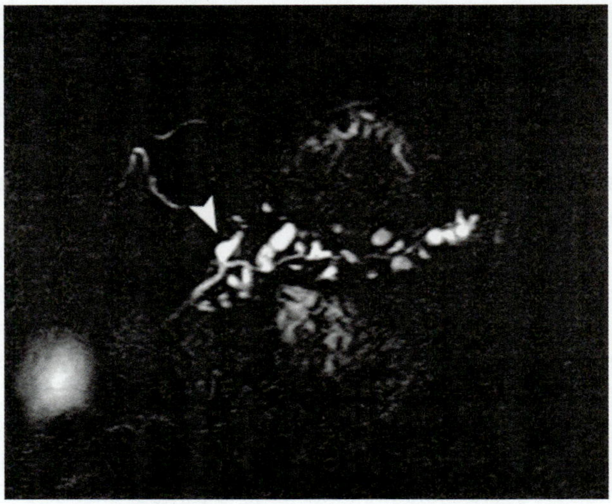

Fig. 30.5. Tumeur intracanalaire papillaire et mucineuse : CPIRM montrant de nombreux canaux secondaires dilatés (tête de flèche) tout au long du pancréas réalisant un aspect en « grappe de raisin ».

II. Facteurs de risque de l'adéno-carcinome pancréatique

A. Facteurs de risque exogènes

Le seul facteur de risque exogène clairement établi pour l'adéno-carcinome pancréatique est le tabac (consommation active ou passive). Il semble y avoir un effet synergique en cas d'affections génétiques prédisposantes (pancréatite chronique héréditaire, cancer pancréatique familial). L'existence d'un apparenté au premier degré atteint et la consommation de tabac multiplient par 5 le risque de développer un adéno-carcinome pancréatique. L'obésité est un facteur de risque comme c'est le cas pour beaucoup d'autres cancers. Le rôle des autres facteurs alimentaires (graisses, café…) est faible et discuté.

B. Facteurs de risque endogènes

Les affections pancréatiques prédisposant à un risque endogène de cancer du pancréas sont le diabète, la pancréatite chronique alcoolique (< 5 % de risque après 20 ans d'évolution) et la pancréatite chronique héréditaire avec un risque cumulé proche de 40 % à 50 ans.

Les lésions pancréatiques précancéreuses sont essentiellement les TIPMP et le cystadénome mucineux.

Il existe des formes héréditaires de cancer du pancréas se transmettant sur un mode dominant.

Par ailleurs, des antécédents familiaux augmentent le risque individuel : multiplié par 9 si un parent au premier degré est atteint et par 32 si deux proposants au premier degré sont atteints.

> D'autres associations syndromiques exposent à un risque accru d'adéno-carcinome du pancréas : cancer du sein-ovaire familial (mutation du gène *BRCA2*), mélanome (*familial atypical multiple mole melanoma* [FAMMM] syndrome), syndrome de Peutz-Jeghers (polypose hamartomateuse du tube digestif), syndrome de Lynch/HNPCC (cancer du côlon non polyposique héréditaire).

III. Dépistage et traitement préventif de l'adéno-carcinome pancréatique

Il n'y a pas de dépistage au niveau de la population générale, dont l'efficacité est démontrée pour l'adéno-carcinome du pancréas. Ceci est dû à 2 raisons :

- aucun examen facile, fiable et peu onéreux n'a une sensibilité et une spécificité suffisantes. En particulier, le dosage sérique du CA 19.9 n'a aucun intérêt ;
- les seules situations où un dépistage peut être proposé sont les TIPMP, les formes héréditaires de cancer du pancréas et la pancréatite chronique héréditaire (consultation d'oncogénétique nécessaire). Les modalités du dépistage, encore en évaluation, reposent sur l'imagerie avec l'IRM, le scanner et l'écho-endoscopie.

Il n'y a pas de traitement préventif connu ou accessible en dehors de l'arrêt du tabac et de la résection de lésions précancéreuses patentes (ex. : TIPMP avec signes péjoratifs : taille ou épaississement important des canaux).

IV. Diagnostic positif de l'adéno-carcinome pancréatique

A. Clinique

Les symptômes dépendent de la localisation de la tumeur.

Pour les tumeurs de la tête du pancréas, les 3 signes les plus fréquents sont :

- l'ictère. Il s'agit d'un ictère rétentionnel, progressif, habituellement sans rémission ni fièvre. Un prurit est souvent présent. En cas d'ictère, l'examen clinique peut noter une vésicule biliaire tendue et volumineuse et des lésions cutanées de grattage ;

- la douleur, de siège épigastrique dite «solaire», transfixiante, progressive, insomniante, devenant de plus en plus intense et nécessitant rapidement la mise sous morphiniques. Cette douleur est absente au début de l'évolution et traduit, quand elle survient, un envahissement local important;
- l'altération de l'état général marquée par un amaigrissement massif (parfois plusieurs dizaines de kilos) et rapide (2–3 mois).

L'association de ces 3 symptômes n'est présente que dans un peu plus d'un tiers des cas au moment du diagnostic.

Parfois, les symptômes sont atypiques : l'ictère peut être associé à une angiocholite (fièvre, frissons, septicémie); la douleur peut manquer ou se résumer à une irradiation dorsale suggérant une affection rhumatologique. Dans moins de 10 % des cas, l'adéno-carcinome se révèle par une pancréatite aiguë. Rarement, des vomissements ou une occlusion révèlent une tumeur évoluée avec sténose duodénale ou carcinose péritonéale.

Les adéno-carcinomes de la partie gauche du pancréas sont plus rares et révélés à un stade tardif par des douleurs traduisant un envahissement de la région cœliaque ou du rétropéritoine.

Des métastases hépatiques peuvent être présentes d'emblée et sont parfois révélatrices.

L'apparition ou l'aggravation d'un diabète chez un homme de plus de 40 ans doit toujours faire évoquer un adéno-carcinome du pancréas surtout s'il s'y associe des signes digestifs.

L'adéno-carcinome du pancréas favorise les phénomènes thrombotiques. La survenue d'une phlébite «spontanée» (c'est-à-dire apparaissant en dehors d'un contexte favorisant) doit faire évoquer un adéno-carcinome pancréatique.

Une dépression est souvent associée. Elle précède parfois l'annonce du diagnostic et peut même être le premier symptôme de la maladie.

B. Biologie

Le dosage de la lipasémie n'a aucun intérêt (rappelons que le dosage de l'amylasémie ne doit plus être fait). Le dosage du CA 19.9 a un intérêt diagnostique limité : ce marqueur n'est ni sensible (en particulier dans les petites tumeurs) ni spécifique. Il peut s'élever en cas de cancer d'un autre organe digestif ou ovarien et même dans certaines affections bénignes (élévation induite par toute cholestase, par le diabète). Il peut être utile pour le suivi sous traitement. Le bilan biologique doit chercher une cholestase (dosage de la γ-GT et des phosphatases alcalines) et un diabète.

C. Imagerie

Le bilan débute généralement par une échographie dont les performances, proches de celles du scanner, sont opérateur-dépendantes. Elle est moins performante en cas de surcharge pondérale ou pour les lésions de la queue du pancréas.

Le scanner sans et avec injection de produit de contraste est l'examen de référence pour le diagnostic positif et le bilan d'extension (fig. 30.1 et e30.6).

Il cherche :

- des signes directs avec une masse hypodense, mal limitée parfois difficile à repérer quand elle mesure moins de 2 cm;
- des signes indirects avec une dilatation de la voie biliaire ou du canal pancréatique en amont de la tumeur.

Ces signes indirects sont surtout importants lorsque la tumeur est de petite taille ou isodense (10 % des cas).

Le scanner permet également le bilan d'extension et apporte des informations sur la résécabilité de la tumeur en cherchant des signes d'envahissement vasculaire en particulier artériel (tronc cœliaque, artère mésentérique supérieure, artère hépatique), veineux (veine porte, mésentérique supérieure), rétropéritonéal ou des métastases hépatiques, pulmonaires ou ganglionnaires.

L'écho-endoscopie est utile en cas de doute au scanner sur une image focale, ou de petite tumeur pancréatique (<2 cm). Elle permet d'obtenir un diagnostic histologique, en guidant une aiguille à ponction dans la masse tumorale (fig. 30.2).

D. Confirmation histologique

La confirmation histologique est indispensable avant tout traitement par radio- ou chimiothérapie, c'est-à-dire dans tous les cas de tumeur non résécable (plus de 80 % des cas), en cas de traitement néoadjuvant (avant un éventuel geste chirurgical) ou de doute diagnostique (avec une pancréatite atypique). Elle peut être obtenue avec un risque faible (<2 %) sous contrôle échographique, scanographique ou écho-endoscopique en biopsiant le site primitif ou les métastases hépatiques éventuelles. L'écho-endoscopie doit être préférée en l'absence de métastase hépatique. La sensibilité est bonne, proche de 80 % mais la valeur prédictive négative est assez faible ce qui conduit à répéter le prélèvement en cas de négativité initiale (fig. e.30.7A et e30.7B).

Lorsqu'un traitement chirurgical est envisagé, la biopsie n'est pas indispensable.

V. Bilan d'extension

Le bilan préthérapeutique évalue la résécabilité de la tumeur et l'opérabilité du malade.

Si l'âge physiologique ou la présence de tares viscérales importantes interdisent un geste chirurgical, le bilan d'extension doit être réduit au minimum (scanner pour évaluer la taille de la tumeur primitive et la présence de métastases hépatiques).

Lors du diagnostic de cancer du pancréas, 30 % des tumeurs sont localement avancées (c'est-à-dire que l'envahissement local interdit une résection chirurgicale) et 50 % sont d'emblée métastatiques. Finalement, moins de 20 % des tumeurs sont résécables en raison soit de l'extension tumorale, soit de la non-opérabilité du patient (âge, comorbidité).

Le bilan d'extension repose sur le scanner avec injection de produit de contraste qui est l'examen le plus performant pour l'extension locale, en particulier vasculaire, et métastatique. L'écho-endoscopie n'est indiquée dans ce cadre qu'en cas de doute sur une extension vasculaire et surtout ganglionnaire et lorsqu'une biopsie est nécessaire.

Cependant, 10 % des tumeurs considérées comme résécables sont associées à une carcinose péritonéale ou des métastases hépatiques indétectables en préopératoire qui ne seront visualisées qu'au moment de l'intervention.

VI. Pronostic

Il est très mauvais avec moins de 5 % de survie globale à 5 ans. En cas de résection dite R0, c'est-à-dire sans reliquat tumoral microscopique, la survie à 5 ans atteint 20 à 30 %. En l'absence de résection chirurgicale, la survie médiane est de 6–9 mois en cas de tumeur métastatique et de 9–12 mois en cas de tumeur localement avancée, non métastatique. La survie à moyen terme s'améliore avec les progrès récents de la chimiothérapie, l'amélioration des soins de support (prothèses, nutrition, traitement de la douleur…) et une meilleure sélection des malades pour la chirurgie.

VII. Principes thérapeutiques

Même si la résection chirurgicale ne donne pas de bons taux de survie à 5 ans, elle demeure la seule chance de survie prolongée.

A. Traitement à visée curative

Une duodéno-pancréatectomie céphalique est réalisée en cas de tumeur de la tête du pancréas et une spléno-pancréatectomie gauche en cas de tumeur du pancréas gauche. Une chimiothérapie adjuvante est indiquée, elle améliore la survie sans rechute et la survie globale avec une survie à 5 ans doublée (20 % contre 10 %). De nombreux essais thérapeutiques évaluent les chimiothérapies modernes et la radio-chimiothérapie en situation néoadjuvante afin d'améliorer d'une part le taux de résection des tumeurs « limites » pour la chirurgie, et la survie ; il n'y a pas d'attitude consensuelle admise dans cette situation.

B. Traitements palliatifs

La grande majorité des patients ne sont pas opérés (≥80 %). Si leur état clinique le permet, ils doivent recevoir une chimiothérapie. La réponse objective est de 30 % avec les chimiothérapies modernes, avec un taux de survie médiane qui est passé de quelques semaines sans chimiothérapie, à 6 mois avec les protocoles actuels.

En cas d'obstacle biliaire, un traitement endoscopique (ou radiologique) par prothèse biliaire, efficace dans plus de 90 % des cas, doit être effectué.

En cas de sténose duodénale, une prothèse métallique expansive peut être mise en place par voie endoscopique permettant une réalimentation des patients dans 80 % des cas. Les indications des traitements chirurgicaux palliatifs (dérivation bilio-digestive pour une sténose biliaire ou gastroentérostomie pour une sténose duodénale) doivent être limitées au maximum au profit de l'endoscopie.

La douleur doit être traitée par des antalgiques dont le niveau doit être adapté à la sédation de la douleur. La pharmacopée actuelle permet une sédation satisfaisante dans la majorité des cas. Le bon contrôle de la douleur améliore le confort du malade et son pronostic.

Le maintien d'un état nutritionnel correct est un objectif important, en recourant à des compléments alimentaires et, si besoin, à une administration parentérale de solutés nutritifs.

La prise en charge psychologique du malade et de sa famille est aussi un élément essentiel du traitement.

VIII. Tumeurs endocrines pancréatiques

Les tumeurs endocrines représentent 5 à 10 % des tumeurs solides pancréatiques (fig. 30.3).

Elles peuvent être diagnostiquées à l'occasion :

- d'un syndrome hormonal comme par exemple au cours des insulinomes (hypoglycémies souvent sévères) ou des gastrinomes (syndrome de Zollinger-Ellison associant des ulcères duodénaux ou jéjunaux multiples et une diarrhée) qui sont les deux tumeurs les plus fréquentes. Le VIPome (sécrétion de VIP), le glucagonome (sécrétion de glucagon) et le somatostatinome (sécrétion de somatostatine) sont exceptionnels ;
- d'un syndrome de masse d'autant que plus de 50 % des tumeurs endocrines ne sont pas fonctionnelles (c'est-à-dire qu'il n'y a pas de syndrome hormonal) ;
- d'un bilan génétique familial car 5 à 20 % des tumeurs endocrines s'intègrent dans le cadre d'une néoplasie endocrinienne multiple de type I, affection autosomique dominante associant tumeurs des parathyroïdes, du pancréas, des surrénales, de l'hypophyse à des degrés divers ;
- d'une découverte fortuite à l'occasion d'un examen d'imagerie fait pour une autre raison (situation de plus en plus fréquente).

Le bilan biologique standard doit inclure au minimum un dosage sérique de la chromogranine A qui est un marqueur général de toutes les tumeurs endocrines. Les faux positifs sont l'atrophie gastrique et la prise d'inhibiteurs de la pompe à protons. Les autres explorations sont fonction des symptômes (insulinome : épreuve de jeûne, dosage de l'insuline et du peptide C ; gastrinome : dosage de la gastrinémie, test à la sécrétine avec tubage gastrique).

Le bilan d'imagerie fait appel au scanner avec injection de produit de contraste et à l'écho-endoscopie. Le scanner montre la tumeur primitive avec un rehaussement vasculaire intense au temps artériel ; il permet également un bilan d'extension. L'écho-endoscopie est l'examen de référence avec une sensibilité supérieure au scanner, en raison de la petite taille des lésions souvent de l'ordre du centimètre ; elle permet la réalisation éventuelle de biopsies écho-guidées. La scintigraphie à l'octréotide marqué à l'indium-111 est fondée sur la présence de récepteurs à la somatostatine en excès au niveau de la tumeur (sensibilité : 85 %, sauf pour l'insulinome). Elle vient en complément du bilan par scanner et écho-endoscopie afin de ne pas méconnaître une tumeur de localisation difficile ou une métastase ganglionnaire.

IX. Cas particulier des TIPMP

Ce sont des tumeurs kystiques dues à une prolifération mucineuse de l'épithélium canalaire pancréatique. Elles peuvent atteindre le canal pancréatique principal ou ses branches secondaires (fig. 30.5). Ces tumeurs peuvent se révéler par des crises de pancréatite aiguë (obstruction canalaire par des bouchons de mucus) ou être découvertes fortuitement (de plus en plus fréquemment). Elles ont un potentiel élevé de dégénérescence (15 à 50 % selon le type d'atteinte canalaire). Le bilan d'imagerie doit comporter un scanner, une CPRM (IRM bilio-pancréatique) et une écho-endoscopie. La CPRM apporte essentiellement une cartographie canalaire et une évaluation de la diffusion des lésions dans le pancréas, et l'écho-endoscopie, une meilleure évaluation des critères prédictifs de malignité (nodules…). La décision entre une résection pancréatique ou une simple surveillance dépend de l'espérance de vie et de l'état général du patient, de la nature et de l'étendue de l'atteinte canalaire et de la présence ou non de signes de dégénérescence.

Points clés

- L'adéno-carcinome est la plus fréquente des tumeurs du pancréas.
- Le facteur de risque le plus important est le tabagisme. Certaines lésions précancéreuses peuvent être traitées de façon préventive avant la survenue d'un cancer (TIPMP).
- Les symptômes cardinaux sont l'altération de l'état général, l'ictère et des douleurs transfixiantes.
- Son diagnostic repose sur le scanner.
- Le traitement à visée curative est la résection chirurgicale mais celle-ci n'est possible et complète (R0) que dans environ 10 % des cas.
- Les traitements palliatifs visent à traiter les symptômes (douleurs, obstruction biliaire ou duodénale, dénutrition, dépression). La chimiothérapie peut ralentir la croissance tumorale et augmenter l'espérance de vie à moyen terme. Elle améliore les résultats de la chirurgie (traitement adjuvant).
- Une biopsie est nécessaire avant tout traitement médical ou en cas de doute diagnostique.
- Son pronostic à long terme reste mauvais malgré les progrès thérapeutiques.
- Parmi les tumeurs kystiques du pancréas, certaines ne communiquent pas avec le système canalaire pancréatique (cystadénome séreux et cystadénome mucineux) alors que d'autres se développent dans les canaux pancréatiques secondaires et/ou le canal de Wirsung (tumeurs intracanalaires papillaires mucineuses pancréatiques [TIPMP]).
- Les tumeurs endocrines du pancréas peuvent être diagnostiquées à l'occasion d'un syndrome hormonal, d'un syndrome de masse ou dans le cadre d'une néoplasie endocrinienne multiple ; la chromogranine A est un marqueur général de toutes les tumeurs endocrines.

Compléments en ligne

Des compléments numériques sont associés à ce chapitre. Ils sont indiqués dans la marge par des flashcodes.

Pour accéder à ces compléments, connectez-vous sur **www.em-consulte.com/e-complement/474227** et suivez les instructions pour activer votre accès.

Pour en savoir plus

	Guide ALD cancer du pancréas (HAS) http://www.has-sante.fr/portail/jcms/c_1005133/fr/ald-n-30-cancer-du-pancreas
	Cancer du pancréas (Thésaurus national de cancérologie digestive) http://www.tncd.org/

CHAPITRE

31

Item 349 – UE 11 – Syndrome occlusif de l'enfant et de l'adulte

Objectifs pédagogiques

- Diagnostiquer un syndrome occlusif.
- Identifier les situations d'urgence et planifier leur prise en charge.

L'occlusion intestinale est un des motifs les plus fréquents d'hospitalisation d'urgence en milieu chirurgical. Ce syndrome recouvre des situations cliniques très variées dont certaines nécessitent une intervention chirurgicale en urgence alors que d'autres permettent la réalisation d'investigations et éventuellement un traitement médical.

Devant tout syndrome occlusif, il faut répondre à 3 questions :

- existe-t-il des signes de choc ou de souffrance intestinale ?
- quel est le niveau anatomique de l'occlusion ?
- quel est son mécanisme ?

La réponse à ces 3 questions permet d'évoquer le diagnostic étiologique, d'évaluer le degré d'urgence et de décider de la prise en charge.

I. Diagnostiquer un syndrome occlusif

A. Diagnostic positif

Le diagnostic d'occlusion est établi sur des éléments cliniques et radiologiques.

1. Signes cliniques

Le diagnostic clinique d'occlusion intestinale repose sur l'association de 4 signes :

- douleur abdominale ;
- arrêt des matières et des gaz ;
- nausées ou vomissements ;
- météorisme abdominal.

Hépato-gastro-entérologie

Le signe le plus spécifique est l'arrêt du transit et notamment des gaz. Le transit des selles peut être temporairement conservé sous forme de diarrhée (vidange du segment situé en aval de l'obstruction). Les vomissements peuvent être tardifs en cas d'obstacle bas et progressif. Le météorisme peut être minime en cas d'occlusion haute.

Il faut chercher des signes généraux appréciant le retentissement de l'occlusion :

- déshydratation ;
- tachycardie ;
- fièvre.

L'examen physique doit chercher :

- météorisme à l'inspection ;
- tympanisme à la percussion ;
- présence ou absence de bruits hydro-aériques à l'auscultation ;
- cicatrices abdominales ;
- hernie (palper les orifices herniaires) ;
- anomalie, notamment une douleur, au toucher rectal.

2. Signes radiologiques

Le cliché d'abdomen sans préparation debout de face montre quand il est réalisé la présence de niveaux hydro-aériques témoignant de la stase liquidienne dans la lumière intestinale (fig. 31.1).

Le scanner est l'examen de référence (fig. 31.2).

Il permet d'affirmer le diagnostic en objectivant une zone de transition entre un grêle dilaté et un grêle collabé.

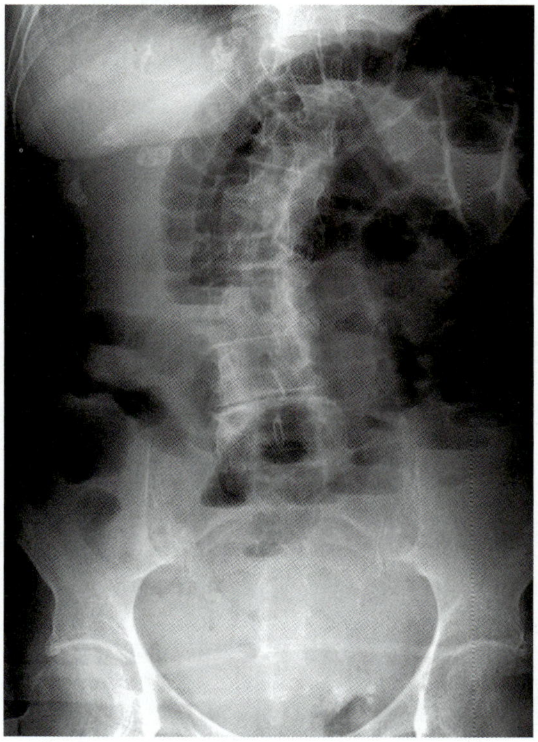

Fig. 31.1. ASP debout de face. Niveaux hydro-aériques.

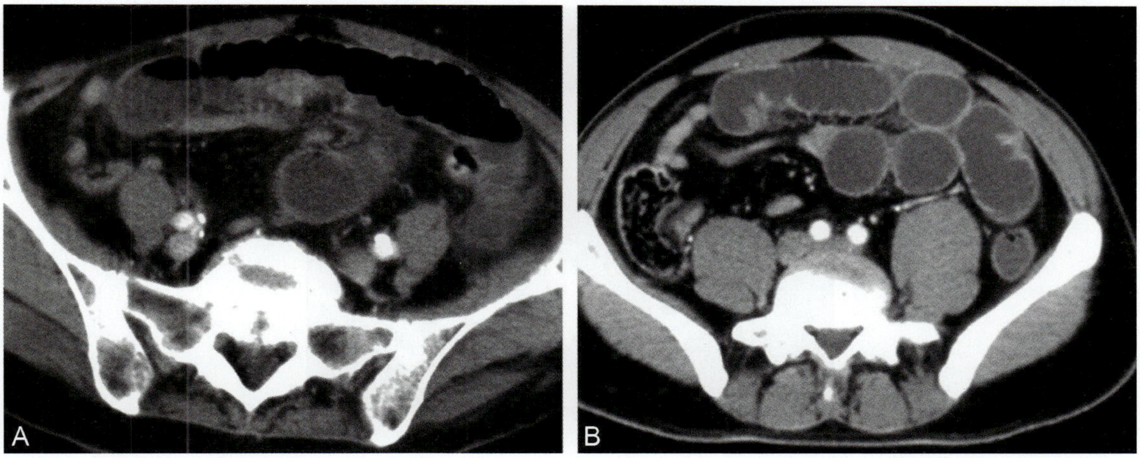

Fig. 31.2. Diagnostic d'occlusion mécanique.
– Anses sus-lésionnelles dilatées.
– Zone de transition.
– Anses sous-lésionnelles collabées.
– Précision diagnostique : 70–95 %.

Il est plus précis que les radiographies d'abdomen sans préparation pour établir le siège de l'obstacle et sa nature. Le siège de l'obstacle se situe à la jonction entre l'intestin dilaté et l'intestin plat (fig. e31.3).

Il permet (point important) de chercher des signes de souffrance intestinale secondaire à l'occlusion (grâce à l'injection de produit de contraste intraveineux).

Il est aussi très efficace pour trouver ou écarter les diagnostics différentiels.

B. Diagnostic étiologique

Un syndrome occlusif peut être lié à un obstacle mécanique (occlusion organique) ou à une paralysie du péristaltisme intestinal (occlusion fonctionnelle) (tableau 31.1).

Tableau 31.1. Causes des syndromes occlusifs.

Obstacle organique	
Intraluminal	– Bézoard (fig. 31.4), calcul (fig. 31.5), parasite, fécalome
Pariétal	– Tumoral : cancer, polype – Inflammatoire : maladie de Crohn (fig. 31.6), tuberculose, ischémie, radiothérapie – Hématome, invagination intestinale (fig. 31.7)
Extraluminal	– Brides post-opératoires (adhérences), volvulus, hernie étranglée – Carcinose péritonéale, tumeur ovarienne
Occlusion fonctionnelle	
Iléus réflexe	– Colique néphrétique, infection pleuro-pulmonaire, infarctus du myocarde, grossesse extra-utérine, torsion de kyste de l'ovaire – Traumatisme : rachis, bassin ; hématome du psoas – Pancréatite aiguë, appendicite méso-cœliaque, péritonite, infarctus mésentérique
Pseudo-obstruction intestinale (trouble moteur)	– Métabolique : hypercalcémie, hypokaliémie, acidose – Médicaments : opiacés, anticholinergiques, neuroleptiques – Maladie générale : diabète, hypothyroïdie, sclérodermie – Syndrome d'Ogilvie

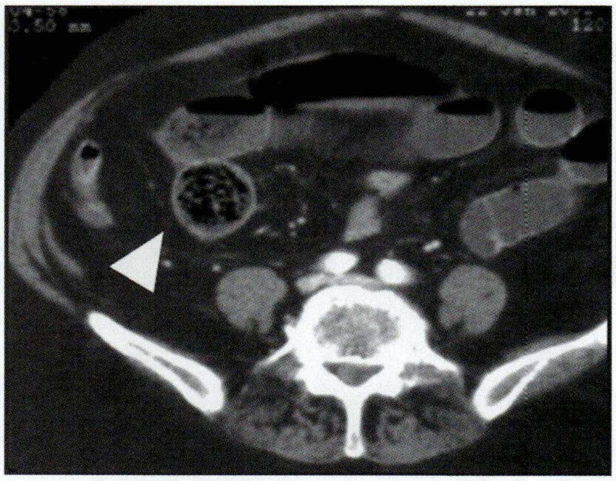

Fig. 31.4. Bézoard.

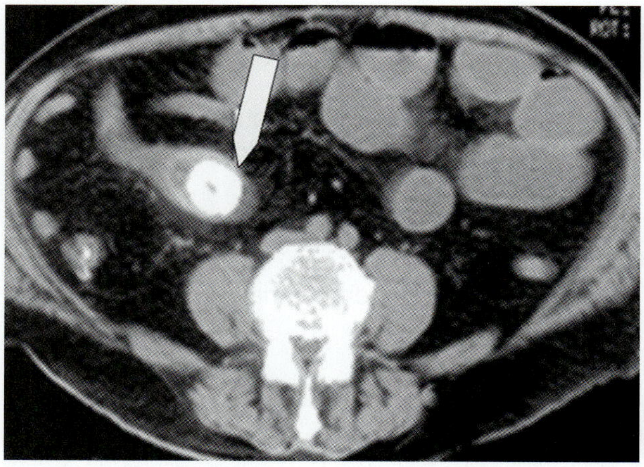

Fig. 31.5. Iléus biliaire (le calcul obstructif est indiqué par la flèche).

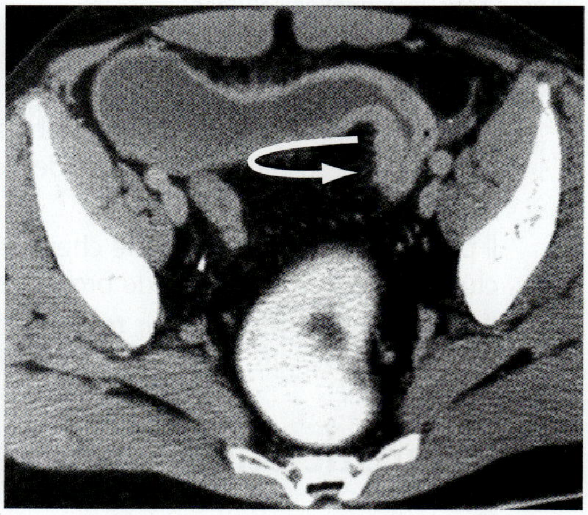

Fig. 31.6. Occlusion du grêle sur maladie de Crohn.

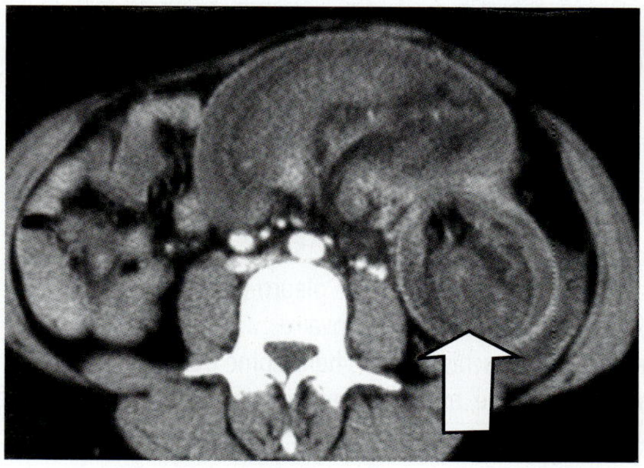

Fig. 31.7. Invagination intestinale aiguë.

L'occlusion organique est une urgence chirurgicale même si dans certains cas l'intervention chirurgicale peut être différée voire évitée. Les causes les plus fréquentes sont la strangulation sur bride ou hernie et l'obstruction par un cancer digestif.

Les occlusions fonctionnelles par paralysie du péristaltisme intestinal intéressent en général à la fois le grêle et le côlon, les niveaux liquides sont situés à proximité de la zone pathologique (anse sentinelle au contact d'un abcès appendiculaire) ou diffus. Il peut s'agir d'un iléus réflexe en rapport avec un foyer septique ou inflammatoire aigu intra-abdominal comme une péritonite, une appendicite, une pancréatite aiguë ou d'une pseudo-obstruction intestinale (occlusion fonctionnelle) due à des troubles métaboliques, des médicaments, une hypothyroïdie, une maladie générale… En cas de syndrome occlusif en rapport avec une paralysie du péristaltisme c'est le traitement de la cause qui permet de lever l'occlusion.

C. Diagnostic du siège de l'occlusion

1. Occlusion haute

Les signes fonctionnels sont importants avec un début brutal, des douleurs vives, des vomissements précoces, abondants, l'arrêt des matières et des gaz pouvant être retardé.

L'état général est rapidement altéré avec des signes de déshydratation.

Le météorisme abdominal peut être minime.

Les niveaux hydro-aériques sont multiples, centraux, plus larges que hauts (fig. 31.8). On voit les valvules conniventes réalisant de fines incisures allant d'un bord à l'autre de l'intestin dilaté. Sur le scanner, on voit une zone de transition entre un grêle dilaté et un grêle collabé. Le signe dit « feces sign » (présence d'une stagnation stercorale) signe l'occlusion mécanique du grêle.

2. Occlusion basse

L'obstacle siège sur le cadre colique ou le rectum.

Les signes fonctionnels sont :

- un début progressif ;
- un arrêt net du transit des matières et des gaz ;
- des douleurs souvent peu intenses ;
- des vomissements rares et tardifs ; ils deviennent alors fécaloïdes.

L'état général est longtemps conservé.

Le météorisme abdominal est important, l'abdomen très tympanique.

Sur les radiographies d'abdomen sans préparation de face debout les niveaux hydro-aériques sont rares, périphériques, plus hauts que larges (fig. 31.9). Sur les clichés couchés, on voit des haustrations, larges incisures asymétriques n'allant pas d'un bord à l'autre du côlon dilaté.

Le scanner voit le siège de l'obstacle et souvent sa cause (cancer, volvulus).

D. Diagnostic du mécanisme

1. Occlusion par strangulation

En cas de strangulation, l'étranglement de l'intestin et de son méso compromet la vitalité du segment intestinal concerné (risque de nécrose intestinale).

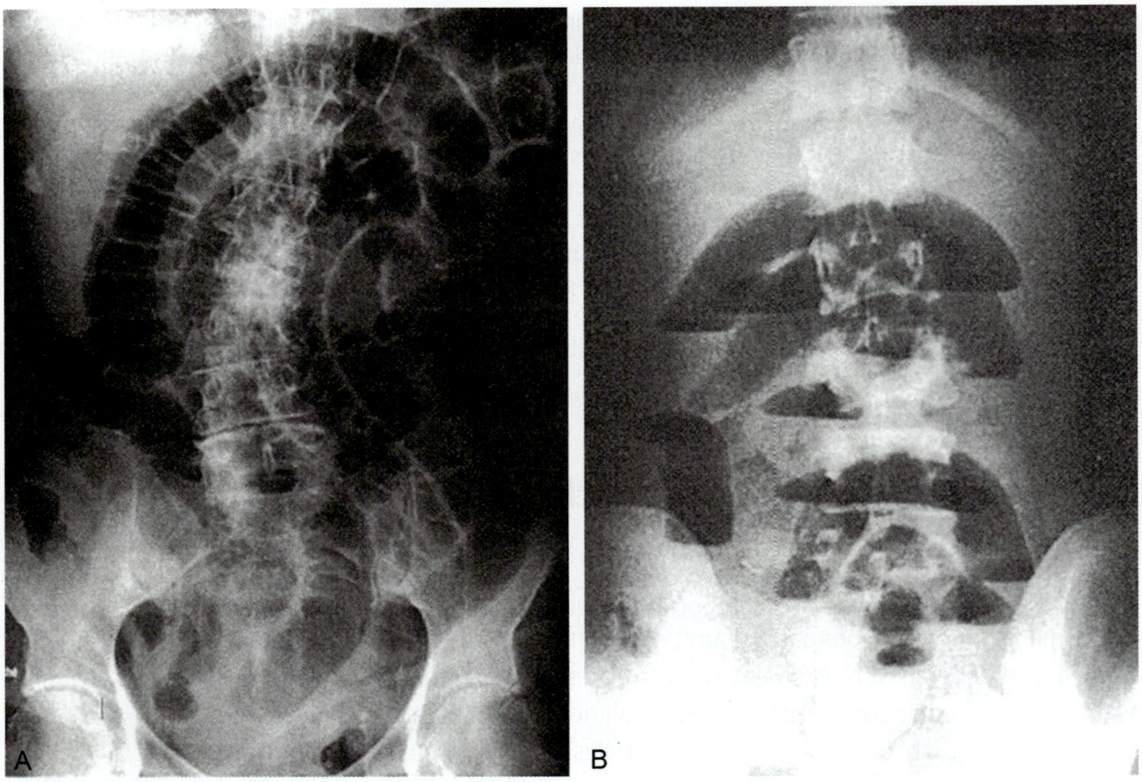

Fig. 31.8. Occlusion du grêle.

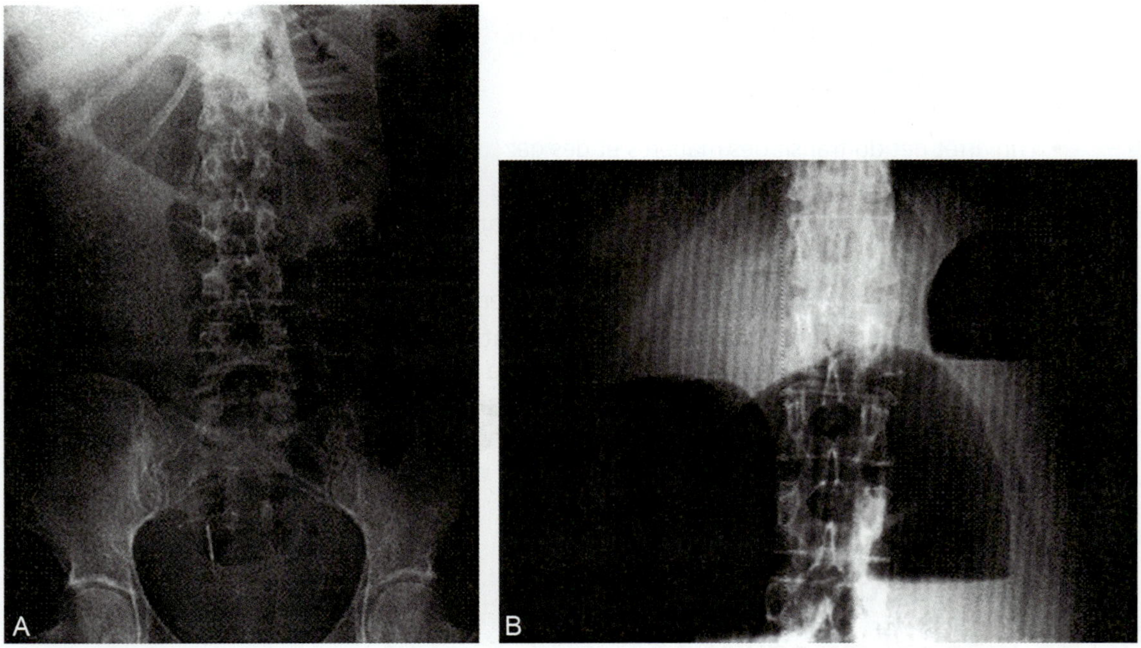

Fig. 31.9. Occlusion du côlon.

Il s'agit de ce fait d'une urgence thérapeutique.

Le début est brutal, sans prodrome :

- douleur vive ;
- vomissements précoces.

Plus rarement, on peut observer une altération de l'état général avec des signes de déshydratation voire un véritable choc hypovolémique (par création d'un troisième secteur).

Des signes infectieux peuvent apparaître (en rapport avec une translocation bactérienne).

Le météorisme est discret.

Il existe un silence auscultatoire.

Sur les radiographies ou le scanner, on peut noter une image en arceau avec un niveau liquide à chaque pied (fig. 31.10).

a. Occlusion haute

L'*occlusion sur bride* est la cause la plus fréquente des occlusions du grêle (fig. 31.11). L'occlusion a souvent un début brutal et un retentissement important. Toute intervention

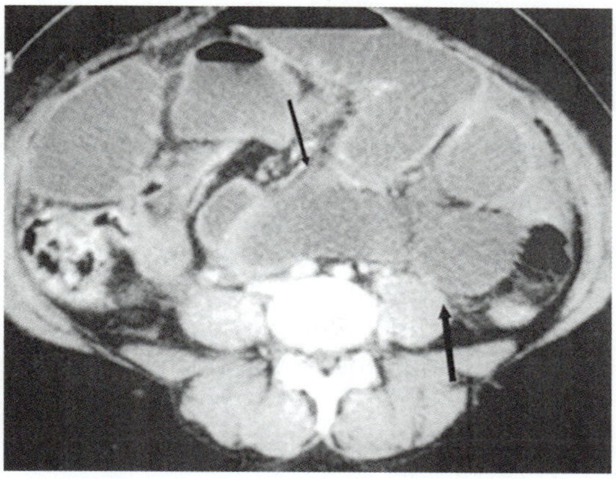

Fig. 31.10. Non-rehaussement traduisant une souffrance pariétale (signe d'ischémie de la paroi digestive).

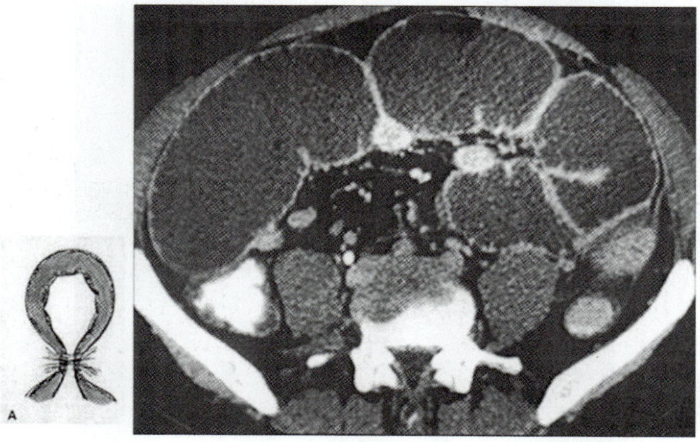

Fig. 31.11. Occlusion sur bride.

– Antécédents de laparotomie (95 %).

– Zone de transition brutale sans masse.

chirurgicale, quelle qu'en soit la voie, entraîne d'abord la formation d'adhérences (brides fibreuses) qui peuvent être à l'origine d'une occlusion intestinale soit par « capotage » d'une anse au-dessus d'une bride soit d'un volvulus d'une anse autour de cet axe fibreux (fig. 31.12 cahier quadri, planche 8). L'occlusion peut survenir de très nombreuses années après une laparotomie aussi minime soit-elle, y compris une cœlioscopie. Il existe de très rares cas d'occlusions sur brides spontanées.

L'*étranglement herniaire* est la deuxième cause d'occlusion du grêle par strangulation. Toutes les hernies peuvent être en cause : inguinale, crurale, ombilicale voire beaucoup plus rarement des hernies internes : obturatrice, hiatus de Winslow…

Le diagnostic est facile en cas de hernie douloureuse et irréductible.

Le diagnostic peut être plus difficile en cas de petite hernie crurale chez une patiente obèse ou de hernie de Spiegel (hernie du bord externe du muscle grand droit de l'abdomen).

Les *éventrations* post-opératoires peuvent par un mécanisme analogue être à l'origine d'une occlusion.

L'*invagination intestinale aiguë* est un diagnostic rare chez l'adulte où elle révèle presque toujours une affection tumorale de l'intestin ou du mésentère. C'est une cause plus fréquente d'occlusion chez le nourrisson où elle survient le plus souvent sans cause sous-jacente. Chez l'adulte, le diagnostic est fait au scanner qui montre le boudin d'invagination.

b. Occlusion basse

Le *volvulus du côlon pelvien* survient le plus souvent chez un patient très âgé (fig. 31.13 à 31.15). L'occlusion est rarement complète, le transit de gaz n'étant pas complètement interrompu. L'état général est relativement conservé. Le météorisme est très important, avec un ballonnement asymétrique. Sur les radiographies d'abdomen on voit une image d'anse sigmoïdienne très dilatée, en arceau avec 2 niveaux liquides, pouvant atteindre la région épigastrique et avec un côlon d'amont peu dilaté. L'opacification rectale (lavement ou surtout lors d'un scanner) confirme le volvulus avec une image d'arrêt effilé, asymé-

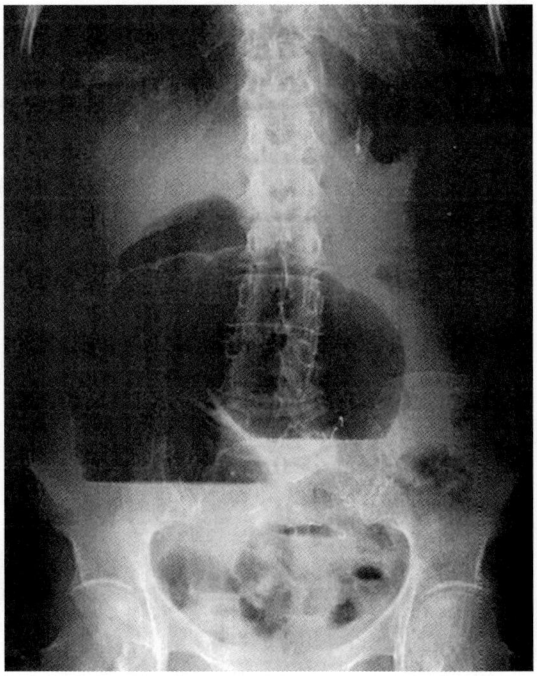

Fig. 31.13. Image hydro-aérique en arceau : volvulus.

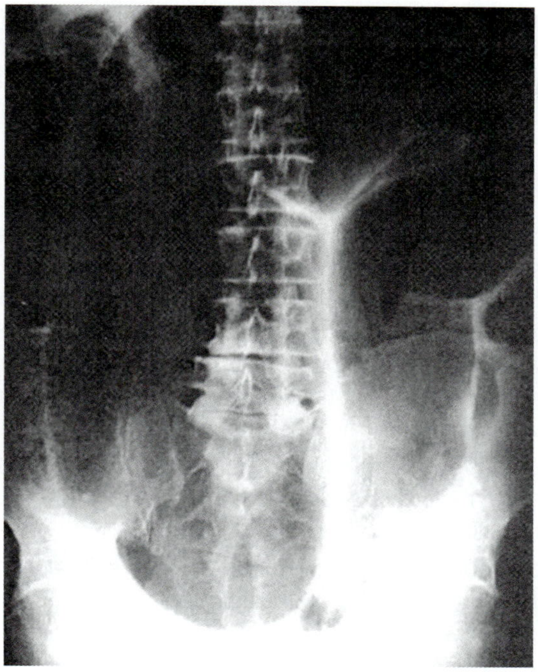

Fig. 31.14. **Volvulus du sigmoïde (ASP couché).**

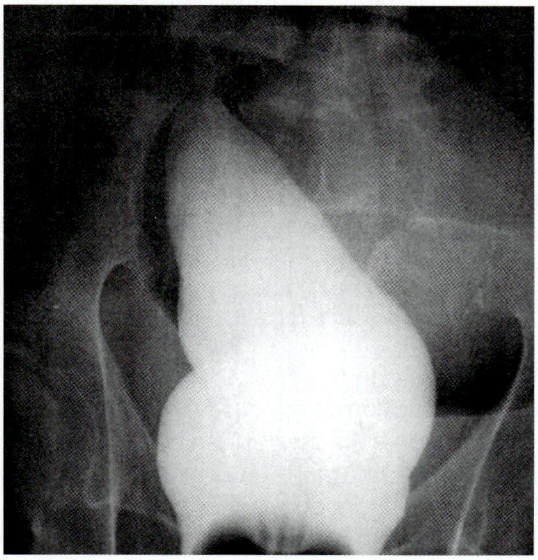

Fig. 31.15. **Volvulus du sigmoïde (lavement aux hydrosolubles).**

trique, à raccordement obtus avec le rectum, siégeant à la jonction recto-sigmoïdienne (image en bec d'oiseau). Cette image au scanner permet d'éliminer un cancer responsable de l'occlusion colique.

Le *volvulus du cæcum* est assez rare, le tableau réalisé est celui d'une occlusion du grêle par strangulation avec un début brutal, des vomissements précoces, un ballonnement asymétrique et une douleur de la fosse iliaque droite. Sur les radiographies d'abdomen on voit un volumineux niveau hydro-aérique se projetant en hypochondre droit et une dilatation du grêle. La fosse iliaque droite est déshabitée. Le diagnostic est confirmé par l'opacification basse (lavement aux hydrosolubles ou scanner avec opacification) qui s'arrête avant le cæcum.

2. Occlusion par obstruction

L'occlusion est la conséquence d'un obstacle endoluminal ou pariétal qui en général s'est développé progressivement. On note une phase préocclusive. Quand l'occlusion siège sur l'intestin grêle, il s'agit d'un syndrome de Kœnig fait de douleurs abdominales migratrices déclenchées par les repas, aboutissant toujours au même point et cédant brutalement avec une sensation de gargouillement associé à un bruit de filtration hydro-aérique et parfois, une « débâcle » diarrhéique. Quand l'obstacle est colique, il s'agit d'un ralentissement du transit avec apparition ou aggravation d'une constipation.

L'occlusion a donc un début progressif, les vomissements sont tardifs, l'état général longtemps conservé. À l'examen le météorisme est diffus, important, il peut exister un hyperpéristaltisme. Les bruits hydro-aériques sont conservés.

Sur les radiographies d'abdomen sans préparation, les niveaux hydro-aériques sont nombreux. Le scanner montre l'obstacle pariétal ou intraluminal.

a. Occlusion haute

Les *sténoses bénignes* ont des causes très nombreuses : maladie de Crohn, ischémie intestinale segmentaire, lésions post-radiques, endométriose, tuberculose iléo-cæcale… Le diagnostic peut souvent être évoqué à l'anamnèse et confirmé par le scanner ou l'IRM.

Les *tumeurs du grêle* sont rares chez l'adulte mais peuvent se révéler par une obstruction incomplète (syndrome de Kœnig) ou complète. Le diagnostic est en général suspecté au scanner. Il peut s'agir de volumineux polypes (syndrome de Peutz-Jeghers), de tumeurs carcinoïdes, de lymphomes, de métastases (poumon, mélanome) ou plus rarement d'adéno-carcinomes primitifs.

L'*iléus biliaire* est une complication très rare et retardée d'une cholécystite négligée. Il se produit une fistule entre la vésicule biliaire et le duodénum par laquelle passent un ou plusieurs calculs. Ceux-ci peuvent se bloquer dans l'iléon terminal, près de la valvule iléo-cæcale et donner un tableau d'occlusion haute par obstruction évoluant par à-coups dans les suites d'un épisode douloureux et fébrile de l'hypochondre droit. Le diagnostic peut être évoqué sur l'ASP ou le scanner (*cf.* fig. 31.5) devant la présence d'air dans les voies biliaires (aérobilie).

b. Occlusion basse

En cas de cancer colique, l'occlusion complique le plus souvent un cancer du côlon gauche ou du sigmoïde. Le début est progressif chez un patient de plus de 50 ans ayant dans les mois qui précèdent une modification du transit ou des rectorragies minimes. Le diagnostic est fait par l'opacification basse réalisée lors du scanner qui montre une sténose courte, excentrée, avec anomalies muqueuses, et angle de raccordement aigu avec le côlon. En cas d'occlusion colique, la coloscopie en urgence est contre-indiquée.

Le *fécalome* doit être évoqué systématiquement et surtout chez les patients âgés et grabataires. Le diagnostic est souvent mais inconstamment fait au toucher rectal où l'on perçoit une masse fécale dure. La tomodensitométrie est souvent utile.

Le *syndrome d'Ogilvie* est un diagnostic différentiel au cours duquel il n'existe pas d'obstacle mécanique. Il s'agit d'une dilatation gazeuse de la totalité du côlon (et du rectum) survenant le plus souvent dans les suites d'un polytraumatisme, ou chez des malades intubés-ventilés, chez des patients âgés alités, ou encore des patients traités par neuroleptiques. Cette occlusion fonctionnelle par paralysie motrice du côlon comporte les mêmes risques qu'une occlusion mécanique du côlon. Le diagnostic suspecté à l'ASP devant une distension majeure du cadre colique est confirmé par l'opacification basse (lavement ou TDM) qui ne met pas en évidence d'obstacle organique (tableau 31.2).

Tableau 31.2. Principales causes des occlusions mécaniques en fonction du siège et du mécanisme.

Strangulation	Obstruction
Occlusion haute	
– Bride cicatricielle – Étranglement herniaire – Volvulus du grêle – Invagination intestinale	– Sténose inflammatoire (maladie de Crohn, tuberculose) – Tumeur du grêle ou de la valvule de Bauhin – Carcinose péritonéale – Bézoard – Entérite radique – Iléus biliaire – Parasitose – Compression extrinsèque (tumeur pelvienne, adénopathie) – Hématome pariétal (surdosage en anticoagulants)
Occlusion basse	
– Volvulus du côlon pelvien – Volvulus du cæcum	– Cancer colo-rectal – Fécalome – Sténose inflammatoire – Syndrome d'Ogilvie

II. Évaluer les conséquences de l'occlusion

A. Occlusion mécanique simple (obstruction)

La dilatation intestinale en amont de l'obstacle entraîne d'abord un hyperpéristaltisme fait d'ondes de lutte puis l'intestin d'amont subit une distension par les gaz et les sécrétions digestives. Cette séquestration liquidienne dans l'intestin (troisième secteur) est à l'origine d'une hypovolémie efficace qui peut entraîner une insuffisance rénale. Les vomissements aggravent la déshydratation et les troubles hydro-électrolytiques. L'augmentation de la pression intraluminale peut dépasser la pression capillaire et entraîner une ischémie de la paroi digestive qui favorise les translocations bactériennes et le risque de perforation digestive.

Les signes biologiques sont (inconstamment) :

- hypovolémie avec élévation de l'hématocrite et de la protidémie ;
- hyponatrémie en raison de la teneur élevée en sodium des liquides digestifs ;
- alcalose métabolique en cas de vomissements acides ;
- acidose métabolique avec hyperkaliémie en cas d'ischémie.

La distension colique peut être très importante (colectasie si le diamètre du transverse dépasse 7 cm) avec un risque de perforation diastatique préférentiellement au niveau du cæcum qui a la paroi la plus fine et le diamètre le plus élevé (loi de Laplace).

Pour toutes ces raisons, et devant la crainte de la survenue d'un choc hypovolémique, tout patient hospitalisé pour un syndrome occlusif doit avoir en urgence :

- une prise et un suivi de la pression artérielle et de la fréquence cardiaque ;
- un ionogramme sanguin (à la recherche d'une insuffisance rénale et de troubles ioniques) ;
- une numération-formule sanguine (à la recherche de signes d'hémoconcentration) ;
- une perfusion et réhydratation.

B. Occlusion par strangulation

En plus des éléments du syndrome sus-lésionnel susmentionnés, il s'ajoute un syndrome lésionnel consécutif à la compression de l'axe vasculaire d'une ou plusieurs anses digestives.

La stase veineuse entraîne une extravasation de plasma et de sang dans l'anse exclue et dans le péritoine. La destruction de la barrière muqueuse et la prolifération bactérienne dans l'anse exclue favorisent le passage d'endotoxines dans la cavité péritonéale et le réseau capillaire. Un choc septique s'ajoute au choc hypovolémique de l'occlusion. L'ischémie artérielle entraîne une gangrène pouvant aboutir à la perforation et à la péritonite généralisée à contenu hautement septique.

La crainte d'une nécrose intestinale doit faire chercher les signes évocateurs :

- défense abdominale ;
- choc ;
- douleur très importante ;
- insuffisance rénale ;
- hyperkaliémie ;
- signes d'ischémie intestinale au scanner.

En leur présence, une intervention chirurgicale est indiquée en urgence.

C. Occlusion fonctionnelle

Sauf dans les cas où il existe une affection intrapéritonéale (péritonite, abcès, infarctus mésentérique), les conséquences de l'occlusion paralytique sont surtout générales et d'évolution lente. Les vomissements sont rares, le volume liquidien séquestré peut être important. Les altérations pariétales sont tardives et limitées car les mécanismes de réabsorption sont conservés plus longtemps. Toutefois, la colectasie peut toujours entraîner, au-delà d'un certain diamètre, des zones de nécrose ou des perforations aboutissant à la péritonite.

III. Planifier la prise en charge

A. Stratégie d'exploration et prise en charge d'un patient consultant pour un arrêt des matières et des gaz

L'examen initial doit confirmer l'occlusion, chercher des signes de gravité et orienter le diagnostic étiologique.

L'interrogatoire fait préciser :

- le début d'apparition des signes ;
- leur mode d'installation rapide ou progressif ;
- le type de la douleur, son intensité, son siège initial ;
- l'existence de nausées ou de vomissements et leur caractère (alimentaire, bilieux, fécaloïde) ;
- les antécédents d'intervention chirurgicale abdominale.

L'examen physique apprécie l'importance du météorisme abdominal, cherche des bruits hydroaériques à l'auscultation. Il cherche des signes péritonéaux (défense, contracture, douleur au toucher rectal), une masse ou un fécalome au toucher rectal et palpe les orifices herniaires. Il cherche des signes de gravité : fièvre, signes de déshydratation, signes de choc (fig. 31.16).

En présence de signes de gravité (souffrance digestive = signes péritonéaux, signes de choc) ou d'une hernie étranglée il existe une urgence chirurgicale. L'intervention doit dans ces cas être réalisée dans le plus court délai sans recours à des examens d'imagerie préalable. Le malade est vu par l'anesthésiste, puis mise en place d'une voie veineuse de bon calibre pour réhydratation et correction des désordres hydro-électrolytiques, d'une sonde naso-gastrique pour vider l'estomac et éviter les risques d'inhalation. Si une résection intestinale s'avère nécessaire en cours d'intervention un rétablissement immédiat de continuité n'est que rarement possible. Le

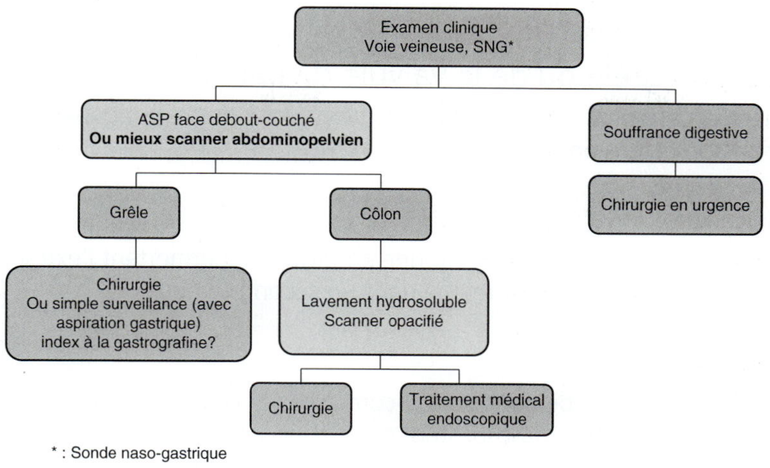

Fig. 31.16. Recherche des signes de gravité.

patient doit être informé avant l'opération de la possibilité de réaliser une stomie du grêle ou d'une colostomie.

En l'absence de signes de gravité, un scanner abdominal avec injection intraveineuse de produit de contraste est réalisé chez le malade bien perfusé. Il permet de préciser le niveau et le mécanisme de l'occlusion. Le patient sera hospitalisé en chirurgie digestive.

En cas d'occlusion haute complète (vomissements incoercibles abondants et arrêt complet des matières et des gaz), l'exploration chirurgicale reste la règle. En cas d'occlusion haute incomplète ou bien tolérée, on peut proposer d'aider le diagnostic lésionnel sur la TDM par l'ingestion d'un index opaque hydrosoluble.

En cas d'occlusion basse, si l'aspect morphologique évoque un volvulus du côlon pelvien, celui-ci sera traité par détorsion endoscopique. Dans les autres cas, un lavement opaque avec clichés d'abdomen (lavement aux hydrosolubles) ou mieux un scanner abdomino-pelvien avec opacification basse doit être réalisé pour préciser le siège et la nature de l'obstacle et permettre de proposer un traitement adapté.

B. Situations cliniques

1. Occlusions hautes par strangulation

a. Occlusion sur bride

La douleur est un signe majeur et sa persistance va orienter vers un traitement chirurgical. En cas de douleur très importante ou de signes de gravité, il faut opérer sans délai pour sectionner la bride voire réséquer l'intestin strangulé s'il est nécrosé ou si sa vitalité est douteuse. Si l'occlusion est bien tolérée et le malade peu algique, on peut tenter un test à la Gastrografine® pour lever l'occlusion. Le patient est surveillé et dans près de deux tiers des cas, l'occlusion cède spontanément. Si elle dure plusieurs jours même si l'état clinique est satisfaisant, il est préférable d'opérer le patient du fait du risque de dénutrition rapide par prolongation de la mise à jeun du patient.

b. Étranglement herniaire

Le traitement repose sur l'intervention chirurgicale en urgence qui consiste à :

- réduire la hernie ;
- réséquer l'intestin si sa vitalité est compromise ;
- puis à réparer l'orifice herniaire.

2. Occlusions hautes par obstruction

a. Tumeurs du grêle ou de la valvule de Bauhin

Le traitement est chirurgical (résection) dans la majorité des cas. Il dépend de la nature de la tumeur et de son extension.

b. Iléus biliaire

L'occlusion est traitée chirurgicalement, une entérotomie permettant l'extraction du calcul. Le traitement de la fistule biliaire est réalisé dans un second temps.

c. Sténose bénigne

Les occlusions sur sténose bénigne sont incomplètes et cèdent le plus souvent au traitement médical associant aspiration naso-gastrique, perfusions et traitement de la cause. Une intervention est parfois nécessaire dans un second temps (comme dans la maladie de Crohn par exemple).

3. Occlusions basses par strangulation

a. Volvulus du côlon pelvien

En l'absence de signe de souffrance ischémique du côlon volvulé, le traitement consiste en une détorsion endoscopique ou radiologique suivie de la mise en place d'un tube de Faucher qui sera laissé en place quelques jours et par lequel seront réalisés des lavements pour évacuer le côlon d'amont.

Une intervention à froid (sigmoïdectomie avec anastomose colo-rectale) sera par la suite discutée pour prévenir la récidive et réalisée sur un côlon non distendu.

b. Volvulus du cæcum

Le traitement est chirurgical et consiste en une colectomie droite avec rétablissement immédiat de la continuité digestive par une anastomose iléo-transverse.

4. Occlusions basses par obstruction

a. Cancer colo-rectal

On apprécie le degré de dilatation du côlon en amont (colectasie ?) ainsi que la souffrance du côlon droit (pneumatose pariétale ?) sur le scanner abdomino-pelvien réalisé en urgence. En l'absence de signes de gravité, le traitement est d'abord médical avec perfusion et sonde gastrique en aspiration et surveillance régulière clinique et radiologique.

En cas de souffrance du côlon d'amont, on réalise en urgence une colectomie subtotale avec anastomose iléo-rectale.

Si l'occlusion ne cède pas en quelques heures, plusieurs procédés thérapeutiques peuvent être envisagés. La mise en place d'une endoprothèse métallique transtumorale sous contrôle endoscopique et/ou radiologique permet de lever l'occlusion et trouve ses meilleures indications dans les sténoses basses sans souffrance du côlon d'amont. Si sa réalisation n'est pas possible, on peut faire une colostomie en amont de la tumeur (vidéo 31.1).

L'occlusion étant levée, un bilan complet est réalisé (opérabilité, résécabilité, métastases à distance, cancer ou polype synchrone) avant de proposer une colectomie carcinologique emportant la prothèse ou la colostomie. La continuité est rétablie par une anastomose colo-rectale.

b. Fécalome

Le fécalome est retiré manuellement et avec des lavements en prenant garde au risque de perforation rectale.

c. Syndrome d'Ogilvie ou colectasie aiguë idiopathique

Le traitement repose sur l'exsufflation endoscopique éventuellement réalisée de façon itérative. Certains prokinétiques (néostigmine) peuvent être utilisés avec prudence.

Points clés

- Urgence chirurgicale.
- Le diagnostic clinique d'occlusion intestinale repose sur l'association de 4 signes : douleur abdominale, arrêt des matières et des gaz, nausées ou vomissements, météorisme abdominal.
- Devant tout syndrome occlusif, il faut répondre à 3 questions : existe-t-il des signes de choc ou de souffrance intestinale ? quel est le niveau anatomique de l'occlusion ? quel est son mécanisme ?
- Il faut chercher des cicatrices abdominales, palper les orifices herniaires et réaliser un toucher rectal.
- Les conséquences métaboliques (déshydratation, troubles ioniques) doivent être corrigées.
- Le scanner (injecté après lavement) est l'examen morphologique de référence. Il permet d'écarter des diagnostics différentiels, d'affirmer le diagnostic en objectivant les niveaux hydro-aériques, de trouver le siège de l'obstacle à la jonction entre l'intestin dilaté et l'intestin plat, de rechercher la cause et de chercher des signes de souffrance intestinale secondaire à l'occlusion.
- En cas d'occlusion haute, les niveaux hydro-aériques sont multiples, centraux, plus larges que hauts et on voit des valvules conniventes réalisant de fines incisures allant d'un bord à l'autre de l'intestin dilaté. En cas d'occlusion basse, au contraire, les niveaux hydro-aériques sont rares, périphériques, plus hauts que larges et on y voit des haustrations, larges incisures asymétriques n'allant pas d'un bord à l'autre du côlon dilaté.
- En cas de strangulation, l'étranglement de l'intestin et de son méso compromet la vitalité du segment intestinal concerné. Du fait du risque de nécrose intestinale, il s'agit d'une urgence thérapeutique. Les causes les plus fréquentes sont l'occlusion sur bride, l'étranglement herniaire et les volvulus.
- L'occlusion sur bride est la cause la plus fréquente des occlusions du grêle. L'occlusion peut survenir de très nombreuses années après une laparotomie, y compris une cœlioscopie.
- Le volvulus du côlon pelvien survient le plus souvent chez un patient âgé. Le météorisme est important, asymétrique. Sur les radiographies on voit une image d'anse sigmoïdienne dilatée, en arceau avec 2 niveaux liquides. L'opacification rectale montre un arrêt effilé, asymétrique, à la jonction recto-sigmoïdienne (image en bec d'oiseau).

Compléments en ligne

Des compléments numériques sont associés à ce chapitre. Ils sont indiqués dans la marge par des flashcodes.

Pour accéder à ces compléments, connectez-vous sur **www.em-consulte.com/e-complement/474227** et suivez les instructions pour activer votre accès.

Vidéo 31.1 Pose d'une prothèse colique pour pallier une occlusion due à un cancer. La prothèse est glissée dans la sténose tumorale, larguée et s'ouvrira progressivement dans les heures suivantes.

Schéma d'une hernie inguinale directe (flèche).

Source : Gray's Anatomy pour les étudiants. Richard L. Drake. Elsevier Masson, 2e édition, 2011, figure 4.49.

CHAPITRE

32

Item 350 – UE 11 – Hémorragie digestive

Objectifs pédagogiques

- Diagnostiquer une hémorragie digestive.
- Identifier les situations d'urgence et planifier leur prise en charge préhospitalière et hospitalière.

I. Épidémiologie

L'incidence des hémorragies digestives est d'environ 145 cas pour 10^5 habitants en France. Avant 80 ans, les hémorragies digestives *hautes* sont plus fréquentes chez les hommes (sex-ratio:1,35 à 1,72). L'âge médian des patients hospitalisés pour une hémorragie digestive haute est de 70 ans.

Les *hémorragies basses* représentent 20 % des hémorragies digestives. Leur incidence varie de 9,9 à 20,5 pour 10^5 habitants et augmente très nettement avec l'âge. L'âge moyen des malades est de 70 ans. Elles sont plus fréquentes chez l'homme.

II. Causes

A. Hémorragies digestives hautes (en amont de l'angle duodéno-jéjunal)

Les causes les plus fréquentes sont indiquées dans le tableau 32.1.

Les autres causes plus rares comprennent : les gastrites, les malformations vasculaires acquises (angiodysplasies), les ulcérations de Dieulafoy (ou *ulceratio simplex* qui correspondent à une ulcération muqueuse en regard d'une artère sous-muqueuse dilatée), les hémobilies, les wirsungorragies, les fistules aorto-digestives.

Tableau 32.1. **Causes les plus fréquentes d'hémorragie digestive haute.**

	Fréquence (%) au sein des hémorragies hautes
Ulcérations (fig. 32.1 cahier quadri, planche 3) gastro-duodénales	30–60
Varices œsophagiennes ou cardio-tubérositaires, gastropathie d'hypertension portale (*cf.* fig. 15.6 cahier quadri, planche 5)	3–20
Érosions gastro-duodénales	7–20
Œsophagite	1,3–10
Cancers du tractus digestif supérieur	2–5
Syndrome de Mallory-Weiss (lacération longitudinale de la muqueuse du bas œsophage lors d'efforts de vomissements)	2–4

B. Hémorragies digestives basses

Dans plus de 80 % des cas, elles sont d'origine colo-rectale ou anale. Les causes possibles sont :
- la maladie diverticulaire;
- une tumeur colique ou rectale, bénigne ou maligne;
- les ectasies vasculaires (ou angiodysplasies) coliques;
- les colites ischémiques;
- les colites infectieuses;
- les maladies inflammatoires chroniques intestinales (recto-colite hémorragique, maladie de Crohn);
- les rectites radiques;
- les ulcérations traumatiques rectales (thermomètre…);
- la maladie hémorroïdaire;
- la fissure anale.

Au niveau de l'intestin grêle les causes possibles sont :
- les angiodysplasies (vidéo 32.1);
- les ulcérations (favorisées par les anti-inflammatoires non stéroïdiens [AINS]);
- le diverticule de Meckel;
- des tumeurs;
- les diverticules;
- la maladie de Rendu-Osler.

III. Facteurs de risque

Deux facteurs de risque ont été identifiés pour les hémorragies digestives hautes : certaines prises médicamenteuses et l'infection par *Helicobacter pylori.*

A. Prises médicamenteuses

1. Anti-inflammatoires non stéroïdiens non sélectifs et les inhibiteurs sélectifs de la cyclo-oxygénase-2 (COX-2), les anti-COX-2

Le risque de complications ulcéreuses est multiplié par 3 à 4 chez les patients sous AINS et celui des complications ulcéreuses fatales par un facteur de 7 à 8. Le nombre de décès liés à une hémorragie digestive augmente chez les patients traités par AINS. Certains facteurs de risque accroissent encore le risque de complications hémorragiques sous AINS : âge > à 65 ans, antécédent d'ulcère compliqué ou non, consommation excessive d'alcool, certaines spécialités d'AINS, le recours à une forte dose, l'association avec les corticoïdes, l'aspirine ou d'autres antiagrégants plaquettaires ou les anticoagulants.

Par rapport aux AINS non sélectifs, les anti-COX-2 diminuent de 50 % le risque d'événements gastro-intestinaux graves (hémorragies, perforations, sténoses). Leur risque est plus élevé quand le patient est âgé, s'il a un passé d'ulcère et s'il prend de façon concomitante de l'aspirine.

2. Antiagrégants plaquettaires (aspirine et autres) et anticoagulants (oraux ou injectables)

Le risque de toxicité digestive de l'aspirine augmente avec la dose. Des doses d'aspirine inférieures à 100 mg/j induisent déjà des lésions muqueuses gastro-duodénales. De plus, l'aspirine a des effets antiagrégants plaquettaires à faible dose. Le risque d'hémorragie digestive d'origine ulcéreuse associé à la prise d'aspirine à faible dose est maintenant bien démontré.

Les autres antiagrégants plaquettaires et les anticoagulants (oraux ou injectables), associés ou non à la prise d'aspirine, favorisent le saignement de lésions digestives existantes.

3. Sérotoninergiques

Il existerait chez les patients traités par sérotoninergiques un blocage de la recapture de sérotonine par les plaquettes qui induit un trouble de l'hémostase primaire. Ce risque serait essentiellement observé chez les patients âgés, ou ayant des antécédents ulcéreux ou dans le cadre de coprescription avec des AINS.

B. Infection par *Helicobacter pylori*

L'infection par *Helicobacter pylori* est un facteur indépendant de risque d'hémorragie digestive haute d'origine ulcéreuse.

IV. Mortalité

La mortalité des hémorragies digestives hautes est de 3 à 10 %.

Elle est plus importante chez les patients les plus âgés du fait des comorbidités associées (cardiopathie ou maladie coronarienne, diabète, insuffisance rénale, insuffisance respiratoire chronique, etc.).

Elle tend à diminuer. Dans les hémorragies digestives non liées à l'hypertension portale, cette baisse de la mortalité paraît s'expliquer par le développement des techniques endoscopiques d'hémostase, les nouveaux traitements médicamenteux et la meilleure gestion des comorbidités. La diminution de la mortalité est encore plus évidente chez les patients atteints de cirrhose grâce à l'optimisation des traitements endoscopiques, radiologiques (TIPS) et pharmacologiques de la rupture de varices et à la généralisation de l'antibioprophylaxie systématique.

La mortalité des hémorragies digestives basses varie de 2 à 8 %. Elle est plus élevée lorsque l'hémorragie survient chez des patients déjà hospitalisés chez qui elle avoisine 25 %. Elle est très fortement liée à l'âge et aux comorbidités.

V. Mode de révélation clinique d'une hémorragie digestive

Une hémorragie digestive peut se manifester par :

- une hémorragie macroscopique :
  - hématémèse : hémorragie extériorisée lors d'un effort de vomissements, elle est le signe d'une hémorragie digestive haute,
  - méléna : émission par l'anus de sang digéré noir et fétide. L'origine de l'hémorragie est alors en règle générale située en amont de l'angle colique droit (de l'œsophage à l'angle colique droit),
  - rectorragie : émission par l'anus de sang rouge vif non digéré. Elle est en règle générale le signe d'une hémorragie digestive basse. Cependant, en cas d'hémorragie digestive haute massive (par exemple en cas d'ulcère duodénal touchant l'artère duodénale postérieure), le sang peut arriver à l'anus non digéré et donc rouge ;
- une anémie ferriprive avec hémorragie occulte : cette anémie hyposidérémique arégénérative hypochrome ne pose pas les mêmes problèmes thérapeutiques et fait l'objet d'un développement dans un autre chapitre (*cf.* chapitre 5) ;
- un choc hémorragique sans extériorisation de sang (ni hématémèse, ni rectorragie, ni méléna) : dans cette situation, il faut évoquer de principe une hémorragie digestive, particulièrement du tractus digestif supérieur. Le diagnostic peut être apporté par la mise en place d'une sonde gastrique lorsqu'elle ramène du sang rouge.

VI. Prise en charge des hémorragies digestives

A. Affirmer le diagnostic d'hémorragie digestive

Il faut différencier l'hématémèse d'une hémoptysie et d'une épistaxis postérieure déglutie.

En cas d'incertitude diagnostique ou de trouble de la conscience, une sonde naso-gastrique peut permettre de confirmer la présence de sang dans l'estomac et d'en apprécier la couleur (rouge vif = saignement actif). L'absence de sang dans la sonde gastrique n'élimine cependant pas formellement une hémorragie digestive haute post-bulbaire.

B. Mesures à prendre en urgence

Il importe d'apprécier la gravité de l'hémorragie en évaluant le degré d'urgence de la situation, en restaurant un état hémodynamique correct puis en mettant en œuvre l'enquête étiologique et le traitement de la cause.

- En dehors des rectorragies d'allure proctologique, minimes et sans retentissement hémodynamique, *hospitalisation* de tout patient décrivant une hémorragie digestive.
- Mise en place de 2 voies d'abord veineuses périphériques de gros calibre.
- Bonne oxygénation avec surveillance de la saturation sanguine en oxygène.

1. Évaluer la gravité immédiate de l'hémorragie

La quantité de liquide sanglant extériorisée est un mauvais critère de jugement.

L'évaluation du retentissement hémodynamique est le meilleur moyen. Elle inclut la mesure immédiate puis répétée de la fréquence cardiaque et de la pression artérielle, la recherche d'un malaise syncopal initial et la recherche de signes généraux de choc (pâleur, sueurs, lipothymies).

L'hémoglobinémie et l'hématocrite peuvent sous-estimer initialement l'abondance de l'hémorragie.

Une hémorragie aiguë est toujours moins bien tolérée qu'une hémorragie chronique.

2. Mesures à prendre en urgence

- En urgence : numération-formule sanguine, plaquettes, double détermination du groupe sanguin, recherche des agglutinines irrégulières, bilan d'hémostase (taux de prothrombine, temps de céphaline activée), ionogramme sanguin, créatinine.
- Commande et mise en réserve de culots globulaires compatibles.
- Compensation de l'hémorragie par macromolécules et éventuellement par culots globulaires s'il existe un retentissement hémodynamique. La décision de transfuser dépend de l'importance de la déglobulisation, de la tolérance de l'anémie, de la persistance du saignement. La vitesse de transfusion doit être adaptée à la gravité de l'hémorragie, à sa cause et aux comorbidités. Elle se fait avec des culots globulaires précédés si besoin par des macromolécules. Les objectifs du remplissage sont d'obtenir une fréquence cardiaque inférieure à 100 battements/min, une pression artérielle systolique supérieure à 100 mmHg, une hémoglobine à entre 7 et 9 g/dL (supérieure à 9 g/dL en cas de maladie cardio-respiratoire ou de signes de choc) et une diurèse supérieure à 30 mL/h.
- Surveillance des principaux paramètres vitaux : pouls, pression artérielle, saturation en oxygène, diurèse.
- Correction éventuelle de troubles sévères de l'hémostase (notamment en cas de surdosage en anticoagulants).

En cas d'hématémèse et/ou de méléna, l'interrogatoire du patient ou de ses proches cherche :
- un antécédent d'ulcère gastrique ou duodénal ;
- des douleurs épigastriques d'allure ulcéreuse ;
- la prise de médicaments gastro-toxiques (AINS +++) et/ou modifiant l'hémostase (antiagrégants plaquettaires, anticoagulants) ;
- un antécédent d'affection hépatique ou de varices œsophagiennes ;
- des vomissements ayant précédé le saignement (syndrome de Mallory-Weiss) ;
- des antécédents chirurgicaux sur le tube digestif ;
- un antécédent de prothèse aortique ;
- une affection pancréatique.

En cas d'hémorragie digestive basse, les principales questions à poser au patient ou à ses proches sont :
- une modification récente du transit ;
- un antécédent vasculaire pouvant favoriser une ischémie ;
- une séquence symptomatique douleur brutale-diarrhée sanglante (colite ischémique) ;
- la prise de médicaments favorisant une hémorragie diverticulaire (AINS) ;
- la notion de traumatisme ano-rectal (thermomètre en particulier).

C. Démarche diagnostique

1. Étape 1 : interrogatoire

Chercher par l'interrogatoire des éléments d'orientation étiologique.

2. Étape 2 : examen clinique

En cas d'hémorragie haute, l'examen cherche des arguments en faveur d'une cirrhose (cause connue de maladie chronique du foie, bord inférieur du foie tranchant, hépatomégalie, ictère, angiomes stellaires, hématomes spontanés, circulation collatérale abdominale, ascite), des cicatrices abdominales, une masse battante abdominale, ainsi que les signes d'une maladie hémorragique.

En cas d'hémorragie basse, il recherche essentiellement une masse abdominale ou perceptible au toucher rectal.

3. Étape 3 : explorations complémentaires

a. En cas d'hémorragie digestive haute

Pour les hémorragies digestives hautes et pour toutes les hémorragies digestives massives, l'endoscopie œso-gastro-duodénale est essentielle et doit être réalisée dans les 24 premières heures de l'hémorragie (vidéo 32.2).

Elle a un triple objectif :

- faire le diagnostic lésionnel ;
- évaluer la poursuite ou le risque de récidive hémorragique ;
- réaliser si besoin un geste d'hémostase.

Elle doit être réalisée le plus rapidement possible après stabilisation hémodynamique. Dans la mesure du possible, il est préférable de réaliser l'examen lorsque le malade a été admis dans une unité spécialisée ou dans une unité de soins intensifs. Préalablement à l'endoscopie digestive, et selon le degré d'urgence, des mesures visant à optimiser la vacuité de l'estomac (lavages répétés par sonde naso-gastrique, ou érythromycine) peuvent être discutées. Lors de l'endoscopie, il importe d'être vigilant concernant la protection des voies aériennes supérieures pour éviter l'inhalation de liquide sanglant.

b. En cas d'hémorragie massive

Lorsque l'hémorragie digestive est massive et que l'endoscopie œso-gastro-duodénale n'a pas mis en évidence de cause, un angio-scanner est à réaliser d'urgence. En cas de positivité de l'angio-scanner, l'artériographie permet parfois de réaliser une embolisation de l'artère qui saigne en cas d'échec du traitement endoscopique.

c. En cas de rectorragies sans retentissement hémodynamique important

Pour les hémorragies digestives basses non graves, sans retentissement hémodynamique ni déglobulisation importante, une coloscopie complète sera réalisée après préparation du côlon.

d. En cas de négativité des explorations endoscopiques initiales (saignement dit « obscur »)

Une exploration du grêle par vidéocapsule endoscopique et/ou un entéro-scanner seront discutés.

Attention : la recherche de saignement occulte dans les selles ne doit en aucun cas être effectuée. Ce test est réservé au dépistage de masse du cancer colo-rectal chez les patients asymptomatiques. Un malade ayant un saignement d'origine inexpliquée ne peut être considéré comme asymptomatique.

VII. Mesures thérapeutiques spécifiques

A. Pour les ulcères gastro-duodénaux

1. Pendant la période initiale

- Traitement hémostatique lors de l'endoscopie œso-gastro-duodénale par thermo-coagulation (par sonde thermique ou plasma d'argon) (vidéo 32.3) et/ou pose de clips, éventuellement associée à des injections de sérum adrénaliné. Ce traitement est indiqué pour les ulcères qui saignent de façon active ou ceux au niveau desquels il existe un vaisseau visible (fort risque de récidive hémorragique) ou, dans certains cas, ceux au niveau desquels il existe un caillot adhérent (fig. 32.1 cahier quadri, planche 3 et vidéo 32.4).
- Traitement antisécrétoire par inhibiteurs de la pompe à protons (IPP) :
  - dans les hémorragies avec signes endoscopiques de gravité, administration continue de fortes doses par voie veineuse pendant 48 à 72 heures avant relais par voie orale à pleine dose;
  - dans les hémorragies sans signes endoscopiques de gravité, la prescription d'un IPP à pleine dose par voie orale est possible d'emblée.
- Traitement radiovasculaire (embolisation) ou chirurgical pour les hémorragies non contrôlables par un traitement endoscopique ou récidivant rapidement sur un mode majeur sous traitement médical (situation rare).

2. Traitement préventif secondaire

- Éviction des traitements gastro-toxiques.
- Recherche et éradication d'*Helicobacter pylori*.
- Discussion de maintien ou de modification des traitements antiagrégants ou anticoagulants au cas par cas (évaluation de la balance bénéfices/risques de chaque situation).

B. Pour les hémorragies liées à l'hypertension portale[3]

1. Pendant la période initiale

- Traitement hémostatique :
  - médicaments vaso-actifs par voie veineuse (analogues de somatostatine, terlipressine) dans tous les cas (rupture de varices ou saignement d'une gastropathie d'hypertension portale), administrés de façon présomptive (si l'anamnèse ou l'examen clinique font évoquer une hypertension portale) et débutés pendant la phase préhospitalière (domicile, Samu);
  - si l'hémorragie est due à la rupture d'une varice, le traitement vaso-actif est associé à une hémostase endoscopique (ligature, ou plus rarement sclérose ou injection de colle) ou exceptionnellement mécanique (tamponnement par une sonde hémostatique à ballonnets type Blakemore ou Linton) (vidéo 32.5).
- Antibioprophylaxie systématique après bilan infectieux pour prévenir la surinfection de l'ascite (fréquemment présente).
- Prévention de l'encéphalopathie hépatique par la prescription de laxatifs osmotiques à fortes doses pour débarrasser le tube digestif du sang qu'il contient.

---

3 Selon les recommandations de la Conférence de consensus. Complications de l'hypertension portale chez l'adulte. SNFGE et AFEF; 2003.

- En cas d'hémorragie non contrôlable ou récidivant rapidement sur un mode majeur, malgré le traitement vaso-actif et endoscopique, en milieu spécialisé se discute en urgence la pose sous contrôle radiologique d'un shunt intrahépatique (*transjugular intrahepatic portosystemic shunt* [TIPS]).

2. Traitement préventif secondaire (après une première hémorragie digestive)

- Séances de ligatures jusqu'à disparition des varices œsophagiennes.
- Mise sous bêtabloquants (propanolol) à dose efficace permettant d'obtenir une réduction de 25 % de la fréquence cardiaque initiale ou un pouls voisin de 55 batt/min.

3. Traitement préventif primaire (avant la première hémorragie digestive)

Se référer au chapitre 15.

Points clés

- Une hématémèse témoigne du saignement d'une lésion située en amont de l'angle duodéno-jéjunal ; le méléna témoigne en général du saignement d'une lésion en amont de l'angle colique droit.
- Des rectorragies abondantes avec retentissement hémodynamique important doivent faire chercher en priorité une lésion hémorragique gastro-duodénale.
- L'abondance de l'hémorragie se juge sur les critères hémodynamiques (pouls, pression artérielle), le taux d'hémoglobine et le nombre de culots globulaires transfusés.
- Un malade qui fait une hémorragie digestive doit être hospitalisé (sauf chez le sujet jeune souffrant d'une hémorragie minime dont la cause est clairement proctologique).
- En cas d'hémorragie digestive haute, l'endoscopie œso-gastro-duodénale est essentielle pour identifier la lésion qui saigne, apprécier le risque de récidive hémorragique et réaliser si besoin un geste endoscopique d'hémostase.
- Le traitement d'un ulcère gastro-duodénal hémorragique repose sur la mise sous inhibiteur de la pompe à protons et la réalisation d'un geste d'hémostase endoscopique en cas d'ulcère à haut risque de récidive hémorragique.
- Le traitement d'une rupture de varices œsophagiennes repose sur l'administration de médicaments vaso-actifs tels que les dérivés de la somatostatine ou la terlipressine, et l'hémostase endoscopique (ligatures).
- L'infection d'ascite et l'encéphalopathie porto-cave doivent être prévenues en cas d'hémorragie digestive haute chez le patient cirrhotique.
- Une hémorragie digestive basse impose une coloscopie complète sauf chez le sujet jeune souffrant d'une hémorragie minime dont la cause est clairement proctologique.
- L'existence d'une maladie hémorroïdaire ne dispense pas d'une coloscopie complète.

Compléments en ligne

Des compléments numériques sont associés à ce chapitre. Ils sont indiqués dans la marge par des flashcodes.

Pour accéder à ces compléments, connectez-vous sur **www.em-consulte.com/e-complement/474227** et suivez les instructions pour activer votre accès.

Vidéo 32.1 Aspect endoscopique d'une angiodysplasie colique.

Vidéo 32.2 Ulcère gastrique hémorragique avec hémorragie en jet (Forrest Ia). L'hémorragie est contrôlée par la pose de clips au cours de l'endoscopie.

Vidéo 32.3 Électrocoagulation endoscopique au plasma argon (exemple d'une angiodysplasie du grêle).

Vidéo 32.4 Hémorragie digestive active d'un ulcère de l'estomac avec vaisseau visible.

Vidéo 32.5 Varices œsophagiennes avec hémorragie en jet (forte pression) traitées par ligatures au cours d'une endoscopie.

Pour en savoir plus

Exploration par vidéocapsule (Avis HAS) - 2006 - (HAS)
http://www.has-sante.fr/portail/jcms/r_1498700/fr/exploration-de-la-lumiere-du-tube-digestif-par-videocapsule-ingeree

CHAPITRE

33

Item 351 – UE 11 – Appendicite de l'enfant et de l'adulte

Objectifs pédagogiques

- Diagnostiquer une appendicite chez l'enfant et chez l'adulte.
- Identifier les situations d'urgence et planifier leur prise en charge.

L'appendicite aiguë est l'urgence chirurgicale la plus fréquente (130 000 appendicectomies par an en France = 30 % des interventions de chirurgie abdominale). Son risque est l'évolution vers la perforation et la péritonite qui engage le pronostic vital. Les indications d'appendicectomie ne doivent être portées ni par défaut ni par excès.

La majorité des cas d'appendicite aiguë surviennent chez l'adolescent et le jeune adulte entre la 2e et la 3e décennie avec une prédominance masculine dans cette tranche d'âge. Elle est relativement rare chez l'enfant de moins de 3 ans et chez le sujet âgé. Cependant, c'est dans ces tranches d'âge que les formes compliquées (perforées) sont relativement plus fréquentes et que la mortalité est plus élevée. L'incidence de perforation est de 70 à 80 % chez l'enfant et de 30 % chez le sujet âgé.

I. Physiopathologie

L'infection appendiculaire est provoquée par une obstruction de la lumière de l'appendice, par un obstacle :

- endoluminal (stercolithe, ascaris, etc.) ;
- pariétal (hyperplasie lymphoïde, tumeur appendiculaire) ;
- cæcal.

Il en résulte une pullulation microbienne localisée et des lésions muqueuses puis pan-pariétales associant un infiltrat inflammatoire à des lésions infectieuses et ischémiques.

La réaction inflammatoire peut aller de la simple congestion de l'appendice associée à une dilatation des vaisseaux de la séreuse (appendice inflammatoire ou catarrhale), à une surinfection au cours de laquelle l'appendice se recouvre de fausses membranes (appendicite suppurée). Il n'existe donc pas une mais des appendicites.

II. Diagnostic

A. Diagnostic positif

1. Appendicite aiguë dite typique (ou de diagnostic facile)

a. Signes cliniques

La douleur :

- à type de torsion ou de crampe ;
- débute d'emblée dans la fosse iliaque droite (FID) ;
- sans irradiation ;
- augmente progressivement d'intensité au cours des 24 premières heures.

Elle s'associe à :

- une fièvre entre 37,5 et 38,5 °C dans 60 % des cas ;
- des nausées (50 %) ;
- des vomissements (30 %) ;
- une constipation (30 %).

La palpation trouve une douleur provoquée ou une défense de la FID, maximale au point de Mc Burney (union tiers externe et deux tiers internes de la ligne joignant l'épine iliaque antéro-supérieure et l'ombilic). Parfois les signes d'examen sont moins marqués et il faut chercher une douleur de la fosse iliaque droite à la décompression brutale de la fosse iliaque gauche ou droite ou une douleur latérale droite au toucher rectal qui traduisent également une irritation péritonéale.

b. Examens paracliniques

La NFS met en évidence une hyperleucocytose (> 10 000/mm^3) à polynucléaires (80 % des cas).

La CRP est élevée dans la majorité des cas (> 8 mg/L).

Une bandelette urinaire négative permet d'éliminer une infection urinaire.

Les β-HCG sont dosées chez les femmes en âge de procréer pour écarter la possibilité d'une grossesse extra-utérine.

L'abdomen sans préparation n'est pas indiqué pour le diagnostic de l'appendicite (recommandation de la HAS).

L'échographie abdominale peut mettre en évidence des signes en faveur du diagnostic :

- diamètre de l'appendice > 8 mm ;
- paroi appendiculaire > 3 mm ;
- aspect en cocarde ;
- épanchement ou abcès péri-appendiculaire ;
- présence d'un stercolithe appendiculaire.

Elle est à privilégier en première intention chez la femme. Elle permet d'éliminer des diagnostics différentiels gynécologiques, urinaires ou intestinaux (iléite terminale dans le cadre d'une maladie de Crohn). C'est un examen dont les performances dépendent de la qualité de l'opérateur et de la morphologie du malade, et qui n'a donc de valeur que si l'appendice est bien vu (fig. e33.1).

Le scanner abdominal est devenu l'examen complémentaire de référence pour toute urgence abdominale en cas de doute diagnostique, en raison d'une valeur prédictive négative proche de 100 % – c'est-à-dire que la visualisation d'un appendice normal au scanner élimine le diagnostic d'appendicite. Il est indiqué en première intention chez le sujet âgé. Ses performances sont d'autant meilleures qu'il est réalisé avec opacification digestive et injection IV de produit de contraste mais une acquisition tomographique sans injection peut suffire à établir le diagnostic quand les signes sont évidents. Comme en échographie, le diagnostic repose sur une augmentation de taille de l'appendice et de sa paroi, une infiltration de la graisse du méso-appendice et la présence éventuelle d'un stercolithe (fig. 33.2) ou d'une complication : abcès, épanchement périhépatique, du cul-de-sac de Douglas voire de la grande cavité péritonéale.

2. Diagnostic plus difficile

En raison du polymorphisme de son expression clinique et des localisations variables de l'appendice dans la cavité abdominale, l'appendicite reste un diagnostic qui peut être difficile car les diagnostics différentiels sont nombreux (plus chez la femme). L'analyse de la littérature par un groupe d'experts réunis par la Haute Autorité de santé a abouti aux formulations de l'encadré suivant.

Éléments sémiologiques de bonne valeur (HAS 2012)

- Devant une douleur abdominale aiguë, les éléments de la triade suivante « une défense en fosse iliaque droite, une leucocytose supérieure à 10×10^9 cellules/L et une CRP supérieure à 8 mg/L » permettent de définir trois niveaux de probabilité diagnostique (faible, intermédiaire et forte).
- Devant une douleur abdominale évocatrice d'une appendicite, l'absence concomitante d'une défense en fosse iliaque droite, d'une leucocytose supérieure à 10×10^9 cellules/L et d'une CRP supérieure à 8 mg/L rend le diagnostic d'appendicite aiguë peu probable.
- Devant une douleur abdominale évocatrice d'une appendicite, la combinaison d'une défense en fosse iliaque droite, d'une leucocytose supérieure à 10×10^9 cellules/L et d'une CRP supérieure à 8 mg/L chez l'homme jeune rend le diagnostic d'appendicite aiguë très probable.
- Devant une douleur abdominale, aucun signe ou symptôme clinique (y compris la fièvre ou l'apyrexie) n'a de valeur diagnostique individuelle suffisamment élevée pour permettre de confirmer ou d'exclure un diagnostic d'appendicite.
- Devant une douleur abdominale, aucun paramètre biologique (leucocytes, PNN, CRP) n'a de valeur diagnostique individuelle suffisamment élevée pour permettre de confirmer ou d'exclure un diagnostic d'appendicite.
- Le scanner est performant pour établir le diagnostic d'appendicite ou pour l'exclure. L'indication de cet examen doit être posée en considérant son caractère irradiant.

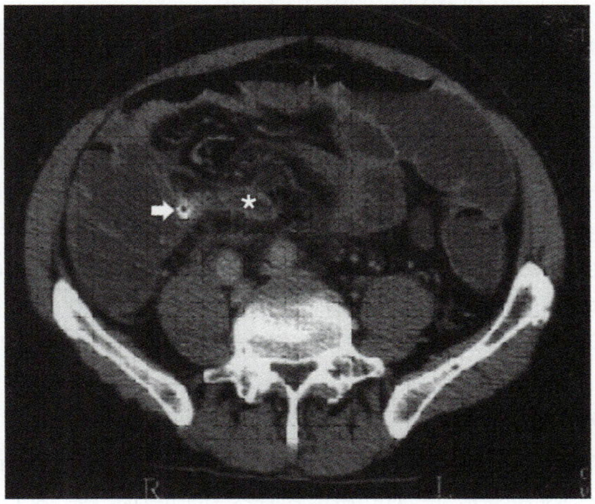

Fig. 33.2. Scanner abdominal avec injection. Appendicite aiguë avec stercolithe (flèche), épaississement de la paroi de l'appendice (astérisque), infiltration inflammatoire du méso et iléus réflexe.

3. Formes anatomiques

a. Appendicite pelvienne

Les douleurs, localisées à la région hypogastrique droite, sont au premier plan, associées le plus souvent à une fébricule. Il existe parfois des signes urinaires (pollakiurie, dysurie) ou rectaux (ténesme, faux besoins). L'examen physique trouve une douleur provoquée voire une défense hypogastrique et une douleur latérale droite au toucher rectal. Il n'y a pas de perte gynécologique ou de métrorragie. La bandelette urinaire et l'ECBU éliminent un problème urinaire (cystite, colique néphrétique ou pyélonéphrite), l'examen gynécologique et l'échographie une affection gynécologique.

b. Appendicite sous-hépatique

Les symptômes sont ceux d'une cholécystite aiguë : douleurs de l'hypochondre droit, fièvre et défense. Le diagnostic est souvent fait à l'échographie, qui élimine la cholécystite.

c. Appendicite rétrocæcale

L'appendice est situé en arrière du cæcum et en avant du muscle psoas. Les douleurs sont plutôt lombaires droites et le patient a parfois une position antalgique en psoïtis (cuisse droite fléchie sur le tronc). À l'examen, il n'y a pas de défense en FID. On cherche une douleur provoquée en FID lorsqu'on demande au patient en décubitus dorsal de soulever la jambe droite du plan du lit, ce qui met en tension le psoas. Le diagnostic, suspecté sur des éléments cliniques, est confirmé au scanner.

d. Appendicite méso-cœliaque

L'appendice est situé au milieu des anses digestives. Son inflammation est à l'origine d'un iléus réflexe plus ou moins important dans un contexte fébrile. Le tableau clinique réalisé est celui d'une occlusion associée à de la fièvre. Le diagnostic en imagerie n'est pas toujours facile en raison de l'iléus mais le tableau clinique impose une intervention en urgence.

4. Formes compliquées

a. Abcès appendiculaire

L'abcès peut compliquer l'évolution d'une appendicite suppurée ou être inaugural.

- Douleur localisée mais qui peut être plus diffuse ou plus postérieure, parfois pulsatile.
- Iléus réflexe, dû à la paralysie du péristaltisme du grêle au contact de l'abcès, fréquent.
- Fièvre élevée (39 °C), en plateau, sans frissons.
- À l'examen on peut parfois percevoir une masse douloureuse de la FID, le reste de l'abdomen est souple, indolore. L'état général est altéré et les traits sont marqués.

L'hyperleucocytose est importante (> 15 000/mm^3). Le tableau clinique doit faire réaliser en urgence une échographie ou plutôt un scanner qui confirme le diagnostic en mettant en évidence dans la région appendiculaire une collection liquidienne entourée d'une coque prenant le produit de contraste, s'accompagnant d'une réaction inflammatoire des mésos et des organes adjacents, et d'un iléus réflexe. Le traitement repose sur le drainage en urgence, le plus souvent par abord chirurgical associé à l'appendicectomie. En cas d'abcès volumineux, on peut proposer un drainage percutané radiologique et une appendicectomie 2 à 4 mois plus tard.

b. Plastron appendiculaire

Il s'agit d'une infiltration inflammatoire diffuse, mal limitée, de la région péri-appendiculaire. C'est une péritonite localisée. Le patient a des douleurs de la FID assez diffuses avec une sensation d'empâtement douloureux. La peau en regard de la FID peut être rouge et chaude.

La palpation cherche une masse douloureuse, mal limitée, de la FID, le reste de l'abdomen est souple, sans défense. Le syndrome infectieux est marqué avec une fièvre > 38,5 °C et une hyperleucocytose marquée. Le scanner permet d'affirmer le diagnostic en mettant en évidence une masse de la FID engainant les anses grêles avec des signes inflammatoires très importants. Le traitement repose sur l'antibiothérapie IV en hospitalisation. Si l'évolution se fait vers la sédation des symptômes cliniques et biologiques, une appendicectomie sera programmée ultérieurement. En l'absence de traitement ou en cas de traitement inefficace, l'évolution se fait en général vers l'abcédation.

c. Péritonite généralisée

Elle peut survenir d'emblée (péritonite en un temps, inaugurale), ou par rupture d'un abcès (péritonite en deux temps), ou par rupture d'un abcès compliquant un plastron (péritonite en trois temps).

- Douleur, qui débute en FID, augmente progressivement d'intensité à mesure qu'elle s'étend à l'ensemble de l'abdomen.
- Fièvre > 38,5 °C.
- Signes généraux plus ou moins marqués (tachycardie, polypnée…).

L'examen physique trouve des signes péritonéaux :

- contracture, défense généralisée ;
- douleur intense au TR lors de la palpation du cul-de-sac de Douglas.

Il existe souvent une hyperleucocytose marquée. Il n'y a pas de pneumopéritoine.

Devant ce tableau typique (syndrome péritonéal avec signes infectieux et sans pneumopéritoine), aucun autre examen d'imagerie n'est nécessaire et le traitement chirurgical en urgence (toilette péritonéale + appendicectomie) s'impose, après une courte réanimation et mise en route de l'antibiothérapie.

5. Formes selon le terrain

a. Appendicite du nourrisson

L'évolution vers la perforation et la péritonite aiguë généralisée est rapide. Le tableau clinique est souvent trompeur, ce qui explique que dans près de la moitié des cas les appendicites de l'enfant de moins de 3 ans sont diagnostiquées au stade de péritonite localisée ou généralisée. Agitation, insomnie, anorexie, diarrhée sont parfois au premier plan, la température est souvent élevée et l'état général rapidement altéré avec des signes de déshydratation.

b. Appendicite du sujet âgé

La douleur et la réaction péritonéale sont moins marquées que chez le sujet jeune, le diagnostic est souvent porté au stade d'appendicite gangreneuse voire d'abcès. Le diagnostic différentiel est celui d'une tumeur colique droite infectée.

c. Appendicite de la femme enceinte

Au premier trimestre de la grossesse, l'appendice est en situation normale et la symptomatologie comparable à une appendicite aiguë typique. Ensuite, l'appendice est refoulé par l'utérus gravide vers l'hypochondre droit où siègent les douleurs. Les signes péritonéaux sont souvent absents en raison de la situation plus profonde de l'appendice, le diagnostic de cholécystite peut être évoqué. L'échographie apporte une aide essentielle au diagnostic. La survenue d'une appendicite compliquée est particulièrement grave chez la femme enceinte et engage le pronostic de la grossesse alors que l'appendicectomie pour appendicite est sans conséquence pour l'embryon.

B. Diagnostic différentiel

1. Affections extra-abdominales

a. Affections gynécologiques chez la femme jeune

- La salpingite associe des douleurs hypogastriques et un syndrome infectieux. Le diagnostic différentiel est parfois difficile notamment en cas d'appendicite pelvienne. La possibilité d'une salpingite est évoquée chez une femme en période d'activité génitale devant des pertes vaginales et une douleur au TV, et est confirmée par l'échographie pelvienne.
- Torsion d'annexe, grossesse extra-utérine, ovulation douloureuse, endométriose peuvent aussi être évoquées. Le syndrome infectieux clinique ou biologique est absent. Le diagnostic différentiel repose sur le dosage des β-HCG, l'examen gynécologique et l'échographie pelvienne en urgence.

b. Affections urinaires

La pyélonéphrite droite associe douleurs lombaires et de la FID avec un syndrome infectieux. La présence de signes urinaires et la réalisation systématique d'une bandelette urinaire en cas de douleur abdominale permettent de redresser le diagnostic qui est confirmé par un ECBU et éventuellement une échographie pelvienne.

2. Affections intra-abdominales

a. Adénolymphite mésentérique

C'est la cause la plus fréquente de syndrome pseudo-appendiculaire chez l'enfant. Les arguments faisant évoquer ce diagnostic sont : des antécédents récents de rhino-pharyngite, une fièvre > 39 °C (trop élevée pour une appendicite non compliquée), une douleur de la FID sans réelle défense.

Le diagnostic repose sur l'échographie (très utile chez l'enfant et n'entraînant pas d'irradiation) ou le scanner (dont l'indication doit cependant être mesurée chez l'enfant) qui élimine l'appendicite aiguë et peut montrer des adénopathies multiples et volumineuses du mésentère de la dernière anse iléale (fig. 33.3). En cas de doute diagnostique, la surveillance en hospitalisation pendant 24 heures permet souvent de faire la part entre une appendicite (majoration

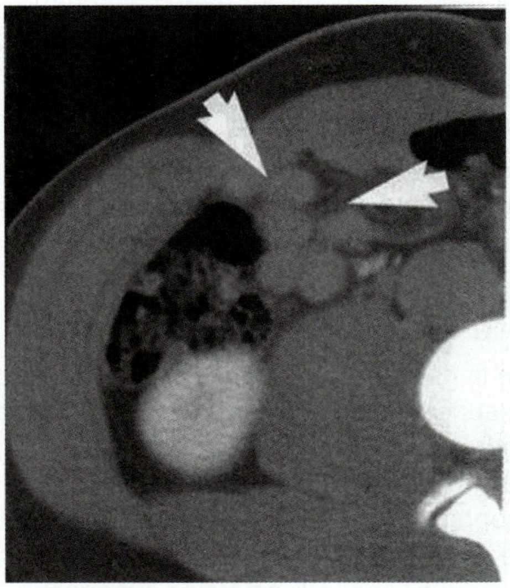

Fig. 33.3. Scanner abdominal : adénolymphite mésentérique.

des signes cliniques, défense de la FID) et l'adénolymphite (disparition des symptômes), mais une exploration chirurgicale (cœlioscopie) pour lever ce doute est parfois nécessaire, notamment lorsqu'il existe des signes péritonéaux.

b. Torsion de frange épiploïque

La torsion d'une frange épiploïque (appendice graisseux appendu à la séreuse colique) peut mimer un syndrome appendiculaire quand elle intéresse le côlon droit. Également appelé « appendalgite », ce syndrome associe des douleurs de la FID, souvent de début brutal, des signes péritonéaux en FID, l'absence de signe infectieux et un syndrome inflammatoire sans hyperleucocytose.

Seule l'imagerie (échographie plutôt que scanner) peut redresser le diagnostic en montrant un appendice normal et une formation arrondie en cocarde appendue au côlon et au contact du péritoine (fig. 33.4). Le traitement repose sur la prescription d'anti-inflammatoires – mais bien sûr, en cas de doute ou de non-amélioration clinique en 12 heures, une exploration chirurgicale s'impose.

c. Gastroentérite

Les arguments du diagnostic différentiel sont la notion de contage (autres cas dans l'entourage), l'association à des vomissements abondants ou à une diarrhée, l'absence de signes péritonéaux. En cas de doute, un scanner permet d'éliminer une appendicite.

d. Diverticule de Meckel

Il s'agit d'un diverticule plus ou moins volumineux situé sur le bord antimésentérique de l'iléon terminal en regard de la terminaison de l'artère mésentérique supérieure. Ce diverticule peut contenir une muqueuse gastrique ectopique. Presque toujours asymptomatique, il peut se compliquer en donnant des douleurs de la FID, souvent intenses et de début brutal dans un contexte fébrile. Les signes péritonéaux sont rares au début. Le diagnostic, évoqué sur l'imagerie, est le plus souvent fait en peropératoire. En effet, en cas d'intervention pour syndrome appendiculaire, si l'appendice est normal, le déroulement des dernières anses grêles doit être systématique afin de ne pas méconnaître ce diagnostic.

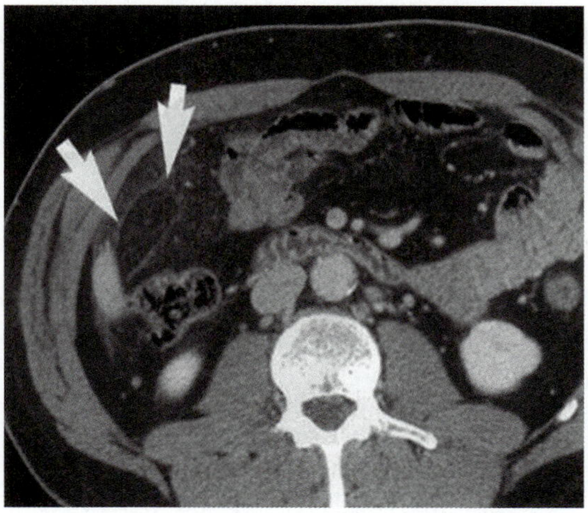

Fig. 33.4. Scanner abdominal : torsion de frange épiploïque (appendalgite) diagnostic différentiel reconnu au scanner, traitement par anti-inflammatoires.

e. Autres diagnostics différentiels

Leur fréquence est rare ; le diagnostic doit être suspecté sur l'imagerie afin de diminuer les découvertes peropératoires, voire sur l'examen anatomo-pathologique de la pièce d'appendicectomie : diverticulite du côlon droit, ou d'un diverticule du sigmoïde avec une boucle sigmoïdienne localisée en fosse iliaque droite, maladie de Crohn iléo-colique, tuberculose iléo-cæcale, sarcoïdose, tumeur carcinoïde de l'appendice, invagination intestinale.

La maladie de Crohn iléo-colique est un diagnostic différentiel important à connaître avant d'envisager une appendicectomie car il est fréquent. L'existence d'un syndrome diarrhéique associé parfois à des signes extradigestifs (aphtes, douleurs articulaires, érythème noueux) peut orienter le diagnostic.

III. Prise en charge d'une appendicite aiguë

A. Prise en charge diagnostique

La prise en charge diagnostique est résumée figure 33.5. Devant un tableau douloureux de la FID, on réalise de principe une bandelette urinaire, une NFS et chez la femme en âge de procréer un dosage des β-HCG.

Si le syndrome appendiculaire est typique, l'intervention est programmée au plus vite après consultation d'anesthésie en urgence et éventuellement échographie pelvienne chez la femme pour éliminer une affection annexielle.

À l'opposé, la tétrade de signes : pas de fièvre, pas d'hyperleucocytose, pas d'élévation de la CRP et pas de défense de la fosse iliaque droite, écarte le diagnostic.

Si le syndrome appendiculaire est incomplet et le diagnostic douteux (absence de fièvre ou fièvre « trop » élevée, absence d'hyperleucocytose, absence de défense de la FID, douleur mal systématisée…), on peut soit réaliser un scanner, soit garder le patient en observation 24 heures. La préférence est donnée au scanner s'il est disponible rapidement, car il permet avec une bonne fiabilité d'éliminer le diagnostic d'appendicite et ainsi d'éviter une hospitalisation ou de porter un diagnostic différentiel. Si les signes cliniques sont importants, l'hospitalisation pour surveillance s'impose de toute façon.

B. Prise en charge thérapeutique

Le traitement médical antibiotique de certaines formes d'appendicite semble possible cependant cette attitude ne fait pas l'objet de recommandations nationales ou internationales.

L'arbre décisionnel proposé par la HAS devant une suspicion d'appendicite est reproduit figure 33.5.

1. Appendicite aiguë non compliquée

Ce traitement constitue la base de traitement de toutes les appendicites compliquées ou non.

Le patient est laissé à jeun, une voie d'abord veineuse est mise en place pour hydratation, correction d'éventuels troubles hydro-électrolytiques et perfusion d'antalgiques et d'antispasmodiques. Il est vu en urgence par l'anesthésiste.

L'appendicectomie est réalisée dès que possible par laparotomie (incision de McBurney) ou cœlioscopie (fig. 33.6 cahier quadri, planche 8). Une antibioprophylaxie est réalisée en peropératoire.

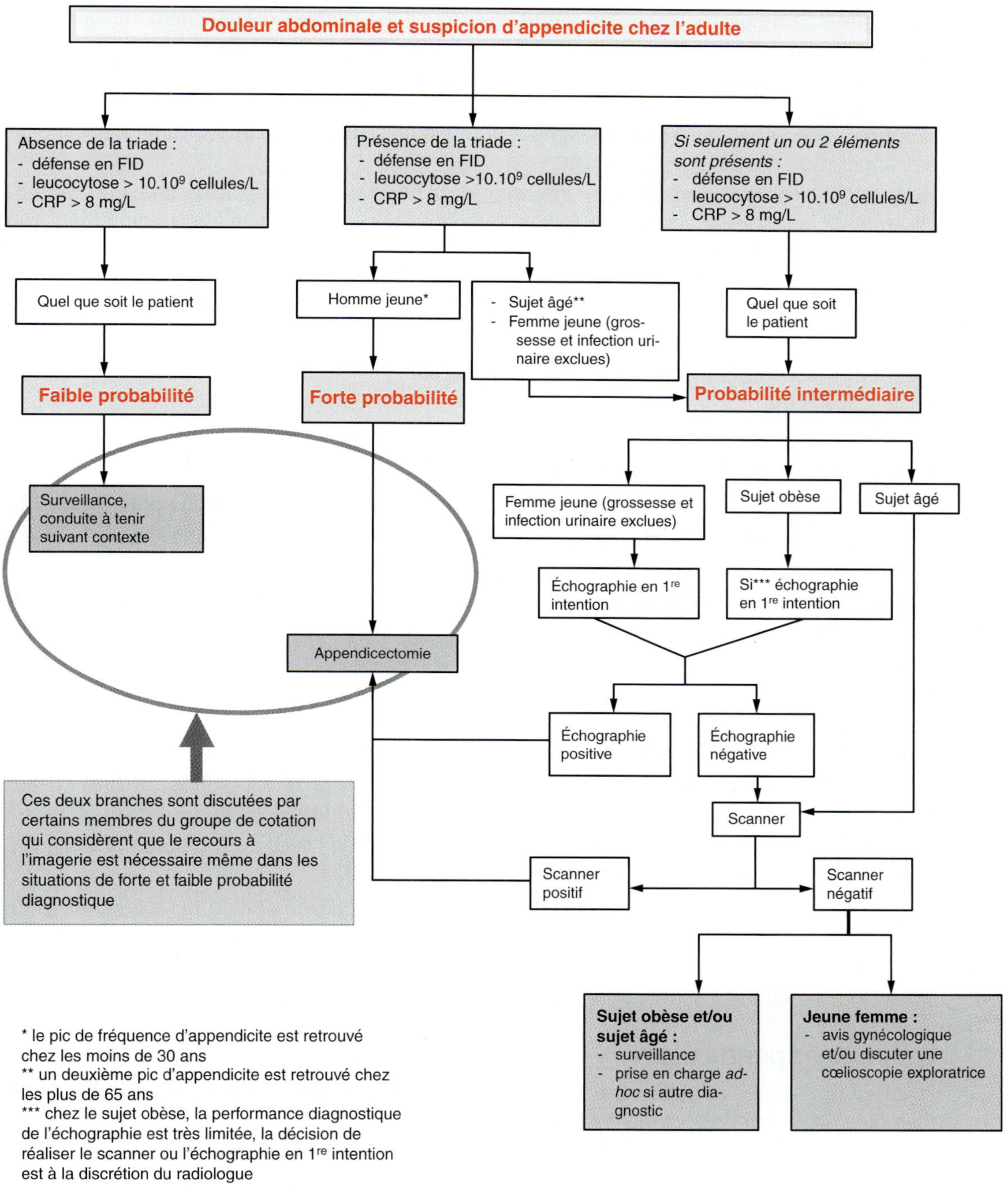

Fig. 33.5. Arbre décisionnel devant une suspicion d'appendicite : proposition du groupe d'orientation.
Source : HAS. Appendicectomie. Éléments décisionnels pour une indication pertinente. 2012.

Des prélèvements bactériologiques seront réalisés s'il est trouvé un épanchement louche ou purulent péri-appendiculaire. Un lavage du cul-de-sac de Douglas et de la gouttière pariétocolique droite est réalisé. La pièce d'appendicectomie est envoyée pour examen anatomopathologique afin de confirmer l'appendicite et d'en préciser le stade (appendicite catarrhale, suppurée, gangreneuse…) mais également pour éliminer une autre cause : tumeur carcinoïde de l'appendice, maladie de Crohn, etc.

La surveillance post-opératoire inclut l'examen de la paroi abdominale (abcès de paroi), la température, la leucocytose si elle était élevée. L'alimentation est reprise le lendemain et la sortie autorisée au 3e jour en l'absence de complication.

2. Complications post-opératoires

Elles sont rares en cas d'appendicite non compliquée :

- iléus prolongé ;
- hématome ou abcès de paroi ;
- abcès intra-abdominal par insuffisance de lavage ;
- abcès du Douglas ou péritonite post-opératoire par lâchage du moignon appendiculaire ;
- ou complications non spécifiques, extra-abdominales : complication anesthésique, infection urinaire, veinite, complication thromboembolique.

À distance on peut observer des occlusions sur brides ou des éventrations sur le Mc Burney ou un orifice de trocart.

3. Formes compliquées

a. Plastron appendiculaire

En présence de signes infectieux patents, des prélèvements bactériologiques urinaires et sanguins (au moins trois hémocultures faites à intervalle rapide) sont effectués.

En raison des signes inflammatoires locaux importants et de l'iléus, la dissection abdominale est difficile et le risque de plaie et de fistule du grêle important.

Le traitement est initialement médical avec des antalgiques, une antibiothérapie parentérale probabiliste (contre les germes digestifs), puis adaptée à d'éventuels germes mis en évidence par hémoculture. En cas de résolution rapide des symptômes, l'appendicectomie sera réalisée de façon classique, 2 à 4 mois plus tard pour éviter la récidive.

b. Abcès appendiculaire

En cas d'abcès de petite taille ou associé à des signes péritonéaux : le traitement est chirurgical d'emblée avec appendicectomie et drainage.

En cas d'abcès volumineux : drainage de l'abcès par voie percutanée radiologique ou chirurgicale et antibiothérapie pendant 7 jours (d'abord probabiliste puis adaptée aux germes trouvés dans l'abcès). L'appendicectomie sera réalisée 2 à 4 mois plus tard en cas d'évolution clinique favorable.

c. Péritonite appendiculaire

Urgence chirurgicale.

Dès le diagnostic établi, une antibiothérapie parentérale est mise en route et le patient est opéré après avoir été vu par l'anesthésiste. L'intervention consiste en une appendicectomie associée à un lavage abondant et soigneux de la cavité péritonéale. Elle peut être réalisée en cœlioscopie. L'antibiothérapie est poursuivie au moins 5 jours.

Points clés

- L'appendicite aiguë est la plus fréquente des urgences chirurgicales.
- Le diagnostic de la forme typique est clinico-biologique : douleur de la fosse iliaque droite, fébricule entre 37,5 et 38,5 °C, douleur provoquée ou une défense de la FID, maximale au point de McBurney, hyperleucocytose et élévation de la CRP.
- Les radiographies d'ASP n'ont aucune indication.
- Échographie et/ou scanner sont utiles dans les formes atypiques ou compliquées et doivent être employés avant chirurgie éventuelle en cas de diagnostic douteux (tableau clinico-biologique incomplet).
- À la TDM, le diagnostic repose sur une augmentation de taille de l'appendice et de sa paroi, une infiltration de la graisse du méso-appendice et la présence éventuelle d'un stercolithe ou d'une complication : abcès, épanchement périhépatique, du cul-de-sac de Douglas voire de la grande cavité péritonéale.
- Il n'y a pas de pneumopéritoine dans la péritonite appendiculaire.
- La forme sous-hépatique peut se manifester par des douleurs de l'hyponchondre droit, la forme retrocæcale par des douleurs lombaires, la forme méso-cœliaque par un ileus réflexe.
- L'appendicite évolue vers un plaston, un abcès puis éventuellement une péritonite généralisée.
- Les diagnostics différentiels sont les affections génito-urinaires, l'adénolymphite mésentérique, la torsion de frange épiploïque, les iléites, les gastroentérites.
- Le traitement est toujours chirurgical (appendicectomie et traitement des éventuelles complications).

Complément en ligne

Un complément numérique est associé à ce chapitre. Il est indiqué dans la marge par un flashcode.

Pour accéder à ce complément, connectez-vous sur **www.em-consulte.com/e-complement/474227** et suivez les instructions pour activer votre accès.

Pour en savoir plus

	Recommandations pour la pratique clinique : appendicite. SNFGE http://www.snfge.org/content/urgence-appendicite
	Référentiel - 2012 - (HAS) http://www.has-sante.fr/portail/jcms/c_1218019/fr/appendicectomie-elements-decisionnels-pour-une-indication-pertinente-rapport-d-evaluation

CHAPITRE

34

Item 352 – UE 11 – Péritonite aiguë chez l'enfant et l'adulte

Objectifs pédagogiques

- Diagnostiquer une péritonite aiguë.
- Identifier les situations d'urgence et planifier leur prise en charge.

La péritonite est une inflammation aiguë du péritoine, localisée ou généralisée, dont la cause est le plus souvent infectieuse.

La réaction locale puis générale peut rapidement entraîner le décès.

Le diagnostic doit donc être rapide et le traitement est une urgence dans l'immense majorité des cas chirurgicale.

I. Diagnostiquer une péritonite

A. Classification des péritonites

La classification de Hambourg sépare les péritonites en 3 classes selon l'origine de l'infection.

Les péritonites secondaires représentent 90 % des péritonites aiguës.

1. Péritonite primaire

Rares, les péritonites primaires sont dues à une infection spontanée monobactérienne du péritoine d'origine hématogène ou par translocation.

Leur traitement est médical.

Les causes les plus fréquentes sont :

- l'infection d'ascite chez le cirrhotique ;
- l'infection à staphylocoque par l'intermédiaire du cathéter péritonéal chez les patients avec dialyse péritonéale ;
- la péritonite spontanée à pneumocoque.

2. Péritonite secondaire (90 %)

Les péritonites secondaires sont liées à la diffusion d'une infection abdominale localisée ou à la perforation d'un viscère digestif (tableau 34.1).

Hépato-gastro-entérologie

Tableau 34.1. Causes des péritonites secondaires.

Infection/perforation intra-abdominale	– Appendicite – Diverticulite sigmoïdienne – Perforation d'ulcère gastro-duodénal – Cholécystite – Infarctus mésentérique – Perforation digestive tumorale ou diastatique en amont d'un obstacle – Maladie de Crohn ou recto-colite hémorragique, typhoïde…
Post-opératoire	– Désunion anastomotique – Contamination peropératoire
Post-traumatique	– Plaie pénétrante – Traumatisme fermé avec perforation ou ischémie digestive – Perforation endoscopique ou corps étranger

3. Péritonite tertiaire

Les péritonites tertiaires correspondent à des infections abdominales persistantes malgré un traitement (antibiothérapie adaptée et éradication du foyer primitif abdominal par une ou plusieurs interventions). La cavité abdominale est infectée par des micro-organismes devenus résistants ou des levures.

Elles sont fréquemment associées à un syndrome de défaillance multiviscérale.

B. Diagnostic positif

Le diagnostic de péritonite est clinique et en général facile.

Des examens paracliniques sont utiles pour préciser l'origine de la péritonite et/ou planifier la prise en charge ; ils ne doivent en aucun cas retarder le traitement.

1. Diagnostic clinique

Le motif de consultation aux urgences est une douleur abdominale :

- intense ;
- généralisée ou parfois localisée ;
- de début brutal ou progressivement croissante ;
- accompagnée ou non de signes infectieux.

Le diagnostic de péritonite est rapidement fait à l'examen physique devant la présence de signes péritonéaux. La *contracture* est le signe essentiel d'une péritonite aiguë. Il s'agit d'une contraction rigide, tonique, invincible, permanente et douloureuse des muscles de la ceinture abdominale. Une défense, la douleur aiguë lors de la palpation du cul-de-sac de Douglas au toucher rectal ou une douleur vive lors de la décompression brutale d'une fosse iliaque signent aussi une irritation péritonéale.

Les signes péritonéaux peuvent être modérés voire absents notamment chez les personnes âgées, ou dénutries. Ils peuvent être difficiles à évaluer chez un patient obèse ou chez un malade dans le coma.

Devant une suspicion de péritonite, l'examen cherche également des signes de gravité (choc) dont la présence conduit à une intervention en urgence sans examen complémentaire.

2. Examens paracliniques

En l'absence de choc, quelques examens paracliniques simples peuvent aider à la prise en charge en précisant la cause et le retentissement de la péritonite.

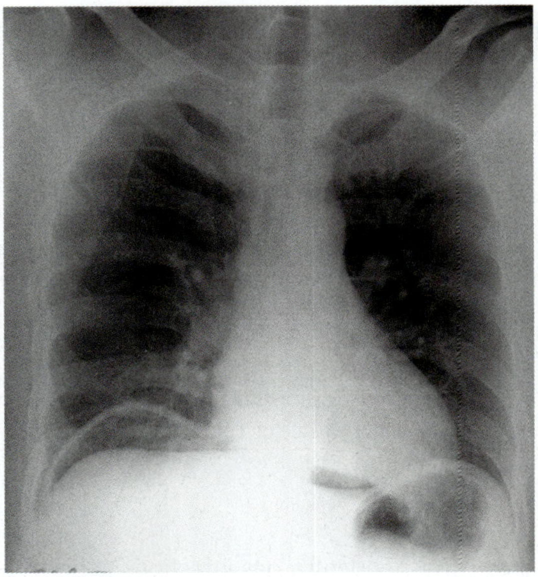

Fig. 34.1. **Radio de poumon de face : pneumopéritoine.**

Le diagnostic de péritonite est clinique et chez un malade ayant une contracture, la normalité des examens paracliniques ne doit pas faire remettre en cause le diagnostic.

a. Examens biologiques

Ils permettent d'évaluer la gravité de la péritonite (insuffisance rénale, déshydratation, acidose métabolique), son retentissement infectieux (hyperleucocytose) et d'aider la prise en charge.

b. Radiographies d'abdomen sans préparation

Réalisées avec une radiographie de thorax de face (ou des clichés centrés sur les coupoles), elles ont pour but de rechercher un pneumopéritoine visible sous la forme d'un croissant clair gazeux sous-diaphragmatique uni- ou bilatéral, signant la perforation d'un organe creux (fig. 34.1 et e34.2).

Attention, toutes les péritonites ne s'accompagnent pas d'un pneumopéritoine.

Avec la disponibilité actuelle des scanners en urgence 24 h/24, les radiographies sans préparation ne sont pratiquement plus faites dans ce contexte.

c. Scanner abdominal

- C'est le meilleur examen lorsque l'examen clinique est douteux (immuno-déprimé, péritonite asthénique du vieillard, obésité, péritonite post-opératoire, traumatisé de l'abdomen).
- Il est nettement plus sensible que les radiographies standard pour le diagnostic d'un petit pneumopéritoine ou d'un épanchement liquidien intra-abdominal (fig. 34.3).
- Il peut montrer des signes liés à la cause : diverticulite, infiltration péri-appendiculaire…

Il faut vérifier auparavant la fonction rénale. Si celle-ci est altérée, il doit être fait sans injection.

C. Diagnostic étiologique

Les causes les plus fréquentes et leurs signes usuels sont décrits tableau 34.2.

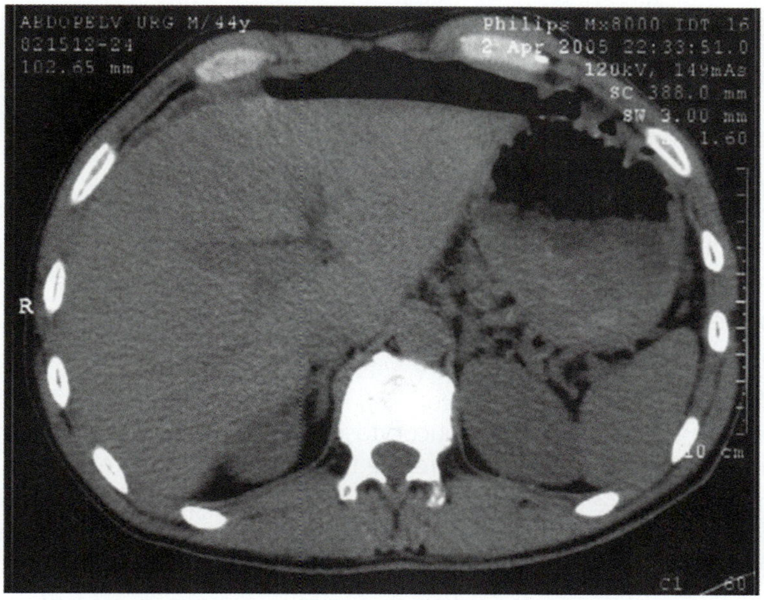

Fig. 34.3. **Scanner abdominal sans injection de produit de contraste : pneumopéroine.**

Tableau 34.2. **Péritonites secondaires par perforation digestive.**

	Péritonite appendiculaire	Péritonite par perforation d'ulcère	Péritonite par perforation de diverticule sigmoïdien
Début	Progressif	Brutal	Progressif
Maximum des signes péritonéaux	Fosse iliaque droite	Épigastre	Fosse iliaque gauche
Fièvre, hyperleucocytose	Oui	Non au début	Oui
Pneumopéritoine	Non	Oui, parfois discret	Oui

1. Perforation d'ulcère gastrique ou duodénal

- Douleur épigastrique de début brutal diffusant ensuite à tout l'abdomen.
- L'interrogatoire cherche des antécédents d'ulcère, la prise récente de médicaments gastro-toxiques (AINS +++).
- Pas de fièvre dans les premières heures (péritonite chimique).
- Contracture généralisée ou localisée à la région épigastrique avec défense dans le reste de l'abdomen.
- La percussion cherche un tympanisme préhépatique traduisant un pneumopéritoine.
- Le toucher rectal est douloureux.

Devant ce tableau péritonéal sans fièvre, le diagnostic de perforation d'ulcère est posé et est confirmé par la présence d'un pneumopéritoine sur le scanner. Au début, il n'y a pas d'hyperleucocytose.

L'endoscopie digestive haute est formellement contre-indiquée dans cette situation.

Le traitement nécessite le plus souvent une intervention en urgence.

2. Péritonite diverticulaire

La péritonite peut être généralisée d'emblée par perforation brutale d'un diverticule en péritoine libre ou résulter de la perforation secondaire d'un abcès périsigmoïdien compliquant une diverticulite (péritonite en 2 temps) :

- douleur de la fosse iliaque gauche dans un contexte infectieux;
- les signes péritonéaux apparaissent dans un second temps : douleur généralisée, syndrome infectieux marqué, parfois signes de choc (notamment en cas de péritonite stercorale).

L'examen trouve une contracture généralisée ou encore localisée à la fosse iliaque gauche avec :

- défense des autres quadrants;
- le TR est douloureux;
- la température est élevée.

Biologiquement, il existe une hyperleucocytose à polynucléaires et une élévation de la CRP. Il faut vérifier l'absence d'insuffisance rénale fonctionnelle surtout en cas de choc associé.

La TDM met en évidence un pneumopéritoine souvent volumineux et bilatéral, la présence de liquide intra-abdominal, un abcès ou une infiltration de la graisse périsigmoïdienne et souvent une distension du grêle par iléus paralytique.

Le traitement nécessite une intervention chirurgicale en urgence, précédée d'une courte réanimation (« déchocage »).

3. Péritonite appendiculaire

La péritonite peut être inaugurale, généralisée d'emblée, ou compliquer un abcès ou un plastron appendiculaire qui se rompt secondairement dans le péritoine.

Typiquement :

- sujet jeune avec douleurs de la fosse iliaque droite progressivement croissantes;
- fébricule;
- secondairement, la douleur devient intense et se généralise à tout l'abdomen;
- avec une fièvre souvent élevée à 39–40 °C;
- à l'examen, il existe des signes péritonéaux prédominant en fosse iliaque droite;
- le TR est douloureux.

Biologiquement, il existe une hyperleucocytose à polynucléaires et une élévation de la CRP.

Il n'y a pas de pneumopéritoine.

Le traitement repose sur l'intervention chirurgicale en urgence.

4. Péritonite post-opératoire

Elles sont la conséquence d'une fuite d'une anastomose digestive ou d'une plaie opératoire méconnue de l'intestin. Elles surviennent le plus souvent entre le 5e et le 7e jour post-opératoire.

Les signes cliniques peuvent être identiques à ceux d'une péritonite extrahospitalière mais souvent leur diagnostic est plus difficile :

- la douleur peut être à tort mise sur le compte du geste opératoire ou être masquée par les antalgiques;
- l'iléus peut être à tort imputé aux suites opératoires;
- le syndrome inflammatoire est habituel après chirurgie;
- une fièvre après chirurgie doit y faire penser mais il faut aussi savoir rechercher systématiquement ses autres causes fréquentes : infection urinaire, abcès de paroi, infection pulmonaire, thrombose veineuse, embolie pulmonaire, veinite au point de perfusion et allergie médicamenteuse;
- certains cas sont révélés par des troubles extradigestifs : psychiques, insuffisance rénale, syndrome de détresse respiratoire, embolie pulmonaire…

Le diagnostic doit être évoqué devant les signes cités au dessus ou devant toute dégradation inexpliquée des fonctions vitales.

En l'absence d'autre cause évidente à une fièvre, un scanner avec opacification digestive prudente s'impose et permet dans la grande majorité des cas d'établir le diagnostic.

II. Physiopathologie

A. Péritonite localisée

La réaction initiale à la dissémination microbienne provoque en quelques heures une augmentation de la perméabilité péritonéale. Un épanchement liquidien septique se forme dans la zone inflammatoire. La richesse en fibrine de cet épanchement et les replis péritonéaux physiologiques favorisent la localisation du processus. Les mécanismes cellulaires anti-infectieux se déclenchent avec recrutement de granulocytes et de mastocytes au site enflammé. Si le nombre de bactéries est faible, le processus demeure localisé et peut évoluer vers la guérison, la constitution d'un plastron ou le développement d'un abcès. Sinon, le processus se généralise à l'ensemble de la cavité péritonéale conduisant à la péritonite généralisée.

B. Péritonite généralisée

Une concentration élevée de micro-organismes, un système immunitaire déficient ou une contamination par des germes particulièrement virulents peuvent conduire à une diffusion du processus infectieux à l'ensemble de la cavité péritonéale. Le péritoine est inflammatoire, épaissi et fragilisé. Cette modification explique que la réalisation d'une suture sur l'intestin grêle ou le côlon est contre-indiquée dans la péritonite du fait d'un très haut risque de lâchage de celle-ci. Elle explique également la séquestration liquidienne intrapéritonéale par défaut de réabsorption et l'augmentation de la production de sécrétions inflammatoires, conduisant à la déshydratation et à l'insuffisance rénale fonctionnelle. L'augmentation de la perméabilité péritonéale, notamment aux endotoxines bactériennes explique les conséquences systémiques : choc septique, syndrome de détresse respiratoire, nécrose tubulaire aiguë, coagulation intravasculaire disséminée, emboles septiques à distance ou thrombose portale septique (pyléphlébite), décès.

III. Traitement

A. Péritonite primaire

Le traitement de la péritonite primaire est médical : hospitalisation et antibiothérapie probabiliste jusqu'aux résultats bactériologiques définitifs.

En cas d'infection d'ascite (*cf.* chapitre 15), une association efficace contre les entérobactéries (ampicilline-aminoside ou céphalosporine de 3e génération) est recommandée. En l'absence de réponse au traitement au bout de 48 heures, son changement est indiqué.

En cas de péritonite primitive chez un patient en dialyse péritonéale, les micro-organismes les plus fréquemment trouvés sont les staphylocoques, les bacilles gram négatif et les *Candida*. Le traitement recommandé est l'application intrapéritonéale de l'association vancomycine-aminoside. En l'absence de réponse au traitement au bout de 48 heures, l'ablation du cathéter de dialyse doit être discutée.

B. Péritonite secondaire

Il s'agit d'une urgence chirurgicale.

Dès le diagnostic suspecté :

- prélever NFS, hémostase, groupe, ionogramme, hémocultures ++ ;
- mettre en place une ou deux voies d'abord veineuses de bon calibre. L'hypovolémie ou le choc sont traités par remplissage vasculaire et éventuellement amines vaso-actives ;
- corriger et prévenir les troubles hydro-électrolytiques ;
- antibiothérapie probabiliste immédiate par voie veineuse en fonction de la gravité et de l'évolution clinique et biologique du syndrome septique (formes peu sévères : ceftriaxone + ornidazole 5 jours ; formes graves : tazocilline + aminoside 8 jours). Elle est adaptée secondairement à l'antibiogramme des germes isolés par les hémocultures et sur le site infectieux prélevé en peropératoire.

Le traitement chirurgical :

- a pour objectifs de traiter le foyer infectieux et de laver la cavité péritonéale ;
- la voie d'abord est généralement une incision médiane mais certaines péritonites appendiculaires ou par perforation d'ulcère peuvent être traitées par voie cœlioscopique ;
- la cavité abdominale est explorée complètement et des prélèvements multiples du liquide péritonéal sont effectués pour examen bactériologique ++ ;
- la perforation digestive est traitée de façon *ad hoc* : appendicectomie, suture d'ulcère, résection intestinale (en général alors sans rétablissement) ;
- la cavité abdominale est lavée abondamment avec plusieurs litres de sérum tiède et dans certains cas, des drains abdominaux sont laissés en place quelques jours pour éviter la formation d'abcès.

La surveillance porte sur :

- les signes généraux :
  - hémodynamique,
  - diurèse,
  - fonction ventilatoire,
  - fièvre ;
- les signes locaux :
  - reprise du transit,
  - disparition des signes péritonéaux ;
- les signes biologiques :
  - normalisation des polynucléaires,
  - normalisation de la fonction rénale.

L'absence d'amélioration peut être due aux conséquences toxiniques du sepsis (syndrome de détresse respiratoire, nécrose tubulaire aiguë). Elle doit cependant faire évoquer une complication :

- lâchage de suture ;
- abcès pariétal ou local ou sous-phrénique ou du cul-de-sac de Douglas ;
- infection urinaire ;
- infection d'une voie d'abord veineuse, notamment cathéter ;
- insuffisance de traitement : antibiothérapie inadaptée, posologie insuffisante ;
- phlébite ;
- décompensation d'une comorbidité.

C. Péritonite tertiaire

Les infections intrapéritonéales persistantes sont difficiles à traiter. La mortalité est de l'ordre de 30 %. La prise en charge doit être multidisciplinaire et fait intervenir, chez ces patients souvent intubés-ventilés en réanimation avec des amines vaso-pressives et une défaillance multiviscérale, les réanimateurs, les chirurgiens digestifs, les radiologues… Les micro-organismes présents sont nosocomiaux, souvent multirésistants, difficiles à traiter. Le traitement chirurgical est souvent impossible soit en raison de l'état général ou de l'état local (ventre multi-adhérentiel, collections cloisonnées…) et ses indications diminuent au profit de traitements radiologiques interventionnels.

Points clés

- Urgence chirurgicale mettant en jeu le pronostic vital.
- Le diagnostic est clinique : contracture +++ et/ou autres signes péritonéaux.
- Les signes péritonéaux peuvent être modérés voire absents chez les personnes âgées, dénutries ou immuno-déprimées.
- Les examens paracliniques ne doivent pas retarder la prise en charge.
- Le scanner est essentiel au diagnostic positif et causal.
- Les 3 causes les plus fréquentes sont : ulcère perforé, appendicite compliquée et perforation de diverticule sigmoïdien.
- En cas de perforation d'ulcère gastrique ou duodénal, il existe en général une douleur épigastrique de début brutal diffusant ensuite à tout l'abdomen, sans fièvre, une contracture généralisée ou localisée à la région épigastrique et un pneumopéritoine. Une endoscopie digestive haute est formellement contre-indiquée dans cette situation.
- En cas de péritonite diverticulaire, il existe en général une douleur de la fosse iliaque gauche dans un contexte infectieux et les signes péritonéaux apparaissent dans un second temps : douleur généralisée, syndrome infectieux marqué, contracture généralisée, le TR est douloureux, pneumopéritoine souvent volumineux.
- En cas de péritonite appendiculaire, les signes débutent dans la fosse iliaque droite et il n'existe pas de pneumopéritoine.
- La recherche de micro-organismes doit être faite sur le liquide péritonéal et des hémocultures.
- Le traitement de toute péritonite inclut 3 étapes : symptomatique (voies veineuses, antalgiques, bilan préopératoire); antibiotique (probabiliste à large spectre); chirurgical (traitement de la perforation digestive, lavage de la cavité péritonéale, drainages).

Complément en ligne

Un complément numérique est associé à ce chapitre. Il est indiqué dans la marge par un flashcode.

Pour accéder à ce complément, connectez-vous sur **www.em-consulte.com/e-complement/474227** et suivez les instructions pour activer votre accès.

CHAPITRE

35

Item 353 – UE 11 – Pancréatite aiguë

Objectifs pédagogiques

- Diagnostiquer une pancréatite aiguë.
- Identifier les situations d'urgence et planifier leur prise en charge.

I. Définition et incidence

La pancréatite aiguë est une inflammation aiguë du pancréas.

L'incidence est de 30 pour 100 000 chez l'homme et de 20 pour 100 000 chez la femme.

Il existe 2 formes : la pancréatite aiguë bénigne, dite œdémateuse, et la pancréatite aiguë nécrosante, potentiellement grave.

La migration d'un calcul biliaire dans le cholédoque ou une consommation chronique et prolongée d'alcool, représentent 80 % des causes.

II. Diagnostic positif

A. Clinique (tableau 35.1)

- Douleur abdominale :
  - 90 % des cas ;
  - épigastrique, parfois de l'hypochondre droit, ou diffuse à tout l'abdomen ;
  - volontiers transfixiante ;
  - à début rapidement progressif, puis s'aggravant en quelques heures ;
  - prolongée, se terminant lentement (au contraire d'une colique) ;
  - irradiant dans le dos en inhibant la respiration ;
  - position antalgique en chien de fusil (caractéristique) ;
  - pouvant être très intense, résistant aux antalgiques de niveau 1 voire 2.
- Vomissements (50 % des cas), alimentaires puis bilieux.
- Iléus réflexe (occlusion fonctionnelle) : arrêt des matières et gaz (rarement complet) avec météorisme.

Tableau 35.1. Principaux signes cliniques de pancréatite aiguë : fréquence et risque de mortalité.

Signes cliniques	Fréquence	Risque de mortalité
Douleur abdominale	90 %	Indépendant
Vomissements	50 %	Indépendant
Iléus réflexe	30 %	Indépendant
État de choc	10 %	> 40 %
Dyspnée	15 %	> 30 %
Oligurie ou anurie	10–15 %	30–50 %
Signes neurologiques	5 %	30 %
Signes d'infection	4 %	15 %
Hémorragie	3 %	20 %

L'examen clinique est variable selon la sévérité, on peut noter un météorisme et une défense abdominale diffuse ou localisée à l'épigastre et à l'hypochondre droit. L'examen clinique s'attache aussi à chercher des signes de gravité, notamment des défaillances viscérales : polypnée, signe de déshydratation extracellulaire, instabilité tensionnelle et tachycardie, désorientation.

B. Biologie

1. Dosage des enzymes pancréatiques dans le sang

Le dosage de la lipase doit être préféré (meilleure sensibilité et spécificité), avec un seuil de 3 N ; celui de l'amylasémie doit être abandonné.

L'élévation de la lipasémie est précoce, parfois fugace, pour atteindre un maximum en 24 à 48 heures.

Il n'y a pas de corrélation entre le taux sérique de lipasémie et la gravité de la pancréatite.

Le diagnostic de PA est considéré comme certain en cas d'association d'une douleur typique et d'une élévation > 3 N de la lipasémie. Si le dosage de la lipasémie est réalisé 48 heures après le début des douleurs, elle peut être inférieure à 3 N.

2. Dosage des enzymes pancréatiques dans les épanchements séreux

Les liquides pleuraux ou péritonéaux prélevés au cours des pancréatites aiguës sont riches en lipase. Une élévation très importante permet de suspecter une fistule pancréatique.

C. Imagerie

En cas de certitude diagnostique (association douleur et anomalie biologique typique), aucun examen d'imagerie n'est utile au diagnostic positif.

En cas de doute avec d'autres urgences abdominales (perforation d'ulcère, appendicite, péritonite, diverticulite, infarctus du mésentère, occlusion, etc.), seul un scanner doit être fait en l'absence de contre-indication. Si le malade est déshydraté, il faut proscrire l'injection de produit de contraste et faire un scanner sans injection.

En revanche, le scanner avec injection de produit de contraste doit être fait quelques jours plus tard pour évaluer la gravité de la PA (*cf. infra*) (fig. 35.1, 35.2 et e35.3).

L'échographie abdominale n'a pas d'intérêt pour le diagnostic positif ou de gravité. Elle est cependant essentielle pour le diagnostic de lithiase vésiculaire et doit donc être faite très rapidement (dès l'admission du patient), et systématiquement.

La radiographie d'abdomen sans préparation n'a aucun intérêt.

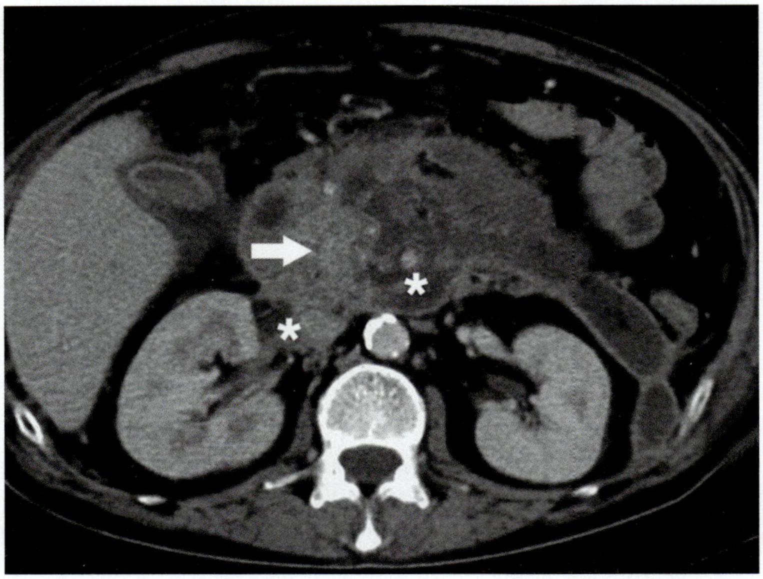

Fig. 35.1. **Scanner avec injection : nécrose de la tête (flèche) et de l'isthme du pancréas ; coulée de nécrose mésentérique et prérénale droite (Balthazar, stade E) (astérisques).**

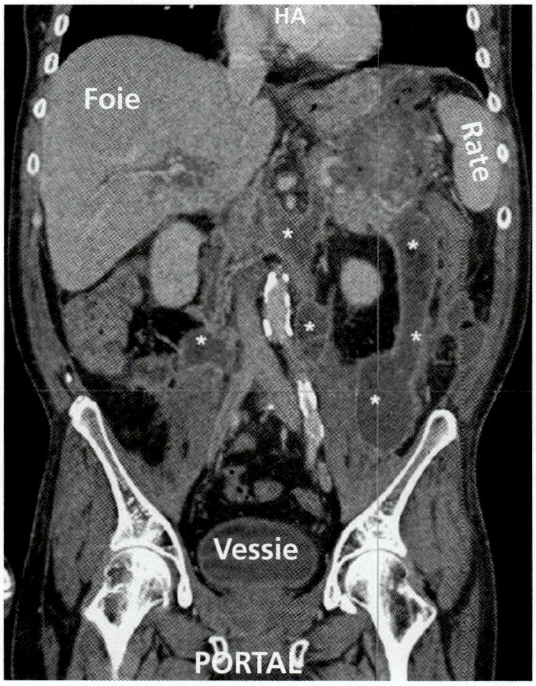

Fig. 35.2. **Scanner avec injection (coupe frontale) : coulées de nécroses multiples (astérisques).**

III. Diagnostic de gravité

Il est essentiel pour poser un pronostic (la mortalité globale est de l'ordre de 5 %) et déterminer le lieu d'hospitalisation adapté à l'état du malade.

Dans 70 à 80 % des cas, la pancréatite est bénigne, œdémateuse (elle guérira en quelques jours). Ces malades peuvent être hospitalisés en service de médecine. Le seul problème dans ce cas est de déterminer la cause pour prévenir une récidive.

Dans 20–30 % des cas, la pancréatite est sévère (nécrosante) et met en jeu le pronostic vital. La mortalité peut atteindre 20 % (la mortalité globale de la PA est d'environ 3 %). Les malades doivent être hospitalisés au minimum en unité de soins continus, voire de soins intensifs.

A. Clinique

1. Formes graves immédiates

La présence d'une *défaillance viscérale* au stade initial de la poussée traduit une forme d'emblée grave que ce soit une détresse respiratoire, une défaillance cardio-vasculaire (choc) ou une oligo-anurie :

- situation rare (15 %) associée à une mortalité de plus de 50 % ;
- les défaillances viscérales sont dues à un syndrome de réponse inflammatoire systémique (SIRS) intense, caractérisé par une sécrétion massive de cytokines pro-inflammatoires. Le SIRS est défini par l'association de 2 ou plus des conditions suivantes :
  - température < 36°C ou > 38 °C,
  - fréquence cardiaque > 90/min,
  - fréquence respiratoire > 20/min ou $PaCO_2$ < 32 mmHg,
  - leucocytose > 12 000/mm³, < 4 000/mm³ ou présence de formes immatures circulantes (> 10 % des cellules).

Le *syndrome de détresse respiratoire aiguë de l'adulte* (SDRA) est une complication grave des pancréatites aiguës nécrosantes :

- une hypoxémie est souvent présente parfois sans manifestation clinique ;
- le SDRA peut nécessiter une ventilation artificielle en pression expiratoire positive avec une fraction d'oxygène élevée ;
- radiologiquement : opacités alvéolaires diffuses bilatérales réalisant au maximum l'aspect de « poumons blancs » ;
- il s'agit d'un œdème lésionnel ;
- un épanchement pleural peut être associé. Il est en général de type réactionnel. Dans des cas plus rares, il peut être provoqué par une fistule pancréatico-pleurale.

L'*insuffisance rénale* est observée dans environ 20 % des cas :

- fonctionnelle dans 75 % des cas et organique dans 25 % des cas ;
- facteur pronostique péjoratif.

L'insuffisance rénale fonctionnelle peut s'expliquer par l'hypovolémie ou le choc consécutif à la PA ; la pathogénie des néphropathies tubulaires est le plus souvent secondaire à une nécrose tubulaire aiguë.

2. Complications infectieuses

Les *complications infectieuses* sont fréquentes (20–40 %) au cours des PA nécrosantes et ne surviennent jamais au cours d'une PA œdémateuse :

- la surinfection de la nécrose pancréatique est due à un passage des bactéries digestives à travers la paroi intestinale (translocation bactérienne). Des infections polymicrobiennes ou fungiques sont possibles ;
- responsables de 50 à 80 % des décès ;
- le plus souvent, surinfection des coulées de nécrose non encore collectées ou parfois de véritables abcès pancréatiques correspondant à des surinfections de nécrose organisée, habituellement plus tardives survenant à partir de la fin de la première semaine jusqu'à 4 semaines après le début de la PA ;
- suspectées devant un malade dont l'état clinique s'aggrave (apparition de nouvelles défaillances viscérales, augmentation de la température centrale), dont les marqueurs

biologiques s'altèrent (élévation de la CRP, de la polynucléose neutrophile). La présence (rare) de bulles d'air dans les coulées de nécrose est très évocatrice de surinfection à germes anaérobies. Des prélèvements bactériologiques multiples (hémocultures, ECBU, prélèvements bronchiques) doivent être faits. La surinfection de la nécrose peut être prouvée par une ponction, généralement guidée par le scanner ou l'échographie, de la ou des coulées de nécrose suspectes avec mise en culture sur milieu banal et aussi à la recherche d'infections fungiques mais bien souvent le diagnostic est probabiliste.

3. Autres complications

Elles sont rares mais potentiellement létales :

- pseudo-anévrysme par érosion artérielle, qui peut se rompre soit dans un organe creux, soit dans le péritoine ;
- rupture d'un organe creux (duodénum, côlon...) ;
- ulcération de stress chez un malade en défaillance multiviscérale ;
- fistule interne avec épanchement péritonéal, pleural riche en enzymes pancréatiques.

Les *anomalies du système de coagulation* à type de coagulation intravasculaire disséminée sont possibles à la phase aiguë de la maladie.

Des *manifestations neuro-psychiatriques* (« encéphalopathie pancréatique ») se voient avec une fréquence de 3 à 30 %, essentiellement troubles confusionnels et désorientation temporo-spatiale. Elles doivent être distinguées des manifestations liées au sevrage alcoolique.

L'*atteinte cutanée* est exceptionnelle et se manifeste sous formes de tuméfactions sous-cutanées, douloureuses, érythémateuses diffuses. Il s'agit de lésions de panniculite parfois associées à une atteinte articulaire entrant dans le cadre d'une cyto-stéato-nécrose systémique ou maladie de Weber-Christian.

4. Complications tardives

La complication tardive essentielle est l'apparition de *pseudo-kystes qui* :

- correspondent à l'organisation et la liquéfaction des foyers de nécrose ;
- compliquent 10 à 50 % des PA et apparaissent dans un délai de 5 jours à 6 semaines (en moyenne au-delà de 4 semaines) ;
- peuvent être totalement asymptomatiques ou provoquer des douleurs.

L'évolution de ces pseudo-kystes peut se faire vers la disparition spontanée (moins de 50% des cas) ou vers des complications : surinfection, rupture, hémorragie, compression des organes de voisinage. Le diagnostic échographique ou tomodensitométrique en est aisé.

B. Biologie et scores clinico-biologiques de gravité

La PA peut être grave d'emblée (défaillances viscérales) ou s'aggraver secondairement, parfois plusieurs jours ou semaines après le début. De nombreux marqueurs ou scores ont été développés :

- le marqueur biologique simple le plus fiable pour évaluer la gravité d'une pancréatite est la *protéine C-réactive* > 150 mg/L avec une valeur réelle dès le deuxième jour ;
- les scores clinico-biologiques pronostiques n'ont de réelle utilité que dans le cadre de protocoles d'études. Leur valeur individuelle est discutable puisque globalement, ils classent mal un patient sur cinq, soit par excès soit par défaut. Le plus connu est le *score de Ranson*. Les derniers *guidelines* recommandent son abandon au profit du score SIRS (*cf. supra*) dont la persistance au-delà de 48 heures prédit la survenue d'une défaillance viscérale et la mortalité. Le *score APACHE II* est un score généraliste qui n'est utilisé que dans un contexte de réanimation ;
- l'obésité est un facteur indépendant de risque de gravité.

Tableau 35.2. Score modifié de Balthazar ou score de gravité scanographique.

Scanner		Scanner avec injection	
Stade A Pancréas normal	0 pt	Pas de nécrose	0 pt
Stade B Élargissement de la glande	1 pt	Nécrose < tiers de la glande	2 pts
Stade C Infiltration de la graisse péripancréatique	2 pts	Nécrose > 1/3 et < 1/2	4 pts
Stade D Une coulée de nécrose	3 pts	Nécrose > 1/2 glande	6 pts
Stade E Plus d'une coulée de nécrose ou présence de bulles au sein du pancréas ou d'une coulée de nécrose	4 pts		
Points 0–3	3 % mortalité	8 % pancréatite sévère	
Points 4–6	6 % mortalité	35 % pancréatite sévère	
Points 7–10	17 % mortalité	92 % pancréatite sévère	

Total des 2 colonnes (maximum 10 pts).

C. Imagerie

L'imagerie sert d'une part au diagnostic positif mais aussi au diagnostic de gravité.

L'examen de référence pour évaluer la gravité d'une pancréatite est le scanner avec injection de produit de contraste effectué :

- après un délai de 48–72 heures par rapport aux premiers signes (temps nécessaire pour que les lésions se constituent et pour restituer un statut hydro-électrolytique autorisant l'injection d'iode) ;
- en l'absence d'insuffisance rénale.

Il permet de visualiser :

- les coulées de nécrose extrapancréatique ;
- la nécrose de la glande elle-même (absence ± étendue de prise de contraste du parenchyme pancréatique au temps injecté) ;
- les complications (hémorragies, fistules, perforation d'organe creux).

On peut ainsi calculer un score de gravité scanographique (CTSI), appelé également score de Balthazar modifié qui s'étend de 0 à 10. Un stade supérieur ou égal à 4 (tableau 35.2) est associé à un risque plus important de complications, notamment la survenue d'abcès pancréatique et de décès (fig. 35.1 et 35.2).

IV. Diagnostic étiologique

La migration d'un calcul biliaire dans le cholédoque ou une consommation chronique et prolongée d'alcool, représentent chacune environ 40 % des causes. Les 20 % restants sont dus à des causes nombreuses et variées dont la recherche dépend du contexte (tableau 35.3).

Le diagnostic étiologique de l'*origine biliaire* est essentiel afin de prévenir la récidive dont le moment et la gravité sont imprévisibles. Ce diagnostic repose sur des arguments cliniques, biologiques et d'imagerie :

- les *paramètres cliniques sont les facteurs de risque de la lithiase biliaire* : âge > à 50 ans, sexe féminin, surcharge pondérale, multiparité, antécédents familiaux de lithiase biliaire (*cf.* chapitre 13). La présence d'une *lithiase vésiculaire* au cours d'une pancréatite aiguë permet un diagnostic de forte présomption de l'origine biliaire. Le risque est d'autant plus important que les calculs sont de petite taille (<3 mm) et nombreux (4 ou plus) et que le canal cystique est large. Quatre-vingts pour cent des calculs cholédociens sont évacués spontanément;

- le meilleur *signe biologique* de migration lithiasique est la présence d'un pic d'hypertransaminasémie très précoce et très transitoire (<48 heures). Ce pic est parfois important (jusqu'à 50 fois la limite normale supérieure) et prédomine sur les ASAT dans les 24 premières heures puis sur les ALAT au-delà de 24 heures après le début des douleurs. L'élévation de la bilirubine totale (>40 μmol/L) traduit généralement le blocage d'un calcul dans l'ampoule de Vater;
- la *mise en évidence d'une origine biliaire par imagerie* doit s'envisager en urgence, pour faire le diagnostic étiologique et traiter une éventuelle lithiase enclavée dans l'ampoule. L'échographie est un examen rapide et efficace pour mettre en évidence une lithiase vésiculaire ou une dilatation de la voie biliaire principale. Elle doit être faite systématiquement dans les 48 premières heures. Le scanner a une mauvaise sensibilité pour le diagnostic de lithiase biliaire. En cas de doute, une écho-endoscopie ou une bili-IRM peuvent être envisagées (fig. 35.4 et 35.5).

La pancréatite aiguë *alcoolique* correspond dans la très grande majorité des cas (>90 %) à une poussée inaugurale de pancréatite chronique calcifiante (*cf.* chapitre 17). Lors des premières

Tableau 35.3. Causes fréquentes et rares des pancréatites aiguës.

Causes fréquentes	– Migration d'un calcul biliaire dans la voie biliaire principale (environ 40 % des PA) – Alcoolisme chronique et important (environ 40 %)
Causes rares	– Tumeurs malignes +++ ou bénignes du pancréas (kystiques ou solides) – Post-opératoire – Post-CPRE
Causes exceptionnelles	– Hypertriglycéridémie (> 10 mmol/L) – Hypercalcémie quelle qu'en soit la cause – Médicamenteuses (chronologie +++) – Infectieuses (virales, bactériennes, mycotiques, parasitaires) – Auto-immune – Canalaire (pancréas divisum) – Génétiques
Sans cause	– Idiopathique

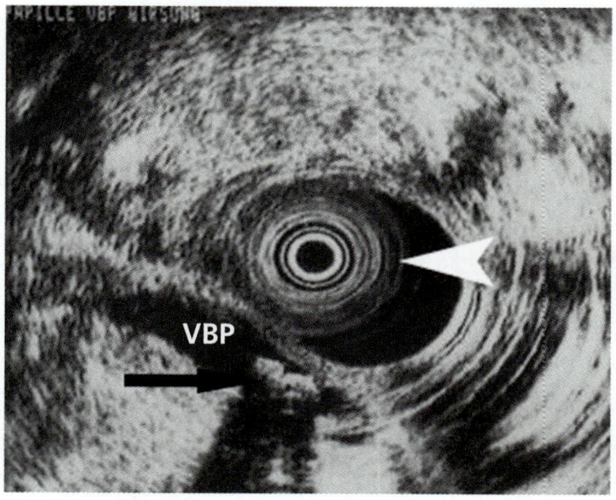

Fig. 35.4. Lithiase de la voie biliaire principale (VBP) : écho-endoscopie (deux calculs de 3 mm : flèche noire). L'écho-endoscope est marqué par une tête de flèche.

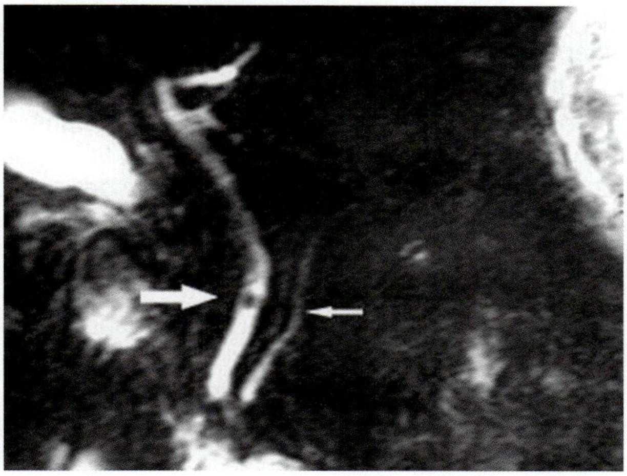

Fig. 35.5. Cholangio-pancréato-IRM : calcul de la voie biliaire principale (grosse flèche).
L'examen montre aussi la partie distale du canal pancréatique principal (petite flèche).

poussées de PA alcoolique, les signes de pancréatite chronique sont habituellement absents (calcifications pancréatiques, irrégularité des canaux pancréatiques) car ils apparaissent après plusieurs mois ou années d'évolution. L'interrogatoire (ni stigmatisant ni paternaliste), le contexte (homme, âge proche de 40 ans), la recherche d'autres signes d'imprégnation alcoolique (VGM, γ-GT, autre maladie alcoolique, etc.) orientent vers ce diagnostic. Pour retenir cette cause, il faut un alcoolisme prolongé (généralement > 10 années) et important (> 10 verres d'alcool par jour).

Autres causes plus rares (< 20 %) :

- *origine tumorale* : il peut s'agir d'un adéno-carcinome comprimant le canal pancréatique principal ou d'une tumeur bénigne plus rare comme la tumeur intracanalaire papillaire mucineuse pancréatique (TIPMP). Le scanner et surtout l'IRM peuvent mettre en évidence des dilatations des canaux pancréatiques;
- l'*hypertriglycéridémie* peut engendrer des crises de pancréatite aiguë. Les hyperlipoprotéinémies de type I ou V se compliquent de pancréatite aiguë dans 30 % des cas. On considère qu'un taux > 10 mmol/L est nécessaire pour attribuer une pancréatite aiguë à une hypertriglycéridémie;
- l'*hypercalcémie* (quelle qu'en soit la cause), cause rare de pancréatite aiguë (1 %). La pancréatite aiguë complique 5 à 10 % des hyperparathyroïdies et sa pathogénie n'est pas encore clairement reconnue;
- *origine médicamenteuse* de certaines pancréatites mais dans bien des cas, l'imputabilité est difficile à affirmer. La chronologie des faits par prise médicamenteuse par rapport à la PA doit être soigneusement reconstituée. Parmi les médicaments incriminés, on peut citer l'azathioprine et la 6-mercaptopurine, le chlorothiazide et le furosémide, les tétracyclines, les œstrogènes, l'acide valproïque, la cimétidine, la méthyl-dopa. Il est surtout important de faire le diagnostic de PA de façon rigoureuse et de ne pas considérer comme des PA une simple élévation de la lipasémie sans autre symptôme. Il ne faut doser la lipasémie qu'en cas de douleurs évocatrices de PA et non pas systématiquement sous prétexte qu'un médicament pancréato-toxique a été prescrit;
- les *pancréatites aiguës infectieuses* se rencontrent principalement au cours d'infection ourlienne, de cytomégalovirose en particulier dans le cadre d'infection à VIH, d'hépatite B, d'entérovirose (Echovirus et coxsackie). Les pancréatites bactériennes ou

mycotiques sont rares. Les parasitoses de type ascaridiose, distomatose, ou hydatidose peuvent entraîner des pancréatites aiguës au cours de la migration des larves à travers le sphincter d'Oddi ;

- les *pancréatites post-opératoires* se voient essentiellement après chirurgie biliaire ou gastrique. On y assimile les pancréatites aiguës secondaires à une *cholangio-pancréatographie rétrograde endoscopique*, observées dans environ 5 % des cas. Les pancréatites aiguës *post-traumatiques* correspondent le plus souvent à des traumatismes fermés au cours d'accident d'automobile ou de deux roues par écrasement de l'isthme pancréatique sur l'axe rachidien.

Il existe de nombreuses autres causes, encore plus rares : pancréatite auto-immune (pouvant s'intégrer dans une maladie systémique à IgG4 ou être associée à une maladie inflammatoire de l'intestin, maladie de Crohn ou recto-colite hémorragique).

Les pancréatites génétiques sont à l'origine de pancréatites récidivantes dès l'enfance et peuvent mettre en cause différents gènes dont le gène *CFTR* incriminé dans la mucoviscidose.

Le *pancréas divisum* constitue peut-être une cause de pancréatite aiguë récurrente bien que ce fait soit discuté. Sa fréquence dans la population générale est d'environ 7 % mais elle peut aller jusqu'à 23 % des cas de pancréatite aiguë.

Dans 10 à 20 % des cas environ, la pancréatite aiguë reste sans cause et est appelée idiopathique.

La recherche des autres causes citées précédemment ne revêt aucun caractère urgent puisqu'il n'y a pas de traitement spécifique en dehors de l'hypertriglycéridémie et de l'hypercalcémie (tableau 35.4).

Tableau 35.4. Orientation diagnostique devant une pancréatite aiguë.

<table>
<tr><td colspan="2">Diagnostic positif
Douleur
Élévation lipase > 3 N</td></tr>
<tr><td colspan="2">↓
Pancréatite aiguë
↙ ↘
Diagnostic de gravité **Diagnostic étiologique**</td></tr>
<tr><td>– *Score de Glasgow* (ou *Ranson*)
– ***Scanner avec injection*** (48 heures) si score *Glasgow* ou *Ranson* > 3</td><td>*Origine biliaire* :
– femme, surpoids
– transaminases (ALAT)
– échographie abdominale : lithiase vésiculaire
Origine alcoolique :
– homme jeune (40 ans)
– alcool 100 g/j
Origine métabolique :
– hypertriglycéridémie 10 mmol/L
– hypercalcémie
Contexte :
– médicamenteux
– infectieux (viral)
– dysimmunitaire
– post-CPRE
– rare : tumeurs
– génétique</td></tr>
</table>

V. Diagnostic différentiel

Face à de violentes douleurs épigastriques éventuellement accompagnées de signes de choc il faut aussi évoquer :

- un ulcère perforé (antécédents de maladie ulcéreuse, début très brutal, présence d'un pneumopéritoine);
- un infarctus du mésentère (antécédents vasculaires, tableau rapidement sévère, signes tomodensitométriques);
- une péritonite biliaire;
- un infarctus du myocarde surtout dans sa forme inférieure;
- une rupture d'anévrisme de l'aorte abdominale.

VI. Principe de traitement

Il n'existe pas de traitement spécifique des pancréatites aiguës. Le traitement est symptomatique, adapté à la gravité mais peut dans certains cas (origine biliaire ou métabolique) comporter une part étiologique.

Les principes thérapeutiques sont très différents selon qu'il s'agit d'une PA bénigne ou sévère.

A. Pancréatite aiguë bénigne

Le traitement se limite à l'hospitalisation en unité simple :

- mise à jeun stricte;
- perfusion abondante de solutés hydro-électrolytiques afin de maintenir un équilibre correct;
- antalgiques *de niveau adapté* (y compris si nécessaire, des morphiniques) et en quantité suffisante pour soulager la douleur.

Une sonde naso-gastrique d'aspiration ne sera mise en place qu'en cas de vomissements importants et incoercibles, ce qui est exceptionnel dans ce cadre.

Une surveillance quotidienne sera instaurée afin de vérifier l'absence d'évolution vers une forme plus sévère.

Une réalimentation orale classique sera reprise après disparition des douleurs, des vomissements et reprise du transit. Ceci survient généralement dans les 10 jours suivant le début des symptômes. Le bilan étiologique sera fait en parallèle et les mesures adaptées seront prises.

B. Pancréatite aiguë sévère

L'hospitalisation en unité de soins continus si le malade est à risque d'évolution sévère (terrain, CRP > 150 mg/L, SIRS persistant) ou en réanimation (en présence de défaillances viscérales) s'impose :

- mise à jeun stricte;
- antalgiques;
- pose d'une sonde naso-gastrique d'aspiration (seulement en cas de vomissements);
- pose d'un cathéter central souvent nécessaire à la fois pour perfuser des solutés hydro-électrolytiques en quantité suffisante et maintenir une fonction rénale et une pression veineuse correctes.

En cas de défaillance viscérale, des inhibiteurs de la pompe à protons seront prescrits pour prévenir les ulcérations de stress.

Il n'y a pas d'indication de mettre en place une antibiothérapie préventive de l'infection de la nécrose.

Une nutrition artificielle doit être mise en place en raison de la durée prévisible du jeûne et de la situation de stress métabolique majeur. Si l'iléus réflexe n'est pas au premier plan, la nutrition doit être mise en place le plus tôt possible par voie entérale (et non pas parentérale). La voie entérale diminue le risque de translocation bactérienne et donc d'infection de nécrose. La nutrition entérale nécessite la mise en place d'une sonde naso-gastrique d'alimentation (différente des sondes d'aspiration gastrique).

Les défaillances viscérales seront traitées selon les modalités habituelles dont vous trouverez les fondements dans les traités de réanimation. Il n'y a aucun traitement spécifique de la pancréatite aiguë.

La surveillance sera renforcée : clinique pluriquotidienne ; biologique : créatinine, SpO_2, hémogramme quotidien, CRP bihebdomadaire ; radiologique : TDM tous les 10 à 15 jours.

C. Traitement de la cause

Celle-ci doit être cherchée dès la prise en charge initiale.

Un alcoolisme chronique nécessite la recherche de toutes les autres complications de l'alcoolisme et du tabagisme (souvent associé) et la prévention du syndrome de sevrage. La prise en charge par un addictologue sera mise en place précocement.

En cas de pancréatite aiguë biliaire, le traitement de la lithiase biliaire est essentiel pour prévenir une récidive de gravité imprévisible. En cas de pancréatite bénigne, une cholécystectomie avec exploration pré- ou peropératoire de la voie biliaire principale sera effectuée si possible au cours de la même hospitalisation et sans délai. En cas d'angiocholite associée à la pancréatite, une sphinctérotomie endoscopique en urgence est indiquée (vidéo 35.1).

Les causes tumorales, métaboliques, etc. nécessitent des traitements spécifiques adaptés.

Points clés

- La pancréatite aiguë est une inflammation aiguë du pancréas.
- Sa gravité est variée (80 % de forme bénigne) en fonction de l'existence et de l'extension de la nécrose (pronostic vital parfois engagé).
- Le diagnostic repose sur le dosage de la lipasémie (> 3 N) associé à une douleur typique.
- Le scanner est essentiel au diagnostic positif en cas de doute mais il sert surtout à l'évaluation de la gravité.
- La gravité d'une pancréatite s'évalue sur des marqueurs et scores clinico-biologiques et scanographiques.
- Les deux principales causes sont la migration d'un calcul biliaire dans le cholédoque et l'alcoolisme important et prolongé.
- Les complications sont les défaillances viscérales et l'infection de la nécrose.
- Une pancréatite aiguë peut nécessiter une hospitalisation en réanimation.
- Le traitement repose sur la prise en charge des éventuelles défaillances viscérales et sur le drainage d'un foyer de nécrose infecté associé à une antibiothérapie.
- La recherche et le traitement de la cause sont essentiels.

Compléments en ligne

Des compléments numériques sont associés à ce chapitre. Ils sont indiqués dans la marge par des flashcodes.

Pour accéder à ces compléments, connectez-vous sur **www.em-consulte.com/e-complement/474227** et suivez les instructions pour activer votre accès.

Vidéo 35.1 Sphinctérotomie endoscopique de la papille. Le sphinctérotome est introduit dans la papille, sa position est vérifiée en radioscopie, la sphinctérotomie élargit la papille et on voit en fin de geste sortir un calcul brun de l'orifice papillaire élargi.

Pour en savoir plus

	Working Group IAP/APA Acute Pancreatitis Guidelines. IAP/APA evidence-based guidelines for the management of acute pancreatitis. Pancreatology 2013 ; 13(4 Suppl 2) : e1-15. http://www.ncbi.nlm.nih.gov/pubmed ?term=Working%20Group%20IAP%2FAPA%20Acute%20Pancreatitis%20Guidelines%5BCorporate%20Author%5D
	Bon usage des technologies de santé : Diagnostic biologique de pancréatite aiguë - 2009 - (HAS) http://www.has-sante.fr/portail/upload/docs/application/pdf/2009-09/fiche_pancreatite-aigue_web_2009-09-11_13-04-37_708.pdf
	Pancréatite aiguë. Conférence de consensus - 2001 - (SNFGE) http://www.srlf.org/Data/upload/Files/2001_HAS_conference_de_consensus_commune_pancreatite%20aigue.pdf
	Pancréatites héréditaires (PDF 3 pages) - 2009 - (FSMAD-Genmad) http://www.snfge.org/content/conseils-de-prise-en-charge-des-pancreatites-hereditaires-0

II

Entraînement

CHAPITRE 36

Dossiers progressifs

Énoncés et questions

Dossier progressif 1

Une étudiante de 23 ans consulte pour une douleur de la fosse iliaque droite depuis 12 heures. Elle signale quelques épisodes de ballonnements et de diarrhée assez fréquents et une gêne de la fosse iliaque droite depuis quatre mois qu'elle imputait jusqu'ici au stress de ses études. Son transit intestinal est irrégulier ces derniers mois ; elle a eu des gaz il y a deux heures. Elle a été traitée 10 jours plus tôt par amoxicilline et acide clavulanique pour prévenir la survenue d'un abcès dentaire dans les suites d'une extraction (elle avait aussi reçu dans les suites immédiates de l'extraction un AINS pour 3 jours). Sa fréquence cardiaque est de 82 battements par minute, sa pression artérielle de 125/70 mmHg. Sa température corporelle est de 37,9 °C. Elle pèse 56 kg, mesure 1,67 m et a perdu 2 kg en 6 mois. L'examen met en évidence une fosse iliaque droite nettement sensible mais sans défense.

Question 1

Énumérez vos hypothèses diagnostiques principales à ce stade concernant les troubles aigus et qui doivent être recherchées en urgence.

Question 2

Quels examens à visée étiologique demandez-vous en urgence ?

Au vu des résultats de ces examens, les urgentistes prescrivent du phloroglucinol (Spasfon®), une surveillance attentive et conseillent à la malade de consulter un gastroentérologue pour ses troubles chroniques.

Question 3

Énumérez vos hypothèses diagnostiques principales pour expliquer les troubles plus anciens (4 mois, début des études).

Les examens faits 3 semaines plus tard montrent : leucocytose : 11 200/mm^3, CRP : 45 mg/L, coproculture : présence de *Candida albicans* dans les selles. IRM intestinale (*cf.* fig. 1). Iléo-coloscopie : côlon normal et présence d'ulcérations dans l'iléon terminal alternant avec des zones saines.

Question 4

Interprétez l'image d'IRM (fig. 1) :

- à quelles structures anatomiques correspondent respectivement les flèches α, β, γ ?
- décrivez l'aspect de chacune de ces structures anatomiques en précisant s'il est normal ou pathologique (et alors en quoi).

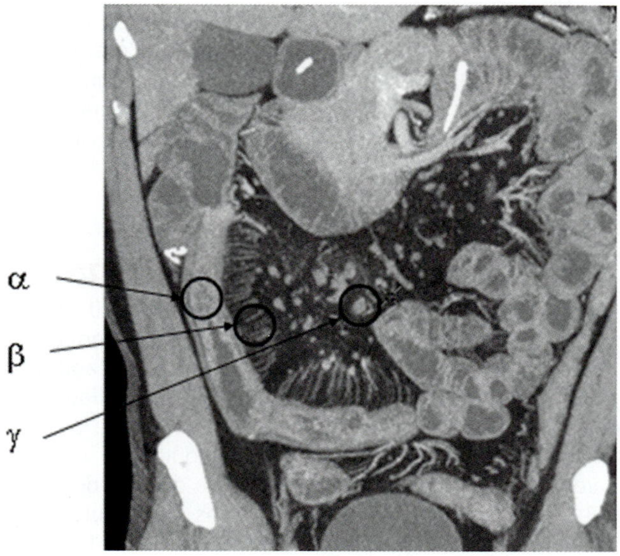

Fig. 1.

Hépato-gastro-entérologie

Question 5
Quel est votre diagnostic ? Sur quels arguments positifs le posez-vous ?

Question 6
Comment interprétez-vous la coproculture ?

Question 7
Vous vous posez la question d'une maladie de Crohn. Quels éléments supplémentaires recherchez-vous par l'interrogatoire, l'examen physique en faveur de ce diagnostic ?

Question 8
Quelle lésion élémentaire histologique serait très en faveur du diagnostic de maladie de Crohn ? Son absence écarte-t-elle la maladie de Crohn ?

Dossier progressif 2

Un patient de 52 ans consulte pour une augmentation du volume abdominal et un œdème des chevilles. Les antécédents se résument à une fracture de jambe opérée il y a 28 ans avec la notion d'une transfusion, une consommation d'alcool estimée à 80 g/j depuis 20 ans, et une appendicectomie. À l'examen clinique, on note : une distension abdominale, une matité déclive des flancs et des œdèmes des membres inférieurs. Le poids est de 78 kg contre 71 kg habituellement. Il existe un ictère conjonctival, une érythrose palmaire et 4 angiomes stellaires sur le thorax.

Biologiquement, on note :

- NFS : hémoglobine : 12,5 g/dL, leucocytes : 4 200/mm^3 dont 24 % de polynucléaires neutrophiles, plaquettes = 145 000/mm^3 ;
- ASAT : 180 UI/L (N < 40), ALAT : 95 UI/L (N < 40), γ-GT : 298 UI/L (N < 40), phosphatases alcalines : 93 UI/L (normale < 130), bilirubinémie : 52 μmol/L (N < 17), dont 43 μmol/L de bilirubine conjuguée ;
- TP : 53 % ; facteur V : 58 % et INR à 1,8.

Question 1
Quel est votre diagnostic clinique ? Argumentez votre réponse avec les éléments cliniques fournis.

Question 2
Commentez les anomalies biologiques.

Question 3
Compte tenu des antécédents du patient, quelle exploration biologique demandez-vous pour préciser le diagnostic étiologique ?

Question 4
Donnez les principes du traitement à mettre en œuvre.

Question 5
Après le traitement que vous avez institué, le patient perd du poids et son périmètre abdominal diminue. Environ 3 semaines plus tard, il consulte pour une tuméfaction ombilicale de 3 cm de diamètre, dure, très sensible et irréductible à la pression. Il n'y a pas de troubles digestifs. Quel diagnostic évoquez-vous pour cette tuméfaction ? Quel en est le contenu le plus probable ?

Question 6
Le patient a été opéré en urgence de cette tuméfaction et réalimenté au 2e jour post-opératoire. L'évolution est marquée par l'apparition au 4e jour post-opératoire d'une nouvelle prise de poids (+ 6 kg), d'une distension abdominale et de l'extériorisation d'environ 700 mL de liquide citrin par la cicatrice. Le patient est apyrétique et le transit est conservé. Quel(s) diagnostic(s) évoquez-vous ?

Question 7
Biologiquement, on note une hyperleucocytose croissante (12 000 leucocytes/mm^3 au 2e jour post-opératoire et 15 000 leucocytes/mm^3 au 4e jour post-opératoire). Vous suspectez une infection bactérienne. Quel en est le site le plus probable et quel examen doit être réalisé pour le confirmer ?

Question 8
Sur cet examen, quel(s) critère(s) confirme(nt) le diagnostic ?

Question 9
Quel est le principe du traitement à instituer ?

Question 10
Malgré ce traitement et une perfusion intraveineuse de 1 500 mL/j de cristalloïdes, une insuffisance rénale apparaît avec une oligurie (diurèse : 400 mL/24 h), une élévation de la créatininémie à 250 μmol/L, et une natriurèse inférieure à 5 mEq/L. Quel est votre diagnostic concernant cette insuffisance rénale ? Quels sont les principes de son traitement ?

Question 11
Le patient se plaint de douleurs au niveau de la cicatrice. On initie une prescription de morphiniques en patch et une benzodiazépine anxiolytique à la dose habituellement recommandée. Vingt-quatre heures plus tard, le patient présente des troubles de la vigilance. Il n'a pas de réponse aux consignes verbales. Il a une réponse motrice adaptée aux stimulations nociceptives. L'examen neurologique ne met pas en évidence de signe de localisation. Quel est votre diagnostic concernant les troubles de la vigilance ? Quels sont les principes thérapeutiques à mettre en œuvre ?

Dossier progressif 3

Une femme de 20 ans consulte pour des vomissements intermittents avec douleurs épigastriques depuis 1 mois. Il s'agit de vomissements d'aliments fétides post-prandiaux tardifs (3–6 h après le repas) dont la fréquence a augmenté les derniers jours et qui soulagent partiellement les douleurs. La malade a déjà eu des symptômes du même type il y a 2 ans d'une durée de 2 semaines. Ils ont cessé avec un traitement par un inhibiteur de la pompe à protons.

Question 1
Quelle est votre première hypothèse diagnostique (une seule) ? Justifiez.

Question 2
Qu'allez-vous chercher à l'interrogatoire et à l'examen clinique pour confirmer le diagnostic, trouver sa cause, juger du retentissement de ces vomissements ?

Question 3
La patiente a perdu 6 kg en 1 mois (elle pèse actuellement 44 kg pour une taille de 1,64 m). Quel est votre diagnostic nutritionnel ? Justifiez.

Question 4
L'endoscopie digestive haute montre une muqueuse duodénale très inflammatoire, avec de multiples ulcérations. Les biopsies duodénales montrent un infiltrat riche en lympho-plasmocytes, une désorganisation de l'architecture de la muqueuse, des ulcérations et des granulomes épithélioïdes et giganto-cellulaires. La recherche d'*Helicobacter pylori* sur des biopsies antrales et fundiques est négative. Le diagnostic évoqué est celui de maladie de Crohn. Il n'y a pas d'autres signes cliniques. Quelles explorations complémentaires biologiques proposez-vous ? Justifiez.

Question 5
Au terme des explorations, l'atteinte digestive apparaît limitée au grêle proximal. La patiente est traitée par oméprazole 20 mg/j et prednisone 50 mg/j par voie orale. Elle est perdue de vue. Trois ans plus tard, elle consulte pour des douleurs abdominales péri-ombilicales rapportées par l'imagerie à une sténose du grêle médian. Elle est restée traitée par prednisone depuis 3 ans à des doses oscillant entre 10 et 30 mg/j. L'indication opératoire est retenue et le chirurgien réalise une entérectomie de 30 cm emportant la zone pathologique. Sept jours plus tard, alors que les suites opératoires paraissaient simples, avec une réalimentation progressive dès le quatrième jour, la patiente se plaint de nausées, quelques vomissements, des douleurs abdominales diffuses modérées et d'une grande fatigue. L'examen clinique est normal, la patiente apyrétique. Pas d'hyperleucocytose ni de syndrome inflammatoire. Natrémie : 130 mmol/L, kaliémie : 5,5 mmol/L, glycémie : 3,5 mmol/L, créatininémie : 90 µmol/L. La tomodensitométrie abdomino-pelvienne ne montre pas d'anomalie, notamment pas d'abcès. Quelle est votre principale hypothèse diagnostique ? Justifiez. Aurait-elle pu être prévenue ? Comment en faire le diagnostic ?

Dossier progressif 4

Une femme de 51 ans est hospitalisée pour des douleurs abdominales intenses de début brutal, apparues à 15 heures, accompagnées initialement de vomissements puis d'un arrêt des gaz. Les douleurs ont débuté dans la région épigastrique puis ont rapidement diffusé à tout l'abdomen. À l'examen, on constate que l'abdomen est discrètement ballonné, spontanément douloureux. Il existe une contracture abdominale généralisée. Au toucher rectal, on déclenche une douleur au cul-de-sac de Douglas. L'état général est bon. La température est de 37,7 °C, la pression artérielle de 95/55 mmHg, la fréquence cardiaque de 90/min.
Son principal antécédent est une arthrose de hanche douloureuse traitée épisodiquement par AINS et paracétamol. Elle n'a pas d'antécédent d'ulcère. Elle a été appendicectomisée dans l'enfance. Elle est ménopausée depuis 2 ans. Elle ne fume pas et boit peu d'alcool. Ionogramme sanguin et créatininémie sont normaux. GB : 9 000/mm^3 dont 80 % de polynucléaires neutrophiles, pas d'anémie, TP : 88 %.

Question 1
Quel diagnostic évoquez-vous en premier. Quelle en est l'origine la plus probable ? Justifiez.

Question 2
Quelles explorations complémentaires sont nécessaires au diagnostic ? Justifiez.

Question 3
Votre hypothèse est confirmée, quelle conduite à tenir immédiate allez-vous proposer (soyez précis) ? Quelle surveillance mettez-vous en place par la suite ?

Question 4
Quels sont les 2 facteurs favorisant la maladie causale les plus probables ? Comment allez-vous les chercher ?

Question 5
Cette complication aurait-elle pu être prévenue dans le cas précis de cette malade ? Justifiez.

Question 6
Tous les facteurs favorisants ayant été écartés, six mois plus tard, alors que le traitement est arrêté depuis 1 mois, une gastroscopie est refaite en raison de douleurs épigastriques. Il existe un ulcère bulbaire et des érosions bulbaires et du deuxième duodénum. Quelles hypothèses diagnostiques formulez-vous ?

Dossier progressif 5

Une femme de 60 ans consulte pour des douleurs chroniques du flanc droit associées à une constipation et des épisodes récurrents de ballonnement abdominal. La symptomatologie est ancienne. Auparavant, les douleurs étaient améliorées par l'émission de selles dures et majorées par le stress. Les douleurs avaient conduit à la réalisation d'une coloscopie 12 ans auparavant. L'examen s'était révélé normal. La symptomatologie s'est modifiée depuis quelques mois puisque les douleurs sont devenues plus fréquentes et les selles plus souvent diarrhéiques. La malade n'a pas constaté d'émissions anormales dans les selles. Elle se sent un peu fatiguée. L'examen clinique est sans particularité. Le bilan biologique de routine donne les résultats suivants : GR : 3,2 T/L, VGM : 79 µ^3, hémoglobine : 7,2 g/dL, GB : 7 900 G/L, polynucléaires neutrophiles : 80 %, plaquettes : 480 000, CRP : 30 mg/L.

Question 1
Que vous évoque le tableau douloureux chronique ancien du flanc droit ?

Question 2
Sur quels arguments ?

Question 3
Quels éléments doivent vous inquiéter ?

Question 4
Quels examens complémentaires prescrivez-vous ?

Question 5
Un cancer du côlon transverse est diagnostiqué. Comment complétez-vous le bilan préthérapeutique ?

Question 6
Quels conseils de dépistage donnez-vous alors aux enfants de cette patiente ?

Dossier progressif 6

Un homme de 70 ans est adressé aux urgences pour une hématémèse de sang rouge avec malaise.
À l'arrivée, le malade est pâle, fatigué, dyspnéique. Le pouls est à 90/min ; la pression artérielle à 100/50. L'examen abdominal est sans particularité. Le toucher rectal révèle un méléna.
L'interrogatoire vous apprend que le malade a un antécédent d'ulcère gastrique 10 ans auparavant. Il a été traité récemment, pendant 15 jours, par piroxicam (anti-inflammatoire) pour des lombalgies qui sont habituelles chez lui. Il est traité par clopidogrel depuis 3 ans pour un accident ischémique transitoire. L'hémoglobine est à 6,8 g/dL.

Question 1
Quelle est votre prise en charge initiale ?

Question 2
L'endoscopie digestive haute révèle une ulcération profonde de la région de l'angle gastrique, siège d'une suffusion hémorragique. Quelle surveillance instaurez-vous dans les heures qui suivent l'admission ?

Question 3
Quelle est votre attitude vis-à-vis de l'ulcère ?

Question 4
Dans quelle(s) circonstance(s) pourriez-vous être conduit à discuter une intervention chirurgicale d'hémostase ?

Question 5
Pouvait-on réduire le risque d'hémorragie digestive chez ce patient ?

Dossier progressif 7

Un homme de 35 ans, fumeur (15 paquets/année) consulte pour des épisodes de dysphagie récurrents (blocages alimentaires) évoluant depuis 4 à 5 ans et de plus en plus fréquents. Initialement, la dysphagie concernait seulement les liquides et était intermittente. Elle s'est aggravée progressivement, concerne désormais les liquides et les solides et survient à chaque repas. Elle s'associe à des régurgitations alimentaires au moins hebdomadaires et à une toux nocturne. Depuis le début des symptômes, le patient a perdu 3 kg.

Question 1
Quel diagnostic évoquez-vous en 1re intention ?

Question 2
Que proposez-vous comme stratégie d'exploration ?

Question 3
Si votre diagnostic est confirmé, quelles sont les options thérapeutiques possibles ?

Question 4
En l'absence de traitement, quels seraient les risques évolutifs ?

Dossier progressif 8

Un homme de 42 ans consulte pour des brûlures rétrosternales ascendantes post-prandiales associées à des régurgitations alimentaires intermittentes, sans autre symptomatologie digestive. La symptomatologie s'est majorée de façon récente parallèlement à la prise rapide de 6 kg (poids : 92 kg pour 1,75 m). L'homme décrit également une toux nocturne récente.

Question 1
Quelle(s) exploration(s) vous semble(nt) nécessaire(s) devant cette symptomatologie digestive ? Quelles sont vos propositions thérapeutiques ?

Question 2
Comment interprétez-vous la toux nocturne ?

Question 3
Votre malade revient car la symptomatologie ne s'est pas améliorée. Que faites-vous ?

Question 4
L'endoscopie œso-gastro-duodénale met en évidence une ascension de la ligne Z et la présence d'une zone circonférentielle de muqueuse glandulaire sur les 5 derniers centimètres de l'œsophage au-dessus du diaphragme. Les biopsies à ce niveau mettent en évidence une métaplasie intestinale. Quel est votre diagnostic et quel traitement proposez-vous ?

Question 5
Le malade n'a pas suivi vos conseils et a été perdu de vue. Il revient 6 ans plus tard à cause d'une sensation de blocage rétro-sternal pour les bouchées solides. Quelles sont vos hypothèses diagnostiques ?

Dossier progressif 9

Une femme de 55 ans consulte pour la majoration d'une douleur abdominale existant depuis 10 ans, non soulagée par des pansements intestinaux. La douleur qui est surtout de topographie iliaque gauche, est devenue quasi-permanente. Elle est augmentée par la fatigue et le stress. Elle est toujours soulagée par l'émission d'une selle. Il existe aussi une constipation ancienne et tenace qui se traduit par une difficulté à obtenir chaque jour une exonération satisfaisante alors que le besoin exonérateur est présent. Cette difficulté conduit à des efforts de poussée répétés.

L'état général est conservé (poids 75 kg; taille 1,72 m). L'examen clinique révèle seulement une sensibilité de la fosse iliaque gauche, sans masse. Le toucher rectal fait une heure après une exonération note la présence de matières non sanglantes assez abondantes dans l'ampoule rectale. La patiente s'inquiète car son père âgé de 75 ans vient de se faire diagnostiquer un cancer du rectum métastasé.

Question 1

Comment interprétez-vous le tableau douloureux abdominal décrit par cette patiente ?

Question 2

Quel(s) examen(s) complémentaire(s) proposez-vous ?

Question 3

Comment interprétez-vous la constipation de cette patiente ? Argumentez.

Question 4

Y a-t-il des explorations spécifiques à envisager pour cette constipation ?

Question 5

Quel traitement de 1re intention prescrivez-vous pour soulager la douleur ?

Dossier progressif 10

Monsieur M., âgé de 63 ans, vous est adressé en consultation par son médecin généraliste, pour une élévation modérée des transaminases. Cette élévation des transaminases a été constatée la première fois il y a 1 an lors d'un bilan de santé systématique, elle est modérée (2 fois la normale supérieure), et prédomine sur les ALT.

Monsieur M. a une hypertension artérielle traitée depuis 5 ans par du propanolol (Avlocardyl LP® 160 mg/j), il pèse 92 kg pour une taille de 1,65 m avec un périmètre abdominal de 1,05 m. Il n'a pas de consommation de tabac ou d'alcool.

Le bilan biologique réalisé à jeun est le suivant :

- glycémie : 10 mmol/L ;
- triglycérides : 2,2 mmol/L ;
- HDL cholestérol : 0,8 mmol/L ;
- LDL cholestérol : 2 mmol/L ;
- ALT : 85 UI/L (N <40) ;
- AST : 68 UI/L (N <35) ;
- γ-GT : 125 UI/L (N <40) ;
- PAL : 100 UI/L (N <120) ;
- bilirubinémie totale : 10 µmol/L ;
- taux de prothrombine : 100 % ;
- créatininémie : 85 µmol/L.

Une échographie abdominale montre un foie homogène aux contours réguliers, et hyperéchogène dans son ensemble, une veine porte perméable, l'absence de nodule hépatique.

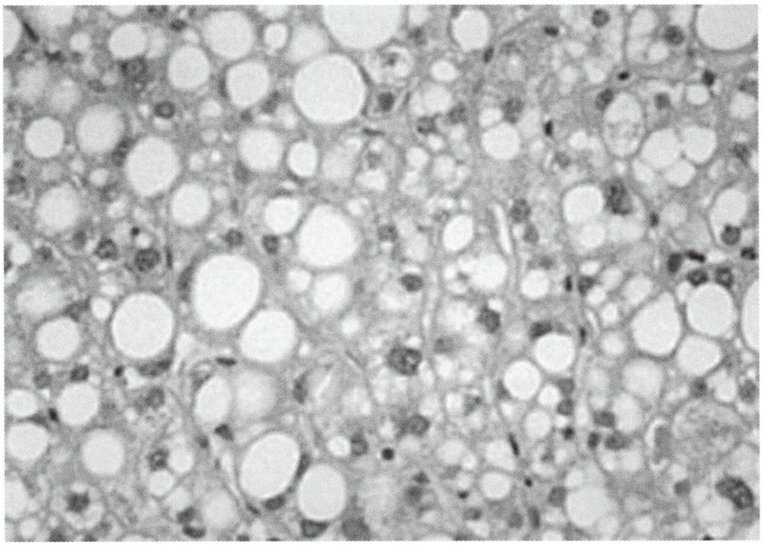

Fig. 2.

Question 1

Quel diagnostic principal évoquez-vous ?

Question 2

Quelles sont les principales causes possibles à l'élévation des transaminases, et comment les recherchez-vous ?

Question 3

La recherche de toutes les causes dont la nature peut être précisée par un prélèvement sanguin est négative. Une ponction-biopsie hépatique a été réalisée et montre : une stéatose macrovésiculaire; des lésions nécrotico-inflammatoires lobulaires constituées d'un infiltrat inflammatoire et d'une ballonisation des hépatocytes; une fibrose minime centro-lobulaire (fig. 2). Quel diagnostic retenez-vous ?

Question 4

Quelles sont les conditions associées à cette pathologie ?

Question 5
Quels examens demandez-vous compte tenu de la découverte du diabète ?

Question 6
Quelles sont vos recommandations thérapeutiques et de surveillance ?

Dossier progressif 11

Un homme de 69 ans est hospitalisé pour amaigrissement de 15 kg en 4 mois (de 80 kg à 65 kg). Cet amaigrissement semble lié à l'apparition d'une dysphagie aux solides rapidement évolutive. Depuis deux semaines, il ne s'alimente qu'avec des liquides.
Depuis son cancer de la langue, il y a 3 ans, il a cessé de fumer mais garde une consommation d'alcool (20 g/24 h).
L'examen clinique ne trouve pas d'adénopathie périphérique, il existe une circulation veineuse collatérale abdominale porto-cave mais pas d'angiomes stellaires.

Question 1
Quel diagnostic vous semble le plus probable ?

Question 2
Quel examen (une seule réponse) demandez-vous pour confirmer le diagnostic ?

Question 3
Quels examens demandez-vous pour préciser le stade de la maladie ? Faut-il chercher des maladies associées et comment ?

Question 4
Quels examens demandez-vous pour juger de l'état du malade en vue des traitements à envisager ?

Question 5
En l'absence d'extension à distance, quel sera probablement le traitement proposé en réunion de concertation pluridisciplinaire et pourquoi ?

Question 6
Avant de débuter le traitement, quelle mesure est à mettre en place rapidement ?

Dossier progressif 12

Une femme de 52 ans vous consulte et demande la réalisation d'une coloscopie sous anesthésie. Elle signale depuis environ 5 ans des douleurs abdominales fluctuantes, siégeant dans la fosse iliaque gauche puis irradiant à tout l'abdomen, à type de spasmes assez brefs associés à une sensation de gêne permanente et de ballonnement abdominal. La douleur s'améliore lors des périodes de repos et les vacances. La malade a un transit fait d'une selle tous les 2 à 3 jours environ, difficile à émettre. Enfin, de manière intermittente, elle signale l'existence de traces de sang sur le papier lors de l'essuyage après la selle. Un lavement baryté effectué 3 ans auparavant montre cet aspect (fig. 3).
Elle a comme antécédent une hypothyroïdie d'origine indéterminée, diagnostiquée 6 ans auparavant, nécessitant une prise d'hormones thyroïdiennes au long cours. Son père est décédé à l'âge de 59 ans d'un cancer du côlon. Elle est secrétaire, ne fume pas et ne boit pas d'alcool, elle n'a pas d'enfant. Elle mesure 1,63 m pour 59 kg (poids stable), la TA est de 120/80 mmHg, le pouls est de 65. L'examen clinique montre un abdomen souple légèrement sensible en fosse iliaque gauche, sans défense ni contracture. Le toucher rectal est normal, l'examen proctologique montre une marisque et des hémorroïdes internes.

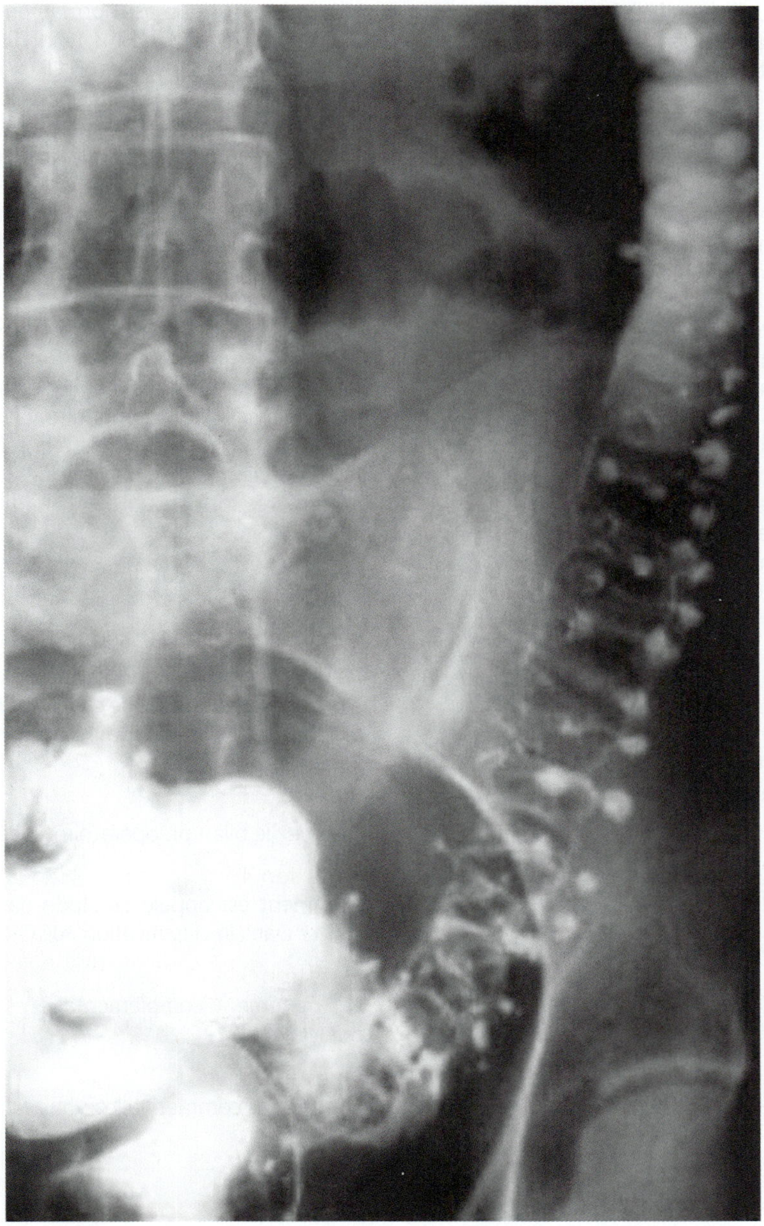

Fig. 3.

Question 1
Quelle anomalie montre le lavement baryté ?

Question 2
Quelle hypothèse diagnostique retenez-vous pour ces troubles digestifs chroniques ? Sur quels arguments ?

Question 3
Sur quels arguments une coloscopie vous paraît-elle justifiée ?

Question 4
Prescrivez-vous d'autres examens complémentaires avant la coloscopie pour explorer ses symptômes (en dehors du bilan préanesthésique) ? Justifiez votre réponse.

Question 5
La coloscopie confirme l'aspect noté sur le lavement baryté. Cette découverte modifie-t-elle votre diagnostic ? Justifiez votre réponse.

Question 6
Quel traitement proposez-vous ?

Dossier progressif 13

Un homme de 52 ans, atteint d'une cirrhose éthylique histologiquement prouvée, est hospitalisé pour une décompensation œdémato-ascitique. Son poids a augmenté de 10 kg en 8 jours. On note dans ses antécédents un éthylisme chronique évalué à 150 g d'alcool pur par jour depuis l'âge de 32 ans, un tabagisme à 45 paquets-années et une hépatite A à l'âge de 40 ans.

À l'examen on note les éléments suivants :

- température : 37,1 °C ; poids : 77 kg ; taille : 1,65 m ;
- abdomen proéminent avec matité des flancs, mobile aux changements de position ; circulation veineuse collatérale importante ; nombreux angiomes stellaires ;
- absence d'astérixis, absence d'ictère ;
- toucher rectal normal ;
- œdèmes des membres inférieurs ;
- déficit des sensibilités profonde et superficielle aux membres inférieurs en chaussette ; absence de réflexe achilléen.

Le reste de l'examen physique est sans particularité.

Le bilan biologique montre :

- Hb : 11 g/100 mL ; Ht : 37 % ; VGM : 104 μ^3 ; GB : 8 700/mm^3 ; plaquettes : 110 000/mm^3 ;
- Na^+ : 137 mmol/L ; K^+ : 3,7 mmol/L ; HCO_3^- : 26 mmol/L ;
- urémie : 5,7 mmol/L ; créatininémie : 81 µmol/L ; glycémie : 5,1 mmol/L ;
- protidémie : 64 g/L dont 32 g/L d'albumine ;
- ASAT : 75 U/L (N <40) ; ALAT : 55 U/L (N <40) ; phosphatases alcalines : 75 U/L (N <80) ; γ-GT : 95 U/L (N <37) ; bilirubine totale : 22 µmol/L dont 5 mmol/L de bilirubine conjuguée ;
- taux de prothrombine : 48 %.

Question 1

Quelles sont vos mesures thérapeutiques ?

Question 2

Comment surveillez-vous ce traitement ?

Question 3

Quelles sont les contre-indications biologiques aux divers diurétiques chez un patient ayant une cirrhose ?

Question 4

Au cours de l'hospitalisation, le patient développe une fièvre à 38,6 °C. Vous suspectez une infection du liquide d'ascite. Comment confirmer ce diagnostic ?

Question 5

Quel traitement supplémentaire devez-vous alors ajouter ?

Question 6

Devez-vous pratiquer une ponction d'ascite de contrôle ? Quand ? Avec quel objectif ?

Dossier progressif 14

Madame X., 60 ans, jusque-là en bonne santé consulte car elle est constipée depuis 2 mois, et récemment elle a constaté du sang rouge dans ses selles. Cela l'inquiète, d'autant plus que son père est mort d'un cancer colique à l'âge de 75 ans. Elle ne prend pas de médicament, et boit environ 1/2 L de vin par jour.

L'examen physique est normal, en particulier le toucher rectal. Biologie : Hb : 12 g/100 mL ; GR : 3,5 M/mm^3 ; VGM 75 μ^3 ; γ-GT : 65 UI (N jusqu'à 45) ; phosphatases alcalines : 110 UI (N jusqu'à 120) ; TP : 100 % ; bilirubine : 10 mmol/L.

Une coloscopie a mis en évidence une tumeur sigmoïdienne rendant délicate la progression du coloscope au-delà. Les biopsies ont confirmé le diagnostic d'adénocarcinome bien différencié. Le reste du cadre colique et le rectum étaient indemnes de lésion.

Le bilan préopératoire ne met pas en évidence de métastases ni de contre-indication à une intervention. On pratique une hémicolectomie gauche avec rétablissement de la continuité. L'examen de la pièce révèle que la tumeur dépasse la séreuse sans envahir les organes de voisinage et que 3 ganglions sur les 10 prélevés sont envahis.

Question 1

Décrivez la préparation et la réalisation de la coloscopie.

Question 2

Pourquoi avoir exploré tout le côlon par coloscopie alors que le diagnostic de cancer sigmoïdien était fait ? Si la coloscopie totale avait été impossible, quelle était l'alternative ?

Question 3

Décrivez le bilan préopératoire. Justifiez vos réponses.

Question 4

Comment est appelé ce stade dans la classification TNM ? Dans la classification AJCC ?

Question 5

Un traitement complémentaire est-il nécessaire ? Si oui le(s)quel(s) ?

Question 6

Pourquoi et comment allez-vous surveiller la patiente ?

Dossier progressif 15

Monsieur J., 55 ans, consulte pour un nodule hépatique découvert en échographie. Il a pour antécédent une hépatite virale C post-transfusionnelle (en 1972). Un bilan fait en en 2005 montrait : ASAT > ALAT (3 N). Hb : 10,5 g/dL et 105 000 plaquettes. Sur une biopsie hépatique, le score Métavir était alors de A2F4. En échographie, le foie était homogène. Un traitement antiviral a été proposé mais a échoué. Monsieur J. est porteur d'une HTA traitée par Célectol®, d'un diabète sous régime seul. Alcool : 60 g/j jusqu'en 2005, arrêté depuis. Tabac : 40 PA.

Il a une surveillance tous les ans par dosage de l'alphafœtoprotéine et dosage de transaminases.

En 2008, on découvre fortuitement un nodule hépatique hypoéchogène de 28 mm lors de l'échographie. Patient asymptomatique. Examen clinique normal en dehors d'un bord hépatique inférieur dur et de 5 angiomes stellaires thoraciques.

Biologie : Hb : 10,5 g/dL, GB : 4200, plq : 96000, TP : 69 %, bilirubine totale : 25 mmol/L, albumine : 36 g, ASAT : 3,5 N, ALAT : 5 N, PAL : N, γ-GT : 3 N, alphafœtoprotéine : 25 ng/mL (N <7).

Question 1
Quel diagnostic vous paraît le plus probable pour ce nodule du foie ? Quels sont vos arguments ?

Question 2
Quel(s) examen(s) proposez-vous pour confirmer votre diagnostic du nodule ?

Question 3
La surveillance faite jusqu'ici vous paraît-elle optimale ?
Les résultats suivants vous sont apportés : scanner du foie : pas d'autre lésion suspecte ; scanner du thorax : pas de lésion suspecte ; endoscopie digestive haute : varices œsophagiennes de grade III avec signes rouges ; scintigraphie osseuse normale.
L'examen ORL avec biopsies révèle un cancer épidermoïde de l'amygdale palatine droite nécessitant idéalement pour le spécialiste un traitement par radiothérapie externe.

Question 4
Quel traitement vous semble le plus raisonnable en fonction de ces résultats ?
Trois ans après le traitement percutané du nodule hépatique, on note une récidive tumorale hépatique multifocale infiltrante associée à une thrombose portale tronculaire.

Question 5
Le malade a lu dans un journal un article sur la chimio-embolisation hépatique et vous demande qu'on lui propose ce traitement. Qu'en pensez-vous ? Quelle est votre proposition thérapeutique si le score de Child est A6 ?

Dossier progressif 16

Madame M. âgée de 65 ans consulte pour une intolérance alimentaire complète avec des nausées permanentes et des vomissements bilieux répétés depuis 4 jours. Elle est suivie pour un cancer très indifférencié de l'œsophage d'emblée métastatique au niveau hépatique et osseux découvert récemment. Elle a reçu en hospitalisation la semaine précédente une première cure de chimiothérapie associant le 5-fluorouracile au cisplatine qui a été relativement mal tolérée avec des nausées importantes et plusieurs épisodes de vomissements bilieux (toxicité grade 3) traitée par ondansétron (Zophren®) et métoclopramide (Primpéran®). Malgré la poursuite des traitements antiémétiques depuis sa sortie à domicile, elle rapporte la persistance de nausées et décrit plusieurs épisodes quotidiens de vomissements. Elle se sent aussi très fatiguée et n'a pas d'appétit.

Question 1
Quels sont les éléments à rechercher par l'interrogatoire ?

Question 2
Quels examens biologiques demandez-vous ?

Question 3
Quelle est votre prise en charge ?
Après une amélioration transitoire des symptômes sous traitement, la patiente vous consulte à nouveau 3 semaines plus tard pour des vomissements « en jet » survenant surtout le matin. Elle se plaint aussi de céphalées frontales permanentes, d'installation progressive non soulagées par le paracétamol.

Question 4
Que redoutez-vous ?

Question 5
Quel examen d'imagerie demandez-vous ?

Question 6
Si votre hypothèse se confirme, quel traitement instaurez-vous ?

Dossier progressif 17

Un homme de 27 ans, informaticien, fumeur, sans antécédent médico-chirurgical notable en dehors d'une appendicectomie dans l'enfance se présente chez son médecin généraliste pour une diarrhée de début aigu avec fièvre à 38 °C. Il signale 6 selles par jour (dont 1 la nuit), non impérieuses sans sang visible ni glaire. Il n'a aucun traitement au long cours ou récent. Il est vu par médecin généraliste à 36 heures de diarrhée qui lui prescrit du lopéramide et des conseils diététiques. À J18, il vous est adressé pour persistance de la diarrhée.

Question 1
Demandez-vous des examens biologiques, si oui, lesquels ?
Les examens des selles montrent la présence d'hématies et leucocytes à l'examen direct avec présence de *E. coli* nombreux, de *Staphylococcus aureus* et *Candida albicans*. L'examen parasitologique des selles est négatif.

Question 2
Que conclure des résultats de la coproculture ?

Question 3
Vous suspectez une maladie de Crohn. Quel examen morphologique demandez-vous et qu'en attendez-vous ?

Question 4
Au terme de vos explorations, vous concluez à une maladie de Crohn colique. Quels sont les principes de prise en change ?

Dossier progressif 18

Une jeune femme de 18 ans est hospitalisée en urgence pour des douleurs abdominales et le diagnostic d'appendicite aiguë est suspecté. Elle se plaint depuis 3 semaines d'une soif avec mictions

fréquentes. Depuis 48 heures sont apparus des douleurs de la fosse iliaque droite et des vomissements. La température est de 37,8 °C. L'examen physique montre une polypnée, une FC à 120/min, une TA à 98/59 mmHg, une déshydratation globale, une asthénie importante. L'abdomen est sensible de façon diffuse et notamment au point de Mc Burney et les touchers pelviens sont indolores.
La NFS montre une hyperleucocytose à 12 350/mm³ (78 % de polynucléaires neutrophiles), un taux d'hémoglobine à 13 g/dL. Le ionogramme sanguin : Na^+ : 125 mmol/L, K^+ : 5,5 mmol/L, bicarbonates : 14 mmol/L, protidémie : 78 g/L, urée : 12 mmol/L, créatinine : 160 µmol/L. La glycémie est à 20,5 mmol/L et le sérum lactescent.

Question 1
Quels éléments de l'observation ne sont pas en faveur d'une appendicite aiguë ?

Question 2
Quel signe clinique absent de l'observation aurait dû faire évoquer le diagnostic d'acido-cétose ?

Question 3
Quels sont les deux examens réalisables au lit du malade qui auraient permis de poser le diagnostic ?

Question 4
Si un doute clinico-biologique persiste pour une appendicite, que faites-vous ?

Dossier progressif 19

Madame X., âgée de 72 ans, consulte en raison d'une dysphagie aux solides d'apparition progressive. À l'examen, son poids est de 53 kg et elle mesure 1,52 m.
Dans ses antécédents, on note une hypertension artérielle traitée par régime hyposodé et diurétiques, une appendicectomie, deux grossesses menées à terme et l'absence de consommation alcoolique ou tabagique. Il y a six mois, la patiente pesait 59 kg.

Question 1
Quel diagnostic nutritionnel portez-vous ? Justifiez.

Question 2
Quelles sont les principales conséquences du vieillissement exposant à un risque nutritionnel ?

Question 3
Quel diagnostic suspectez-vous en priorité ? Justifiez.

Question 4
Quel examen réalisez-vous en première intention ?

Question 5
Un geste chirurgical est décidé et une date fixée dans dix jours. Quel support nutritionnel mettez-vous en place ?
La veille de l'intervention, le poids de la patiente est stable à 53 kg et l'albuminémie n'est pas modifiée par rapport à la valeur de départ.

Question 6
Reportez-vous l'intervention ? Justifiez.

Question 7
Quel est le principal intérêt de la nutrition préopératoire ?

Dossier progressif 20

Monsieur Y., âgé de 23 ans et atteint d'une maladie cœliaque, vous consulte pour conseils nutritionnels. Le diagnostic a été évoqué devant une diarrhée chronique (selles abondantes et d'apparence huileuse) avec amaigrissement et confirmé récemment. Le patient se plaint de saigner facilement lorsqu'il se rase avec un rasoir mécanique. Il a perdu 5 kg en deux mois et pèse 70 kg pour une taille de 1,80 m.

Question 1
Quel est le mécanisme de l'amaigrissement chez ce patient ?

Question 2
Quel traitement de sa maladie doit être entrepris ? Pour quelle durée ?

Question 3
Quelle perte d'énergie correspond à une stéatorrhée de 30 grammes ?

Question 4
Quels sont les risques principaux liés à une mauvaise observance de ce traitement ?
La sœur du patient, asymptomatique, vous consulte avec un bilan révélant un titre élevé d'IgA antitransglutaminase tissulaire à 320.

Question 5
Que faites-vous pour elle ? Justifiez.

Dossier progressif 21

Une jeune femme de 22 ans consulte en urgence pour une diarrhée aiguë évoluant depuis 48 heures. Il s'agit d'une diarrhée glairo-sanglante avec 5 émissions afécales par 24 heures associée à des douleurs abdominales à type d'épreintes. L'état général est altéré. La température est à 38,9 °C. La fosse iliaque gauche est douloureuse à la palpation. Il n'y a pas de persistance du pli cutané.

Question 1
Quel est le diagnostic le plus probable ?

Question 2
Comment expliquer le caractère sanglant de la diarrhée ?

Question 3
Si vous ne deviez ne demander qu'un seul examen complémentaire, lequel choisiriez-vous ?

Question 4
Vous réalisez une coproculture, quels germes sont systématiquement recherchés par cet examen ?

Question 5
Quel traitement préconisez-vous ?
Vous apprenez que la patiente a été traitée 10 jours auparavant pour une bronchite aiguë par de l'amoxicilline.

Question 6
Quelle(s) autre(s) hypothèse(s) diagnostique(s) faut-il envisager ?
Dix jours plus tard la malade présente une insuffisance rénale sévère et un purpura.

Question 7
Quelle complication évoquez-vous ?

Dossier progressif 22
Une femme, 85 ans, sous AINS pour une poussée d'arthrose, vient consulter en urgence à la demande de son médecin traitant pour des douleurs abdominales importantes de la fosse iliaque gauche apparues brutalement la veille, accompagnées d'un arrêt du transit des matières sans arrêt des gaz et d'une fièvre à 38,5 °C avec des frissons. La patiente pèse 65 kg pour 1,75 m. Elle est asthénique. À l'interrogatoire, il existe des douleurs articulaires mécaniques au niveau des genoux, justifiant la prise fréquente d'AINS. Il n'y a pas d'autres antécédents. La patiente est parfaitement autonome et vit avec son mari qui est valide. Il n'y a pas de notion d'allergie. L'examen de l'abdomen montre un empattement de la fosse iliaque gauche qui est sensible à la palpation. Le toucher rectal ne perçoit pas de masse mais la palpation du cul-de-sac de Douglas provoque des douleurs. La température est de 38,7 °C. Il n'y a pas de signe de déshydratation.

Question 1
Quel diagnostic évoquez-vous en premier lieu ?

Question 2
Quels sont les éléments de l'interrogatoire et de l'examen clinique qui vous orientent vers ce diagnostic ?

Question 3
Quel examen morphologique va vous permettre de confirmer le diagnostic ?
Cet examen confirme la lésion du tube digestif que vous avez évoquée dans la première question. Cette atteinte n'est pas compliquée.

Question 4
Quelles décisions thérapeutiques prenez-vous alors ?
L'évolution est favorable avec sédation des douleurs et apyrexie en trois jours.

Question 5
Quelle est votre attitude thérapeutique pour le suivi ultérieur et la prévention d'une récidive ?

Question 6
Pensez-vous qu'il faudrait répéter l'examen morphologique initial au bout de quelques semaines ? Argumentez votre réponse.

Dossier progressif 23
Madame G., 70 ans, se présente aux urgences pour un ictère. Dans ses antécédents, on note un diabète de type 2 traité par le seul régime. L'ictère a débuté il y a 48 heures, a été précédé de douleurs épigastriques et de frissons, la patiente n'a pas pris sa température. Il n'y a pas de prurit.
Son indice de masse corporelle est de 29 kg/m^2. La pression artérielle est à 140–80 mmHg. La fréquence cardiaque est à 85/min. À l'examen, il existe une sensibilité de l'hypochondre droit, un ictère, une température à 38,8 °C.
Biologiquement, NFS : 4 500 000 GR/mm^3, VGM : 89 μ^3, 13 000 GB, 10 000 polynucléaires neutrophiles/mm^3, 350 000 plaquettes, CRP : 100 mg/L, créatinine : 85 µmol/L, glycémie : 12 mmol/L, bilirubine totale : 80 µmol/L, conjuguée : 70 µmol/L, phosphatases alcalines : 150 UI/L (N $<$110), γ-GT : 220 (N $<$60), ASAT : 50 UI/L (N $<$35), ALAT : 65 (N $<$45), lipasémie : 60 UI/L (N $<$60). Le taux de prothrombine est à 90 %, le TCA normal, le fibrinogène est à 5 g/L. Trois hémocultures sont prélevées.
L'échographie abdominale montre un foie homogène hyperéchogène, une lithiase vésiculaire ; la voie biliaire principale mesure 8 mm de diamètre, sans obstacle identifiable ; la portion rétropancréatique du cholédoque et la tête du pancréas sont masquées par les gaz.

Question 1
Quel(s) est(sont) votre(vos) diagnostic(s) ? Énumérez-en les arguments.

Question 2
Comment prenez-vous en charge la malade en urgence ?

Question 3
Comment prenez-vous en charge cette patiente dans les jours et semaines suivants ? Justifiez votre attitude.

Dossier progressif 24
Madame R, âgée de 60 ans, est hospitalisée en urgence pour des douleurs épigastriques violentes. Elle n'a pas d'antécédent particulier et a eu 5 enfants. Ses douleurs ont débuté brutalement dans l'épigastre depuis 4 heures, permanentes, violentes, irradiant dans le dos. Elles sont accompagnées de vomissements. À l'examen, elle mesure 1,60 m pour 80 kg. L'abdomen, bien que souple est douloureux avec une défense épigastrique. Elle vous signale ne pas avoir uriné depuis 12 heures et n'a pas eu de gaz ni de selles non plus. Elle est agitée, en sueurs. Sa fréquence cardiaque est de 105/min et sa TA à 10/6 mmHg. Sa respiration est rapide, courte haletante.
Son bilan biologique montre : NFS : GR : 4,5 M/mm^3, Hb : 12,4 g/dL, GB : 17 000 mm^3, plaquettes : 350 000/mm, Na : 138, K : 4,1 ; créatinine : 180 µmol/L, ALAT : 156 UI/L, ASAT : 132 UI/L, PAL : 350 UI/L, γ-GT : 76 UI/L, bilirubine totale : 22 µmol/L, lipase : 1 453 UI/L (N $<$90).

L'échographie abdominale montre l'absence d'épanchement abdominal, un foie normal, une veine porte et des veines sus-hépatiques normales. Il existe un calcul vésiculaire de 8 mm et la voie biliaire principale est dilatée à 11 mm. Le pancréas n'est pas visible en raison d'une aérocolie.

Question 1
Vous évoquez une pancréatite aiguë. Citez les principaux éléments en faveur de ce diagnostic.

Question 2
Quels diagnostics différentiels devez-vous évoquer devant le tableau clinique ?

Question 3
Quelle est la cause la plus probable de cette pancréatite aiguë dans ce cas ? Justifiez.

Question 4
Quel(s) examen(s) complémentaire(s) réalisez-vous dans les 48 heures pour apprécier la gravité de cette pancréatite ?

Question 5
Quelle est votre prescription nutritionnelle ?

Dossier progressif 25

Monsieur S., âgé de 38 ans, est adressé aux urgences pour de violentes douleurs abdominales diffuses. Les douleurs ont débuté environ 12 heures avant, irradient dans le dos et s'accompagnent de nausées et de vomissements. Le malade vous dit avoir déjà présenté une crise du même type 3 mois auparavant, moins intense. À l'examen, vous ne notez pas d'ictère ni de fièvre mais une distension abdominale associée à une défense épigastrique, des orifices herniaires libres, une polypnée, une matité de la base gauche avec abolition du murmure vésiculaire. Le toucher rectal est normal.

- Fréquence cardiaque : 110/min, température : 37 °C, pression artérielle : 90/60 mmHg, poids : 74 kg, taille : 1,75 m.
- ATCD : consommation d'alcool : 110 g/j et tabac : 20 cigarettes/j depuis 20 ans.
- Imagerie :
  - échographie abdominale : absence de lithiase vésiculaire ; pancréas non vu,
  - Rx pulmonaire normale.
- Biologie :
  - lipasémie : 854 (N < 110 UI/L) ;
  - glycémie : 10,2 mmol/L ; créatinine : 170 μmol/L, urée : 20 mmol/L ;
  - GR : 4,5 M/mm^3 ; Hb : 13 g/dL ; GB : 18 000/mm^3 ; plaquettes : 350 000/mm^3.

Question 1
Quel est le diagnostic le plus probable ? Argumentez.

Question 2
Quel bilan étiologique vous semble dans l'immédiat utile et raisonnable ?

Question 3
Sur quels éléments cliniques et biologiques pouvez-vous apprécier la gravité du tableau ? Quels paramètres biologiques importants manquent pour apprécier la gravité ?

Une semaine après, un scanner avec injection est réalisé qui montre une glande pancréatique élargie mais bien rehaussée par le produit de contraste sans calcifications et deux coulées de nécrose prérénale gauche et dans l'arrière cavité des épiploons.

Question 4
Quel est l'apport de cet examen pour le diagnostic étiologique, le pronostic ?

Un mois plus tard, le patient vient vous revoir car il a des douleurs épigastriques permanentes et a maigri de 4 kg. À l'examen, vous constatez une voussure douloureuse de l'épigastre. L'échographie abdominale montre une formation kystique de 8 cm en arrière de l'estomac, mais la glande pancréatique est normale sans dilatation du canal de Wirsung.

Question 5
Quelle complication présente ce patient et énumérez les arguments ? Quelle prise en charge proposez-vous ?

Dossier progressif 26

Une jeune femme de 25 ans vous consulte pour une fatigue persistante depuis une année, associée à un amaigrissement de 6 kg (elle pèse actuellement 50 kg pour 1,70 m). Dans ses antécédents on retient une appendicectomie il y a 10 ans et des épisodes anciens de diarrhée intermittente associée à des ballonnements ; ces épisodes ont même justifié la réalisation d'une coloscopie il y a 3 ans qui s'est avérée normale.

Vous prescrivez un bilan biologique standard dont voici les résultats :

- NFS : GB : 2 500, GR : 3 000 000, hémoglobine : 10 g/dL, hématocrite : 0,30, VGM : 110, plaquettes : 250 000 ;
- CRP : 5 mg/L, glycémie : 5 mmol/L ;
- sodium : 140 mmol/L, potassium : 4 mmol/L, urée : 4 mmol/L, créatinémie : 60 μmol/L, protidémie : 58 g/L, calcémie : 1,8 mmol/L ;
- taux de prothrombine : 58 %.

Question 1
Quel syndrome clinico-biologique diagnostiquez-vous ? Argumentez votre réponse.

Question 2
Quel est le mécanisme précis probable pour expliquer la baisse du taux de prothrombine ?

Question 3
Quels examens biologiques additionnels prescrivez-vous et pourquoi ?

Question 4
Quel diagnostic vous paraît le plus probable ? Sur quels arguments ?

Question 5
Comment allez-vous affirmer ce diagnostic ?

Question 6
Quel traitement proposez-vous et dans quel but? Quelle sera la durée du traitement et quels seront ses critères d'efficacité ?

Dossier progressif 27

Monsieur Mohamed R., 32 ans, a « mal à l'estomac ». Depuis une dizaine de jours il présente en cours d'après-midi des douleurs épigastriques d'intensité, modérée; elles surviennent vers 17 heures et durent environ une demi-heure. Quelques jours auparavant vous lui aviez prescrit un traitement par ibuprofène pendant 5 jours pour une sciatalgie. Il y a environ cinq ans il aurait été traité pour une gastrite alors qu'il travaillait sur un chantier dans l'Est. Il fume au moins un paquet de cigarettes par jour depuis son service militaire. Antécédents : appendicectomie à 18 ans. Cet homme est en bon état général. Pour une taille de 1,78 m il pèse 80 kg. L'examen clinique est normal.

Question 1
Quelles sont vos hypothèses diagnostiques ? Justifiez votre réponse.

Question 2
Une endoscopie œso-gastro-duodénale révèle un ulcère bulbaire de 8 mm de diamètre, peu profond, à bords réguliers. Où faut-il faire des biopsies ? Quelles informations sont susceptibles d'apporter les biopsies ? Qu'en déduirez-vous ?
Ce patient demande à être soulagé. Les questions suivantes portent toutes sur le traitement, son suivi, ses résultats possibles.

Question 3
Exposez vos objectifs thérapeutiques.

Question 4
Exposez les moyens thérapeutiques médicaux dont on dispose de façon générale pour traiter un ulcère bulbaire. Pour chacun précisez le mode d'action.

Question 5
Faites un choix concret de traitement immédiat pour ce patient et justifiez-le.

Question 6
Dans quelle mesure le résultat des biopsies peut-il influencer votre traitement ?

Question 7
Comment s'assurer de l'efficacité de votre traitement (prendre en compte l'influence du résultat des biopsies) ?

Question 8
Quel est le pronostic à long terme de cet ulcère ? Comment prévenir une récidive ?

Dossier progressif 28

Madame P., âgée de 45 ans, d'origine portugaise consulte pour des douleurs épigastriques apparues depuis 3 mois. Bien que ne travaillant pas et ne pratiquant aucune activité physique, elle se sent fatiguée et a maigri de 4 kg en 3 mois. Elle vous signale également avoir une sensation d'estomac plein de manière précoce en début de repas. Elle n'a aucun antécédent personnel, et sur le plan familial elle signale qu'une de ses tantes est décédée d'un cancer de l'estomac il y a 3 ans.

Question 1
Quelle est votre première hypothèse diagnostique ? Sur quels arguments ?

Question 2
Quels sont les facteurs de prédisposition de cette maladie ?

Question 3
Quel examen devez-vous réaliser pour confirmer votre hypothèse diagnostique et qu'en attendez-vous ?

Question 4
Quels sont les résultats attendus de l'examen anatomo-pathologique ?

Question 5
Quel bilan morphologique réalisez-vous ? Justifiez.

Question 6
Quels sont les principes du traitement ?
La sœur de Madame P., âgée de 47 ans, vient vous voir en consultation car elle est inquiète.

Question 7
Quelle est votre attitude pour la sœur de Madame P. ?

Dossier progressif 29

Monsieur X., âgé de 65 ans, consulte pour une dysphagie apparue depuis 4 mois, d'abord intermittente, elle est devenue quotidienne et prédomine pour les solides. Il est fatigué et a maigri de 6 kg depuis les 2 derniers mois. Il n'a aucun antécédent personnel ni familial. Il déclare consommer 1 litre de vin par jour et fumer 30 cigarettes par jour depuis l'âge de 30 ans. L'examen physique est sans particularité et Monsieur X. pèse 55 kg pour 1,70 m.

Question 1
Quelle est votre première hypothèse diagnostique ? Sur quels arguments ?

Question 2
Quel examen devez-vous réaliser pour confirmer votre hypothèse diagnostique et qu'en attendez-vous ?

Question 3
Quels sont les résultats attendus de l'examen anatomo-pathologique chez Monsieur X. ?

Question 4
Quel bilan morphologique réalisez-vous avant de prendre une décision thérapeutique ?

Question 5
En dehors du bilan morphologique, quel type d'évaluation devez-vous réaliser pour décider du type de prise en charge ? Décrivez les éléments de cette évaluation.

Question 6
Avant de débuter le traitement, il se plaint d'une majoration importante de la dysphagie. Quelle décision thérapeutique d'action rapide pouvez-vous prendre pour éviter une perte de poids supplémentaire ?

Question 7
Quels sont les principes du traitement en cas de volumineuse lésion avec atteinte ganglionnaire sans extension à distance ?

Dossier progressif 30

Une femme de 38 ans consulte pour des douleurs abdominales évoluant depuis 3 ans environ s'étant majorées récemment, fluctuantes, d'intensité modérée à sévère, durant quelques minutes ou parfois plus prolongées sur plusieurs heures ; il n'y a pas de douleurs nocturnes.

Elle n'a pas aucun antécédent personnel notable, elle est professeur de mathématiques, son père est décédé d'un cancer du côlon à l'âge de 43 ans. Lors des vacances scolaires, elle signale avoir moins de symptômes. Il s'y associe une sensation de ballonnement abdominal et une constipation (1 selle tous les 3 jours). L'émission d'une selle soulage la douleur mais nécessite des efforts de poussée intenses. Elle n'a pas noté la présence de sang dans les selles.

À l'examen clinique, elle mesure 1,59 m pour 52 kg (+2 kg ces 3 derniers mois). La palpation abdominale montre un abdomen souple discrètement météorisé sans masse palpable. Le toucher rectal note la présence de matières fécales dures. Le reste de l'examen clinique est sans particularité.

Question 1
Quelle est votre hypothèse diagnostique ?

Question 2
Quel(s) examen(s) complémentaire(s) est(sont) indispensable(s) chez cette patiente, justifiez votre réponse ?

La coloscopie est normale, hormis l'existence d'une diverticulose sigmoïdienne constituée de quelques diverticules d'allure banale et un polype pédiculé de 1 cm retiré à l'anse et dont l'analyse histologique confirme qu'il s'agit d'un adénome sans lésion dysplasique totalement réséqué.

Question 3
Quel(s) traitement(s) proposez-vous pour améliorer la composante douloureuse ?

Question 4
Quel(s) traitement(s) proposez-vous pour améliorer la constipation ?

Question 5
Dans combien de temps devra-t-elle effectuer une coloscopie de contrôle ?

Grâce à votre traitement, l'évolution a été globalement satisfaisante avec une diminution de la douleur et une amélioration de la constipation. Un an plus tard, elle consulte en urgence pour une douleur aiguë de la fosse iliaque gauche apparue quelques heures auparavant associée à une fièvre à 39 °C sans frissons, sans arrêt des matières ni des gaz. L'examen clinique retrouve un empâtement douloureux de la fosse iliaque gauche sans défense. La NFS montre une hyperleucocytose (24 000 leucocytes/mm^3) à prédominance de polynucléaires neutrophiles (88 %) associée à un syndrome inflammatoire (CRP : 74 mg/mL).

Question 6
Quelle est votre hypothèse diagnostique ?

Question 7
Quel(s) examen(s) complémentaire(s) demandez-vous pour la confirmer ?

Question 8
Quel traitement proposez-vous ?

Dossier progressif 31

Mme Gilberte T., 52 ans, consulte pour constipation. Elle a toujours été constipée mais parvenait à gérer le problème facilement avec des laxatifs qu'elle prenait ponctuellement. Depuis quelques mois, les difficultés sont plus importantes, les traitements ne sont plus efficaces. Elle ressent le besoin d'exonérer une à deux fois par semaine, se plaint de douleurs abdominales et de ballonnements qui sont soulagés par l'émission de selles et de gaz. Elle a des douleurs anales, particulièrement lorsque les selles sont dures. Elle n'a pas remarqué de sang ou de glaires dans ses selles. En revanche, elle remarque souvent du sang sur le papier, jamais dans la cuvette des toilettes. À l'examen, l'abdomen est souple, sensible dans son ensemble mais dépressible, sans masse anormale palpable ni hépato-splénomégalie. Les aires ganglionnaires sont libres.

Question 1
Parmi les données d'interrogatoire suivantes, quelles sont celles pertinentes à rechercher chez cette patiente ?

- **A** antécédents familiaux de cancer colo-rectal
- **B** perte de poids anormale
- **C** prise de traitements concomitants
- **D** présence de diverticules sigmoïdiens (sur un examen antérieur)
- **E** émission de selles glaireuses

Question 2
Une donnée clinique essentielle manque dans l'observation. Laquelle ?

Question 3
La patiente est très inquiète d'avoir un cancer du côlon. Quels sont les facteurs de risque qui vous paraissent significatifs vis-à-vis du cancer colo-rectal ?
A antécédent personnel de polype
B antécédent de cancer colique chez sa sœur à 45 ans
C antécédent de cancer rectal chez sa grand-mère à 60 ans
D douleurs abdominales chroniques
E présence de diverticules sigmoïdiens (sur un examen antérieur)

Question 4
Elle n'a aucun antécédent personnel ni familial de polype ou de cancer colo-rectal et n'a jamais été explorée. Parmi les examens suivants, quels sont ceux à proposer ? (Une ou plusieurs réponses justes)
A recherche de sang dans les selles
B coloscopie totale
C scanner abdomino-pelvien
D dosage de l'ACE
E lavement baryté

Question 5
Une coloscopie est indiquée. Pour quelle(s) raison(s) ?
A présence de rectorragies
B modification récente des troubles
C jamais d'exploration endoscopique
D inefficacité des traitements prescrits
E âge supérieur à 50 ans

Question 6
La coloscopie a mis en évidence des diverticules sigmoïdiens. Quel(s) diagnostic(s) peut-on retenir ?
A diverticulite sigmoïdienne
B syndrome de l'intestin irritable
C dyspepsie fonctionnelle
D colite inflammatoire
E douleurs abdominales psychogènes

Question 7
Parmi les pathologies suivantes, quelle(s) est(sont) celle(s) qui peut(vent) expliquer la présence de sang sur le papier chez cette patiente ?
A cancer du côlon
B diverticules sigmoïdiens
C fissure anale
D hémorroïdes externes
E prolapsus hémorroïdaire interne

Question 8
Voici ce que montre l'examen de la marge anale (fig. 4). Quel est votre diagnostic ?

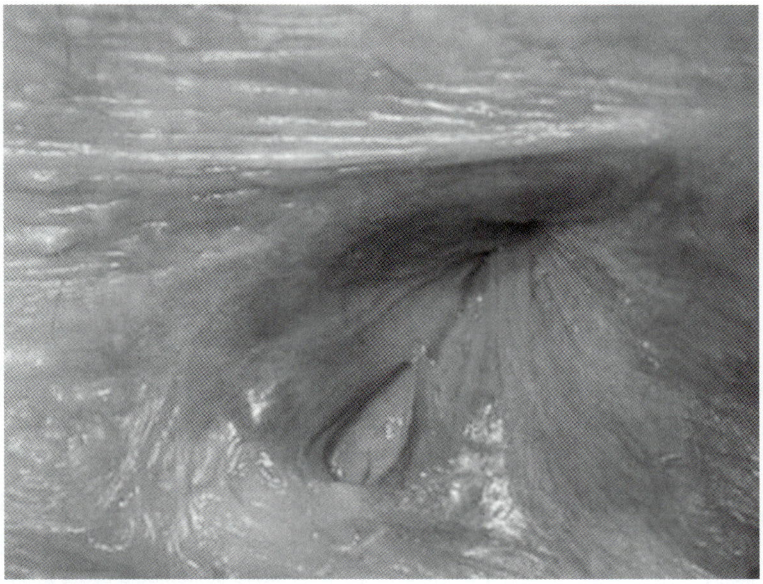

Fig. 4.

Réponses

Dossier progressif 1

Principaux items abordés
Item 279 – Maladies inflammatoires chroniques de l'intestin chez l'adulte et l'enfant
Item 281 – Colopathie fonctionnelle – Syndrome de l'intestin irritable

Grille d'évaluation

N°	Réponses	Points
1	Appendicite aiguë	7
	Colite aiguë aux antibiotiques	1
	Poussée de MICI	2
	Pyélonéphrite, infection urinaire	2
	Salpingite	2
	GEU	1
2	Écho abdominale	4
	Ou TDM	4
	NFS	5
	CRP	2
	ECBU, bandelette	3
	β-HCG	2
3	Intestin irritable	8
	Maladie de Crohn (ou MICI)	2
4	α : Iléon (3), β : mésos ou vaisseaux (2), γ : ganglion mésentérique (1)	6
	Iléon enflammé, épaissi, sténosé, (tous synonymes) (2), hyperémie des mésos ou hypervascularisation ou signe du peigne (1), adénomégalie (1)	4
5	Il s'agit d'une iléite	8
	Clinique, douleurs, FID	2
	Diarrhée, transit	2
	Biologie inflammation (CRP)	2
	Pas d'infection intestinale à la coproculture	2
	Inflammation iléale sur l'IRM	2
	Ulcérations iléales en endoscopie	2
6	La présence de *Candida albicans* n'a aucune valeur	
7	Autres cas dans la famille (ou de MICI)	1
	Atteinte actuelle anale ou passée	2
	Abcès ou fistule	2
	Tabagisme	1
	Signes extradigestifs :	1
	– peau : érythème noueux, *pyoderma gangrenosum*	1
	– articulations : arthrites périphériques ou axiales	1
	– œil : uvéite	1
8	Granulomes épithélioïdes	10
	Son absence n'écarte pas le diagnostic (présents < 50 % des cas)	5
	Total	100

Dossier progressif 2

Principaux items abordés
Item 275 – Ictère
Item 276 – Cirrhose et complications
Item 277 – Ascite
Item 286 – Hernie pariétale chez l'enfant et l'adulte

Grille d'évaluation

N°	Réponses	Points
1	Cirrhose compliquée de décompensation œdémato-ascitique	5
	Secondaire à une consommation excessive d'alcool	3
	Et peut-être au virus de l'hépatite C	2
	Ascite, œdèmes	2
	Insuffisance hépatique : angiomes stellaires, érythrose palmaire	2
2	Baisse des facteurs de coagulation en particulier le V = insuffisance hépatique	2
	Ictère/élévation de la bilirubine = insuffisance hépatique et syndrome inflammatoire	2
	Élévation des transaminases = liée à l'alcool et/ou au VHC	2
	Élévation de la γ-GT évoque l'alcool	2
3	Anticorps anti-VHC	5
4	Recommander l'arrêt de l'alcool	5
	Régime désodé	5
	Diurétiques (spironolactone, furosémide)	5
5	Hernie ombilicale (4), étranglée (5), de l'épiploon (3)	12
6	Décompensation de la cirrhose	2
	Ascite post-opératoire	1
	Fuite d'ascite par la cicatrice	3
7	Infection du liquide d'ascite	2
	Examen cytobactériologique du liquide d'ascite	2
	Culture du liquide d'ascite	2
8	Taux de polynucléaires neutrophiles dans l'ascite > 250/mm^3	5
	Culture du liquide d'ascite positive	3
9	Antibiothérapie, par voie IV	3
	Bêta-lactamine ou quinolone	2
	Administration d'albumine	3
10	Syndrome hépato-rénal	4
	Remplissage vasculaire	2
	Albumine	4
	Terlipressine	2

11	Encéphalopathie métabolique (hépatique)	3
	Arrêt des sédatifs	2
	Sonde naso-gastrique	1
	Total	100

Dossier progressif 3

Principaux items abordés

Item 229 – Électrocardiogramme : indications et interprétations
Item 243 – Insuffisance surrénale chez l'adulte et l'enfant
Item 248 – Dénutrition chez l'adulte et l'enfant
Item 279 – Maladies inflammatoires chroniques de l'intestin chez l'adulte et l'enfant

Grille d'évaluation

N°	Réponses	Points
1	Symptomatologie évoquant une sténose digestive haute	4
	En rapport avec un ulcère duodénal ou pylorique	2
	Hypothèse d'un ulcère par ordre de fréquence	1
	Compte tenu de l'âge	1
	Et d'un épisode similaire 2 ans avant	2
2	Antécédents généraux et digestifs	2
	Troubles du transit	2
	Prise de médicaments	1
	Notamment d'aspirine	3
	AINS	3
	Tabagisme	2
	Masse épigastrique	2
	Adénopathies	2
	Foie métastatique	2
	Carcinose péritonéale	1
	Date des dernières règles (dans l'hypothèse d'une grossesse)	5
	Hémorragie digestive (hématémèse, méléna, rectorragies)	2
	Signes de déshydratation	5
	Baisse de la pression artérielle, hypotension orthostatique	2
	Tachycardie	2
	Pli cutané, sécheresse des muqueuses, soif	1
	Capacité à se réhydrater par voie orale	2
	Signes de dénutrition : fonte musculaire	2
	Pourcentage de perte de poids corporel	3
	Voussure épigastrique à distance du repas	2
	Ondulations péristaltiques et clapotage à jeun	2
3	Dénutrition sévère	3
	Indice de masse corporelle bas à 16, 5 kg/m²	3
	La dénutrition est prouvée lorsque l'IMC est < 18,5 kg/m²	3
	Perte de poids rapide > 5 % en 1 mois	3
4	CRP	2
	NFS (hyperleucocytose, thrombocytose)	2
	Recherche d'une anémie	1
	Troubles hydro-électrolytiques induits par les vomissements, ionogramme sanguin (alcalose, hyponatrémie, hypochlorémie, hypokaliémie)	2
	Créatininémie (insuffisance rénale)	2
	Recherche de signes de dénutrition : hypoalbuminémie	2
	Baisse du taux de préalbumine	1
	Bêta-HCG	2
5	Insuffisance surrénalienne aiguë	5
	En raison de l'arrêt d'une corticothérapie prolongée	3
	Favorisée par le stress de l'intervention chirurgicale	2
	Prévention par l'administration d'hydrocortisone jusqu'à disparition du risque d'insuffisance surrénale	2
	Diagnostic par un dosage bas de la cortisolémie à 8 h 00	1
	Test au Synacthène®	3
	Total	100

Dossier progressif 4

Principaux items abordés

Item 269 – Ulcère gastrique et duodénal. Gastrite
Item 352 – Péritonite aiguë chez l'enfant et chez l'adulte

Grille d'évaluation

N°	Réponses	Points
1	Péritonite	10
	Contracture généralisée	3
	Perforation d'un ulcère	3
	Gastrique ou duodénal	1
	Début brutal au niveau épigastrique	2
	Prise d'AINS	1
	Pas de fièvre	1
	Pas d'hyperleucocytose	1

2	TDM abdominale	5
	Recherche d'un pneumopéritoine	5
	Recherche de signes en faveur d'une autre cause (diverticulite sigmoïdienne, pancréatite aiguë)	1
	Si cet examen n'est pas disponible : ASP de face/radiographie des coupoles/radiographie de thorax en position debout à la recherche d'un pneumopéritoine	1
	La réalisation d'une endoscopie est formellement contre-indiquée	3
3	Hospitalisation	2
	En service de chirurgie	2
	Mise en place d'une voie d'abord. Rééquilibration hydro-électrolytique	3
	Hémocultures si fièvre	1
	Antibiothérapie probabiliste par voie veineuse	1
	Pose d'une sonde gastrique en aspiration	3
	Traitement chirurgical en urgence	5
	Au mieux par laparoscopie	1
	Examen de la cavité abdominale	1
	Prélèvements à visée bactériologique du liquide péritonéal	2
	Suture de l'ulcère	1
	Lavage abondant de la cavité péritonéale	1
	Inhibiteurs de la pompe à protons par voie veineuse	2
	Arrêt des AINS	1
	Surveillance des signes généraux : hémodynamique (pression artérielle, fréquence cardiaque)	1
	Diurèse, fonction respiratoire, température	1
	Débit de la sonde gastrique	1
	Des signes locaux : disparition des signes péritonéaux	1
	Reprise du transit	1
	Biologie : normalisation	1
	Recherche de complications à court terme : lâchage de suture	1
	Infection pulmonaire	1
	Infection urinaire	1
	Abcès intra-abdominal	1
	Abcès de paroi	1
	Phlébite des membres inférieurs et embolie pulmonaire	1
4	Prise d'AINS ou d'aspirine	3
	Diagnostic à l'interrogatoire	2
	Infection gastrique à *Helicobacter pylori*	3
	Examen anatomo-pathologique des biopsies gastriques	1
	La sérologie est une alternative	2
	Test respiratoire	1
5	Non	2
	Il n'y avait pas d'indication à un traitement de prévention des complications ulcéreuses liées aux AINS car son âge est < 65 ans	1
	Pas d'antécédent de maladie ulcéreuse gastro-duodénale	1
	Pas d'association AINS-antiagrégant plaquettaire, AINS-corticoïde ou AINS-anticoagulant	1
6	Reprise du traitement par AINS ou aspirine	3
	Gastrinome (syndrome de Zollinger-Ellison)	3
	Maladie de Crohn	2
	Total	100

Dossier progressif 5

Principaux items abordés

Item 209 – Anémie chez l'adulte et l'enfant
Item 281 – Colopathie fonctionnelle – Syndrome de l'intestin irritable
Item 298 – Tumeurs du côlon et du rectum

Grille d'évaluation

N°	Réponses	Points
1	Syndrome de l'intestin irritable	10
2	Chronicité des symptômes sans altération de l'état général	3
	Effet déclenchant du stress	2
	Exploration endoscopique colique normale	10
3	Évolution de la symptomatologie	5
	Transit modifié	3
	Douleurs permanentes	5
	Asthénie inhabituelle	2
	Anémie microcytaire	5
	Thrombocytose	3
	Syndrome inflammatoire	3

4	Bilan martial pour confirmer la sidéropénie	10
	Coloscopie	10
5	Bilan biologique standard	4
	Dosage de l'ACE	5
	Scanner thoraco-abdomino-pelvien	10
6	Coloscopie de dépistage 10 ans avant la découverte de ce cancer pour ses apparentés, c'est-à-dire ici à 50 ans	10
	Total	100

Dossier progressif 6

Principaux items abordés

Item 269 – Ulcère gastrique et duodénal. Gastrite
Item 350 – Hémorragie digestive

Grille d'évaluation

N°	Réponses	Points
1	Le malade doit être hospitalisé en urgence	5
	Unité de soins continus	5
	2 voies veineuses	5
	Groupe Rhésus et recherche d'agglutinines irrégulières	5
	Macromolécules en attendant	3
	Culots globulaires	5
	Oxygénothérapie	5
	Endoscopie digestive haute	5
	IPP IV	2
	Dès que le malade sera stabilisé sur le plan hémodynamique	3
	L'administration préalable d'un bolus intraveineux d'érythromycine peut être utile pour débarrasser l'estomac des caillots qu'il contient	2
2	Surveillance :	
	– du pouls	4
	– de la pression artérielle	4
	– de l'hématocrite	4
	– de la couleur des selles	3
3	Traitement endoscopique	5
	Injections d'adrénaline	2
	Thermocoagulation ou clip	2
	L'ulcère devra être biopsié (au moins 8 biopsies sur les berges de l'ulcération)	5
	Pour s'assurer qu'il s'agit d'un ulcère bénin	2
	Les biopsies doivent être faites à distance de l'accident hémorragique	3
4	Échec du traitement endoscopique	5
	Récidive hémorragique massive avec collapsus	2
	Persistance d'une hémorragie sous traitement médical et après nouvelle tentative d'hémostase endoscopique	2
5	Oui	3
	Le malade aurait dû bénéficier d'une gastro-protection par inhibiteur de la pompe à protons à dose standard	3
	Car il avait 2 facteurs de risque de complication gastro-duodénale sous AINS et antiagrégant	2
	Âge > 65 ans	2
	Antécédent ulcéreux certain	2
	Total	100

Dossier progressif 7

Principaux items abordés

Item 248 – Dénutrition chez l'adulte et l'enfant
Item 249 – Amaigrissement à tous les âges
Item 270 – Dysphagie

Grille d'évaluation

N°	Réponses	Points
1	Dysphagie fonctionnelle, trouble moteur de l'œsophage, probable achalasie	10
2	Endoscopie digestive haute	10
	Manométrie œsophagienne	10
3	Traitement endoscopique	10
	Dilatation du sphincter œsophagien inférieur	5
	Pneumatique	5
	Chirurgie	10
	Cardiomyotomie (de Heller)	5
4	Complications infectieuses pulmonaires (10), par inhalation (10)	20
	Dénutrition	10
	Condition précancéreuse favorisant la survenue d'un cancer épidermoïde de l'œsophage	5
	Total	100

Dossier progressif 8

Principaux items abordés

Item 268 – Reflux gastro-œsophagien chez le nourrisson, chez l'enfant et chez l'adulte. Hernie hiatale
Item 302 – Tumeurs de l'œsophage

Grille d'évaluation

N°	Réponses	Points
1	En l'absence de signes de gravité : traitement de 1re intention sans exploration	10
	Inhibiteur de la pompe à protons	10
	À demi-dose en l'absence de données endoscopiques	3
	Un comprimé le matin avant le petit-déjeuner pendant 4 semaines	2
	Conseils diététiques pour perdre du poids	5
2	RGO	5
	Micro-inhalations	3
3	Vérification de la compliance	5
	Endoscopie haute	13
	Recherche de lésions d'œsophagite	3
	Complétée en cas d'endoscopie normale par une pHmétrie œsophagienne sur 24 heures	5
4	Endobrachyœsophage	5
	Inhibiteurs de la pompe à protons à dose standard au long cours	4
	Risque d'apparition de lésions dysplasiques puis d'un adéno-carcinome	5
	Surveillance endoscopique de la métaplasie intestinale	5
	Par biopsies	4
5	Sténose organique de l'œsophage	2
	Adéno-carcinome sur la muqueuse de Barrett	5
	Sténose peptique de l'œsophage	5
	Carcinome épidermoïde	1
	Total	100

Dossier progressif 9

Principaux items abordés

Item 280 – Constipation chez l'enfant et l'adulte (avec le traitement)

Item 281 – Colopathie fonctionnelle – Syndrome de l'intestin irritable

Grille d'évaluation

N°	Réponses	Points
1	Syndrome de l'intestin irritable	10
2	Coloscopie	10
3	Constipation distale	10
	Difficultés d'exonération avec efforts de poussée	5
	Présence de matières dans le rectum	5
4	Examen proctologique dynamique	5
	Manométrie ano-rectale	20
	Colpo-cysto-défécographie ou IRM pelvienne dynamique en cas de troubles de la statique pelvienne suspectés	10
5	Règles hygiéno-diététiques	15
	Antispasmodiques	10
	Total	100

Dossier progressif 10

Principaux items abordés

Item 163 – Hépatites virales

Item 219 – Facteurs de risque cardio-vasculaire et prévention

Grille d'évaluation

N°	Réponses	Points
1	Syndrome métabolique	10
2	Stéatose et/ou stéato-hépatite non alcoolique	10
	Prise médicamenteuse	2
	Interrogatoire	1
	Hépatite chronique C	5
	Anticorps anti-VHC	5
	Hépatite chronique B	2
	Ag HBs	2
	Hémochromatose	1
	Ferritinémie, coefficient de saturation de la transferrine	2
3	Stéato-hépatite non alcoolique (NASH)	10
4	Obésité	3
	Diabète	3
	Dyslipidémie	3
5	Glycémie	3
	Hémoglobine glycosylée	5
	Créatinine et ionogramme sanguin	2
	Protéinurie	2
	Électrocardiogramme	2
	Fond d'œil	2

6	Réduction pondérale	5
	Activité physique régulière	2
	Régime hypocalorique	2
	Traitement de l'hyperlipidémie	2
	Surveillance :	2
	– périmètre abdominal	1
	– poids	3
	– tension artérielle	2
	– glycémie	2
	– bilan lipidique	2
	– transaminases	2
	Total	100

Dossier progressif 11

Principaux items abordés
Item 249 – Amaigrissement à tous les âges
Item 302 – Tumeurs de l'œsophage

Grille d'évaluation

N°	Réponses	Points
1	Carcinome épidermoïde de l'œsophage	15
2	Endoscopie digestive haute	15
3	Scanner thoraco-abdominal	10
	Écho-endoscopie	3
	Scintigraphie au FDG (pet-scan) à la recherche de métastases	3
	Examens : ORL (5), stomatologique (3)	8
	Endoscopie bronchique	5
4	Bilan hépatique	2
	Taux de prothrombine et facteur V	5
	Créatininémie	3
	ECG	3
	Explorations fonctionnelles respiratoires	5
5	Radio-chimiothérapie	5
	Avec correction de la dénutrition	5
6	La dénutrition doit être corrigée	5
	Apports protéiques	5
	Suppléments diététiques	3
	Total	100

Dossier progressif 12

Principaux items abordés
Item 281 – Colopathie fonctionnelle – Syndrome de l'intestin irritable
Item 284 – Diverticulose colique et diverticulite aiguë du sigmoïde

Grille d'évaluation

N°	Réponses	Points
1	Diverticulose colique (non compliquée)	10
2	Troubles fonctionnels intestinaux ou syndrome de l'intestin irritable	10
	Douleur abdominale non systématisée, constipation, ballonnement abdominal	5
	Amélioration lors des périodes de repos	5
	Absence d'altération de l'état général	5
	Examen clinique : sensibilité en FIG	5
	Sans autres anomalies	5
3	Âge > 50 ans	5
	Antécédent familial de cancer colique	10
	Rectorragies	10
4	TSHus	5
	Fréquence de la dysthyroïdie	3
	Tendance à la constipation	2
5	Non	5
6	Un antispasmodique	10
	Un laxatif	5
	Total	100

Dossier progressif 13

Principaux items abordés
Item 227 – Surveillance et complications des abords veineux
Item 275 – Ictère
Item 276 – Cirrhose et complications

Grille d'évaluation

N°	Réponses	Points
1	Hospitalisation en médecine	2
	Arrêt de l'alcool et du tabac	3
	Prévention d'une encéphalopathie carentielle par vitamine B1	2
	Repos au lit	3
	Régime désodé (modéré ≈ 3 g/j) normocalorique	3
	Traitement diurétique par voie orale :	
	– antialdostérone, spironolactone	3
	– éventuellement associée à un diurétique de l'anse, furosémide	3
	Ponction d'ascite à visée diagnostique et évacuatrice	3
	Prévention primaire de l'infection du liquide d'ascite	3

2	Surveillance de l'efficacité :	2
	– clinique : poids, diurèse, périmètre abdominal	3
	– biologie : natriurèse/24 h	2
	Surveillance de la tolérance	2
	Pression artérielle, fréquence cardiaque, examen cutané au niveau de la ponction	2
	Biologique : Na, K, urée, créatinine	5
	Recherche d'une encéphalopathie	2
3	Na $<$ 125 à 130 mmol/L	3
	Créatinine $>$ 100 à 120 µmol/L	3
	K $>$ 5,5 pour la spironolactone ou $<$ 3,5 pour le furosémide	3
4	Par l'analyse cytologique et bactériologique du liquide d'ascite qui montre au moins 250 polynucléaires neutrophiles/mm^3	5
	Culture n'est qu'inconstamment positive	5
5	C'est une urgence thérapeutique	5
	Une antibiothérapie probabiliste doit être débutée immédiatement, sans attendre les résultats de la culture du liquide d'ascite et sera adaptée, si besoin, aux résultats de l'antibiogramme	5
	On choisira en l'absence d'allergie :	2
	– céfotaxime IV 1 g × 4/j	3
	– ou ofloxacine 200 mg × 2 *per os* ou IV (à éviter si le patient avait de la noroxine en prévention primaire)	3
	– ou amoxicilline + acide clavulanique : 1 g-0,125 g × 3/j avec un relais oral possible au bout de 24 heures	3
	Durée : 5 à 7 jours	2
	Perfusions d'albumine humaine 20 %	3
	1,5 g/kg le premier jour puis 1 g/kg le troisième jour	2
6	Oui, 48 h après le début du traitement	5
	Le nombre de polynucléaires neutrophiles devra avoir diminué d'au moins 25 %	5
	Total	100

Dossier progressif 14

Principal item abordé

Item 298 – Tumeurs du côlon et du rectum

Grille d'évaluation

N°	Réponses	Points
1	Il faut faire une coloscopie totale	7
	Préparée par régime sans résidus	1
	Ingestion de 3 à 4 L de solution de PEG	3
	En fin de préparation, les évacuations doivent être claires	3
	Contre-indication : syndrome subocclusif. On prescrit alors des lavements	2
	L'examen devant être optimal et complet, on le réalise le plus souvent sous analgésie ou anesthésie	2
	Consultation d'anesthésie à l'avance et au plus un mois avant l'examen	1
2	Tumeurs synchrones	5
	Lavement aux hydrosolubles	2
	Ou un colo-scanner	3
3	Échographie abdominale	2
	Cliché thoracique F + P	5
	Scanner thoraco-abdomino-pelvien	5
	Échographie hépatique per-opératoire	3
	ACE n'est pas indispensable	2
	Mais il a une valeur pronostique et de suivi	1
4	Il s'agit d'un cancer T4 N1	3
	C'est-à-dire de stade III :	3
	– T4a (dépassant la séreuse sans envahir les organes de voisinage)	1
	– N1b (2 à3 ganglions envahis)	1
	C'est-à-dire de stade IIIB	1
5	Une chimiothérapie adjuvante est nécessaire	10
	En l'absence de contre-indication	3
	5-FU + acide folinique + oxaliplatine (FOLFOX 4) pendant 6 mois	3
6	Recherche de métastases viscérales	3
	Récidive loco-régionale (carcinose péritonéale surtout)	2
	Récidive anastomotique	1
	Cancer métachrone	1
	Adénome métachrone	1
	Surveillance clinico-radiologique : interrogatoire, examen physique	3
	Cliché thoracique	3

	Échographie hépatique ou scanner thoraco-abdomino-pelvien (TAP)	3
	Tous les 3–4 mois pendant 2 ans	3
	Tous les 6 mois de la 3e à la 5e année et annuellement ensuite	3
	Surveillance de l'ACE optionnelle	1
	Coloscopie totale dans les 6 mois suivant l'intervention si le premier examen est incomplet ou de mauvaise qualité	2
	Nouveau contrôle à 1 an puis tous les 3 à 5 ans en fonction de l'existence de polyadénomes ou non sur les examens	2
	Total	100

Dossier progressif 15

Principaux items abordés
Item 276 – Cirrhose et complications
Item 301 – Tumeurs du foie, primitives et secondaires

Grille d'évaluation

N°	Réponses	Points
1	Carcinome hépato-cellulaire	20
	Âge	5
	Cirrhose mixte	5
	Nodule hypoéchogène (10), récemment apparu (10)	20
2	Un seul examen nécessaire (IRM ou TDM)	5
	Montrant un aspect hypervasculaire typique	10
3	Non	5
	Échographie (et AFP) tous les 6 mois	10
4	Radiofréquence	10
5	La chimio-embolisation est contre-indiquée en raison de la thrombose portale	5
	Sorafénib	5
	Total	100

Dossier progressif 16

Principaux items abordés
Item 248 – Dénutrition chez l'adulte et l'enfant
Item 265 – Troubles de l'équilibre acido-basique et désordres hydro-électrolytiques
Item 271 – Vomissements du nourrisson, de l'enfant et de l'adulte

Grille d'évaluation

N°	Réponses	Points
1	Horaire des vomissements	5
	Signes associés (douleurs, troubles du transit…)	5
	Prise de médicaments	5
	Signes de déshydratation (poids)	5
	Dénutrition (perte de poids)	5
2	Ionogramme sanguin avec calcémie et calcémie corrigée	5
	Créatininémie	5
	Urée sanguine	5
	Numération globulaire	5
3	Hospitalisation	3
	Réhydratation	5
	Renutrition si besoin	2
	Antiémétiques (5), type aprépitant (Emend®) (5)	10
4	Une hypertension intracrânienne	10
	En rapport avec des métastases cérébrales	5
5	Une tomodensitométrie cérébrale	10
6	Une corticothérapie intraveineuse	5
	Un traitement anti-œdémateux	3
	Discuter une radiothérapie	2
	Total	100

Dossier progressif 17

Principaux items abordés
Item 172 – Diarrhées infectieuses de l'adulte et de l'enfant
Item 279 – Maladies inflammatoires chroniques de l'intestin chez l'adulte et l'enfant

Grille d'évaluation

N°	Réponses	Points
1	Oui	5
	Coproculture	5
	Examen parasitologique des selles	5
	Au mieux 3	3
	NFS	2
	CRP	5
	Ionogramme sanguin	3
	Urée, créatinine	3

2	Les micro-organismes présents à l'examen direct ne sont pas pathogènes et n'indiquent pas de traitement spécifique	5
	La présence d'hématies et/ou de leucocytes nombreux à l'examen direct des selles témoigne de l'existence d'une colite (3) et indique les examens endoscopiques (3)	6
3	Une iléo-coloscopie	5
	Avec biopsies en zones lésées	5
	Et biopsies étagées en zone apparemment saine	3
	Les lésions endoscopiques évocatrices de maladie de Crohn sont des ulcérations (3) aphtoïdes (1)	4
	Intervalles de muqueuse saine	3
	Pertes de substance muqueuse, distorsions glandulaires	1
	Infiltration lympho-plasmocytaire du chorion muqueux (2), voire transmurale (1)	3
	Granulomes épithélioïdes et giganto-cellulaires	5
	Sans nécrose caséeuse	2
	Quasi pathognomoniques	2
	Mais présents seulement dans 20 à 30 %	2
4	Corticoïdes	5
	Sevrage tabagique	3
	ALD 100	3
	Pendant la poussée (diarrhée) : règles hygiéno-diététiques :	2
	– éviction du lait (lactose)	2
	– régime sans résidu	5
	– hydratation	1
	Après la poussée : pas de régime spécifique	2
	Total	100

Dossier progressif 18

Principaux items abordés
Item 245 – Diabète sucré de types 1 et 2 de l'enfant et de l'adulte. Complications
Item 267 – Douleurs abdominales et lombaires aiguës chez l'enfant et chez l'adulte

Grille d'évaluation

N°	Réponses	Points
1	Syndrome polyuro-polydypsique	10
	Dyspnée de Kussmaul	5
	Hyperglycémie	20
	Sérum lactescent	5
2	Haleine cétonique	20
3	Glycémie capillaire	10
	Bandelette urinaire : cétonurie	10
4	Échographie abdominale	10
	Ou TDM	10
	Total	100

Dossier progressif 19

Principaux items abordés
Item 248 – Dénutrition chez l'adulte et l'enfant
Item 249 – Amaigrissement à tous les âges
Item 302 – Tumeurs de l'œsophage

Grille d'évaluation

N°	Réponses	Points
1	Dénutrition	15
	Perte de plus de 10 % du poids corporel en 6 mois	10
2	Pathologies bucco-dentaires	1
	Anorexie	3
	Augmentation du seuil du goût	2
	Hyposécrétion gastrique avec risque de colonisation bactérienne chronique du grêle	1
	Constipation	3
3	Cancer de l'œsophage	10
	Dysphagie progressive aux solides	5
	Avec amaigrissement	5
4	Endoscopie œso-gastro-duodénale (endoscopie haute)	10
	Avec biopsies	3
5	Arrêt du régime hyposodé	3
	Alimentation liquide ou semi-liquide	5
	Compléments nutritionnels oraux	5
	Immuno-nutrition péri-opératoire	2

6	Non	4
	La nutrition péri-opératoire diminue l'incidence des complications post-opératoires	3
	Indépendamment du gain pondéral	2
	La demi-vie de l'albumine est de 2 à 3 semaines	3
7	Diminution de la morbi-mortalité	5
	Total	100

Dossier progressif 20

Principal item abordé

Item 282 – Diarrhée chronique chez l'adulte et l'enfant

Grille d'évaluation

N°	Réponses	Points
1	Malabsorption intestinale (entérocytaire)	10
2	Régime sans gluten	20
	À vie	20
3	$30 \times 9 = 270$ kcal	10
4	Rechute	3
	Infertilité	2
	Ostéoporose	3
	Maladies auto-immunes	3
	Cancers épithéliaux	2
	Lymphomes	2
5	Endoscopie œso-gastro-duodénale	15
	Avec biopsies duodénales multiples	10
	Total	100

Dossier progressif 21

Principaux items abordés

Item 172 – Diarrhées infectieuses de l'adulte et de l'enfant

Item 175 – Risques sanitaires liés à l'eau et à l'alimentation. Toxi-infections alimentaires

Item 302 – Tumeurs de l'œsophage

Grille d'évaluation

N°	Réponses	Points
1	Colite aiguë infectieuse bactérienne	20
2	Mécanisme entéro-invasif (ulcérations)	15
3	Coproculture	15
4	*Salmonella sp.*	5
	Shigella sp.	5
	Campylobacter sp.	5
	Yersinia sp.	5
5	Mesure d'hygiène préventive	5
	Réhydratation par voie orale	5
	Antibiothérapie probabiliste (Oflocet®, Flagyl® pendant 5 jours)	5
6	Une colite post-antibiotiques	5
	Clostridium difficile	3
	Klebsiella oxytoca	2
7	Syndrome hémolytique et urémique	5
	Total	100

Dossier progressif 22

Principal item abordé

Item 284 – Diverticulose colique et diverticulite aiguë du sigmoïde

Grille d'évaluation

N°	Réponses	Points
1	Sigmoïdite diverticulaire	20
2	Association douleur FIG + fièvre	5
	Traitement par AINS	5
3	Tomodensitométrie abdomino-pelvienne	10
	Avec injection de produit de contraste et opacification digestive	5
4	Traitement ambulatoire	5
	Régime sans résidus	5
	Antibiothérapie :	5
	– par voie orale	5
	– pendant une durée prévisionnelle de 7 à 10 jours	5
	Traitement antalgique	5
5	Contre-indication aux AINS	5
	Prévenir du risque de récidive	5
6	Non	10
	Absence de complication initiale	5
	Total	100

Dossier progressif 23

Principaux items abordés
Item 267 – Douleurs abdominales et lombaires aiguës chez l'enfant et chez l'adulte
Item 274 – Lithiase biliaire et complications
Item 275 – Ictère

Grille d'évaluation

N°	Réponses	Points
1	Angiocholite	10
	Lithiase de la voie biliaire principale	10
	Triade : douleur, fièvre, ictère	5
	Dilatation de la voie biliaire principale	5
	Sepsis	5
	Terrain à risque : femme, 70 ans, surpoids	5
2	Hospitalisation	2
	Pose d'une voie veineuse périphérique pour hydratation	2
	Patiente à jeun	2
	Antibiothérapie probabiliste (2), active sur les entérobactéries et les germes anaérobies (2)	4
	Cholangio-IRM ou écho-endoscopie pour confirmer la lithiase de la voie biliaire principale en urgence	10
	Cholangio-pancréatographie par voie rétrograde (CPRE)	10
	Sphinctérotomie endoscopique	5
	Extraction du ou des calculs	5
	Drainage de la voie biliaire principale	5
3	Poursuite de l'antibiothérapie 10-14 jours	5
	Cholécystectomie chirurgicale à distance	10
	Total	100

Dossier progressif 24

Principaux items abordés
Item 267 – Douleurs abdominales et lombaires aiguës chez l'enfant et chez l'adulte
Item 353 – Pancréatite aiguë

Grille d'évaluation

N°	Réponses	Points
1	Douleur épigastrique transfixiante	10
	Lipase > 3 N	10
2	Ulcère gastro-duodénal (perforé)	5
	Infarctus mésentérique	5
	Infarctus du myocarde	5
3	Biliaire	10
	Femme âgée	5
	Obèse	5
	Multipare	5
	Lithiase vésiculaire	5
	Dilatation de la voie biliaire principale	5
4	Scanner abdomino-pelvien avec injection de produit de contraste	10
	Protéine C-réactive	10
5	À jeun strict	10
	Total	100

Dossier progressif 25

Principaux items abordés
Item 278 – Pancréatite chronique
Item 353 – Pancréatite aiguë

Grille d'évaluation

N°	Réponses	Points
1	Poussée aiguë grave inaugurale de pancréatite chronique car :	10
	– douleur typique	5
	– hyperlipasémie	3
	En faveur de la pancréatite chronique alcoolique : homme (3), 38 ans (2), alcoolo-tabagique (4), absence d'ictère (2), ou de lithiase vésiculaire connue (2)	13
	En faveur de la pancréatite sévère : tachycardie (3), hypoTA (3)	6
2	Dosage des triglycérides afin d'éliminer une hypertriglycéridémie associée (type IV)	3
	Transaminases, γ-GT, PAL, bilirubine	3
	Anomalie du bilan hépatique pouvant témoigner d'une migration lithiasique	3
3	Signes de choc débutant	8
	Atteinte respiratoire	3
	Tachycardie avec hypotension	3
	Polypnée	2
	Hyperglycémie	3
	Insuffisance rénale	3
	Score de Glasgow : présence de plus de 3 critères de gravité :	3
	– PaO_2 manque	3
	– calcémie manque	3
	– LDH manque	2

4	L'absence de calcification au début de la maladie n'élimine pas une pancréatite chronique ; absence de tumeur solide ou de tumeur kystique visible	2
	Apport pronostique : pancréatite grave en raison de la présence de 2 coulées de nécrose (stade E, score de Ranson)	1
	Par contre, la glande pancréatique est bien rehaussée sans nécrose intrapancréatique, ce qui améliore le pronostic	1
	L'existence de coulées de nécrose fait courir le risque de l'évolution vers un pseudo-kyste	1
5	Pseudo-kyste pancréatique de l'arrière cavité des épiploons	5
	Douleur permanente typique	1
	Voussure épigastrique	1
	Échographie	1
	Dérivation kysto-gastrique	3
	Sous écho-endoscopie	1
	En raison des symptômes et du risque de complication spontanée :	1
	Infection	1
	Rupture	1
	Compression	1
	Total	100

Dossier progressif 26

Principaux items abordés

Item 209 – Anémie chez l'adulte et l'enfant

Item 282 – Diarrhée chronique chez l'adulte et l'enfant

Grille d'évaluation

N°	Réponses	Points
1	Syndrome de malabsorption	10
	Asthénie	1
	Amaigrissement	3
	Diarrhée	1
	Anémie	2
	Macrocytose	2
	Hypoprotidémie	2
	Hypocalcémie	2
	Baisse du taux de prothrombine	2
2	Malabsorption de la vitamine K	5
	Liée à une malabsorption des graisses	1
3	Folates (2) et vitamine B12 (2) car macrocytose (2)	6
	Ferritinémie (2) pour s'assurer de l'absence de carence en fer masquée par la macrocytose (1)	3
	– Électrophorèse des protides (1) – Phosphatases alcalines (1) – Phosphorémie (1) – Calciurie, phosphaturie (1) – Dosage de la vitamine D (3) Pour s'assurer de l'absence d'ostéomalacie (1)	8
	Co-facteur du taux de prothrombine (2) pour vérifier la carence en vitamine K (2)	4
	Transaminases	1
	TSH pour rechercher une pathologie auto-immune associée	1
	Anticorps antitransglutaminase	3
	Anti-endomysium (3) de type IgA (à ce stade ou à la question 5) (3)	6
4	Maladie cœliaque	10
	Fréquence	1
	Ancienneté des troubles digestifs	1
	Malabsorption globale	2
	Positivité des anticorps si demandés à la question 3 ou à demander maintenant	3
5	Biopsies duodénales	5
6	Régime sans gluten	5
	À vie	3
	Dans le but de supprimer les carences	2
	Et les troubles digestifs	1
	Prévenir un éventuel lymphome digestif	2
	Normalisation de l'état clinique	1
	Disparition des anomalies biologiques	1
	Total	100

Dossier progressif 27

Principal item abordé

Item 269 – Ulcère gastrique et duodénal. Gastrite

Grille d'évaluation

N°	Réponses	Points
1	Un ulcère du bulbe	5
	Un ulcère gastrique	5
	La prise récente d'un anti-inflammatoire	2
	Et la sémiologie douloureuse	3

2	Biopsies antre (5), et fundus (3)	8
	(Notion de « gastrite » il y a cinq ans)	5
	Et la poussée a été favorisée par la prise d'AINS	1
	Si les biopsies ne montrent pas une gastrite à *Helicobacter pylori*, l'ulcère gastrique est le fait de la prise d'AINS	5
3	Calmer les douleurs	2
	Cicatriser l'ulcère	5
	Prévenir les récidives	5
4	Inhibiteurs de la pompe à protons	2
	Antihistaminiques H2	2
	Antibiotiques pour éradiquer *Helicobacter pylori*	2
	Arrêt de l'anti-inflammatoire	2
	L'arrêt du tabac est souhaitable	1
	Chirurgie : non adaptée ici, uniquement en cas de complication	
5	Un inhibiteur de la pompe à protons	2
	À simple dose	2
	Pas d'antibiotique tant qu'on n'a pas la preuve de l'infection par HP	2
	Arrêt de l'anti-inflammatoire	2
	Arrêt du tabac	2
6	La mise en évidence d'HP conduirait à : une antibiothérapie	2
	Associant amoxicilline	2
	Et un autre antibiotique (clarythromacine, métronidazole)	2
	À doubler la posologie de l'IPP	2
	À faire le traitement pendant une semaine seulement	1
	Si le patient est asymptomatique à la fin de la semaine de traitement, sinon il faut poursuivre 4 à 6 semaines les IPP	1
7	Dans tous les cas (présence ou non d'HP), l'efficacité du traitement est jugée :	
	– sur la disparition des douleurs	2
	– et l'absence de survenue de complication	1
	– un contrôle endoscopique est inutile	2
	En cas de gastrite à HP une vérification de l'éradication est nécessaire par le test respiratoire à l'urée marquée	5
8	Pas de récidive et bon pronostic si :	
	– éradication d'HP	17
	– pas de prise d'AINS ou de prise de gastro-protection	5
	Sinon, risque de complications : hémorragie (5), perforation (5), sténose	10
	Total	100

Dossier progressif 28

Principaux items abordés

Item 248 – Dénutrition chez l'adulte et l'enfant
Item 249 – Amaigrissement à tous les âges
Item 267 – Douleurs abdominales et lombaires aiguës chez l'enfant et chez l'adulte
Item 300 – Tumeurs de l'estomac

Grille d'évaluation

N°	Réponses	Points
1	Cancer de l'estomac	5
	Douleurs épigastriques chroniques	1
	Dyspepsie avec sensation de satiété précoce	1
	Altération de l'état général avec asthénie	1
	Amaigrissement	1
	ATCD de familiaux de cancer de l'estomac	3
2	*Helicobacter pylori*	5
	Facteurs génétiques :	2
	– dans les adéno-carcinomes gastriques diffus héréditaires : mutation germinale du gène *CDH1* (protéine E-cadhérine)	1
	– apparentés au premier degré d'un cancer de l'estomac	1
	Syndrome HNPCC	1
	Polypose adénomateuse familiale	1
	Tabagisme	1
	Consommation élevée de sel	1
	Faible consommation de fruits et légumes	2
	Niveau socio-économique bas	1
	Maladie de Biermer	1
	Survenue d'adéno-carcinome à distance sur moignon gastrique	1
	Survenue sur ulcère gastrique	1

3	Endoscopie œso-gastro-duodénale	5
	Avec biopsies multiples (5 à 8) de la lésion gastrique pour examen anatomo-pathologique	5
	Elle précise :	
	– le siège de la lésion par rapport au cardia et au pylore	2
	– l'aspect macroscopique (végétant, ulcéré, infiltrant)	2
	– le caractère sténosant (2), hémorragique de la lésion (2)	4
	– le type histologique après analyse des biopsies	5
4	Adéno-carcinome gastrique	5
	Cas le plus fréquent : de type intestinal glandulaire (qui prédomine chez les sujets âgés)	1
	Type diffus à prédominance de cellules indépendantes muco-sécrétantes (« en bague à chaton ») dont les limites	2
	Possible ici car sujet plus jeune	1
	Avec une satiété précoce qui peut évoquer une infiltration diffuse	1
	Avec, à l'endoscopie, de gros plis rigides et une insufflation difficile à obtenir	2
5	Tomodensitométrie thoraco-abdomino-pelvienne :	4
	Pour évaluer la résécabilité	2
	Et rechercher des métastases	2
	Écho-endoscopie (optionnelle)	1
	Pour évaluer l'extension pariétale et ganglionnaire	1
6	Si maladie localisée chirurgie	5
	Encadrée par chimiothérapie à base de 5-FU, cisplatine et épirubicine	2
	Si la chirurgie a eu lieu d'emblée, discuter une radio-chimiothérapie adjuvante à base de 5-FU en cas de curage ganglionnaire insuffisant et ou d'atteinte ganglionnaire sur l'analyse de la pièce opératoire	1
	Si maladie métastatique, chimiothérapie palliative	1
7	Réalisation d'une endoscopie œso-gastro-duodénale de dépistage	5
	Avec recherche d'*Helicobacter pylori*	5
	Et traitement antibiotique si présence de la bactérie avec contrôle de l'éradication	5
	Total	100

Dossier progressif 29

Principaux items abordés

Item 267 – Douleurs abdominales et lombaires aiguës chez l'enfant et chez l'adulte
Item 270 – Dysphagie
Item 302 – Tumeurs de l'œsophage

Grille d'évaluation

N°	Réponses	Points
1	Cancer de l'œsophage	5
	Dysphagie d'installation progressive	3
	Prédominant sur les solides	2
	Altération de l'état général avec asthénie et amaigrissement	2
	Sexe masculin	1
	Consommation chronique de tabac et d'alcool	2
2	Endoscopie œso-gastro-duodénale :	5
	– elle met en évidence la tumeur	2
	– elle permet des biopsies	3
	– et la mesure des distances par rapport aux arcades dentaires des pôles inférieurs et supérieur de la tumeur et indique la position de la tumeur par rapport au cardia	2
	– elle met également en évidence l'existence d'un endobrachyœsophage	2
	– elle apprécie le caractère sténosant de la lésion	2
	Une coloration vitale (lugol, bleu de Toluidine) est recommandée pour mieux apprécier les limites tumorales ou pour rechercher une deuxième localisation œsophagienne	2

3	Carcinome épidermoïde de l'œsophage	5
	Histologie plus fréquente que celle de l'adéno-carcinome	2
	Favorisé par le tabac et l'alcool	5
	Pas de notion de reflux gastro-œsophagien	2
4	Tomodensitométrie thoraco-abdominale	5
	Fibroscopie bronchique	3
	Examen ORL	3
	Pour rechercher une paralysie récurrentielle	2
	Et/ou un cancer ORL associé	1
	TDM cérébrale uniquement en cas de signe d'appel	1
	Scintigraphie osseuse uniquement en cas de signe d'appel	1
	En l'absence de métastase ou d'envahissement trachéal peuvent être également réalisées :	
	– une écho-endoscopie œsophagienne en l'absence de sténose infranchissable	2
	– une tomographie par émission de positons au fluorodéoxyglucose	2
5	Évaluation des comorbidités et de l'opérabilité	5
	Signes d'insuffisance hépato-cellulaire et ou d'hypertension portale en faveur d'une cirrhose	2
	Recherche d'une dyspnée	2
	Palpation des pouls et recherche de souffle	1
	Bilan nutritionnel : IMC $< 18,5$ m/kg^2 ou recherche d'une perte pondérale de plus de 10 %	2
	Protidémie, albumine sérique	2
	NFS, plaquettes	1
	Bilan hépatique (TP, ASAT, ALAT, phosphatases alcalines, γ-GT, bilirubine totale)	1
	Créatinémie	1
	ECG	2
	EFR avec mesure du volume expiratoire maximal par seconde (VEMS), gazométrie artérielle	4
6	Mise en place d'une prothèse œsophagienne	5
7	Radio-chimiothérapie concomitante avec 5-fluorouracile et cisplatine sans dépasser 50,4 grays	2
	Soit radio-chimiothérapie exclusive	2
	Soit suivie (radio-chimiothérapie néoadjuvante) d'une chirurgie programmée	1
	Une chirurgie de rattrapage peut également être réalisée en cas de persistance tumorale prouvée après radio-chimiothérapie ou de récidive tumorale précoce après une réponse apparemment complète	
	Total	100

Dossier progressif 30

Principaux items abordés

Item 280 – Constipation chez l'enfant et l'adulte (avec le traitement)

Item 281 – Colopathie fonctionnelle – Syndrome de l'intestin irritable

Item 284 – Diverticulose colique et diverticulite aiguë du sigmoïde

Grille d'évaluation

N°	Réponses	Points
1	Syndrome de l'intestin irritable	10
2	Coloscopie	10
3	Antispasmodique	10
4	Laxatif osmotique ou mucilage	10
5	5 ans	10
6	Diverticulite sigmoïdienne ou sigmoïdite diverticulaire	10
7	Scanner abdominal	10
	Avec injection	10
	Et opacification colique	5
8	Antibiothérapie double	5
	Amoxycilline + acide clavulanique	5
	Associée à une quinolone ou métronidazole	5
	Total	100

Dossier progressif 31

Principaux items abordés
Item 280 – Constipation chez l'enfant et l'adulte (avec le traitement)
Item 284 – Diverticulose colique et diverticulite aiguë du sigmoïde
Item 285 – Pathologie hémorroïdaire
Item 298 – Tumeurs du côlon et du rectum

Grille d'évaluation

N°	Réponses	Points
1	A, B, C, E	10
2	Résultat du toucher rectal	15
3	A, B	10
4	B	15
5	A, B, C, E	8
6	B	15
7	C, E	7
8	Fissure anale	20
	Total	100

CHAPITRE

37 QI

Questions

QI 1

Parmi les propositions suivantes, quelles sont les trois exactes concernant la dysphagie ?

- **A** toute dysphagie impose la réalisation d'une endoscopie œso-gastro-duodénale
- **B** en cas de compression extrinsèque de l'œsophage, la dysphagie prédomine sur les liquides
- **C** une dysphagie de cause organique est le plus souvent intermittente
- **D** une dysphagie peut être en rapport avec une infiltration de la muqueuse œsophagienne par des polynucléaires éosinophiles
- **E** la dysphagie prédomine souvent sur les liquides en cas d'achalasie

QI 2

Parmi les propositions suivantes concernant la dysphagie dans l'achalasie, quelles sont les deux exactes ?

- **A** est progressivement croissante pour les solides puis les liquides
- **B** peut être intermittente au début de l'évolution
- **C** n'est pas constamment associée à une perte de poids
- **D** ne s'associe jamais à des symptômes de reflux gastro-œsophagien
- **E** n'est jamais douloureuse

QI 3

Parmi les options thérapeutiques possibles suivantes, quelles sont les deux exactes dans l'achalasie ?

- **A** la prescription d'anticholinergiques
- **B** la cardiomyotomie
- **C** la prescription d'antispasmodiques
- **D** la résection chirurgicale du tiers inférieur de l'œsophage
- **E** la dilatation pneumatique du cardia

QI 4

Parmi les propositions suivantes, quelles sont les trois exactes concernant la physiopathologie du syndrome de l'intestin irritable ?

- **A** les symptômes peuvent être dus à une hypersensibilité viscérale
- **B** les troubles de la motricité digestive sont exclusivement coliques
- **C** les troubles moteurs sont favorisés par le stress
- **D** un syndrome de l'intestin irritable peut faire suite à une gastroentérite
- **E** le microbiote intestinal est en général normal

QI 5

Parmi les propositions suivantes, quelle est celle exacte concernant la diverticulose colique ?

- **A** elle touche exclusivement le côlon gauche
- **B** elle est due à une alimentation trop riche en fibres
- **C** elle est symptomatique chez la majorité des malades
- **D** elle est plus fréquente chez les sujets âgés
- **E** elle favorise la survenue d'un cancer colique

QI 6

Parmi les propositions suivantes, quelles sont les deux exactes concernant la diverticulite ?

- **A** elle se traduit habituellement par une diarrhée
- **B** elle peut être favorisée par un traitement par anti-inflammatoires non stéroïdiens
- **C** elle peut se compliquer d'un abcès péricolique
- **D** son traitement médical repose sur les désinfectants intestinaux
- **E** une résection de la zone diverticulaire enflammée doit être proposée dès le premier épisode de diverticulite

QI 7

Parmi les situations suivantes, quelles sont les trois qui peuvent compliquer une diverticulose ?

- **A** rectorragies
- **B** méléna
- **C** péritonite
- **D** volvulus sigmoïdien
- **E** fistulisation dans la vessie avec pneumaturie

QI 8

Chez un homme de 26 ans sans antécédent particulier qui consulte pour un pyrosis intermittent et isolé, quel examen prescrivez-vous ?

A endoscopie digestive haute
B pHmétrie œsophagienne
C manométrie œsophagienne
D traitement symptomatique sans exploration
E transit baryté œsophagien

QI 9

Parmi les situations suivantes, indiquez les trois qui favorisent la survenue d'un reflux gastro-œsophagien.
A grossesse
B achalasie
C sclérodermie
D obésité
E traitement antiparkinsonien

QI 10

Parmi les examens suivants, quels sont les deux qui vous permettent le diagnostic positif de reflux gastro-œsophagien ?
A manométrie œsophagienne
B scanner thoracique
C impédancemétrie œsophagienne
D écho-endoscopie
E pHmétrie œsophagienne

QI 11

Parmi les propositions suivantes, quelles sont les trois exactes concernant le reflux gastro-œsophagien ?
A il peut être acide ou non acide
B il est favorisé par les relaxations transitoires du sphincter inférieur de l'œsophage
C il se complique d'œsophagite dans 50 % des cas
D l'endobrachyœsophage correspond à une métaplasie intestinale du bas œsophage favorisée par le reflux
E il est prévenu par un traitement anticalcique

QI 12

Parmi les propositions suivantes, quelles sont les deux exactes concernant le traitement du reflux gastro-œsophagien (RGO) par inhibiteurs de la pompe à protons (IPP) ?
A ils doivent être prescrits à demi-dose en première intention
B un RGO nocturne justifie une prise d'IPP plutôt le soir avant le dîner
C le traitement par IPP se fait à la demande en cas d'œsophagite
D le traitement par IPP est efficace dans plus de 90 % des cas sur les symptômes de RGO
E un traitement par IPP en continu est systématique en cas d'endobrachyœsophage

QI 13

Parmi les propositions suivantes, quelles sont les deux exactes concernant la constipation fonctionnelle ?
A on parle de constipation lorsque le transit n'est pas quotidien
B une constipation peut être liée à un trouble de la statique rectale
C la coloscopie est indispensable chez tous les malades pour affirmer le diagnostic de constipation fonctionnelle
D l'apport quotidien en fibres pour soulager une constipation doit être de 5 g/j
E les laxatifs osmotiques sont le traitement médical de première intention

QI 14

Parmi les médicaments suivants, quels sont les trois qui peuvent provoquer une constipation ?
A sulfate de magnésium
B opiacés
C amoxicilline
D antidépresseurs
E sels de fer

QI 15

Parmi les propositions suivantes, quelles sont les trois exactes concernant la hernie hiatale ?
A toute hernie hiatale par glissement se complique d'un reflux gastro-œsophagien
B une hernie hiatale peut être à l'origine d'une anémie ferriprive
C l'étranglement est la complication de la hernie hiatale par roulement
D l'âge n'influence pas la fréquence de la hernie hiatale
E toute hernie hiatale doit être opérée

QI 16

Parmi les propositions suivantes, quelles sont les trois exactes concernant le syndrome de l'intestin irritable ?
A la douleur abdominale est calmée par l'émission de selles
B la douleur abdominale est souvent matinale ou post-prandiale
C dans les formes avec diarrhée, la diarrhée a les caractères d'une diarrhée de malabsorption
D la coloscopie est indispensable chez tous les malades pour affirmer le diagnostic
E les antispasmodiques sont proposés comme traitement de première intention

QI 17

Devant des ulcérations iléales (iléite aiguë), quels sont les trois principaux diagnostics ?

A amibiase intestinale
B yersiniose
C maladie de Crohn
D tuberculose intestinale chez les immigrés non vaccinés
E rectocolite hémorragique

QI 18

Parmi les propositions suivantes, quelles sont les complications potentielles d'une maladie de Crohn colique étendue ancienne ?

A sténoses
B cancer recto-colique
C malabsorption des micronutriments
D fistules
E abcès

QI 19

Parmi les propositions suivantes concernant la giardiose, quelles sont les deux exactes ?

A est une cause fréquente de diarrhée du voyage
B est rare dans les pays développés
C doit faire rechercher un déficit immunitaire dans sa forme chronique
D est responsable d'une diarrhée hémorragique
E est presque toujours diagnostiquée dès le premier examen parasitologique standard des selles

QI 20

Parmi les propositions suivantes concernant le taeniasis, laquelle(lesquelles) est(sont) exacte(s) ?

A peut se transmettre par l'ingestion de viande bovine bien cuite « brune à cœur »
B est une des causes possibles d'hyperéosinophilie chronique
C est souvent révélé par la présence d'anneaux dans les sous-vêtements
D peut être responsable d'asthénie et de perte de poids
E doit être traité en première intention par le métronidazole

QI 21

Parmi les affirmations suivantes concernant l'amibiase intestinale, quelles sont les deux exactes ?

A l'amibiase intestinale est due à *Entamoeba dispar*
B le mode de transmission habituel de l'amibiase est féco-oral
C la recherche de formes végétatives d'amibes fait partie de l'examen parasitologique standard des selles
D la forme clinique dysentérique aiguë constitue la présentation clinique habituelle
E le traitement probabiliste est licite devant une diarrhée au retour d'un pays d'endémie

QI 22

Parmi les affirmations suivantes concernant la diarrhée du voyage, lesquelles sont vraies ?

A peut toucher jusqu'à un voyageur sur deux
B correspond le plus souvent à une infection intestinale virale
C est le plus souvent bénigne
D doit faire évoquer un accès palustre en pays d'endémie lorsqu'une fièvre s'y associe
E est dite prolongée lorsqu'elle dure plus d'un mois

QI 23

Parmi les mesures suivantes, quelle(s) est(sont) celle(s) que le traitement de première intention de la diarrhée du voyageur doit comporter ?

A antiseptiques intestinaux
B hydratation
C apport en glucose
D antibiotiques
E apport en sodium

QI 24

Parmi les entités cliniques suivantes, lesquelles ne peuvent pas être tenues pour responsables d'une véritable diarrhée chronique ?

A hyperthyroïdie
B débâcles diarrhéiques sur fond de constipation
C maladie cœliaque
D évacuations répétées du syndrome rectal
E incontinence anale permanente isolée

QI 25

Parmi les éléments sémiologiques suivants, le(s)quel(s) caractérise(nt) la diarrhée motrice ?

A les selles sont régulièrement réparties sur le nycthémère
B les selles nocturnes sont fréquentes
C la présence de résidus alimentaires non digérés est souvent notée par les patients
D la perte de poids est fréquente
E un certain degré d'impériosité des selles est habituel

QI 26

Les intoxications par toxines produites préalablement à l'ingestion des aliments peuvent être dues auxquels de ces germes ? :

A *Bacillus cereus*
B *Salmonella typhi*
C *Escherichia coli* entéro-toxinogènes
D *Staphylococcus aureus*
E *Candida albicans*

QI 27

Parmi les propositions suivantes, quelles sont les trois qui réduisent le risque de dissémination des infections alimentaires ?

A hygiène des mains
B filtration systématique de « l'eau du robinet » dans les pays développés
C respect des règles de conservation des aliments
D respect des règles de préparation des aliments
E achat des fruits et légumes sous emballages plastiques

QI 28

Parmi les propositions suivantes concernant les toxi-infections alimentaires collectives quelles sont les trois exactes ?

A sont définies par au moins 10 cas groupés similaires d'épisodes digestifs dont on peut rapporter la cause à une même origine alimentaire
B doivent être déclarées aux autorités sanitaires
C peuvent être dues à *Escherichia coli* entéro-hémorragique
D sont en général véhiculées par l'eau
E peuvent faire courir un risque vital en fonction du germe et du terrain

QI 29

Parmi les propositions suivantes concernant les diarrhées aiguës, laquelle(lesquelles) est(sont) exacte(s) ?

A sont définies par l'évacuation de plus de 4 selles liquides par jour depuis moins de deux semaines
B sont habituellement bénignes et résolutives en moins de trois jours
C représentent un motif de consultation très fréquent en médecine générale
D peuvent être graves en cas de déshydratation importante et dans le cas de germes et de terrains particuliers
E ne nécessitent pas dans la majorité des cas en première intention la prescription d'examens biologiques et de traitements anti-infectieux

QI 30

Au cours d'une diarrhée aiguë, dans le(s)quel(s) de ces cas la réalisation d'examens biologiques est-elle nécessaire ?

A diarrhée sous antibiotiques s'accompagnant de fièvre
B syndrome dysentérique
C fièvre inférieure à 38,5 °C et vomissements
D terrain de valvulopathie cardiaque opérée
E déshydratation sévère

QI 31

Parmi les propositions suivantes, quelle(s) est(sont) la(les) mesure(s) que doit comporter le traitement de toute diarrhée aiguë ?

A antiseptiques intestinaux
B réhydratation
C apports alimentaires importants en glucose/amidon
D apports alimentaires en sodium
E conseils d'hygiène

QI 32

Parmi les propositions suivantes concernant l'aspect du kyste biliaire simple, quelle(s) est(sont) celle(s) exacte(s) ?

A parfaitement homogène
B parfaitement anéchogène avec un renforcement postérieur des échos à l'échographie
C hypodense sur les images de tomodensitométrie sans injection
D fortement hyperintense sur les séquences d'IRM pondérées en T2
E avec une paroi décelable avant et après injection de produit de contraste

QI 33

Parmi les propositions suivantes concernant l'adénome hépato-cellulaire, quelle(s) est(sont) celle(s) exacte(s) ?

A le diagnostic nécessite toujours une biopsie hépatique
B est une tumeur bénigne
C est favorisé par la prise prolongée de contraceptifs oraux
D une transformation maligne est possible
E ne nécessite aucun suivi

QI 34

Parmi les propositions suivantes concernant l'hémangiome hépatique, quelle(s) est(sont) celle(s) exacte(s) ?

A est une tumeur bénigne
B est très rare
C est hyperéchogène à l'échographie
D est parfois multiple
E est à surveiller dans tous les cas

QI 35

Parmi les propositions suivantes concernant le carcinome hépato-cellulaire, quelle(s) est(sont) celle(s) exacte(s) ?

A se développe presque toujours sur une maladie chronique du foie

B au cours de la cirrhose, l'incidence du carcinome hépato-cellulaire est de l'ordre de 2 à 5 % par an
C est vascularisé exclusivement par la veine porte
D l'augmentation de l'alphafœtoprotéine est un marqueur très sensible et très spécifique de cette tumeur
E un taux d'alphafœtoprotéine >50 ng/mL suggère fortement le diagnostic de carcinome hépato-cellulaire

QI 36

Parmi les propositions suivantes, quelles(s) est(sont) le(s) facteur(s) de risque du carcinome hépato-cellulaire ?
A sexe féminin
B âge
C durée d'évolution de la maladie hépatique
D diabète
E alcool

QI 37

Parmi les critères suivants, le(s)quel(s) est(sont) indispensable(s) pour le diagnostic du carcinome hépato-cellulaire quand on veut éviter la biopsie hépatique ?
A présence d'une cirrhose
B nodule de plus de 2 cm
C rehaussement artériel du nodule à l'imagerie
D lavage ou « wash out » au temps portal
E élévation de l'alphafœtoprotéine

QI 38

Parmi les cancers primitifs suivants, lequel est en cause le plus souvent en cas de métastases hépatiques ?
A cancer du sein
B adéno-carcinome du tube digestif et du pancréas
C carcinome anaplasique
D mélanome malin
E tumeur endocrine

QI 39

En imagerie, quel(s) est(sont) l'(les) aspect(s) que peuvent présenter les métastases hépatiques d'adéno-carcinome digestif ?
A nodules hypoéchogènes
B nodules hypodenses avant injection de produit de contraste
C aspect kystique
D n'ont généralement pas de paroi

QI 40

Dans le(s)quel(s) de(s) cas suivant(s), l'ascite est-elle riche en protéines (> 25 g/L) ?
A cirrhose sans infection
B insuffisance cardiaque
C syndrome de Budd-Chiari
D syndrome néphrotique
E tuberculose péritonéale

QI 41

Parmi les propositions suivantes concernant l'infection du liquide d'ascite, quelle(s) est(sont) celle(s) exacte(s) ?
A peut être découverte de manière fortuite par l'examen du liquide d'ascite sans signe d'appel
B le diagnostic est fait par le décompte des polynucléaires dans le liquide d'ascite > 250/mm^3
C le diagnostic exige l'isolement d'une bactérie dans le liquide d'ascite
D l'infection est souvent polymicrobienne
E le traitement nécessite une antibiothérapie associée à la perfusion d'albumine

QI 42

Parmi les propositions suivantes concernant l'ascite au cours de la tuberculose péritonéale, quelle(s) est(sont) celle(s) exacte(s) ?
A est généralement pauvre en protéine (< 25 g/L)
B est généralement riche en leucocytes (> 1 000/mm^3)
C les lymphocytes y prédominent (> 70 %)
D la recherche de BK est fréquemment positive à la culture de l'ascite
E le diagnostic est fait par la biopsie du péritoine sous cœlioscopie

QI 43

Parmi les propositions suivantes concernant le cours de la carcinose péritonéale, quelle(s) est(sont) celle(s) exacte(s) ?
A l'ascite est souvent riche en protéine (> 25 g/L)
B le taux de leucocytes dans l'ascite peut être élevé (> 250/mm^3)
C les cellules tumorales sont constamment présentes à l'examen cytologique de l'ascite
D un syndrome d'obstruction intestinale incomplète est fréquent

QI 44

Parmi les propositions suivantes concernant le mésothéliome péritonéal, quelle(s) est(sont) celle(s) exacte(s) ?
A est favorisé par l'exposition aux benzènes
B l'ascite est souvent riche en protéine (> 25 g/L)
C le taux de leucocytes peut y être élevé (> 250/mm^3)
D les cellules tumorales sont fréquemment présentes à l'examen cytologique du liquide d'ascite

QI 45

Parmi les propositions suivantes concernant le dépistage organisé du cancer colo-rectal en France, laquelle(lesquelles) est(sont) exacte(s) ?

A repose sur la coloscopie pour tous à partir de 50 ans
B s'adresse aux sujets présentant des symptômes digestifs ou évocateurs
C ne s'adresse qu'aux sujets à risque élevé ou très élevé de cancer colo-rectal
D s'adresse à la population à risque moyen de cancer colo-rectal
E comporte la pratique d'un test de recherche de sang microscopique dans les selles suivi d'une coloscopie si le test est positif

QI 46

Parmi les propositions suivantes concernant le syndrome de Lynch ou syndrome HNPCC, laquelle(lesquelles) est(sont) exacte(s) ?

A représente environ 25 % des cancers colo-rectaux
B est associé à une incidence élevée de cancers colo-rectaux familiaux au 1er degré et à un âge plus jeune que dans la population générale
C est caractérisé par une mutation constitutionnelle d'un des gènes MMR qui expose à un risque très élevé de cancer colique mais aussi d'autres organes (par exemple estomac, utérus chez la femme)
D est de transmission autosomique récessive
E est associé à la survenue de cancers ayant un phénotype instable (MSI ou dMMR)

QI 47

Parmi les propositions suivantes concernant le cancer colique, laquelle(lesquelles) est(sont) exacte(s) ?

A la survie à 5 ans d'environ 50 % est indépendante du stade de la maladie
B la coloscopie permet la recherche et l'ablation de polypes colo-rectaux éventuellement associés au cancer colique
C la TDM thoraco-abdomino-pelvienne fait partie du bilan préthérapeutique indispensable
D le traitement curatif est chirurgical
E la chimiothérapie n'a pas de place dans le traitement du cancer colique traité chirurgicalement

QI 48

Parmi les propositions suivantes concernant le cancer du rectum, laquelle(lesquelles) est(sont) exacte(s) ?

A la discussion en réunion de concertation pluridisciplinaire (RCP) sur la prise en charge thérapeutique intervient dès la période post-opératoire
B l'IRM pelvienne est utile à la décision thérapeutique
C la radiothérapie ou la radio-chimiothérapie préopératoires n'ont plus de place depuis l'avènement de la chirurgie d'exérèse emportant le mésorectum avec la tumeur
D l'existence d'une polypose adénomateuse colique familiale doit conduire à une coloprotectomie totale
E la séquence adénome-cancer est exceptionnelle, le cancer survenant presque toujours *de novo*

QI 49

Un homme de 67 ans sans antécédent personnel ou familial est adressé en consultation de gastroentérologie par son médecin traitant pour rectorragies, faux besoins et ténesme. Parmi les examens complémentaires suivants, lesquels vous semblent adaptés à réaliser en première intention afin de permettre un diagnostic étiologique de certitude ?

A test Hémoccult II®
B rectoscopie au tube rigide
C coloscopie
D IRM pelvienne
E manométrie ano-rectale

QI 50

Concernant la place des traitements péri-opératoires dans le cadre de la prise en charge du cancer colo-rectal, parmi les propositions suivantes citez celles exactes ?

A une chimiothérapie adjuvante est toujours indiquée pour un cancer du côlon droit opéré et classé pT3 N0 M0
B un traitement néoadjuvant n'est jamais indiqué dans le cadre de la prise en charge d'un adénocarcinome du bas rectum
C en l'absence de contre-indication, une chimiothérapie à base de 5-fluorouracile et d'oxaliplatine est indiquée pendant une durée de 6 mois après l'exérèse d'un cancer du sigmoïde de stade III
D en cas de cancer du côlon droit asymptomatique avec présence d'adénopathies locorégionales au scanner thoraco-abdomino-pelvien sans lésion suspecte à distance et en l'absence de contre-indication, une chimiothérapie néoadjuvante comprenant un médicament anti-angiogénique est généralement indiquée avant la résection chirurgicale de la lésion
E dans le cadre de la prise en charge du cancer du rectum, la radio-chimiothérapie préopératoire, quand elle est indiquée, diminue significativement le risque de récidive locale comparée à l'absence de radio-chimiothérapie préopératoire

QI 51

Laquelle ou lesquelles de ces affirmations sur le cancer gastrique est(sont)-elle(s) exacte(s) ?

A la cicatrisation sous IPP d'une lésion ulcérée gastrique permet de distinguer ulcère bénin et cancer ulcéré

B l'atrophie et la métaplasie intestinale au cours de la gastrite chronique sont des lésions précancéreuses
C l'infection antrale par *Helicobacter pylori* protège contre le risque de cancer gastrique
D l'adéno-carcinome et le carcinome épidermoïde de l'estomac sont les 2 cancers les plus fréquents
E le diagnostic des tumeurs épithéliales gastriques repose sur l'écho-endoscopie avec biopsies

QI 52

Parmi les propositions suivantes concernant l'infection gastrique par *Helicobacter pylori*, laquelle(lesquelles) est(sont) exacte(s) ?

A n'explique que 1 % des cancers gastriques
B n'est pas un facteur suffisant de carcinogenèse gastrique
C est un facteur reconnu de cancérogenèse gastrique (adéno-carcinome)
D est également un facteur de survenue de lymphome gastrique du MALT
E doit être recherchée et traitée dans la famille au 1er degré des patients présentant un adéno-carcinome gastrique

QI 53

Parmi les propositions suivantes, quel(s) est(sont) le(s) facteur(s) de risques de cancer de l'estomac ?

A alimentation riche en fibres
B alimentation riche en sel
C antécédents familiaux de cancer de l'estomac
D infection chronique à *Helicobacter pylori*
E atrophie gastrique avec métaplasie intestinale

QI 54

Parmi les propositions suivantes concernant le cancer de l'œsophage, laquelle(lesquelles) est(sont) exacte(s) ?

A tabac et alcool sont les 2 facteurs de risque principaux du cancer épidermoïde
B reflux gastro-œsophagien et obésité sont 2 facteurs de risque de l'adéno-carcinome
C l'endobrachyœsophage (EBO) est une lésion précancéreuse de l'adéno-carcinome
D la surveillance endoscopique des EBO a permis une nette diminution de la mortalité par adéno-carcinome
E la survie globale du cancer de l'œsophage est aujourd'hui d'environ 40 % à 5 ans

QI 55

Parmi les propositions suivantes concernant le cancer de l'œsophage, laquelle(lesquelles) est(sont) exacte(s) ?

A la dysphagie élective pour les liquides est le maître symptôme
B le diagnostic repose sur l'endoscopie avec biopsies
C le tep-scan au FDG est inutile si la TDM thoraco-abdomino-pelvienne ne montre pas de métastases
D le traitement endoscopique curatif est réservé à certaines petites tumeurs superficielles
E la radio-chimiothérapie exclusive ou préopératoire est indiquée dans les tumeurs localement avancées stade III

QI 56

Parmi les propositions suivantes, quel(s) est(sont) celle(s) que comporte le bilan préthérapeutique du cancer de l'œsophage ?

A panendoscopie ORL
B écho-endoscopie haute en cas de petite tumeur
C scanner thoracique
D scanner cérébral
E évaluation de l'état général

QI 57

Parmi les propositions suivantes concernant l'adéno-carcinome œsophagien, laquelle(lesquelles) est(sont) exacte(s) ?

A survient sur un terrain éthylo-tabagique
B peut compliquer un endobrachyœsophage
C peut être traité chirurgicalement s'il est métastatique
D peut être diagnostiqué par une coloscopie
E représente une proportion croissante des cancers de l'œsophage

QI 58

Parmi les propositions suivantes concernant le carcinome épidermoïde œsophagien, laquelle(lesquelles) est(sont) exacte(s) ?

A est plus fréquent chez l'homme
B entraîne principalement une dysphagie
C ne peut être responsable d'une hémorragie digestive haute
D est toujours infranchissable en endoscopie
E ne peut pas être opéré en cas d'insuffisance respiratoire sévère

QI 59

Parmi les complications suivantes, quelle(s) est(sont) celle(s) qui peut(vent) être observée(s) lors de vomissements aigus chez l'adulte ?

A rupture de l'œsophage
B déchirure du bas œsophage (syndrome de Mallory-Weiss)
C insuffisance rénale
D dénutrition
E pneumopathie par inhalation

QI 60

Parmi les propositions suivantes concernant le traitement des vomissements chez l'adulte, laquelle(lesquelles) est(sont) exacte(s) ?

- **A** une réhydratation en milieu hospitalier est parfois nécessaire
- **B** la pose d'une sonde d'aspiration gastrique nécessite une intubation trachéale préalable
- **C** le traitement par antiémétiques doit être instauré quelle que soit la cause du vomissement
- **D** les antiémétiques usuels comportent le métoclopramide, le dompéridone et la métopimazine
- **E** les sétrons et l'aprépitant sont réservés au traitement des vomissements induits par les opiacés

QI 61

Parmi les propositions suivantes, laquelle(lesquelles) peut(vent) compliquer les vomissements ?

- **A** déshydratation
- **B** alcalose respiratoire
- **C** hématémèse
- **D** hyperglycémie
- **E** pneumopathie d'inhalation

QI 62

Parmi les pathologies suivantes, laquelle est évoquée par des vomissements matinaux en jet ?

- **A** syndrome abdominal aigu
- **B** syndrome coronarien aigu
- **C** acido-cétose diabétique
- **D** hypertension intracrânienne
- **E** occlusion intestinale

QI 63

Parmi les pathologies suivantes, laquelle est évoquée par des vomissements fécaloïdes ?

- **A** syndrome abdominal aigu
- **B** syndrome coronarien aigu
- **C** acido-cétose diabétique
- **D** hypertension intracrânienne
- **E** occlusion intestinale

QI 64

Parmi les propositions suivantes concernant le cadre d'une douleur abdominale aiguë, laquelle(lesquelles) est(sont) exacte(s) ?

- **A** le terrain et les comorbidités peuvent permettre d'orienter le diagnostic étiologique
- **B** les affections gastriques et pancréato-biliaires sont plus fréquentes avant 30 ans
- **C** l'état général à l'admission du patient est une donnée très importante
- **D** une douleur à la décompression élimine une irritation péritonéale
- **E** un silence auscultatoire peut être considéré comme un critère de gravité

QI 65

Parmi les propositions suivantes, laquelle(lesquelles) est(sont) vraie(s) dans le cadre du diagnostic d'une douleur abdominale aiguë ?

- **A** la numération-formule sanguine et le ionogramme sanguin n'ont aucun intérêt
- **B** une élévation de la lipasémie à plus de 3 fois la normale signe la pancréatite aiguë
- **C** la réalisation d'un électrocardiogramme doit être systématique
- **D** le dosage des β-HCG n'a aucun intérêt
- **E** une imagerie doit toujours être réalisée

QI 66

Parmi les propositions suivantes, laquelle(lesquelles) est(sont) vraie(s) dans le cadre du diagnostic d'une douleur abdominale aiguë ?

- **A** l'abdomen sans préparation remplace avantageusement le scanner abdominal
- **B** la radiographie du thorax est utile pour éliminer une cause pleurale ou pulmonaire
- **C** l'échographie abdominale est l'examen de première intention en cas de syndrome occlusif
- **D** le scanner abdominal est l'examen radiologique de choix
- **E** le scanner est l'examen de première intention en cas de suspicion de diverticulite sigmoïdienne

QI 67

Parmi les affirmations suivantes, laquelle (lesquelles) est(sont) exacte(s) ?

- **A** une péricardite peut se manifester par une douleur hypogastrique
- **B** les douleurs de colique hépatique sont toujours localisées à l'hypochondre droit
- **C** un ulcère perforé peut se révéler par une douleur de l'hypochondre droit
- **D** une insuffisance surrénale aiguë peut se révéler par une douleur abdominale aiguë
- **E** une contracture abdominale peut être observée au cours de la maladie périodique

QI 68

Parmi les propositions suivantes concernant la maladie hémorroïdaire, laquelle(lesquelles) est(sont) exacte(s) ?

- **A** peut s'exprimer par les mêmes symptômes qu'un cancer du côlon ou du rectum
- **B** doit toujours faire réaliser une coloscopie
- **C** la thrombose hémorroïdaire se différencie d'une crise simple par la durée de la douleur
- **D** la grossesse est un facteur de risque de la survenue de symptômes hémorroïdaires
- **E** l'hémorragie hémorroïdaire est typiquement du sang noir mélangé aux matières

QI 69

Parmi les propositions suivantes concernant la maladie hémorroïdaire, laquelle(lesquelles) est(sont) exacte(s) ?

A les thromboses hémorroïdaires externes se présentent sous forme de tuméfactions douloureuses bleutées
B la pathologie hémorroïdaire peut coexister avec la présence d'une fissure anale
C le diagnostic de la maladie hémorroïdaire repose sur des données cliniques
D le traitement médical associe la régularisation du transit, les veinotoniques et les topiques locaux
E le traitement instrumental est indiqué comme traitement de fond

QI 70

Parmi les propositions suivantes, laquelle(lesquelles) est(sont) vraie(s) dans le cadre de la pathologie ulcéreuse gastro-duodénale ?

A l'infection à *Helicobacter pylori* est beaucoup plus fréquente dans les pays développés
B l'incidence des ulcères gastro-duodénaux est en augmentation dans les pays développés
C les AINS favorisent les ulcères *via* une inhibition de la synthèse des prostaglandines
D l'aspirine à faible dose n'augmente pas le risque d'ulcère
E le syndrome de Zollinger et Ellison est dû à une diminution de la sécrétion de gastrine

QI 71

Parmi les propositions suivantes concernant maladie ulcéreuse gastro-duodénale et *Helicobacter pylori* (HP), laquelle(lesquelles) est(sont) exacte(s) ?

A la douleur de type ulcéreuse est toujours de siège épigastrique
B l'endoscopie œso-gastro-duodénale permet la réalisation de biopsies à la recherche d'*Helicobacter pylori* quelle que soit la localisation de l'ulcère
C la mise en évidence d'HP ne peut se faire que sur des biopsies gastriques
D l'hémorragie digestive est la complication la plus fréquente des ulcères gastro-duodénaux
E la prise d'AINS favorise le risque de perforation ulcéreuse

QI 72

Parmi les propositions suivantes concernant maladie ulcéreuse gastro-duodénale, *Helicobacter pylori* (HP) et les inhibiteurs de la pompe à protons (IPP), laquelle(lesquelles) est(sont) exacte(s) ?

A l'éradication d'*Helicobacter pylori* a peu d'influence sur l'histoire naturelle de la maladie ulcéreuse
B l'éradication d'*Helicobacter pylori* repose sur une antibiothérapie simple et des IPP double dose
C en cas d'ulcère duodénal un traitement d'une semaine est toujours suffisant
D après éradication d'HP, un complément de traitement par IPP pendant 3 à 7 semaines est indiqué
E l'échec du traitement d'éradication de première ligne est estimé, en France, à 30 %

QI 73

Parmi les propositions suivantes concernant les gastrites, laquelle(lesquelles) est(sont) exacte(s) ?

A la gastrite est une entité histologique et non clinique ou endoscopique
B les gastrites à *Helicobacter pylori* concernent 20 à 50 % de la population française
C les gastrites atrophiantes n'évoluent jamais vers la cancérisation
D la gastrite à *Helicobacter pylori* n'évolue pas vers l'atrophie
E la gastrite auto-immune est une gastrite hypertrophique

QI 74

Parmi les propositions suivantes concernant l'anémie, laquelle(lesquelles) est(sont) exacte(s) ?

A la symptomatologie fonctionnelle est liée à la vitesse d'installation de l'anémie
B une anémie par carence martiale est typiquement hypochrome microcytaire
C une thrombocytose modérée est souvent associée à l'anémie par carence martiale
D la baisse de la ferritinémie est un excellent critère de carence martiale
E le diagnostic de thalassémie est apporté par l'électrophorèse de l'hémoglobine

QI 75

Parmi les propositions suivantes, laquelle(lesquelles) est(sont) vraie(s) devant une anémie ferriprive ?

A l'examen gynécologique fait partie du bilan de première intention
B le bilan endoscopique n'est réalisé qu'en deuxième intention
C la recherche de sang dans les selles par Hémoccult II® est fondamentale
D en cas de réalisation d'une endoscopie haute, les biopsies duodénales sont systématiques
E la vidéocapsule endoscopique fait partie du bilan de première intention

QI 76

Parmi les propositions suivantes, laquelle(lesquelles) est(sont) vraie(s) devant une anémie ferriprive ?

A la réalisation d'une vidéocapsule ne présente aucune contre-indication

B l'entéroscopie est indiquée après identification de lésions du grêle décelées par la vidéocapsule
C le scanner n'a aucune place dans le bilan d'une anémie
D un régime riche en fer est souvent suffisant pour traiter une carence martiale
E la prise d'acide ascorbique augmente l'absorption du fer d'environ 30 %

QI 77

Parmi les propositions suivantes concernant la transmission du virus de l'hépatite C, quelle est la réponse vraie ?
A le virus peut se transmettre par voie parentérale
B le virus peut se transmettre par voie aérienne
C le virus peut se transmettre par voie oro-fécale
D la transmission peut être prévenue par la vaccination
E la transmission peut être prévenue par des règles d'hygiène alimentaire

QI 78

Parmi les propositions suivantes, devant une élévation des transaminases sériques sur laquelle(lesquelles) le diagnostic d'hépatite C repose-t-il ?
A la recherche d'anticorps anti-VHC par ELISA
B la recherche d'ARN du VHC par PCR
C la réalisation d'une biopsie hépatique
D l'évaluation non invasive de la fibrose hépatique
E la détermination du génotype viral

QI 79

Parmi les propositions suivantes, laquelle(lesquelles) doit(vent) être incluse(s) dans l'évaluation préthérapeutique d'une hépatite C chronique ?
A la détermination du génotype viral
B la détermination de la charge virale
C l'évaluation de la sévérité de l'hépatopathie par (histologique ou par des marqueurs non invasifs)
D la recherche de co-infections par le VHB ou le VIH
E la recherche d'auto-anticorps

QI 80

Parmi les propositions suivantes concernant le traitement de l'hépatite C, lesquelles sont vraies ?
A est le plus souvent très bien toléré (effets secondaires exceptionnels)
B est de courte durée (3 mois au maximum)
C peut éradiquer complètement l'infection virale
D dépend du génotype viral pour le choix des médicaments et la durée d'administration
E est pris en charge par la caisse primaire d'assurance maladie (ALD 30)

QI 81

Parmi les complications suivantes, lesquelles sont les complications possibles de l'hépatite C chronique ?
A hépatite fulminante
B cirrhose
C carcinome hépato-cellulaire
D vascularite par cryoglobulinémie
E spondylarthrite ankylosante

QI 82

Parmi les propositions suivantes concernant l'infection par le virus de l'hépatite B, lesquelles sont vraies ?
A est très peu fréquente dans le monde
B peut se transmettre par voie sexuelle
C peut se prévenir par la vaccination
D est la principale cause de carcinome hépato-cellulaire dans le monde
E peut être à l'origine d'une hépatite fulminante

QI 83

Parmi les propositions suivantes, laquelle(lesquelles) caractérise(nt) l'histoire naturelle de l'hépatite B chronique ?
A une progression obligée du portage chronique vers la cirrhose
B la possibilité de réactivation spontanée de la réplication virale et de la maladie hépatique
C la possibilité de survenue du carcinome hépato-cellulaire en l'absence de cirrhose
D la possibilité d'élimination virale complète
E la possibilité de réactivation virale induite par un traitement immuno-suppresseur, une chimiothérapie anticancéreuse, ou une biothérapie

QI 84

Parmi les propositions suivantes concernant le traitement de l'hépatite B chronique, lesquelles sont vraies ?
A les analogues de nucléosides permettent d'obtenir une viro-suppression chez la majorité des patients
B la viro-suppression induite par le traitement s'accompagne d'une amélioration des transaminases
C la viro-suppression induite par le traitement s'accompagne d'une amélioration de l'histologie hépatique
D une élimination virale complète peut être obtenue avec l'interféron alpha ou les analogues de nucléosides
E le traitement antiviral prévient complètement l'apparition du carcinome hépato-cellulaire

QI 85

Devant des signes cliniques et biologiques d'hépatite aiguë, parmi les propositions suivantes, laquelle(lesquelles) faut-il rechercher ?
A hémochromatose génétique
B maladie de Wilson
C hépatite virale A

D hépatite virale E
E hépatite auto-immune

QI 86

Parmi les propositions suivantes concernant l'élévation isolée des γ-GT, laquelle(lesquelles) est(sont) exacte(s) ?
A peut être due à une consommation excessive d'alcool
B peut être due à la prise de médicaments inducteurs enzymatiques
C signe une cholestase hépatique
D peut être due à une stéatose hépatique
E est un signe de gravité de l'hépatopathie

QI 87

Devant des perturbations du bilan hépatique, quels sont les éléments qui vous font évoquer une stéato-hépatite non alcoolique ?
A élévation de l'index de masse corporelle
B association à une hypertension artérielle, un déséquilibre glycémique et une dyslipidémie
C aspect hyperdense du foie à l'échographie abdominale
D association à une hyperferritinémie
E association à une hypergammaglobulinémie

QI 88

Parmi les propositions suivantes concernant la toxicité hépatique médicamenteuse, laquelle(lesquelles) est(sont) exacte(s) ?
A peut être liée à un terrain génétique particulier
B peut être d'origine immuno-allergique
C peut être à l'origine d'hépatites fulminantes
D peut évoluer vers des formes d'hépatopathie chronique
E doit toujours être confirmée par un test de réintroduction du médicament suspecté

QI 89

Parmi les propositions suivantes concernant le diagnostic d'hémochromatose génétique, laquelle(lesquelles) est(sont) exacte(s) ?
A doit être évoqué devant une élévation de la saturation de la transferrine
B peut s'associer à une élévation de la ferritinémie et du fer sérique
C s'accompagne d'une polyglobulie
D doit s'accompagner d'un diagnostic génétique pour la recherche de mutations dans le gène *HFE*
E une enquête familiale doit être réalisée car il s'agit d'une maladie autosomale dominante

QI 90

Parmi les propositions suivantes concernant l'hémochromatose génétique, quelles sont les propositions vraies ?
A la surcharge hépatique en fer peut se quantifier par échographie abdominale
B la surcharge hépatique en fer doit être quantifiée par IRM hépatique
C l'hémochromatose peut se compliquer d'une cirrhose et d'un carcinome hépato-cellulaire
D l'hémochromatose peut se compliquer d'un diabète non insulino-dépendant
E l'hémochromatose peut se compliquer d'une myocardiopathie

QI 91

Parmi les propositions suivantes concernant le traitement de l'hémochromatose génétique, quelle(s) est(sont) la(les) proposition(s) vraie(s) ?
A son objectif est d'obtenir une normalisation rapide du taux de saturation de la transferrine
B son objectif est d'obtenir une disparition de la surcharge hépatique en fer
C le traitement de première intention repose sur des chélateurs du fer
D le traitement de première intention repose sur des phlébotomies
E le traitement actuel repose sur une thérapie génique

QI 92

Devant une hépatomégalie nodulaire, parmi les causes suivantes, laquelle(lesquelles) peut(vent) être évoquée(s) ?
A échinococcose alvéolaire
B amibiase hépatique
C paludisme chronique
D carcinome hépato-cellulaire
E métastases d'un adéno-carcinome colique

QI 93

Parmi les propositions suivantes, laquelle(lesquelles) peut(vent)-elle(s) définir la dépendance physique ?
A des épisodes répétés d'ivresse
B une dysarthrie lors de la consommation d'alcool
C un syndrome de sevrage
D une incapacité de réduire sa consommation et une obligation comportementale
E la prise d'une autre substance pour soulager ou éviter les symptômes de sevrage

QI 94

Parmi ces affirmations sur la consommation excessive d'alcool, laquelle(lesquelles) est(sont) exacte(s) ?
A la grande majorité des décès prématurés dus à l'alcool concerne des personnes dépendantes
B le repérage précoce des consommateurs d'alcool à risque se fait essentiellement par l'entretien (questionnaires), plus que par les examens biologiques
C l'intervention brève s'adresse aux consommateurs à risque non alcoolo-dépendants

D l'intervention brève est efficace chez 50 % des consommateurs à risque alcoolo-dépendants
E les principales complications du sevrage alcoolique sont le *delirium tremens* et les convulsions

QI 95

Au moment de la renutrition d'un dénutri, la carence en l'un des éléments suivants faire courir un risque vital (*refeeding syndrome*). De quel élément s'agit-il ?
A potassium
B magnésium
C calcium
D phosphore
E vitamine E

QI 96

Parmi les aliments suivants, le(s)quel(s) est(sont) interdit(s) au cours d'un régime sans gluten ?
A pâtes alimentaires
B riz
C bière
D müesli
E Maïzena

QI 97

Parmi les affections générales suivantes qui peuvent se révéler par des douleurs abdominales aiguës, laquelle(lesquelles) est(sont) constamment accompagnée(s) de fièvre ou au minimum d'un syndrome inflammatoire biologique ?
A insuffisance surrénale aiguë
B hypercalcémie
C acido-cétose diabétique
D maladie périodique
E porphyries hépatiques

QI 98

Un homme de 57 ans consulte pour une douleur épigastrique brutale et des nausées. Vous constatez un météorisme abdominal et le malade signale un arrêt des matières et des gaz. Parmi les propositions suivantes, laquelle(lesquelles) est(sont) exacte(s) ?
A vous suspectez une migration lithiasique
B vous suspectez une occlusion
C vous examinez les orifices herniaires
D vous réalisez un toucher rectal
E vous adressez ce malade aux urgences

QI 99

Parmi les propositions suivantes, laquelle(lesquelles) constate-t-on habituellement sur la TDM d'un malade en occlusion du grêle ?
A un niveau hydro-aérique unique
B des niveaux hydro-aériques plus larges que hauts
C des niveaux hydro-aériques plus hauts que larges
D de fines incisures allant d'un bord à l'autre de l'intestin dilaté
E de larges incisures asymétriques n'allant pas d'un bord à l'autre du côlon dilaté

QI 100

Un homme de 67 ans diabétique consulte pour vomissements et douleurs abdominales intenses ; l'examen est normal hormis une hernie inguinale droite connue depuis 3 ans et irréductible. Parmi les propositions suivantes, laquelle(lesquelles) est(sont) vraie(s) ?
A vous suspectez en premier lieu une acido-cétose
B vous suspectez en premier lieu une hypoglycémie
C vous appelez un chirurgien pour suspicion de hernie étranglée
D vous laissez le patient à jeun avec une voie veineuse d'abord pour hydratation
E vous surveillez la glycémie

QI 101

En cas de péritonite, parmi les propositions suivantes, laquelle(lesquelles) est(sont) vraie(s) ?
A la contracture est parfois absente
B les 3 causes les plus fréquentes sont : ulcère perforé, cholécystite compliquée et perforation de diverticule sigmoïdien
C en cas de perforation d'ulcère gastrique ou duodénal, le pneumopéritoine est fréquent
D en cas de péritonite diverticulaire, le pneumopéritoine est souvent volumineux
E en cas de péritonite appendiculaire, il n'existe pas de pneumopéritoine

Réponses

QI 1

Vrai : A, D, E

QI 2

Vrai : B, C

QI 3

Vrai : B, E

QI 4

Vrai : A, C, D

QI 5
Vrai : D

QI 6
Vrai : B, C

QI 7
Vrai : A, C, E

QI 8
Vrai : D

QI 9
Vrai : A, C, D

QI 10
Vrai : C, E

QI 11
Vrai : A, B, D

QI 12
Vrai : A, B

QI 13
Vrai : B, E

QI 14
Vrai : B, D, E

QI 15
Vrai : B, C, D

QI 16
Vrai : A, B, E

QI 17
Vrai : B, C, D

QI 18
Vrai : A, B, D, E

QI 19
Vrai : A, C

QI 20
Vrai : C, D

QI 21
Vrai : B, E

QI 22
Vrai : A, C, D

QI 23
Vrai : B, C, E

QI 24
Vrai : B, D, E

QI 25
Vrai : C, E

QI 26
Vrai : A, D

QI 27
Vrai : A, C, D

QI 28
Vrai : B, C, E

QI 29
Vrai : B, C, D, E

QI 30
Vrai : A, B, D, E

QI 31
Vrai : B, C, D, E

QI 32
Vrai : A, B, C, D

QI 33
Vrai : B, C, D

QI 34
Vrai : A, C, D

QI 35
Vrai : A, B

QI 36
Vrai : B, C, D, E

QI 37
Vrai : A, B, C, D

QI 38
Vrai : B

QI 39
Vrai : A, B, C

QI 40
Vrai : B, C, E

QI 41
Vrai : A, B, E

QI 42
Vrai : B, C, E

QI 43
Vrai : A, B, D

QI 44
Vrai : B, C

QI 45
Vrai : D, E

QI 46
Vrai : B, C, E

QI 47
Vrai : B, C, D

QI 48
Vrai : B, D

QI 49
Vrai : B, C

QI 50
Vrai : C, E

QI 51
Vrai : B

QI 52
Vrai : B, C, D, E

QI 53
Vrai : B, C, D, E

QI 54
Vrai : A, B, C

QI 55
Vrai : B, D, E

QI 56
Vrai : A, B, C, E

QI 57
Vrai : B, E

QI 58
Vrai : B, E

QI 59
Vrai : A, B, C, E

QI 60
Vrai : A, D

QI 61
Vrai : A, C, E

QI 62
Vrai : D

QI 63
Vrai : E

QI 64
Vrai : A, C, E

QI 65
Vrai : B, C

QI 66
Vrai : B, D, E

QI 67
Vrai : C, D, E

QI 68
Vrai : A, C, D

QI 69
Vrai : A, B, C, D, E

QI 70
Vrai : C

QI 71
Vrai : B, D, E

QI 72
Vrai : D, E

QI 73
Vrai : A, B

QI 74
Vrai : A, B, C, D, E

QI 75
Vrai : A, D

QI 76
Vrai : B, E

QI 77
Vrai : A

QI 78
Vrai : A, B

QI 79
Vrai : A, B, C, D, E

QI 80
Vrai : C, D, E

QI 81
Vrai : B, C, D

QI 82
Vrai : B, C, D, E

QI 83
Vrai : B, C, E

QI 84
Vrai : A, B, C

QI 85
Vrai : B, C, D, E

QI 86
Vrai : A, B, D

QI 87
Vrai : A, B, C, D

QI 88
Vrai : A, B, C, D

QI 89
Vrai : A, B, D

QI 90
Vrai : B, C, E

QI 91
Vrai : A, B, D

QI 92
Vrai : A, B, D, E

QI 93
Vrai : C, E

QI 94
Vrai : B, C, E

QI 95
Vrai : D

QI 96
Vrai : A, C, D

QI 97
Vrai : D

QI 98
Vrai : B, C, D, E

QI 99
Vrai : B, D

QI 100
Vrai : C, D, E

QI 101
Vrai : A, C, D, E

Index

G

H

I

R

S

T

U

V

Y

Planche 1 – Normal

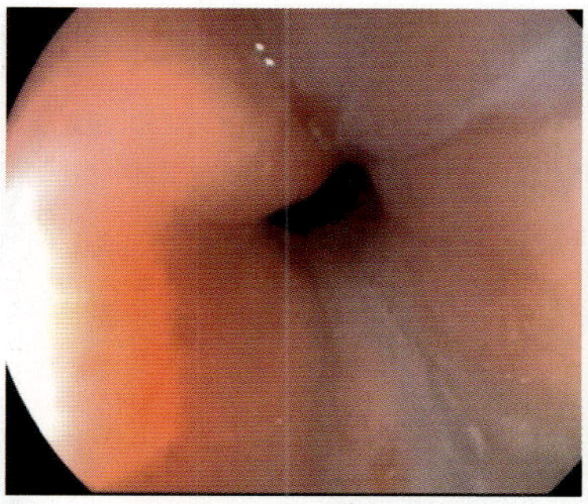

Fig. 5.4. Bas œsophage normal (cardia).

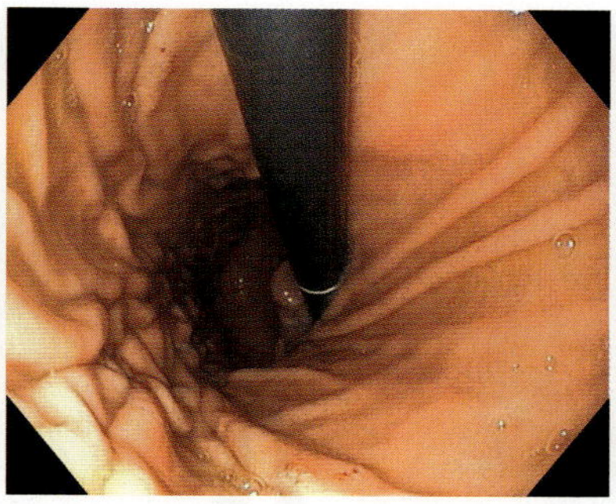

Fig. 5.5. Fundus normal vu en rétrovision.

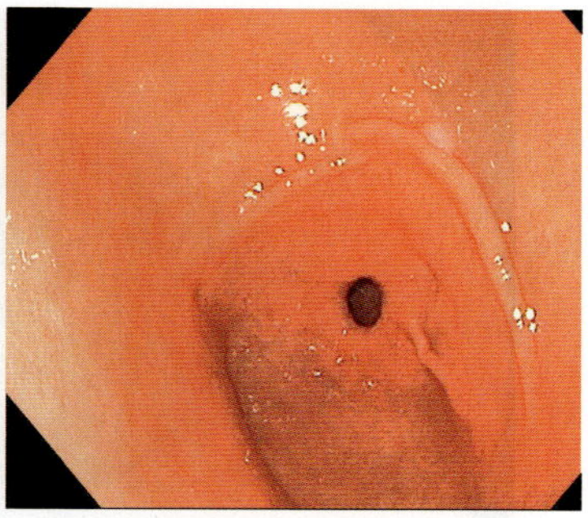

Fig. 5.6. Antre normal (avec orifice pylorique).

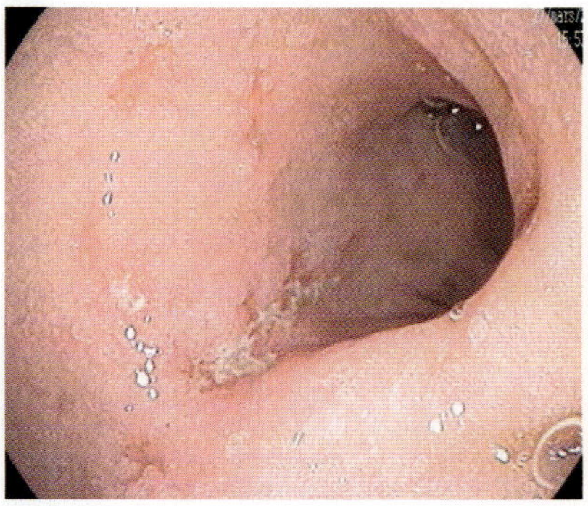

Fig. 5.7. Bulbe duodénal (avec une petite ulcération).

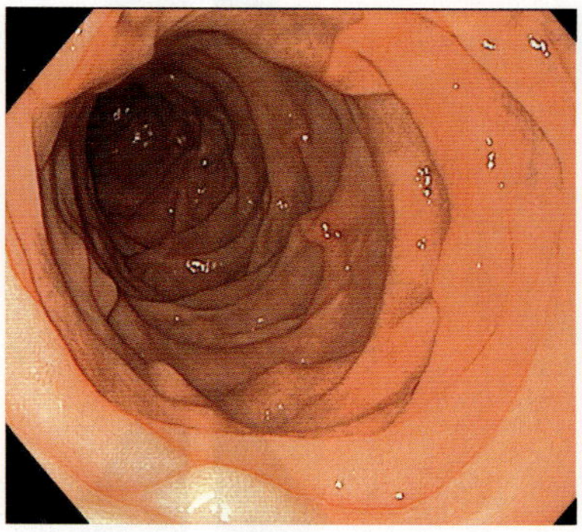

Fig. 5.8. Deuxième duodénum normal (valvules conniventes).

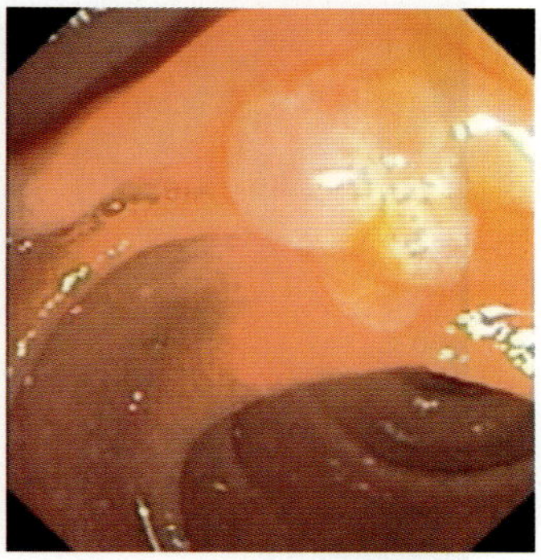

Fig. 5.9. Papille vue de face (avec un endoscope à vision latérale).

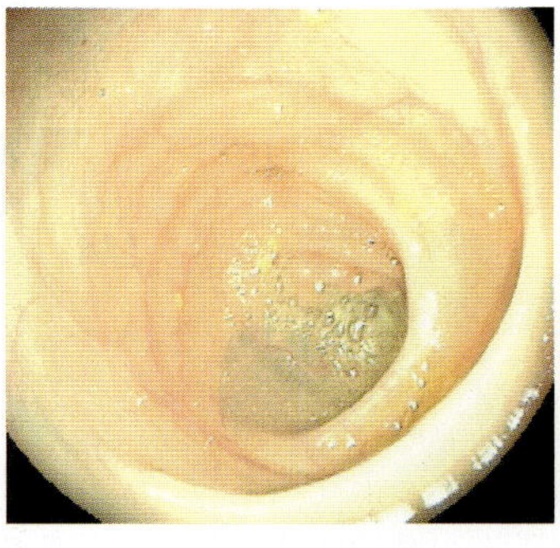

Fig. 5.10. Iléon normal.

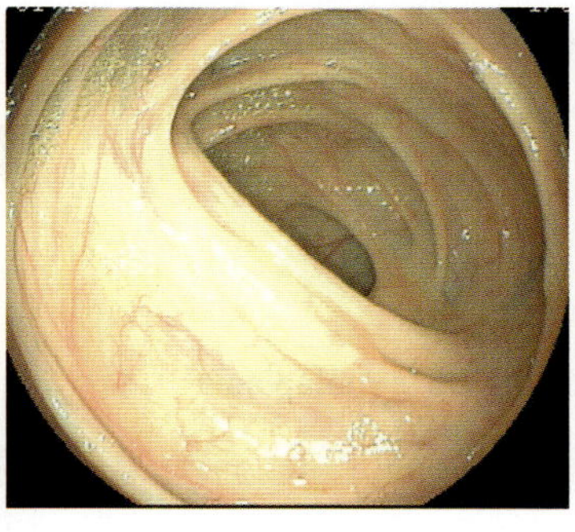

Fig. 5.11. Côlon normal.

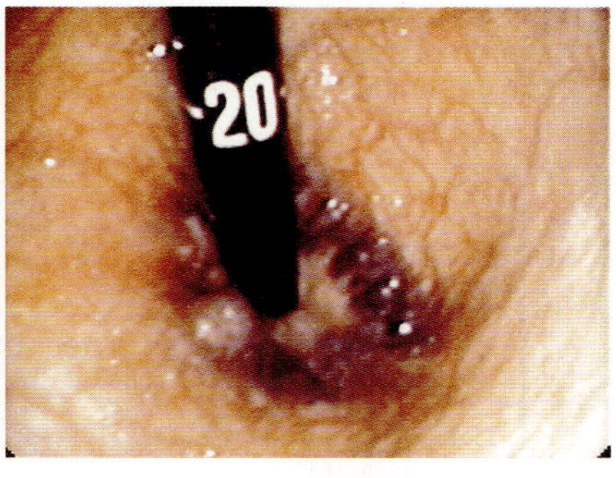

Fig. 5.12. Anus en rétrovision avec réseau hémorroïdaire.

Planche 2 – Œsophage

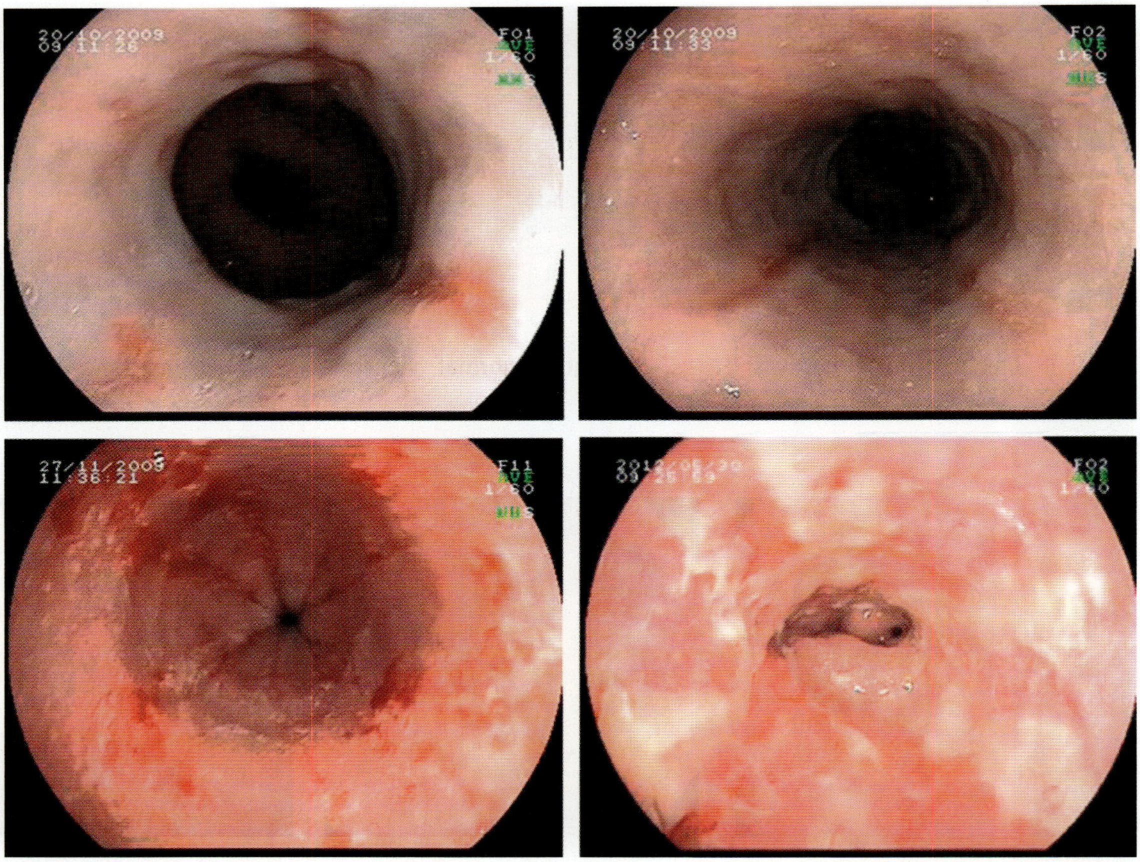

Fig. 8.2. Stades d'œsophagite.

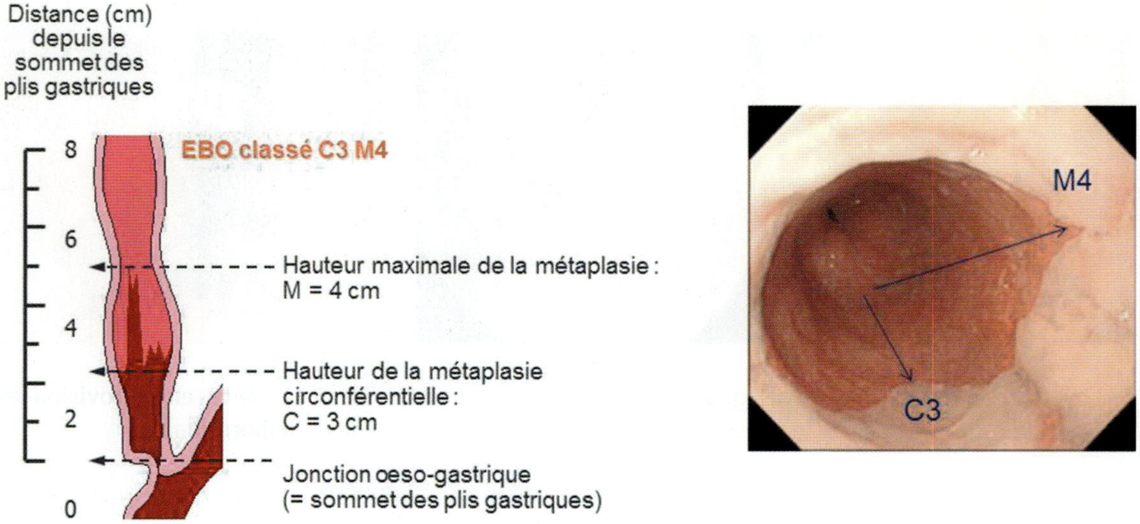

Fig. 8.3. Endobrachyœsophage (œsophage de Barrett) : vue endoscopique et schéma explicatif.

Planche 2 – Œsophage (Suite)

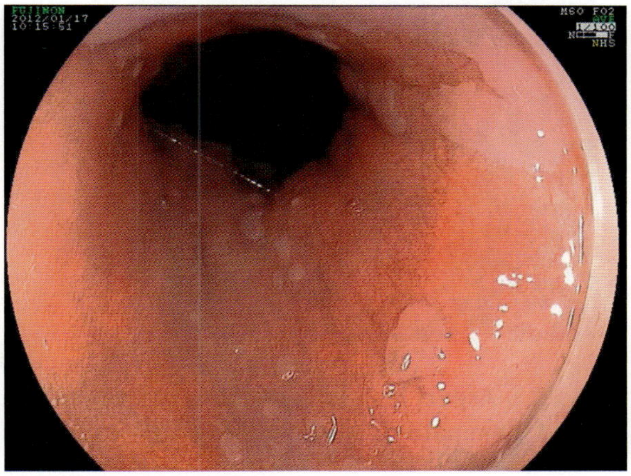

Fig. 8.4. Aspect endoscopique d'endobrachyœsophage en lumière blanche.

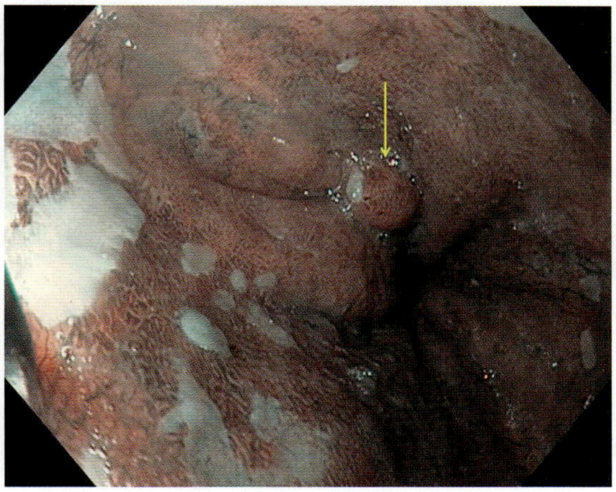

Fig. 8.5. Aspect endoscopique d'endobrachyœsophage en chromoendoscopie virtuelle.

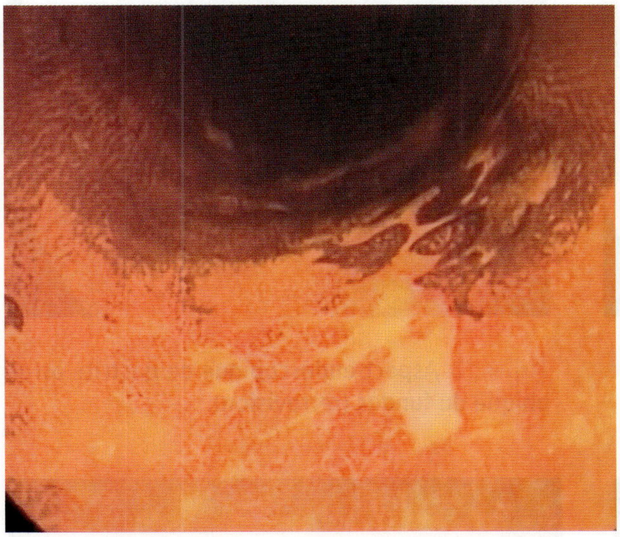

Fig. 29.4. Plage œsophagienne ne prenant pas la coloration de Lugol (suspecte de dysplasie).

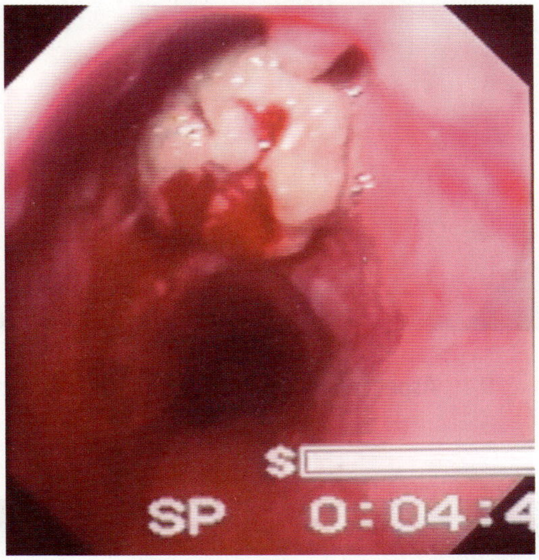

Fig. 29.1. Tumeur ulcérée de l'œsophage (néoplasique).

Planche 3 – Estomac

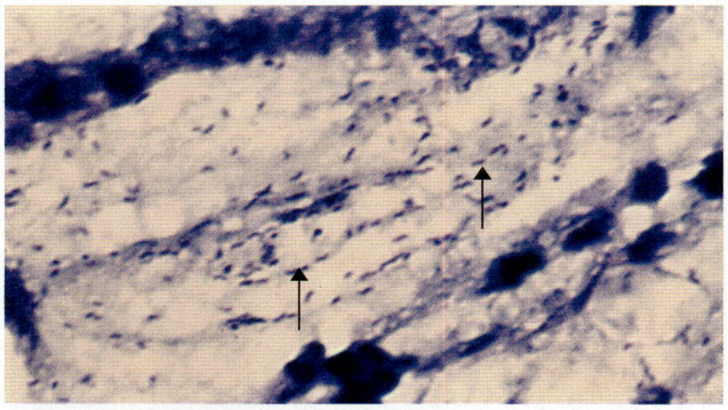

Fig. 9.6. *Helicobacter pylori* visible à fort grossissement dans le mucus gastrique (flèches).

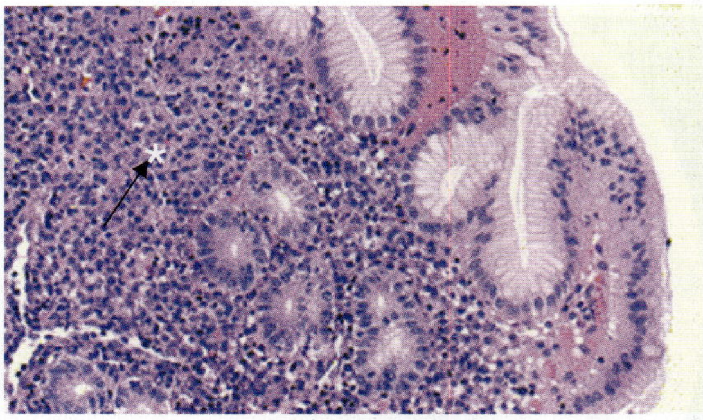

Fig. 9.8. Aspect histologique d'une gastrite : infiltrat inflammatoire du chorion (*).

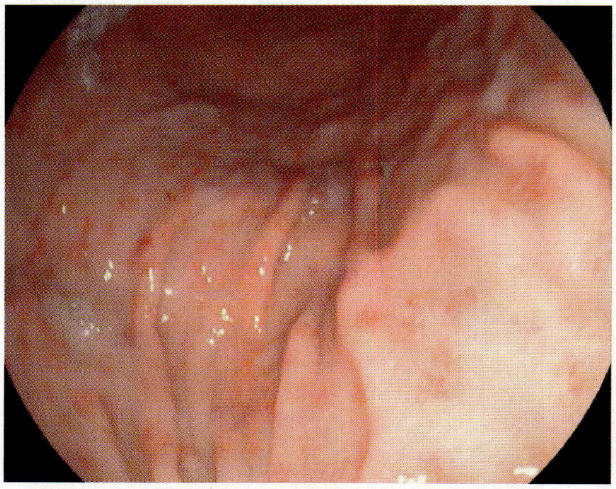

Fig. 9.10. Aspect endoscopique de gastrite microérosive.

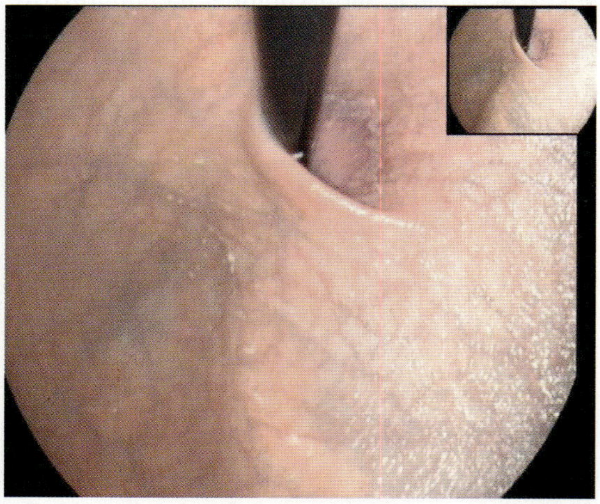

Fig. 9.12. Aspect endoscopique de gastrite atrophique du fundus (rétrovision).

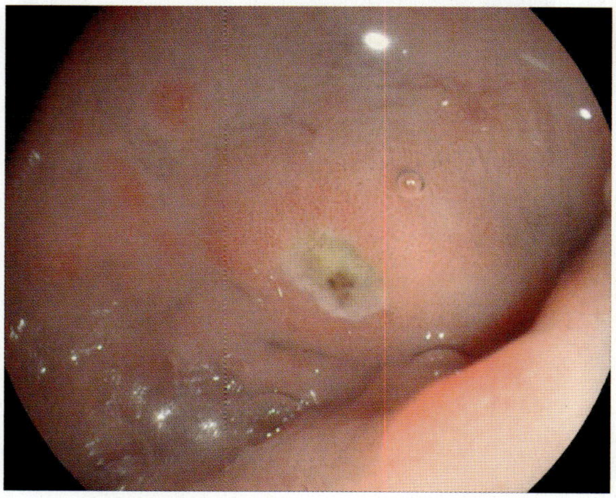

Fig. 9.3. Aspect endoscopique d'un ulcère gastrique.

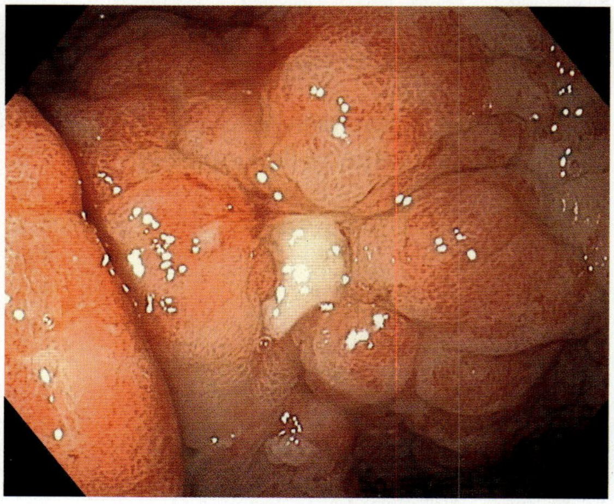

Fig. 9.4. Aspect endoscopique d'un ulcère duodénal.

Planche 3 – Estomac (Suite)

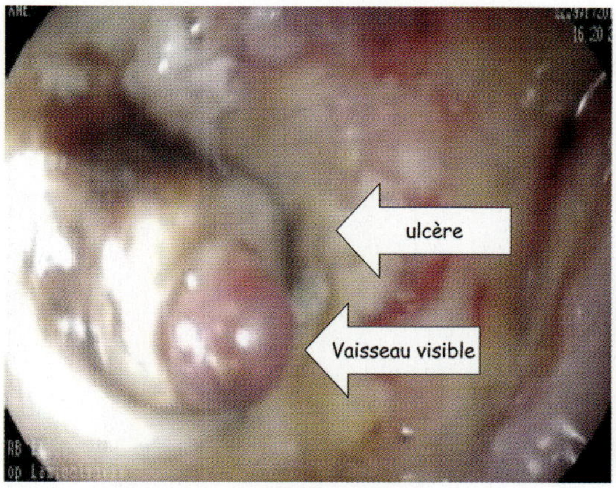

Fig. 32.1. Ulcère hémorragique avec vaisseau visible.

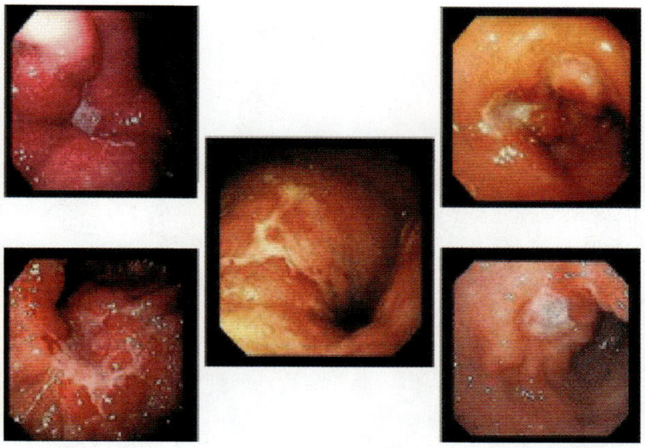

Fig. 27.1. Aspects endoscopiques de cancers gastriques (ulcérés).

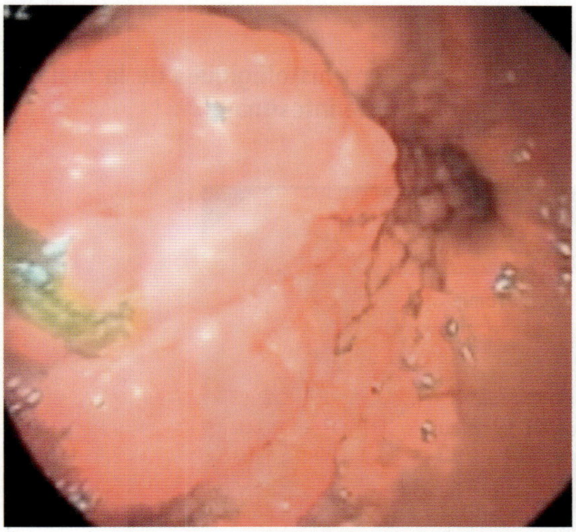

Fig. 27.3. Aspect endoscopique d'une linite gastrique (gros plis infiltrés rigides).

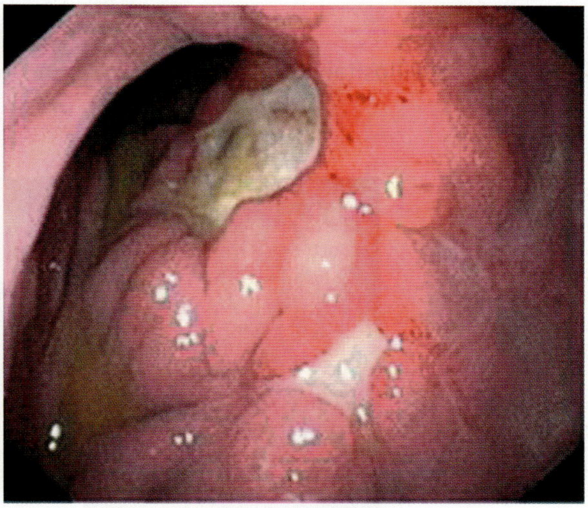

Fig. 27.5. Aspect endoscopique d'un lymphome gastrique.

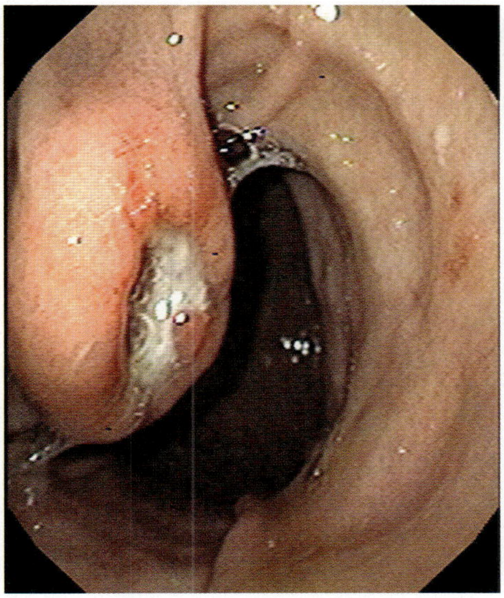

Fig. 27.6. Aspect endoscopique d'une tumeur stromale ulcérée.

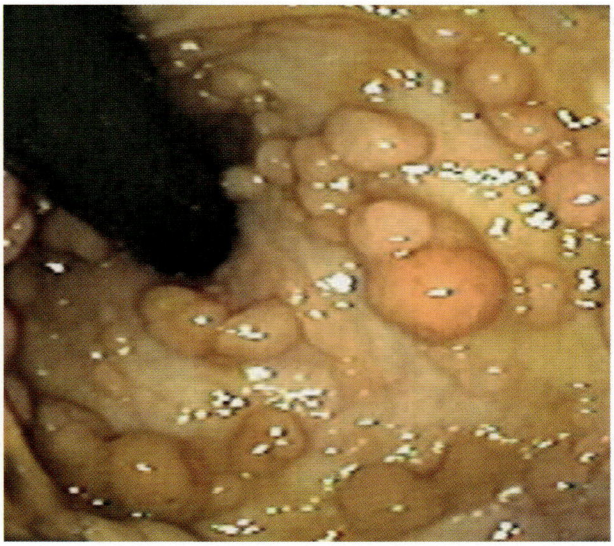

Fig. 26.8. Polypose rectale diffuse chez un patient atteint de PAF.

Planche 4 – Duodénum

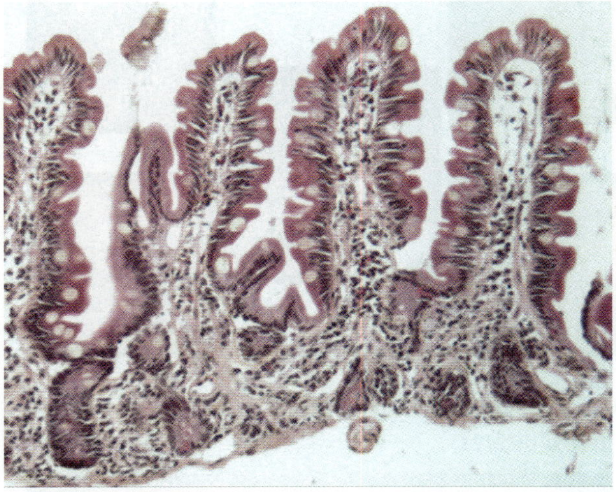

Fig. 21.2. Relief villositaire normal.

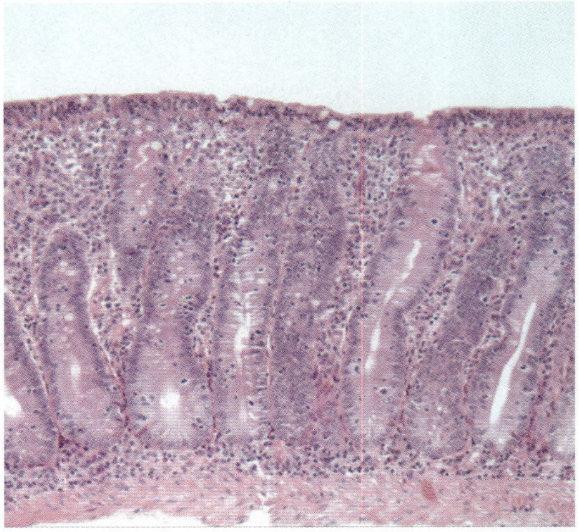

Fig. 21.3. Lésions histologiques de la maladie cœliaque (biopsie intestinale).

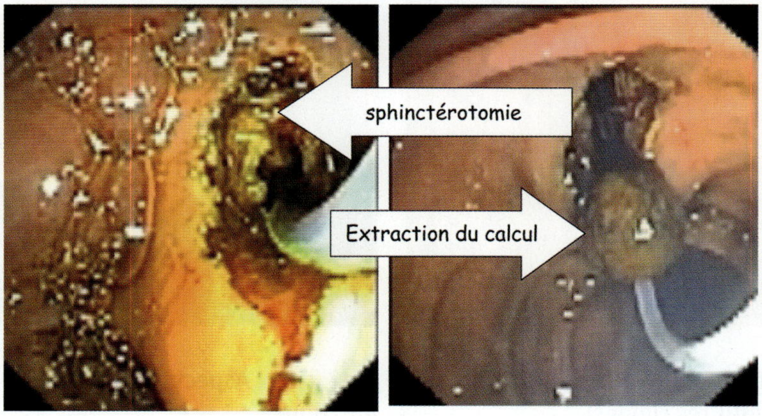

Fig. 13.9. **Sphinctérotomie biliaire au cours d'une cholangio-pancréatographie rétrograde endoscopique.**
Extraction d'un volumineux calcul à travers la papille après sphinctérotomie.

Planche 5 – Cirrhose

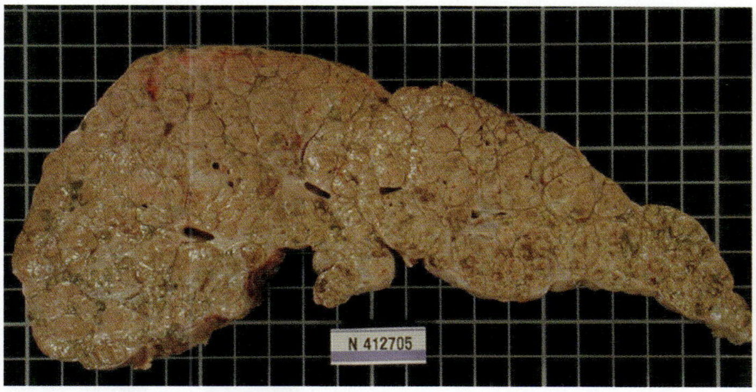

Fig. 15.1. Aspect macroscopique d'une cirrhose à la coupe, mettant en évidence la transformation nodulaire du foie.

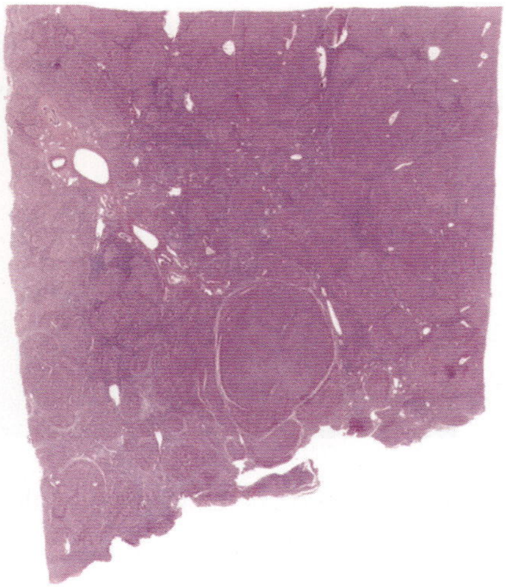

Fig. 15.2. Aspect de cirrhose en microscopie optique avec des nodules de taille variable entourés de fibrose.

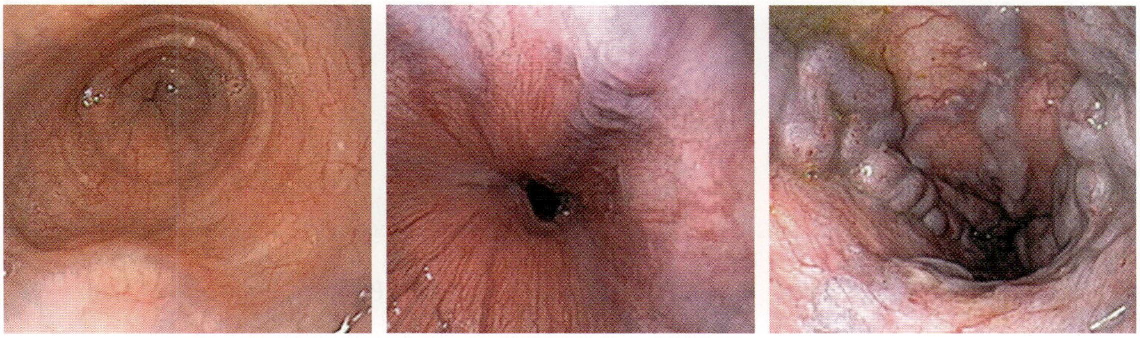

Fig. 15.6. Aspect des varices œsophagiennes en endoscopie.
A. Absence de varices. B. Petites varices de grade I. C. Grosses varices de grade III.

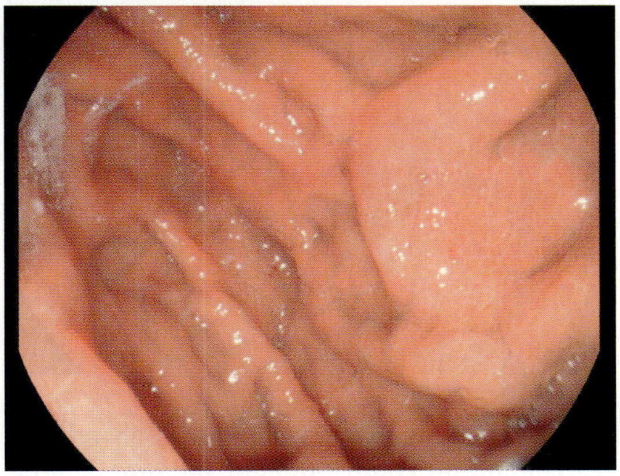

Fig. 9.13. Aspect de gastropathie en mosaïque d'hypertension portale.

Planche 6 – Côlon

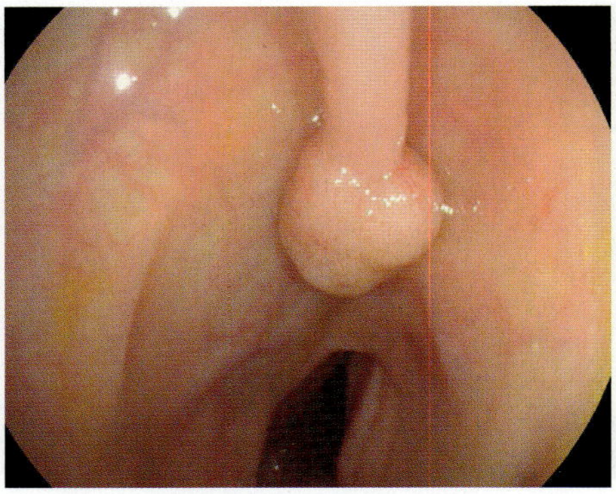

Fig. 26.3. Polype colique pédiculé.

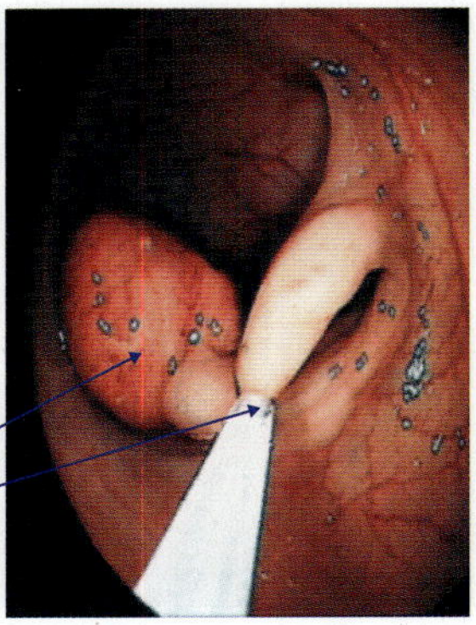

Fig. 26.6. Polypectomie endoscopique.

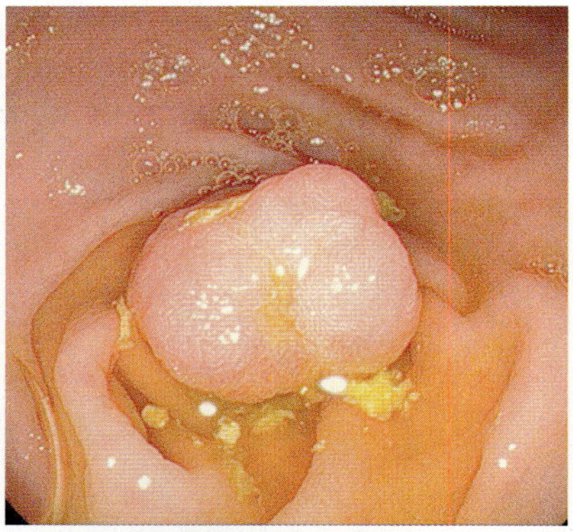

Fig. 26.1. Polype colique sessile.

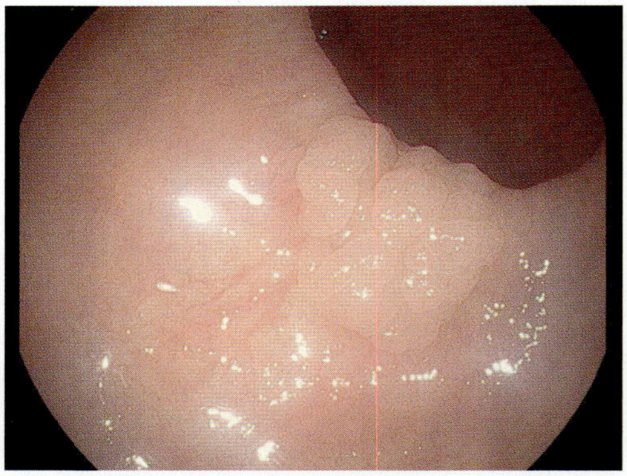

Fig. 26.2. Polype colique sessile plan.

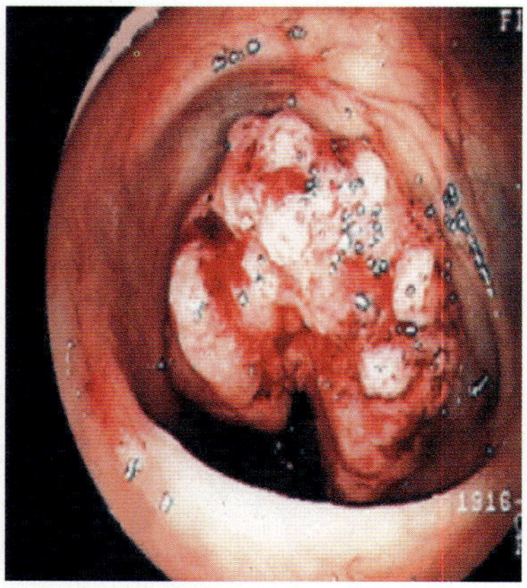

Fig. 26.12. Aspect endoscopique d'un adéno-carcinome du côlon : tumeur bourgeonnante, friable, hémorragique et dure sous la pince.

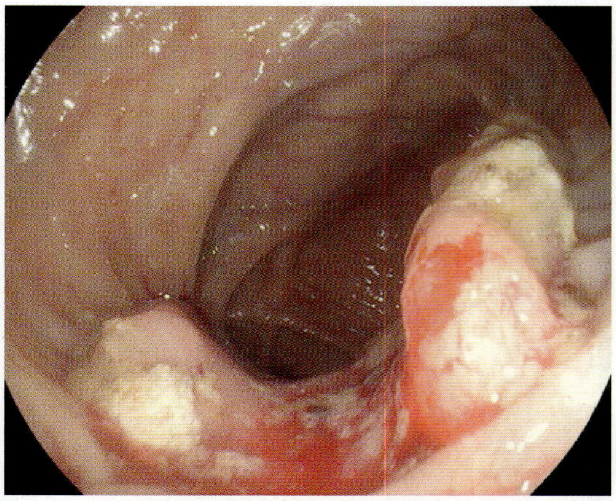

Fig. 5.14. Aspect endoscopique d'un adéno-carcinome du côlon : tumeur bourgeonnante, très ulcérée.

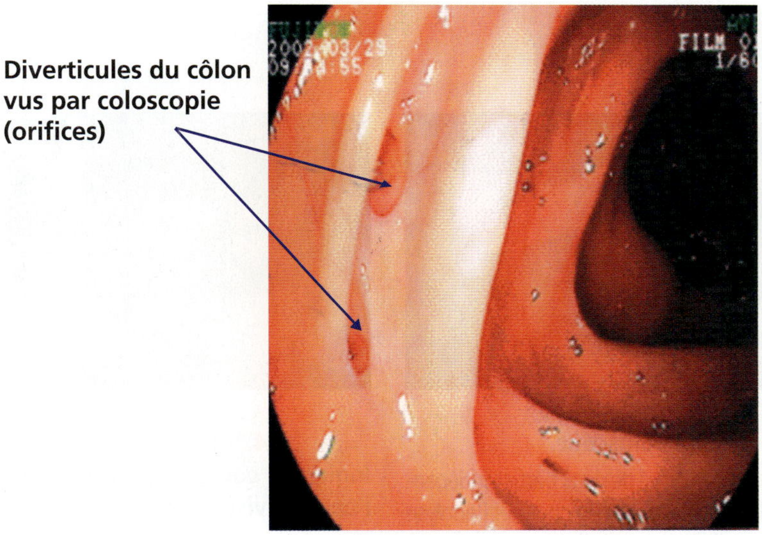

Fig. 23.1. Diverticules du côlon.

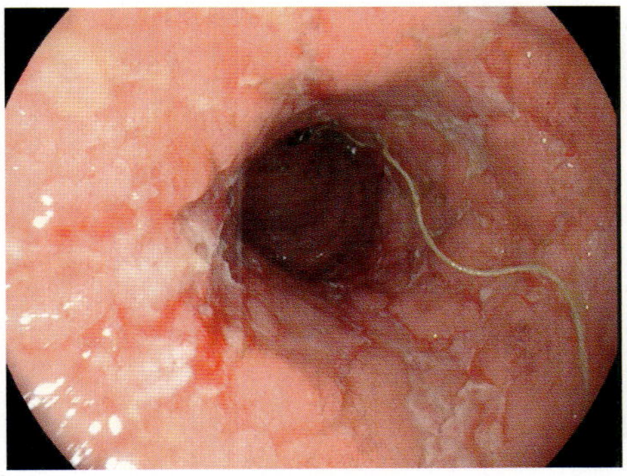

Fig. 18.1. Ulcérations au cours d'une maladie de Crohn colique.

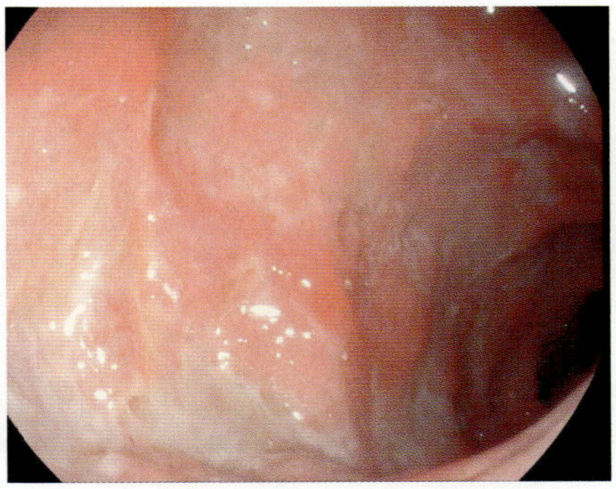

Fig. 18.7. Perte de la trame vasculaire habituellement visible dans le côlon et ulcérations au cours d'une rectocolite hémorragique.

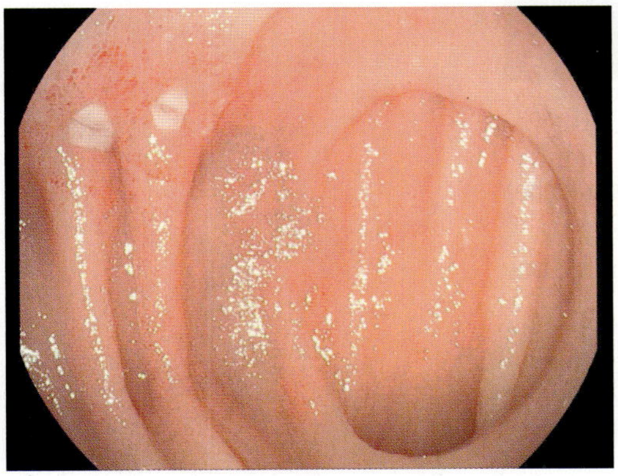

Fig. 18.2. Deux ulcérations iléales isolées au cours d'une maladie de Crohn.

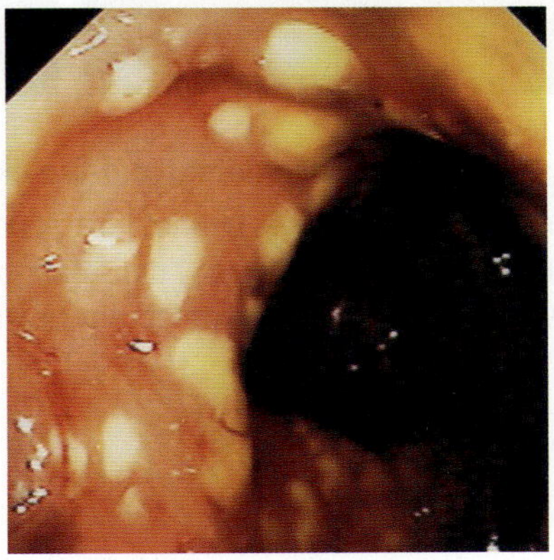

Fig. 22.3. Pseudo-membranes.

Planche 7 – Proctologie

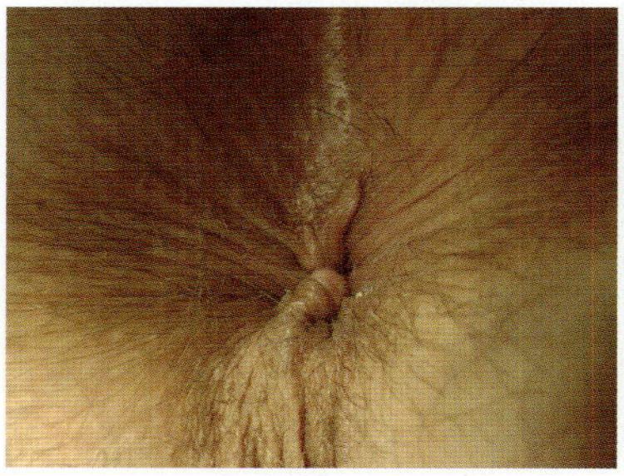

Fig. 24.3. Un éclairage suffisant permet une analyse fine des plis radiés du canal anal (aspect normal).

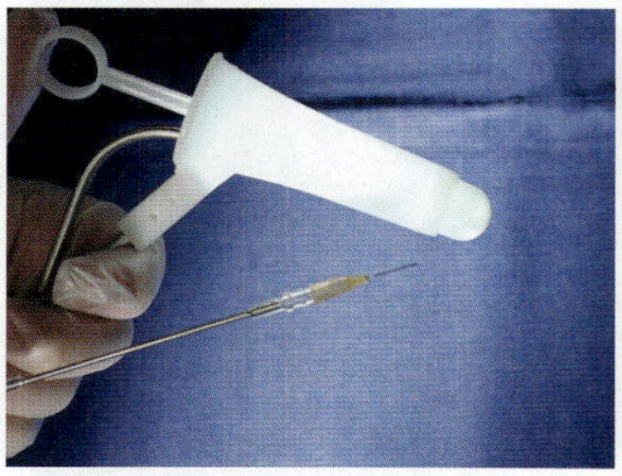

Fig. 24.5. Anuscope.

Il est constitué de deux parties indépendantes : le corps creux permet l'analyse visuelle et la réalisation de gestes instrumentaux. Le mandrin au centre permet d'introduire le dispositif dans le canal anal de façon atraumatique.

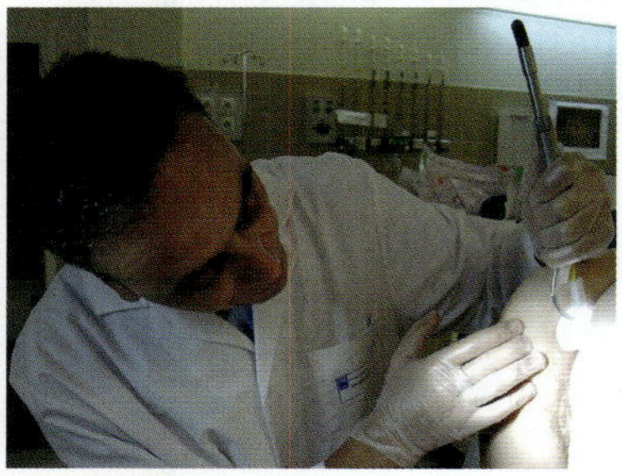

Fig. 24.4. L'examen proctologique comporte également l'analyse visuelle du canal anal.

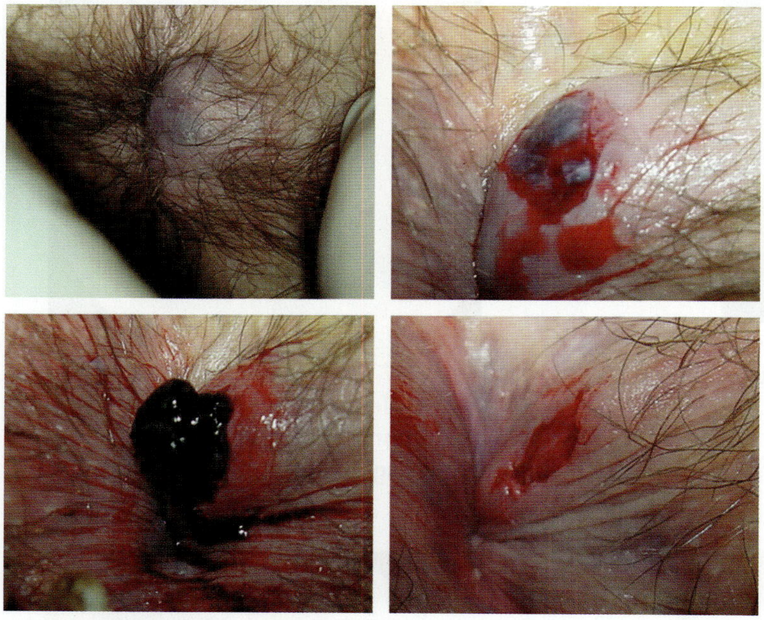

Fig. 24.1. Thrombose hémorroïdaire externe.

L'incision de ce petit sac permet l'extraction des caillots (en bas à gauche) éventuellement facilitée par l'utilisation d'une curette. En fin de geste, il persiste une petite plaie externe qui cicatrisera en quelques jours (en bas à droite).

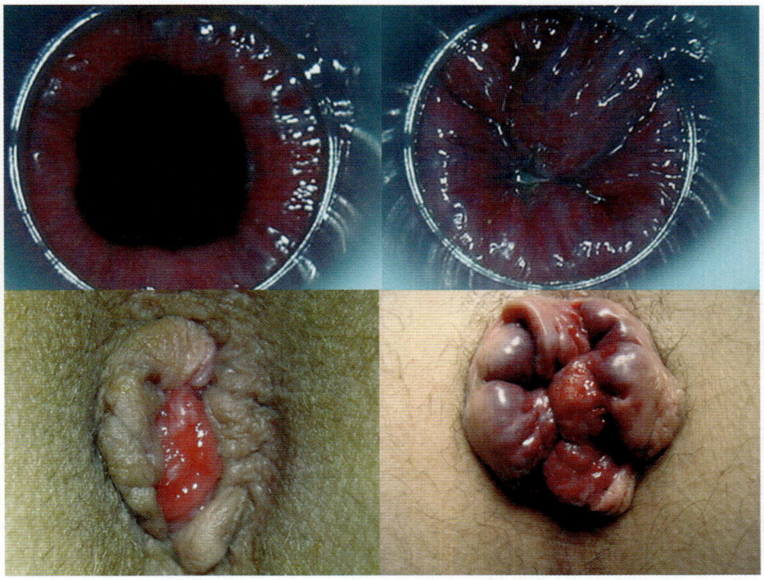

Fig. 24.6. Les quatre stades de la maladie hémorroïdaire en fonction du degré de procidence du tissu hémorroïdaire interne.

Hémorroïdes de stades 1 et 2 dans la partie haute, procidence intermittente de stade 3 en bas à gauche et procidence permanente de stade 4 non réductible en bas à droite.

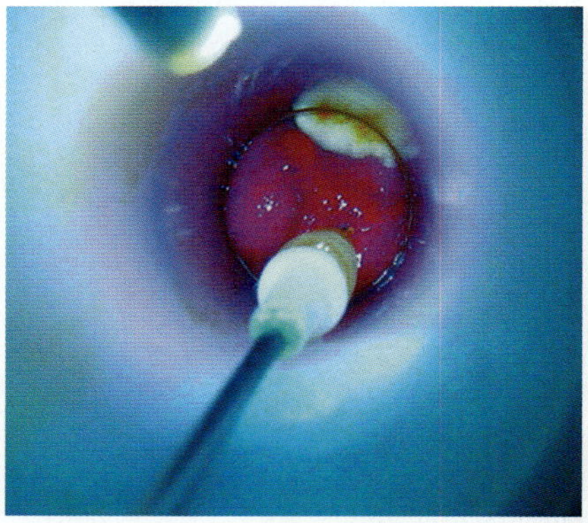

Fig. 24.7. Réalisation d'une sclérose au sommet du tissu hémorroïdaire dans la partie haute du canal anal.

Ce geste instrumental est réalisé en ambulatoire. Il n'impose pas d'anesthésie locale.

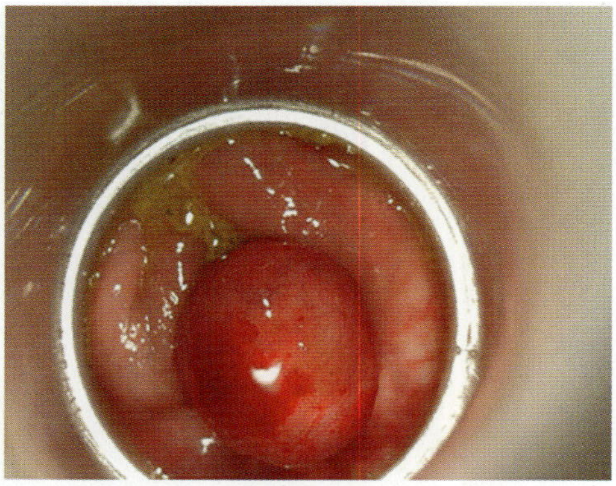

Fig. 24.8. Ligature élastique.

Comme pour la sclérose, la zone traitée se situe au sommet du tissu hémorroïdaire en muqueuse cylindrique. Une à trois ligatures peuvent être positionnées durant la même séance à travers un anuscope. La multiplication des gestes de ligature au cours d'une même session accroît l'efficacité mais également les effets secondaires et les complications de la méthode.

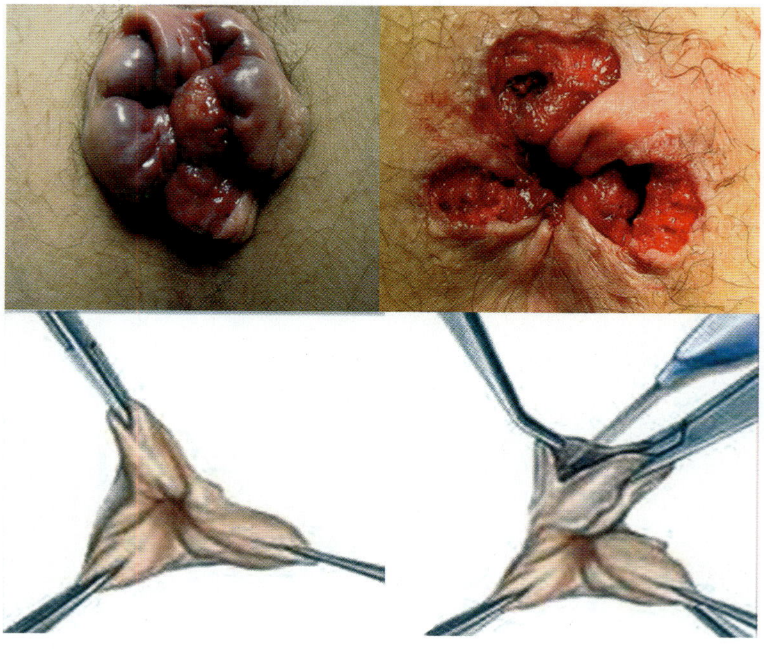

Fig. 24.9. Hémorroïdectomie pédiculaire.

L'hémorroïdectomie pédiculaire consiste à réséquer le tissu hémorroïdaire interne et externe du canal anal et effectuer une ligature au sommet du pédicule vasculaire. L'intervention la plus couramment pratiquée en France est l'intervention dite de Milligan-Morgan qui consiste à laisser les plaies ouvertes après résection.

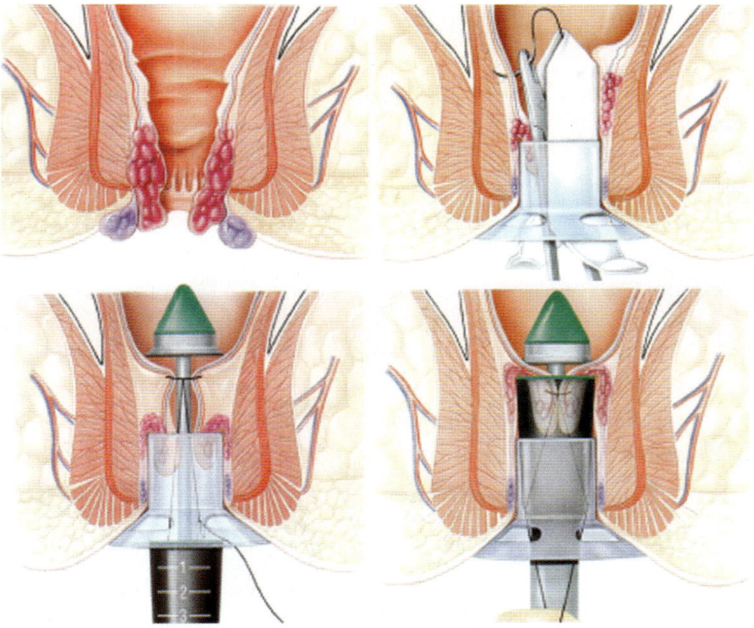

Fig. 24.10. **Anopexie.**

L'intervention d'anopexie consiste à réaliser l'ablation d'une collerette muqueuse (« rond de serviette ») au-dessus du tissu hémorroïdaire interne au moyen d'une pince qui assure à la fois la section et la suture muco-muqueuse lors du même geste.

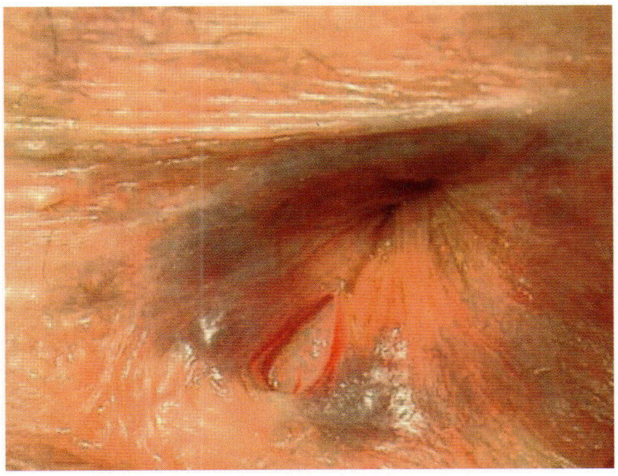

Fig. 24.2. **Fissure anale.**

Planche 8 – Chirurgie

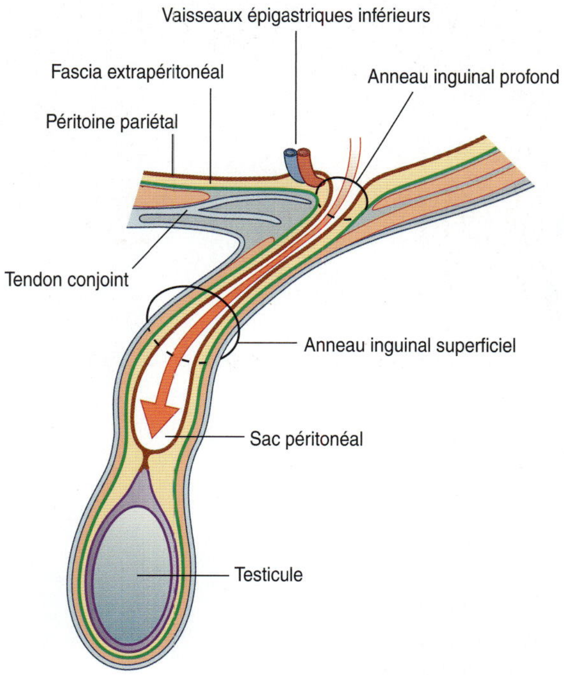

Fig. 25.1. Schéma d'une hernie inguinale oblique externe (flèche).

Source : Gray's Anatomy pour les étudiants. Richard L. Drake. Elsevier Masson, 2e édition, 2011, figure 4.48.

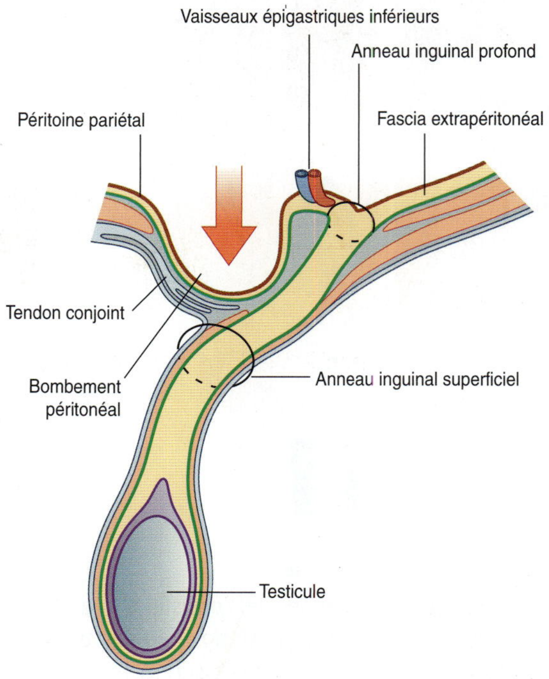

Fig. 25.2. Schéma d'une hernie inguinale directe (flèche).

Source : Gray's Anatomy pour les étudiants. Richard L. Drake. Elsevier Masson, 2e édition, 2011, figure 4.49.

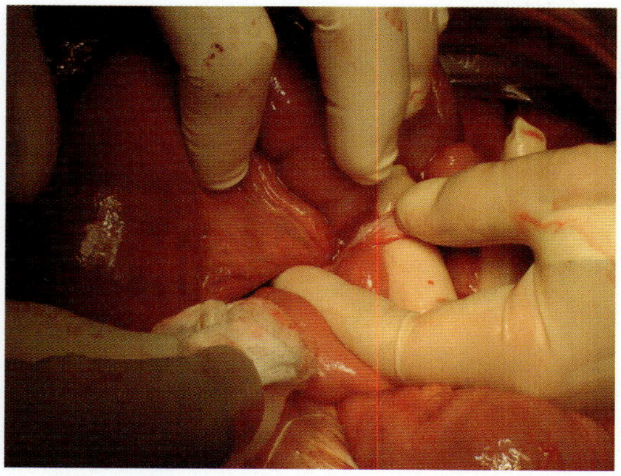

Fig. 31.12. Volvulus du grêle sur bride.

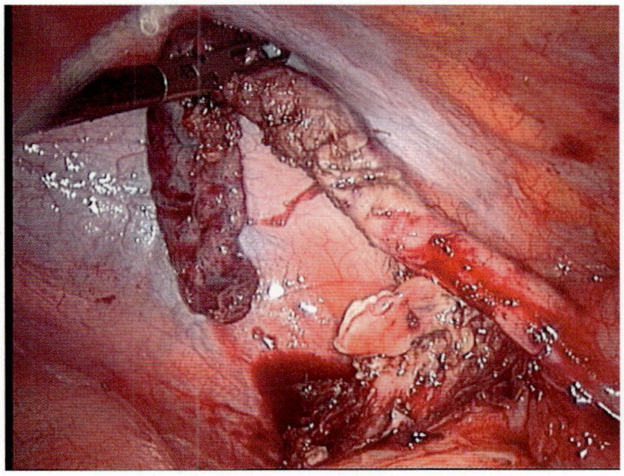

Fig. 33.6. Appendicite (vue peropératoire).

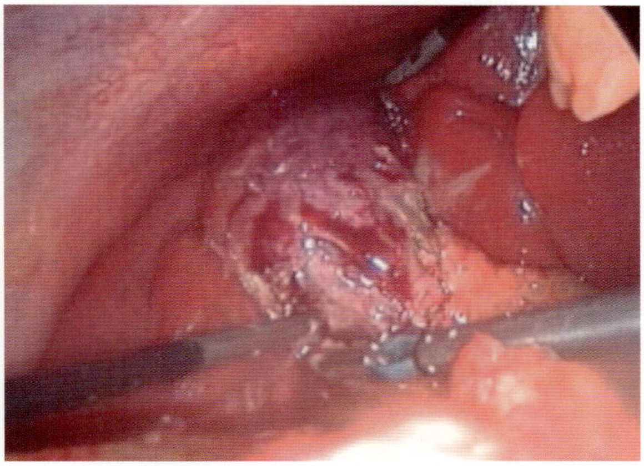

Fig. 13.8. Cholécystite (vue peropératoire).

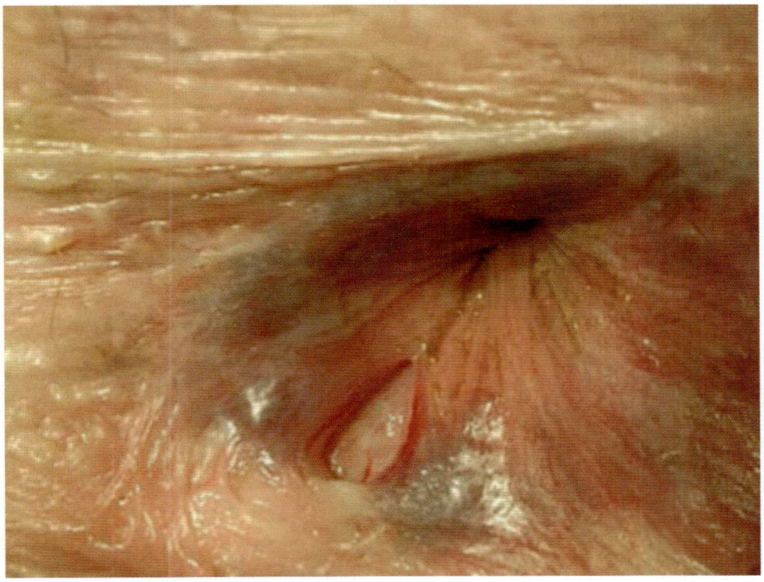

Fig. 4. Photo du dossier progressif 31.

Elsevier Masson S.A.S - 62, rue Camille-Desmoulins
92442 Issy-les-Moulineaux Cedex
Dépôt Légal : septembre 2015

Composition : SPI

Retirage janvier 2017

Imprimé en Italie par Printer Trento